Pressure Point Body massage

台灣中醫皮膚科
醫學會創會理事長 **賴鎮源**◎著

樂氏同仁堂樂家老舖
第十四代傳人 **樂覺心**◎養身力薦

百病一指除！特效百穴祛病全圖解

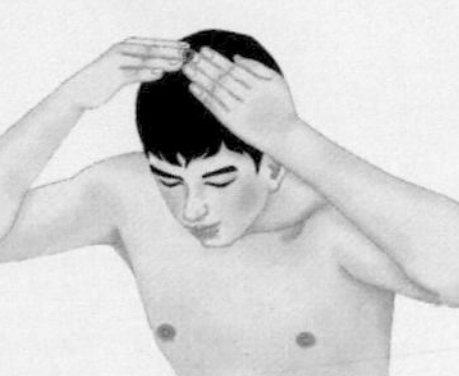

1穴×N穴的疾病療癒術！

通曉穴位配伍，大病小痛都成紙老虎！
按對標靶特效穴，點壓推揉病自消！

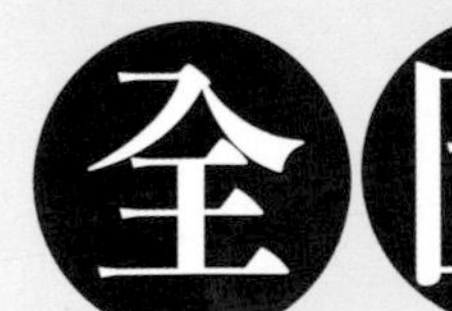

合谷穴

祛除疼痛特效穴

特效

舒緩牙痛、頭痛與肩頸酸痛，有效預防感冒。

3分鐘取穴按摩箋

輕握拳，以大拇指指腹垂直按壓手背合谷穴，每次左右手各按3分鐘。

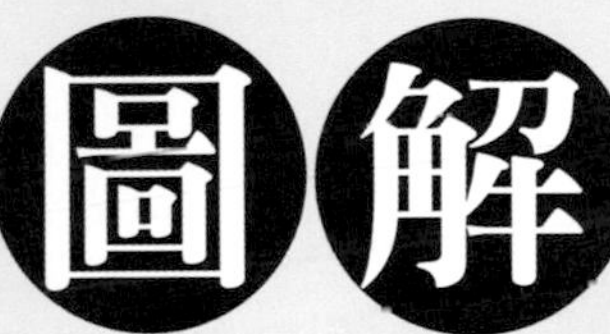

迎香穴

強化免疫特效穴

特效

可緩解過敏性鼻炎，提高人體免疫力。

3分鐘取穴按摩箋

以食、中二指指腹垂直按壓鼻翼外緣的迎香穴，每天2次，每次約3分鐘。

足三里穴

健胃整腸特效穴

特效

可保養腸胃系統，使消化系統正常運作。

3分鐘取穴按摩箋

用中指指腹垂直用力按壓犢鼻穴下3寸的足三里，每天早晚各揉按一次，每次3分鐘。

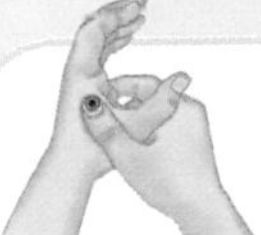

睛明穴

亮睛解疲特效穴

特效

可舒緩眼部疲勞，保健視力。

3分鐘取穴按摩箋

用大拇指指尖輕輕前後刮揉眼頭外的睛明穴，每次左右各3分鐘。

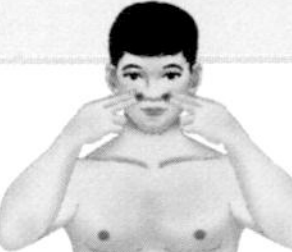

關元穴

消脂纖體特效穴

特效

有消脂減肥，促進新陳代謝的作用。

3分鐘取穴按摩箋

雙手中指交疊，以指甲尖同時按壓下腹部的關元穴，每天早晚按揉3分鐘。

內關穴

通調心肺特效穴

特效

可調理心肺功能，預防心臟病及氣喘發作。

3分鐘取穴按摩箋

用拇指指尖垂直掐按前臂掌側，腕橫紋上2寸的內關穴，每天早晚掐按3分鐘，先左後右。

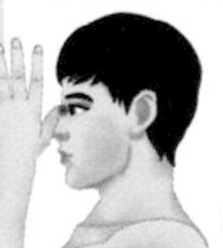

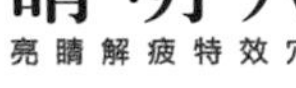

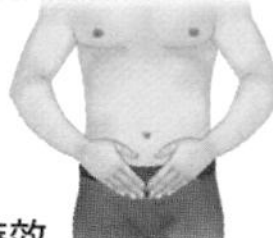

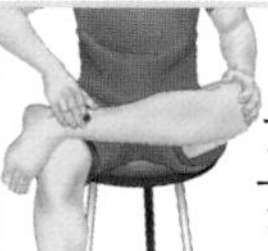

三陰交穴

女性保健特效穴

特效

調理月經不順，保養子宮。

3分鐘取穴按摩箋

用大拇指指尖按壓足內踝上的三陰交穴，每天早晚各3分鐘。

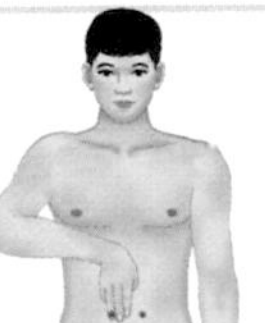

天樞穴

通便止瀉特效穴

特效

改善便祕、腹瀉，有調理消化道機能的功效。

3分鐘取穴按摩箋

用食、中、無名三指垂直下按肚臍兩側的天樞穴，由裡向外揉壓，每天早晚各3分鐘。

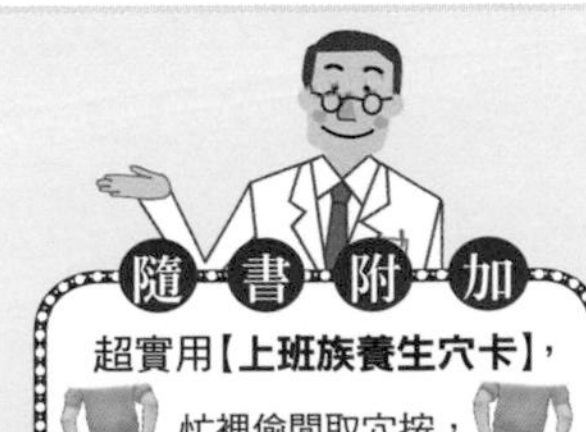

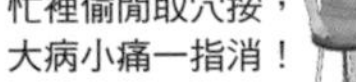

人體自有救命大穴！

還記得當年，我出了一場嚴重的車禍，被送到醫院前早已陷入昏迷，不醒人事。在經過醫療團隊鍥而不捨的緊急搶救後，當時的生命跡象總算是恢復穩定。之後他們為我進行了一連串的精密檢查，經過他們研究討論後，最終仍不得不向我及親人宣布「終生癱瘓」的無情答案！

然而，我的父親並沒有因此放棄，他不斷翻尋那代代流傳、殘破不堪的「樂氏配方祖傳本」，並依據我的體質、病情，每天燉煮藥膳、藥汁讓我服用，即便只有百分之一的治癒可能，他也是傾盡全力的嘗試；除此之外，父親深知利用藥材內補之餘，外部的穴位按摩更能有效打通氣血經絡的運行，以內聯五臟六腑、四肢百骸，溝通表裡，使藥效更快散布在身體各處。

當時父親最常幫我按摩「外關」、「少海」、「合谷」等穴，來緩解我的疼痛與不適。漸漸地，我開始能下床緩慢行走，直到最後活動自如、健步如飛！除了歸功於親人的悉心照料與祖傳祕方外，穴位療法更是我恢復健康的另一隻推手！

事實上，人體穴位百餘個，要認識到每個穴位的位置、按摩方式與療效，著實有其困難度。因此，本書作者囊括自己數十年對穴位的臨床治療與教學經驗，將人體穴位濃縮成精華中的「精華」，提供大眾養生保健必學的一百個特效穴位。並且，精細的人體穴位剖析、按摩方式，教您輕鬆找穴、按摩有術。甚至，作者還以其「一穴治三病」的概念，針對現代人經常出現的小疾大症，進行有效配穴與按摩技法，使其自尋體內「穴藥」，驅走不適感，實為每個家庭必備的保健大全。在此，將本書推薦給天下讀者，願大家都能達到自療養生的最高境界！

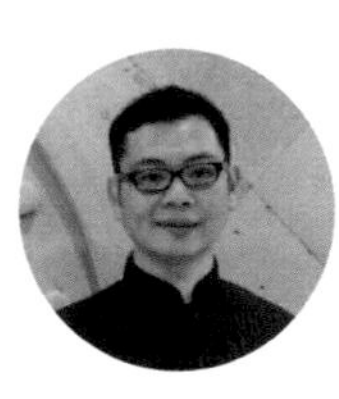

樂氏同仁堂樂家老舖
第十四代傳人
樂覺心

樂氏同仁堂樂家老舖第十四代傳人 樂覺心

人體經絡會說話

序

有一次，在課堂上教導人體經絡穴位，我告訴學生：「人體的經絡不僅是一位找出病根的醫生，穴位更是最有效的處方箋，當你在按摩時，它將會告訴你身體出了什麼毛病，並緩解症狀！」

學生們聽完後，一臉狐疑地看著我。這時，我隨意指定了一位學生上台，推揉他手臂的大腸經後，問他：「你今天是不是頭痛？」他驚訝地問我怎麼知道，我的答案是「經絡告訴我的！」後來我再按壓合谷、風池二穴各3分鐘，再問他疼痛有無減緩，他立即點頭，還帶著開玩笑地口吻跟我說：「老師，因爲穴道是處方箋嘛！」在場學生立即哄堂大笑，而我也跟著笑了出來。

其實，人體經絡是由這些穴道串連成線，當這條線受到阻塞，你在按摩穴位時便會感受到一粒粒的氣結，這便代表你的身體出毛病了。

我之所以會知道那位學生頭痛，也是因爲這個道理。當加強能緩解頭疼的合谷與風池二穴後，隨著其氣結的消失，不適感也減少許多！正所謂「通則不痛，痛則不通」，即是這個道理！

除此之外，學生們也經常問我：「老師，人體穴位這麼多，有哪些是特別重要的呢？」而診所的患者也經常詢問，針對他們的病症，除了吃藥外，是否有特效穴能改善、緩解身體所出現的一些病痛呢？

確實，穴位散布在我們人體各處近四百個位置，但一般人若只是單純保養身體、改善病痛，其實並不需要學完人體所有穴位，我認爲只要知道一

台灣中醫皮膚科醫學會
理　事　長　賴鎮源

百個就夠了。

根據我數十年的臨床看診與教學經驗，我發現現今大眾的通病不外乎是因飲食不節、作息不正常所導致的病痛。諸如因壓力大出現的頭痛、因熬夜出現的月經不調，甚至是因喜吃高熱量、高油脂所導致的高血壓、高血糖等。

但是，一定要吃藥控制才能解決這些病痛、消除病根嗎？我認爲，平時的身體保養、生活習慣做到正確、到位，再加諸穴位按摩來疏通經絡、滑利關節、重整體內臟腑的氣血循環，便可有效提升人體免疫力。

此次，我將人體穴位與現代人的通病相呼應，訴求「特效穴位，知其一百即足」，給予大眾最爲常用、效果顯著的特效穴位。將頭部、胸腹、腰背、四肢等必學穴位，一一羅列，並以一穴搭多穴，延伸出其餘療效，使大眾在家也能進行日常的身體保健，藉由按摩來疏散體內氣結，還給自己一個輕鬆無負擔的身體，使本書的保健用意能發揮到最大極致，亦期望老祖宗流傳千年的特效配穴與按摩技法能提升現代人的養生品質，以最天然的古法給予人們最純淨、健康的身體！

台灣中醫皮膚科醫學會理事長

賴鎮源（簽名）

賴鎮源

| 編者簡介 |

| 現任 |

合元中醫診所院長

台灣中醫皮膚科醫學會理事長

中華民國中醫傳統醫學會副理事長

中國鍼灸學會理事

中華民國中醫師公會全國聯合會監事

廣州中醫藥大學與湖南中醫藥大學客座教授

| 著作 |

《圖解經絡穴位按摩速查全書》

《圖解面診健康養生全書》

《圖解足部特效穴自然療法》

《一按病除！對症取穴全療手冊》

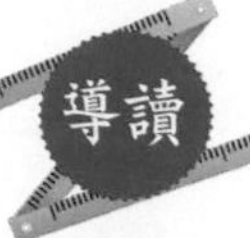

穴位輕鬆找

人體穴位並非為我們肉眼所見，它身藏皮膚底下，難以捉摸。但事實上，只要善用身體部位來測量，便能輕而易舉地掌握取穴技巧，以下將為大家介紹簡易的取穴方法！

手指度量法

中醫取穴有一術語為「同身尺寸」，意即利用自己的手指作為衡量穴道的單位。主要以「骨度」和「尺寸」法最為常見，但中醫臨床多以後者取穴。此外，隨著每個人的體型不同，骨節自有其差異；所以，即便兩人利用自己的手指同時測得1寸長度；但事實上兩人的實際距離卻會有所差異。

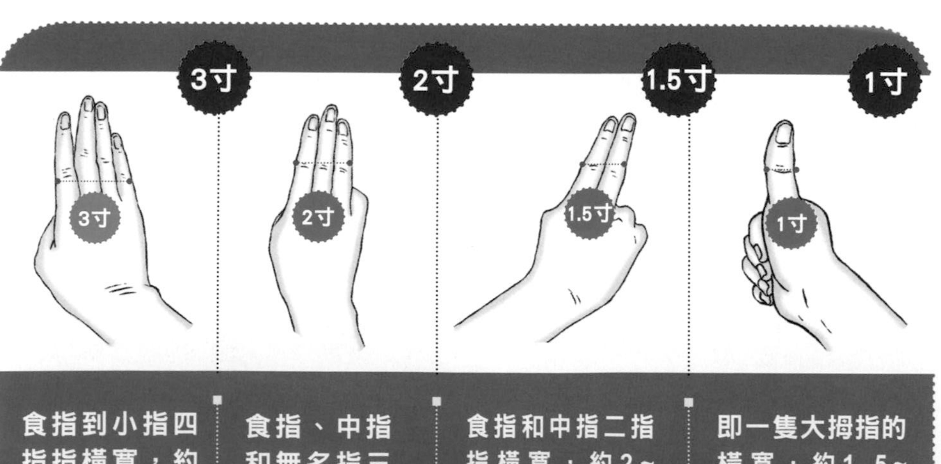

3寸	2寸	1.5寸	1寸
食指到小指四指指橫寬，約6~7cm。	食指、中指和無名指三指指橫寬，約4.5~5cm。	食指和中指二指指橫寬，約2~3cm。	即一隻大拇指的橫寬，約1.5~2cm。

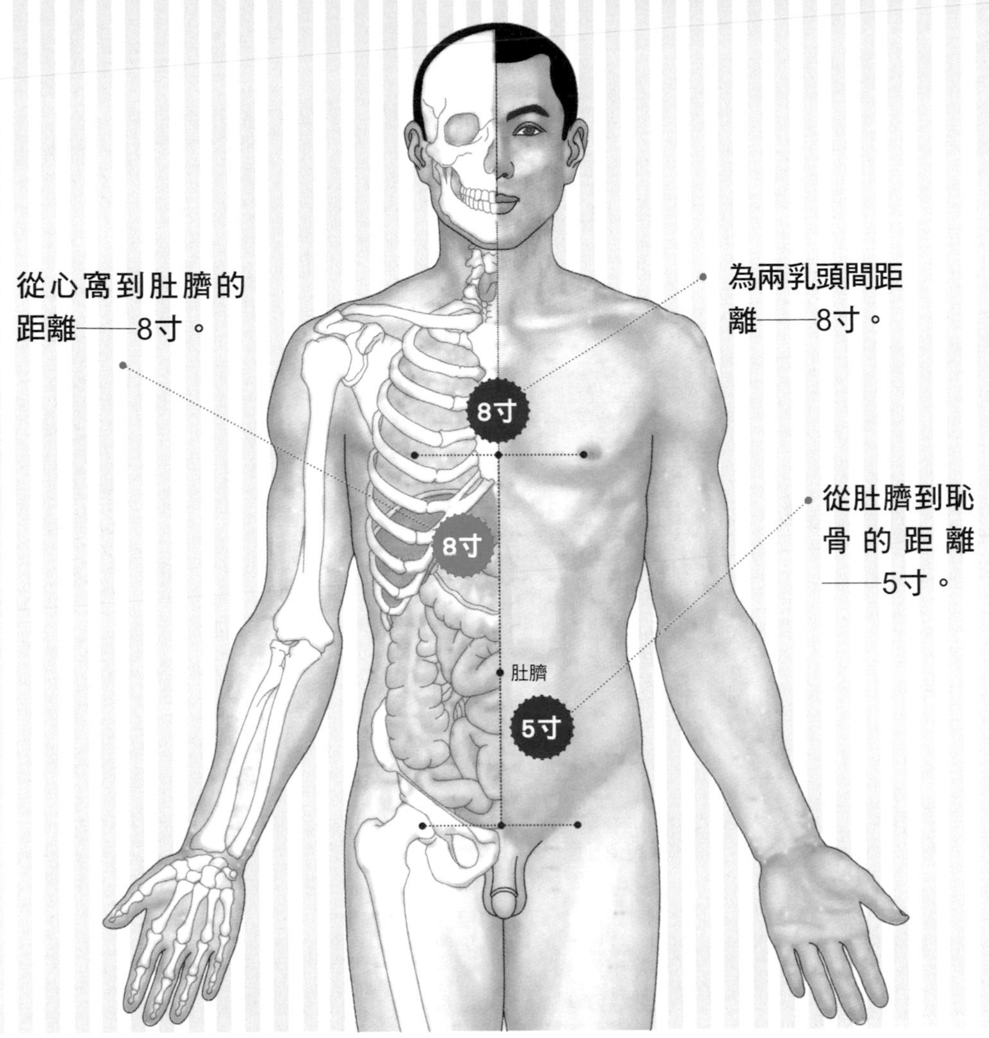

人體度量法

如上圖，利用人體部位間的距離做為簡單的參考度量，是輕鬆找穴的簡易方法。

特定指標取穴法

◇**人體部位指標：**如五官、腳踝、肋骨、乳頭、肚臍等，都是判別穴位所在處指標。如神闕穴位在肚臍、乳根穴位在乳頭正下方等。

◇**特殊動作指標：**必須採取特定動作或姿勢才能使穴位出現，如把腳後跟抬高到觸及臀部處，就能找到環跳穴。

觸覺取穴法

◇**按壓技法：**

以指腹輕壓皮膚，並以微幅畫小圈的方式按揉。若拿捏皮膚時感到疼痛，可利用按壓法確認，意即當指頭碰到有點狀、條狀的硬結時，便是經穴所在。

◇**觸摸技法：**

以大拇指指腹或其他四指手掌觸摸皮膚，若感覺粗糙，或出現如針刺般的疼痛；甚至是有硬結出現時，便極有可能是穴位所在。

◇**抓捏技法：**

以食指和大拇指輕捏感覺異常的身體部位，利用前後推揉來確認經穴位置，此時會出現特別疼痛的感覺；甚至，身體還會出現反射性地抽動與縮閉。

按摩手法須知

按法技巧大公開

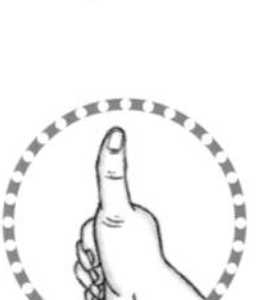

按法：

最常使用的按摩手法，動作簡單易學。

按摩法	使用部位	按摩方式	適用部位
指按法	手指	在穴位或人體局部，以大拇指指腹進行定點的穴位按壓。	全身及手部等局部部位。
掌按法	手掌	針對定點穴位，利用手掌根部、手指合併或雙手交叉重疊的方式，進行由上而下的按摩。	面積較大且平坦的部位，如腰背及腹部疼痛。
肘壓法	手肘	針對定點穴位，彎曲手肘，利用肘端施力按壓。	由於手法激烈，適用於體型較胖、感覺神經遲鈍及肌肉豐厚的部位，如臀部和腿部。

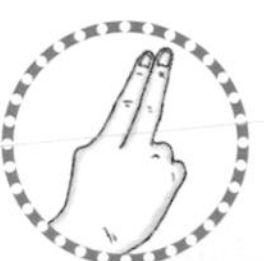

摩法：

此為最輕柔的按摩手法，力道僅限於皮膚及皮下。

按摩法	使用部位	按摩方式	適用部位
指按法	手指	利用食指、中指和無名指等指腹進行推揉按摩。	胸部和腹部。
掌按法	手掌	利用掌面或掌根進行推揉按摩。	臉部、胸部和腿部。

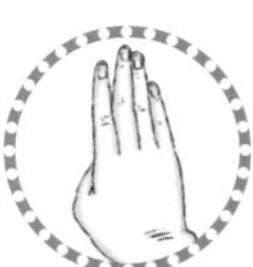

推法：

用手指、手掌或肘部，以適當力道推進。

按摩法	使用部位	按摩方式	適用部位
指按法	手指	在穴位或人體局部，以大拇指指腹及其側面進行直線推揉，其餘四指輔助前進，每次按摩可來回4~5次。	範圍較小的酸痛部位，如肩膀、腰及四肢。
掌按法	手掌	當按摩面積較大或要加強效果時，可利用掌根或手指，以雙手交叉、重疊的方式進行推壓。	面積較大的部位，如腰背和胸腹部。
肘推法	手肘	彎曲手肘，以肘端施力推進。	由於手法較激烈，適用體型較胖及肌肉豐厚之處，如臀部和腿部。

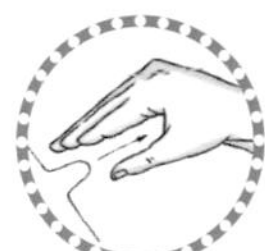

捏拿法：

手指以像是要抓起物品的方式，稍用力提起肌肉，此為拿法；而捏法是用拇指和食指把皮膚和肌肉捏起來。

按摩法	使用部位	按摩方式	適用部位
捏拿法	手指	在特定部位及穴位上，用大拇指、食指和中指的力量，以掐捏及提拿的方式按摩。但力道要柔和，並應由輕而重再由重而輕進行。	常用在頸部、肩部及四肢部位的按摩。

按摩器具

項目	適用部位	使用方法	功效	注意事項
筆	適合面積較小的穴位，如手掌和腳底反射區。	直接在穴位上按摩。	方便隨時取用，定點按壓，療效更好。	因筆蓋的形狀較多，最好選用圓滑的一面，太尖容易刺傷皮膚，且應輕輕按摩，力道不宜太重。
數把牙籤	針對腳皮、角質較厚的定點。	用橡皮筋綁住20~30根牙籤來輕敲穴位或反射區。	方便隨時取用，對硬皮組織能進行較深入的刺激。	要避免尖端傷害皮膚，且力道不宜過大，以免破皮流血。
梳子	肌肉較厚的部位，如腰部、大腿、臀部和腳底穴位。	最好選擇前端有圓顆粒的梳子，可用以拍打身體，放鬆局部肌肉，並改善血液循環。	方便隨時取用，能有效促進血液循環、加強代謝。	前端若沒有圓顆粒，很容易因其尖端而傷害皮膚。
吹風機	肩頸部或腳底。	將吹風機風口對準穴位或反射區，利用熱風使穴位產生灼熱感再移開，可反覆進行。	可使穴位輕鬆發熱，以促進局部的血液循環。	避免吹強風或離身體太近，因吹風機所產生的電磁波會影響人體，小孩尤為不宜。
飲料瓶	腳底。	採坐位，讓腳底踩在圓柱型飲料瓶上來回滑動，並可調整滑動角度來刺激不同區域。	方便按摩腳底各反射區，還可加強鍛練腳底肌肉。	滾動速度要慢，並視個人的承受力道來控制強弱；不可使用玻璃瓶，否則將有破裂而傷及皮膚的危險。
毛巾	肩頸部和背部。	將毛巾浸在熱水後擰乾，敷在穴位上；或是以粗毛巾乾擦背部。	促進血液循環；且浸熱水後，能發揮熱敷功效。	應注意毛巾不可過熱，以免燙傷皮膚。

按摩注意事項

按摩細節停看聽

禁止按摩的情況

1. **飯後半小時內：**飯後人體的血液集中在腸胃，此時若按摩會使腹部血液流至他處，進而造成消化不良。

2. **飲酒後：**喝酒後最好不要按摩，否則容易發生嘔吐、身體不適的症狀。

3. **發燒三十七點五度以上：**因穴位按摩會對身體造成強烈刺激，故發燒時進行按摩易加重病情。

4. **穴位周圍出現異常不適時：**諸如關節腫痛、骨折、脫臼等骨骼損傷；以及刀傷、燒燙傷、擦傷等外傷，或濕腫爛瘡等皮膚疾病都不適合按摩。

5. **手術後：**主要是針對手術部位來判斷是否適合按摩，若是臉部美容的小手術，身體按摩不會受到影響；但若是腹腔部位的手術，就不可按摩腹部周圍穴位，以免傷口有裂開之虞。

6. **飢餓或疲勞情況：**人體若處於飢餓或疲勞時，體內血糖偏低，進行按摩反而會耗損能量。

7. **生理期：**生理期時要排出子宮內的經血，有些穴位會刺激神經反射而造成子宮平滑肌收縮，形成經血量過多等情況。但在經期前按摩，就不會產生影響了。

8. **子午時：**晚上23時～1時的氣血最低；中午11時～13時，氣血最旺。除非是急救，否則子午時不適合按摩。

9. **懷孕時：**針對懷孕五個月以上的孕婦，不宜針對腹部進行推揉、點按等按摩手法。此外，頸肩也不宜按摩，以免造成子宮收縮，引發流產的危險。

10. **特殊疾病患者：**有容易出血性的患者，如血友病、淋巴癌的患者，禁止進行全身按摩。而糖尿病人可用較輕力道按摩，但不宜刮痧，以免傷及皮膚。

按摩的最佳時間

1. **早上起床：**早上剛起床時，氣血最平穩，若沒有上班壓力，此時是最好的按摩時機。
2. **沐浴結束：**洗完澡後，體內的血液循環非常快，此時按摩效果最佳。
3. **睡前：**晚上就寢前，心情一般較能放鬆，也最適合按摩。

不可不知的按摩須知

1. **維持環境舒適：**按摩環境應維持清淨、整潔，避免風吹、強烈光線射入，以及排除雜訊干擾、保持空氣新鮮。
2. **避開骨骼突起處：**在進行穴位按摩時，應避開骨骼突起位置，以免損傷骨膜。尤其兒童、老人應更加注意，因兒童皮膚細緻、老人的骨骼關節脆硬，故按摩力道要輕柔。

---

3. **特定部位按摩：**當按摩到淋巴、脊椎、尾骨外側等反射區時，必須朝心臟方向按摩，有利於促進血液與淋巴的循環。
4. **按摩副作用：**在按摩過程中，若身體出現發熱、感到寒冷，或出現異常疲倦的情況時，應立即停止。
5. **穴道勿刺激過度：**在進行穴位按摩時，應注意力道與按摩時間。並非按摩時間越久、力道越強，就能達到保健效果。有時，甚至會為人體帶來副作用，如筋骨磨損等。

6 **調整呼吸：**在進行穴位按摩時，配合呼氣不僅能使傳導刺激較佳，治療效果也最好。因呼氣時，肌肉鬆弛而柔軟，有利於將刺激傳達體內；相反地，吸氣時，因肌肉緊繃且僵硬，即使按壓也只會感受到「痛」，療效並無呼氣時好。

7. **特定人應選對按摩時間：**胃不好者，可在早晨起床或上午時間，依次推揉手臂上的肺經、大腸經的痛點，再按摩腿上胃經、脾經的痛點；而頸肩酸痛者，可在中午或下午時，按摩手臂內側心經、小腸經上的痛點；肝臟不好者，最好是在晚上搓揉手臂中段心包經、三焦經上的痛點，接著再到腿外側的膽經和腿內側的肝經上按摩疼痛點。

按摩貼心小提示

按摩前

1. **清潔手部：**按摩前，雙手宜先洗淨，剪短指甲，戒指要拿下，避免傷到皮膚。
2. **搓熱手掌：**按摩前最好雙手搓熱，以加強穴位刺激，提高療效。

按摩中

1. **適當姿勢：**儘量採取最舒適的姿勢，可減少因姿勢不良所引起的酸麻反應。
2. **力道平穩：**力道不應忽快忽慢，宜平穩、緩慢進行。

按摩後

1. **喝溫開水：**按摩完後應喝五百毫升的溫開水，有排毒、促進新陳代謝的效果。
2. **避免浸泡冷水：**不可立刻以冷水洗手和洗腳，必須用溫水洗淨，且應注意手腳保暖。

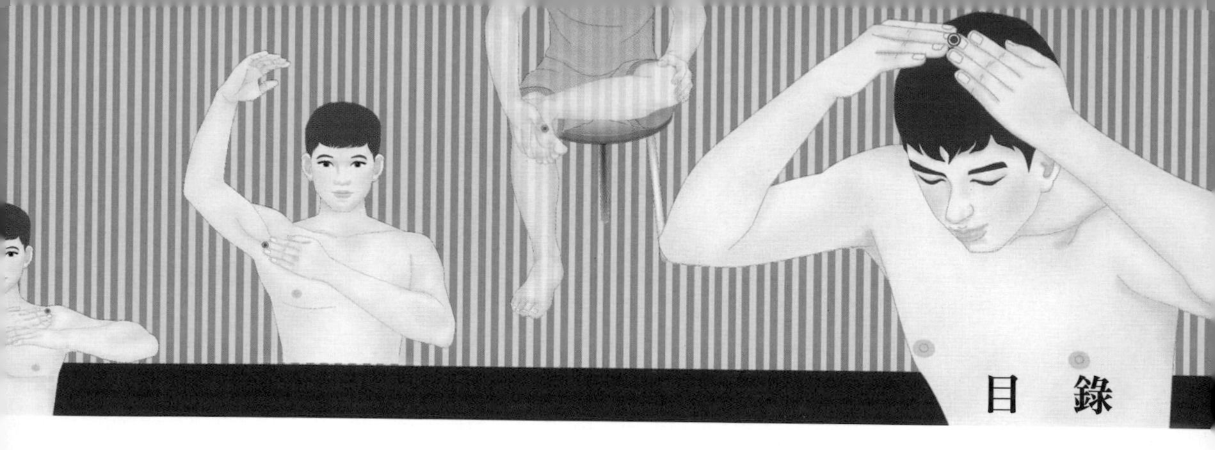

目錄

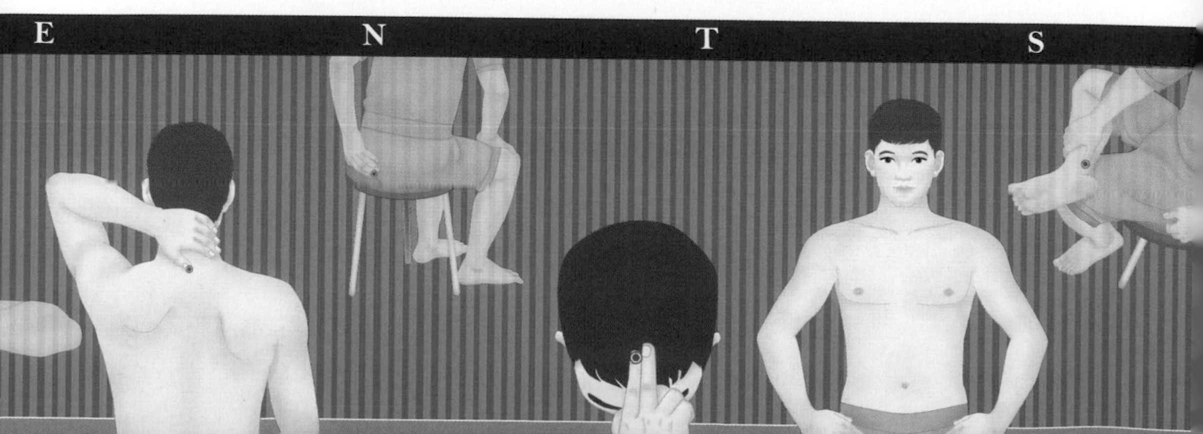

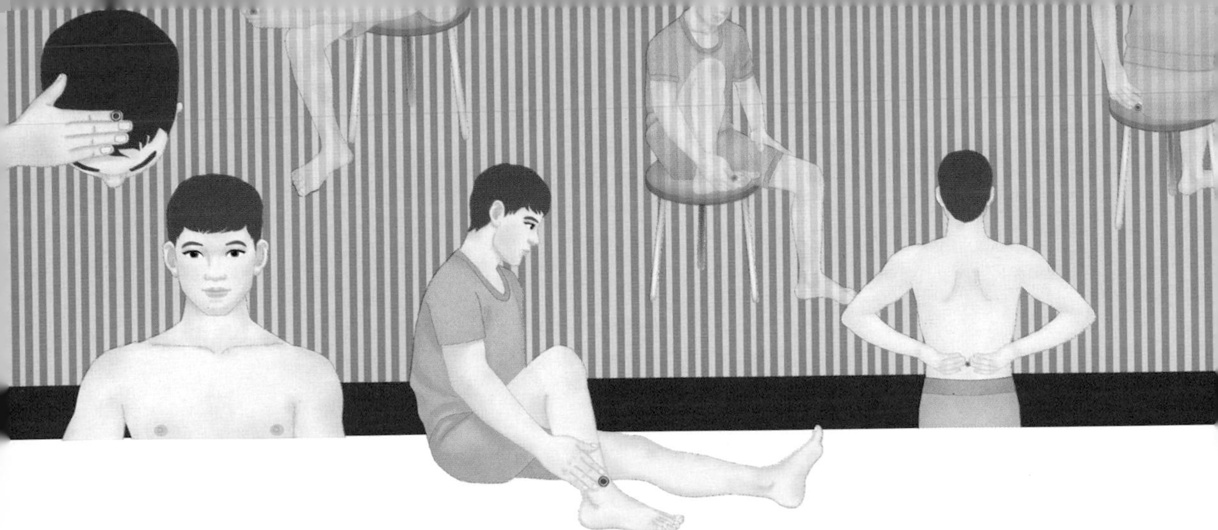

C O N T

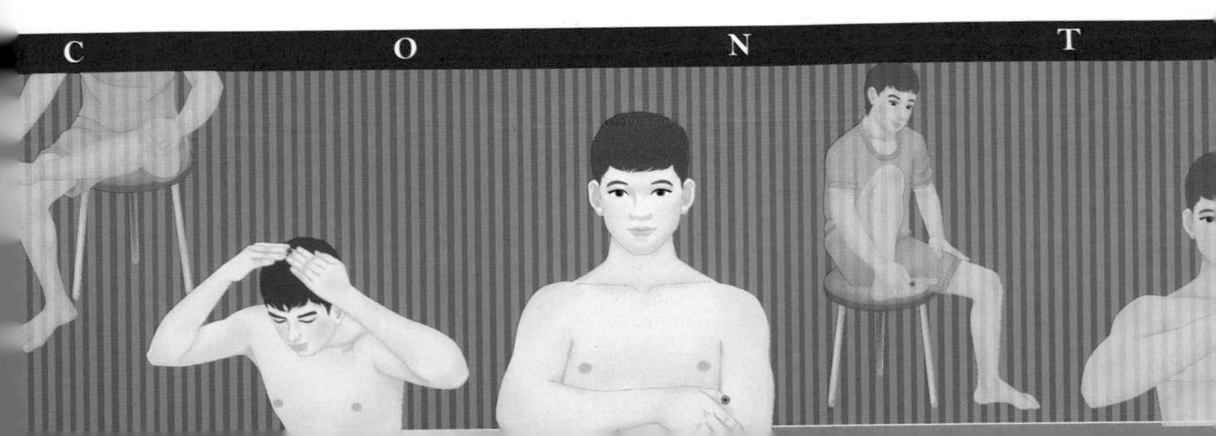

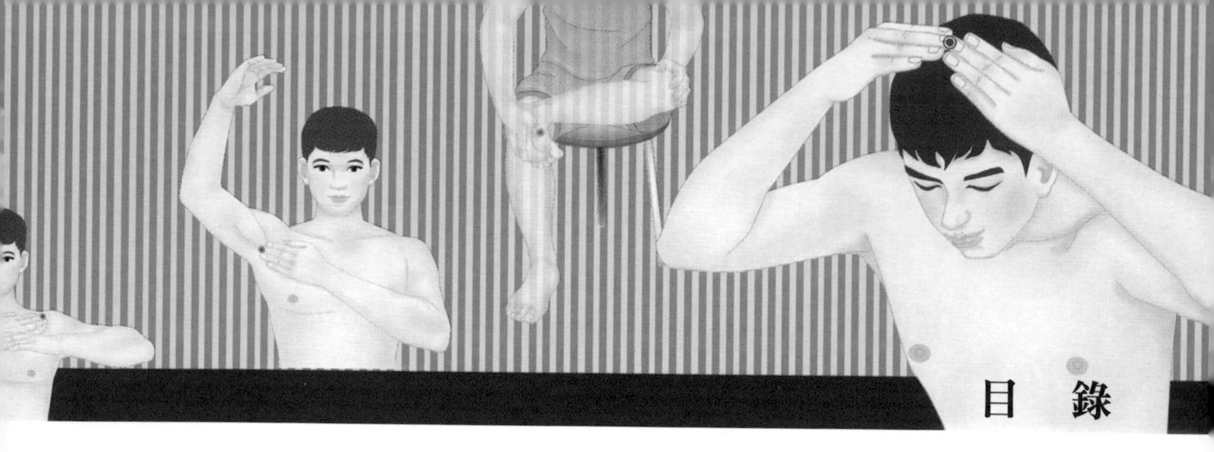

目錄

CHAPTER 2

第二章 胸腹部特效養生大穴

E N T S

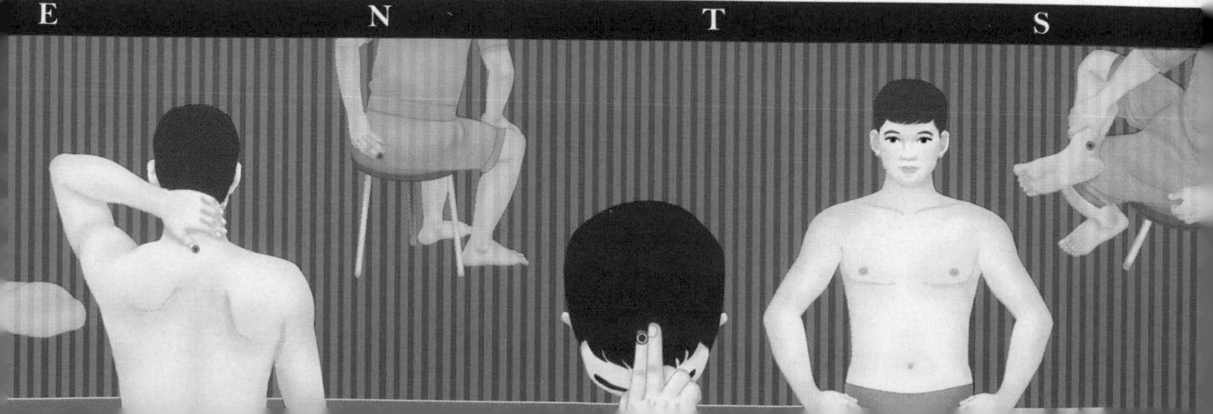

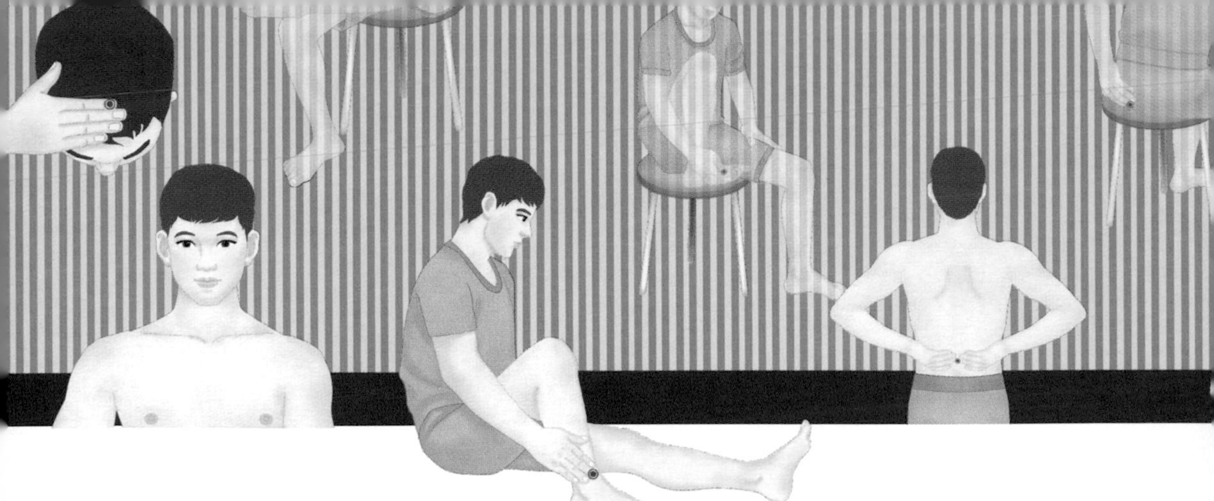

CHAPTER 3

第三章 腰背部特效養生大穴

C O N T

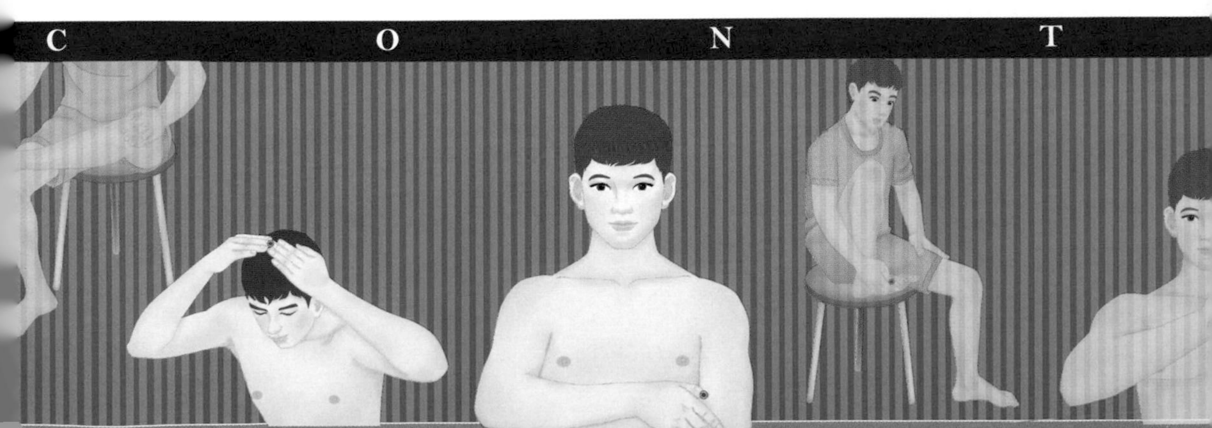

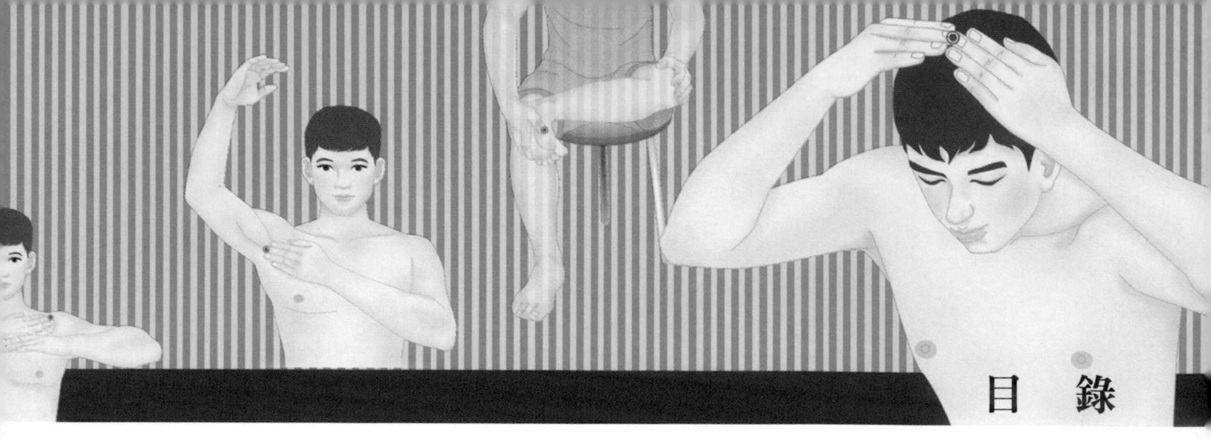

目錄

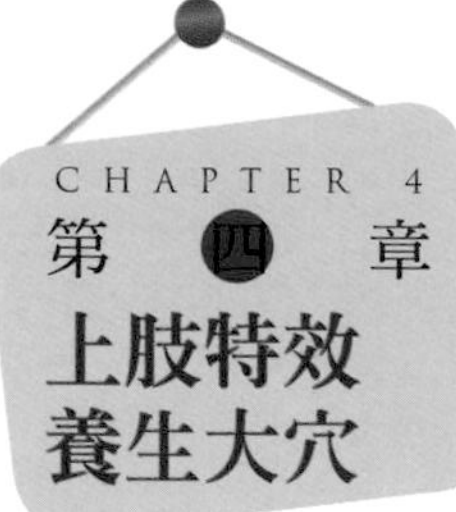

CHAPTER 4 第四章 上肢特效養生大穴

E N T S

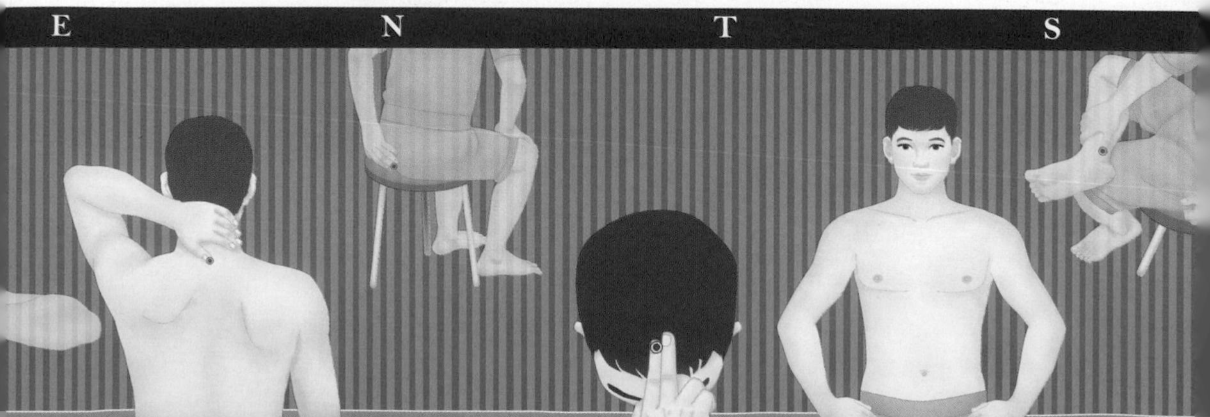

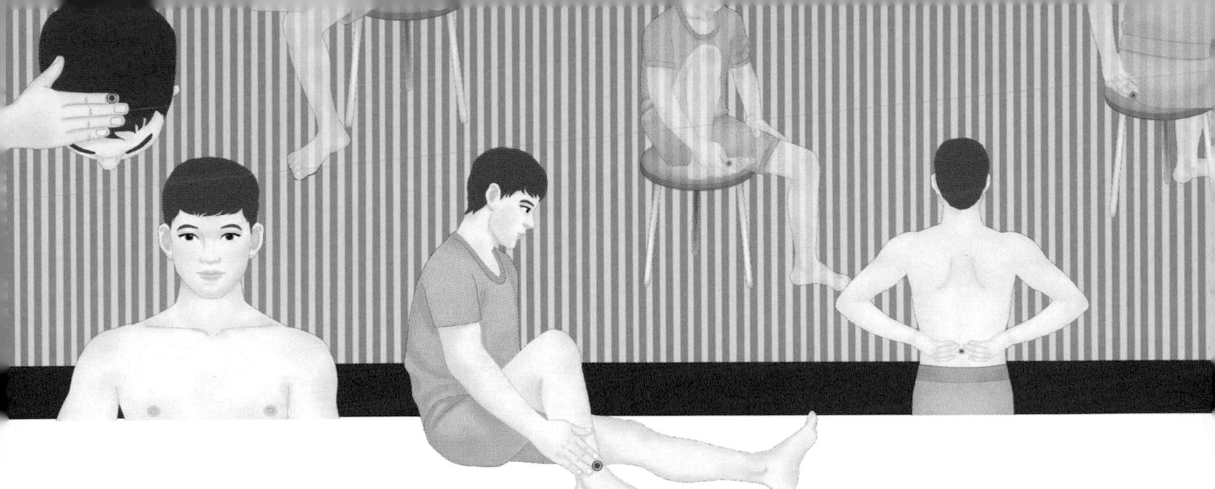

C O N T

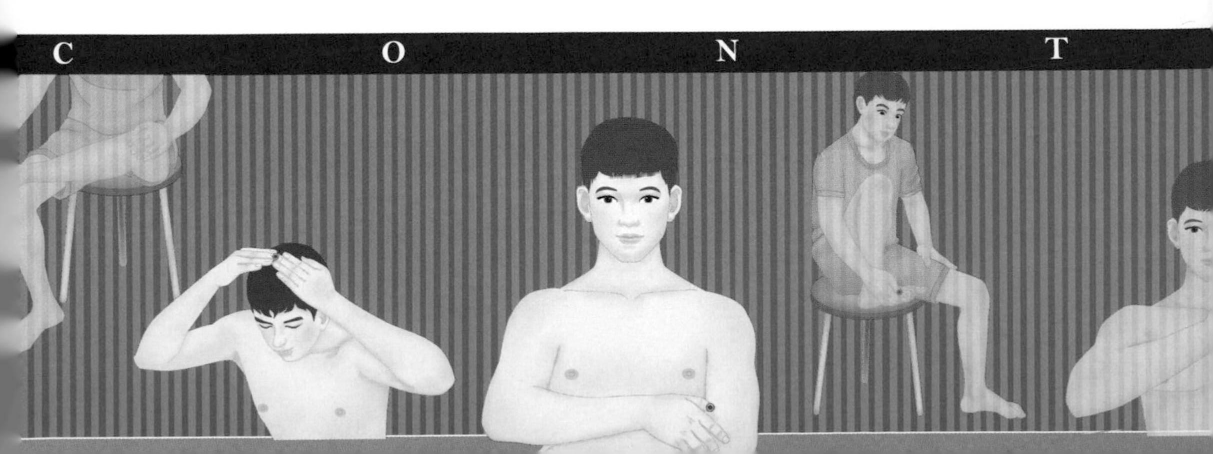

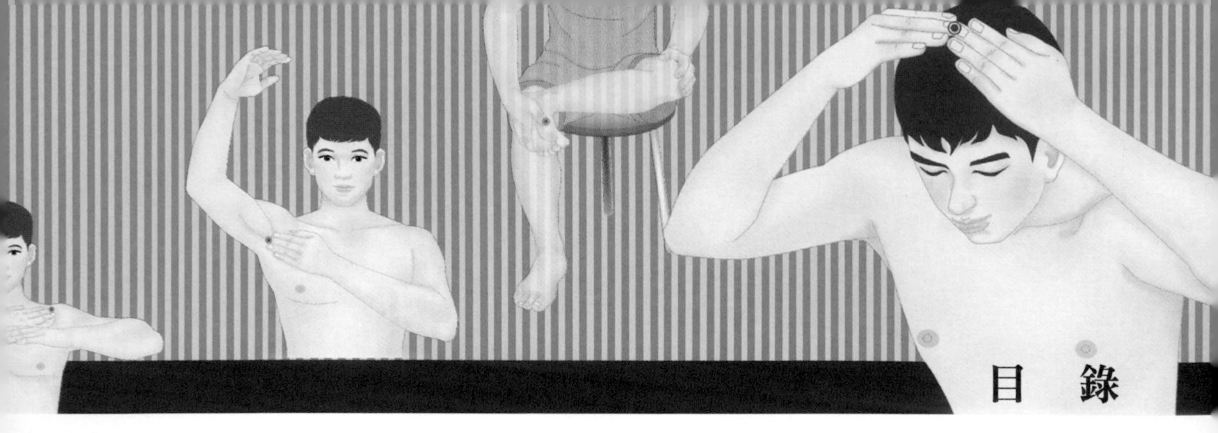

目錄

CHAPTER 5
第五章 下肢特效養生大穴

E N T S

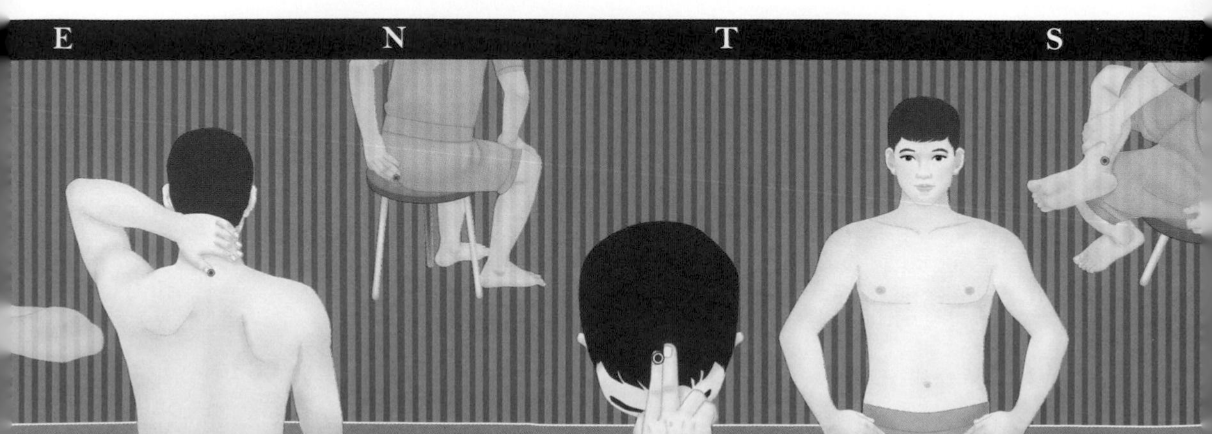

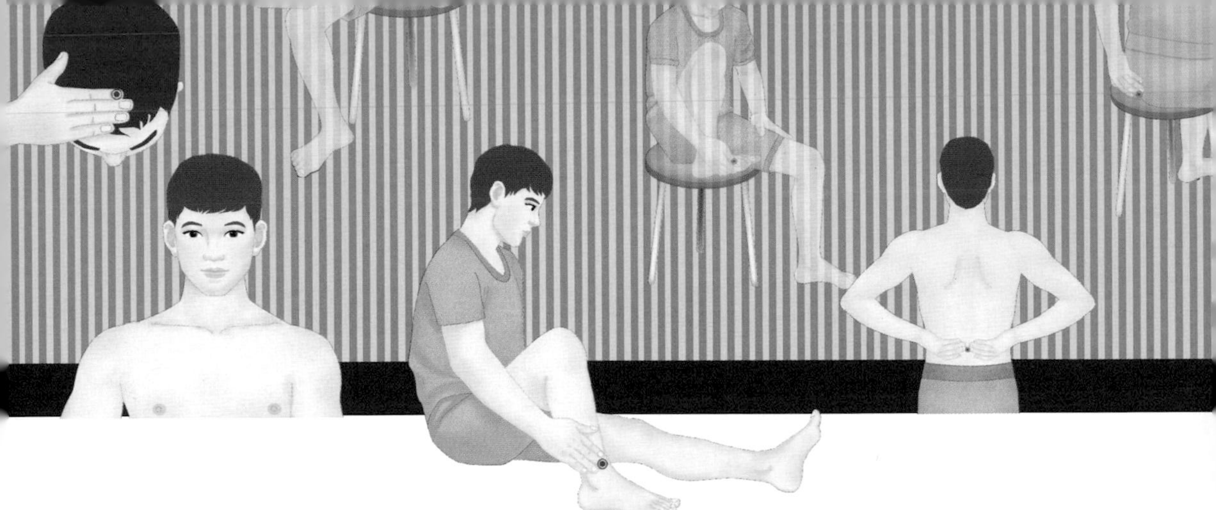

C O N T

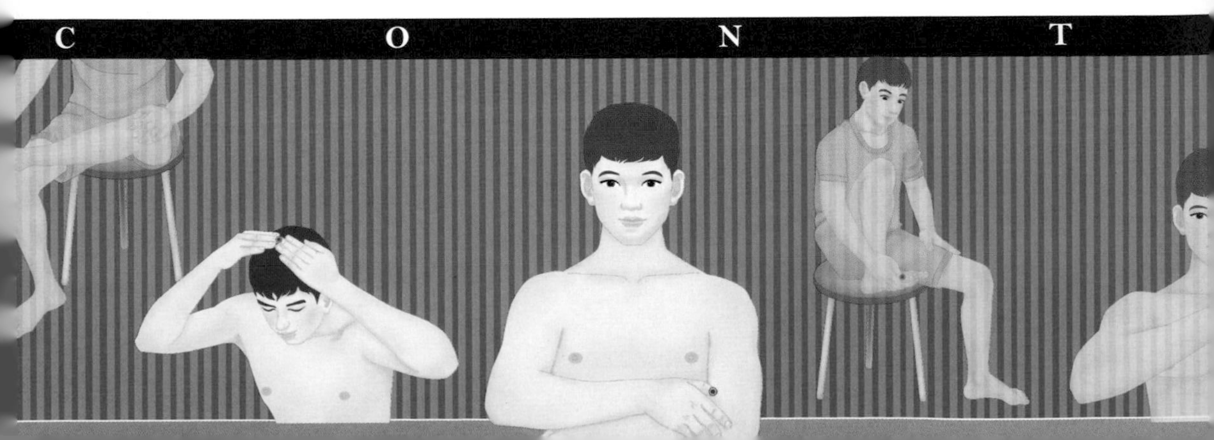

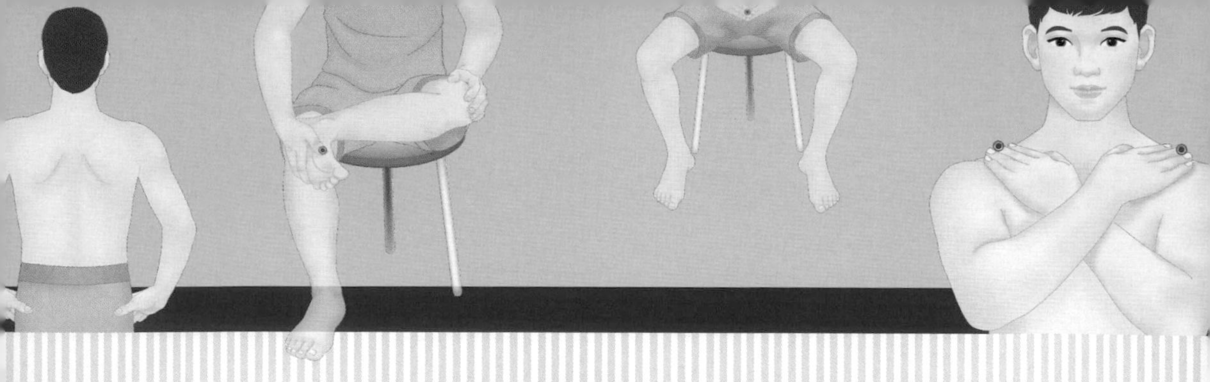

CHAPTER 1

第一章 頭面部特效養生大穴

人體頭面部的穴位不僅多，也相當重要。
例如位在腦幹的風府穴，
不僅能改善頭暈及中暑所帶來的不適，
更能有效袪除感冒症狀。
此外，位在額葉的神庭穴，
更是大眾經常使用的保健養生特效穴，
經常按摩有助於提振精神、消除疲勞，
故頭面部的特效穴，
可謂是現代人按摩保健的首選穴位。

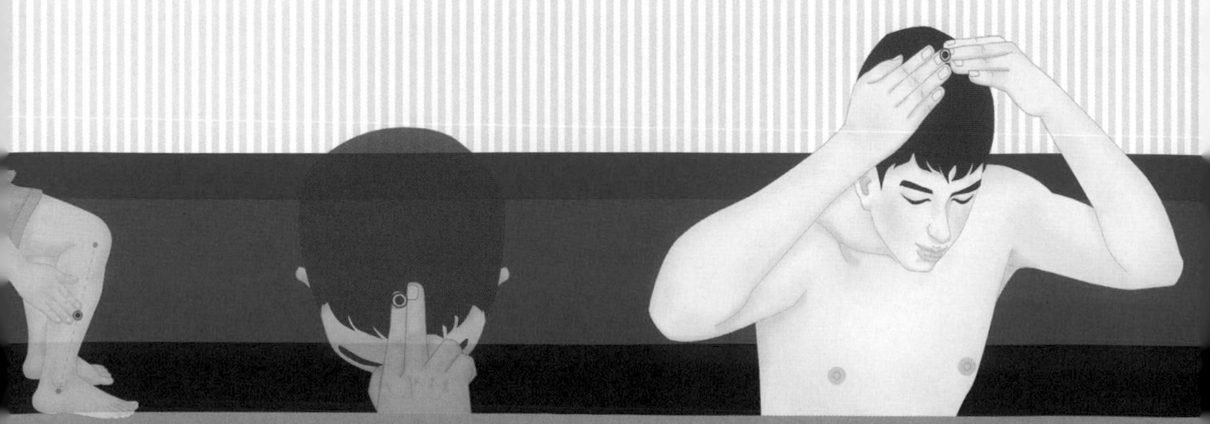

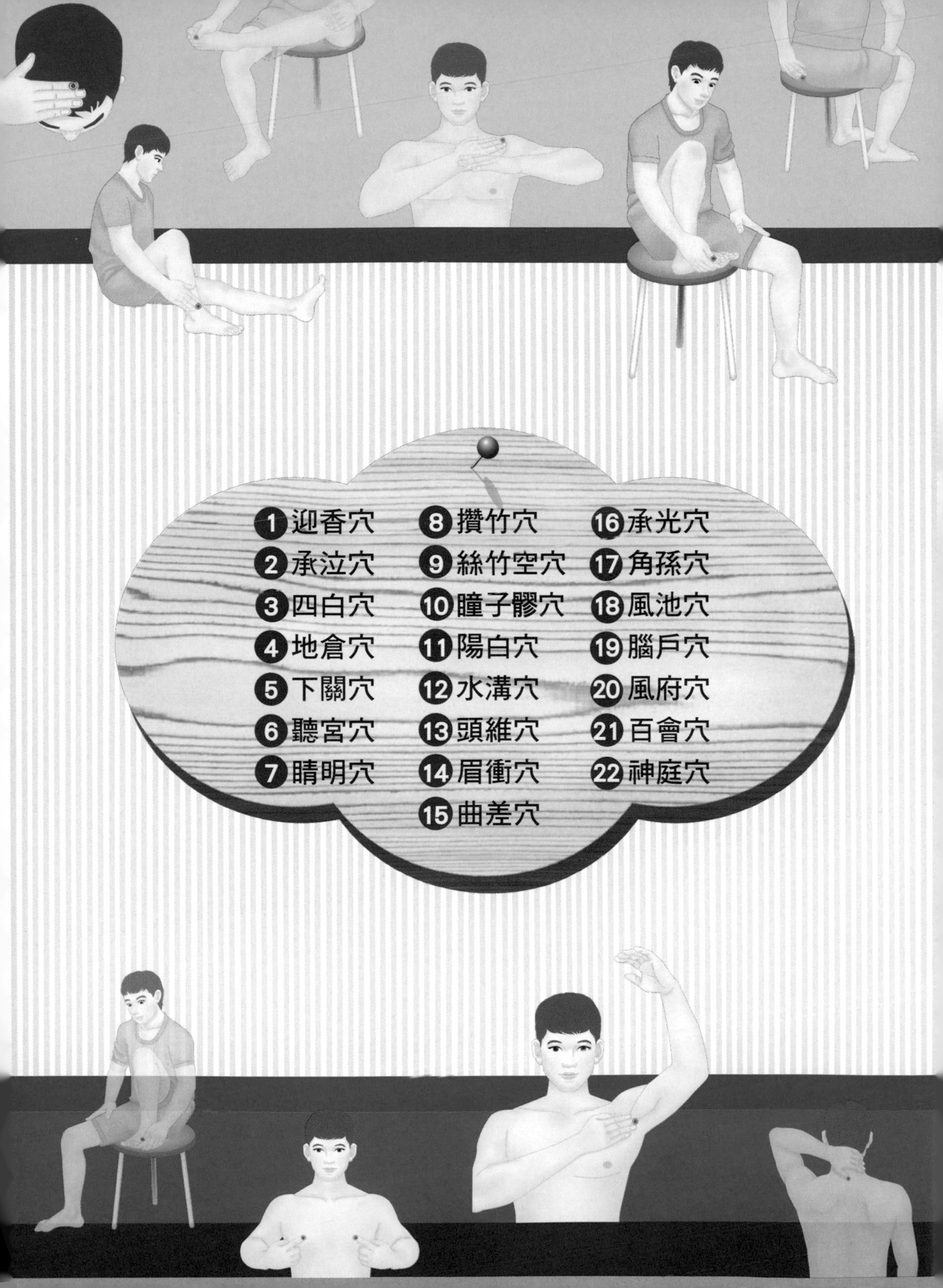

1 迎香穴
2 承泣穴
3 四白穴
4 地倉穴
5 下關穴
6 聽宮穴
7 睛明穴
8 攢竹穴
9 絲竹空穴
10 瞳子髎穴
11 陽白穴
12 水溝穴
13 頭維穴
14 眉衝穴
15 曲差穴
16 承光穴
17 角孫穴
18 風池穴
19 腦戶穴
20 風府穴
21 百會穴
22 神庭穴

迎香穴

鼻部疾病舒緩穴

◇**別名**

衝陽穴。

◇**經絡部位**

手陽明大腸經經穴。

◇**保健特效**

可改善鼻塞、鼻出血、鼻瘡、口歪、面部發麻等症。

人體穴位剖析

位於人體面部，在鼻翼外緣中點旁約0.5寸，於法令紋中即是。

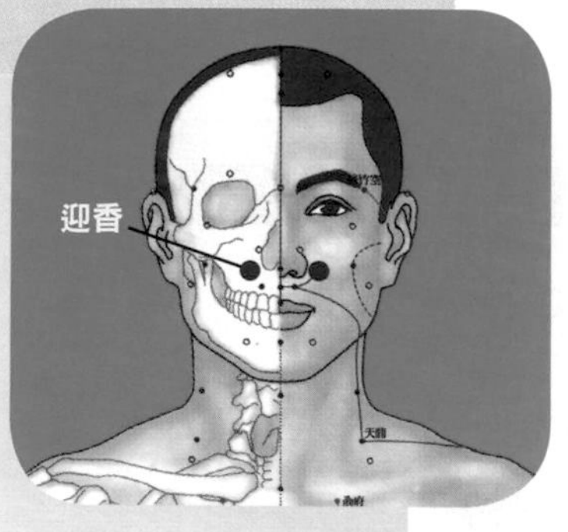

取穴DIY

正坐，雙手輕握拳，食指、中指併攏後，中指指尖貼於鼻翼兩側，則中指指腹所在處即是。

迎香

迎香

按摩方式

以食、中二指指腹垂直按壓，或以單手拇指與食指彎曲，垂直按壓穴位，每次按壓兩次，每次約1～3分鐘。

按摩小錦囊	
力道	適度
時間	1～3分鐘
二指壓法	

疾病配穴

急慢性鼻炎

◇臨床表徵

「鼻炎」即指鼻腔黏膜和黏膜下組織的炎症。患者經常會出現鼻塞、流清鼻涕、鼻癢、喉嚨不適、咳嗽等症狀。

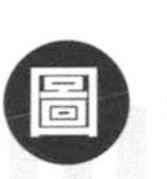
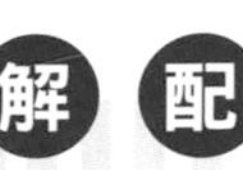
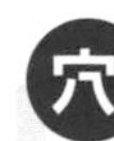
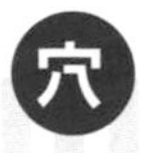

圖解配穴

◇保健配穴

【合谷穴】【迎香穴】【印堂穴】

◇按摩技法

首先張開左手，用右手大拇指輕揉左手合谷穴1分鐘，並交換雙手再按1分鐘；接著合併四指輕放在迎香穴上，緩緩揉摩3分鐘；最後閉上眼睛，以中指輕輕敲打印堂穴10下。每天持續，效果加倍。

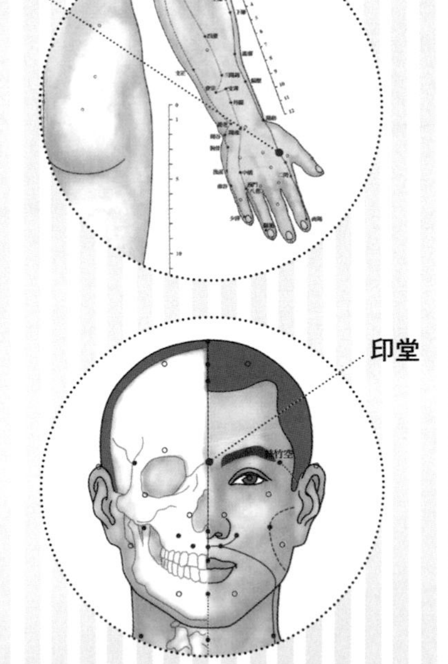

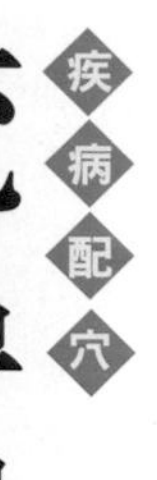

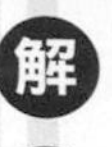
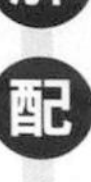
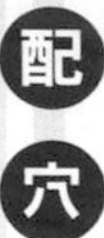

流鼻血

◇ **臨床表徵**

流鼻血多為單側，亦可為雙側，會間歇性地反覆出血，甚至有持續出血的現象。

◇ **保健配穴**

【神庭穴】【迎香穴】

◇ **按摩技法**

發現鼻子出血時，輕抬頭，用手掌輕拍額頭數十下，再以中指輕按神庭穴約1分鐘，接著用雙手食指分別按壓迎香穴1～3分鐘即可止血。

圖解配穴

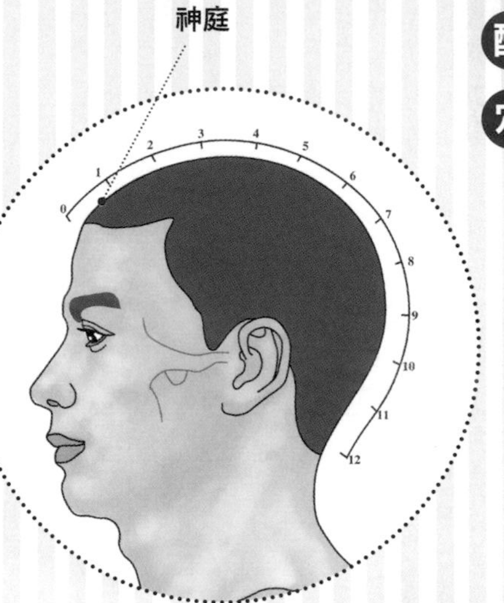

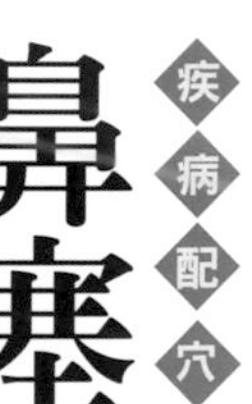

鼻塞

◇ **臨床表徵**

其表現為呼吸不暢，無法辨認氣味等。

◇ **保健配穴**

【合谷穴】【陽陵泉穴】【迎香穴】

◇ **按摩技法**

先放鬆面部肌肉，一邊緩緩吐氣，一邊強壓合谷穴6秒鐘，如此重複10次；接著用左手握右腳膝蓋，以大拇指按壓陽陵泉穴1分鐘；最後輕輕揉摩迎香穴3～5分鐘即可。

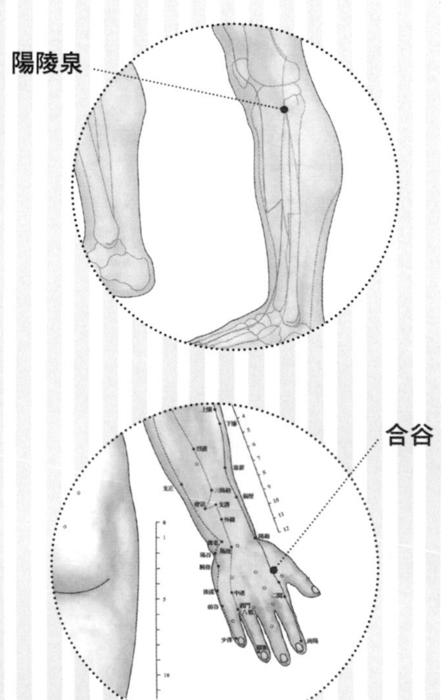

承泣穴

眼部不適找承泣

◇**別名**

鼷穴、面髎穴、溪穴。

◇**經絡部位**

足陽明胃經經穴。

◇**保健特效**

能緩解近視、遠視、夜盲、眼睛疲勞、老花眼、白內障、色盲等症。

人體穴位剖析

承泣穴位在面部，瞳孔直下，於眼球與眼眶的下緣之間。

取穴DIY

正坐、仰靠或者仰臥，眼睛直視前方，食指和中指伸直併攏，中指貼在鼻側，以食指指尖按壓下眼眶的邊緣處即是穴位所在，會出現酸痛感。

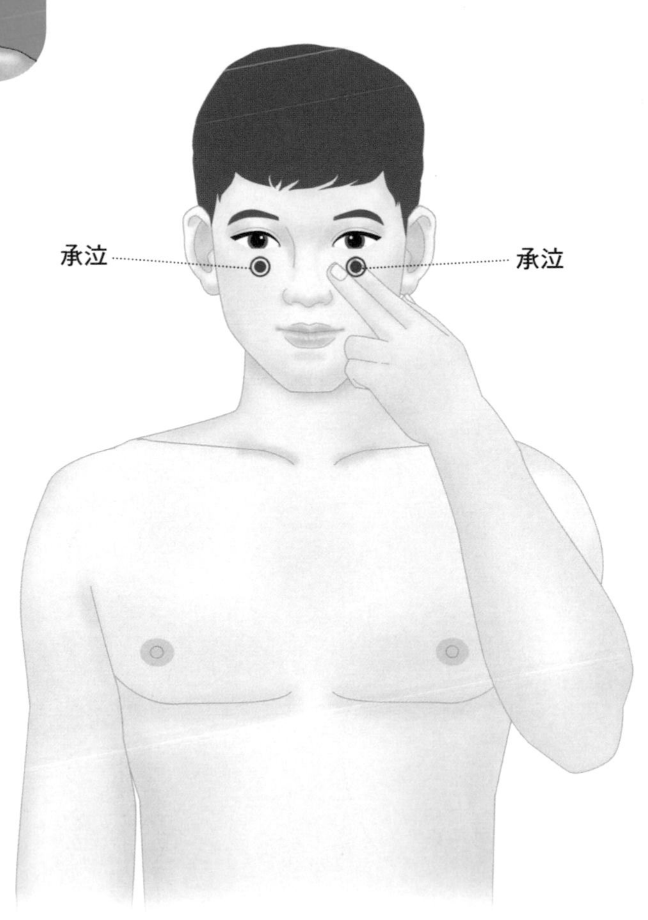

疾病配穴

眼睛充血紅腫

◇ **臨床表徵**

眼睛充血即眼白發紅，指球結膜和鞏膜組織的血管出現擴張性充血、瘀血或出血；而眼睛紅腫則是自覺眼睛感到刺癢，有灼熱感、發紅等不適，為許多眼部疾患的常見急性症狀。

按摩方式

正坐、仰靠椅背，或者仰臥床上，眼睛直視前方，雙手食指伸直併攏，以食指指腹揉按左右穴位，每次1～3分鐘。

按摩小錦囊	
力道	輕
時間	1～3分鐘
二指壓法	

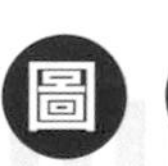
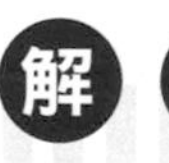
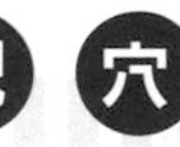
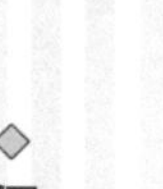

圖解配穴

◇ **保健配穴**

【太陽穴】【承泣穴】

◇ **按摩技法**

閉上雙眼且保持情緒平靜，大拇指分別輕按兩眼旁的太陽穴，以順時針方向按摩10次後，再逆時針按摩10次。接著將手移至承泣穴，輕輕按摩即可緩解不適。

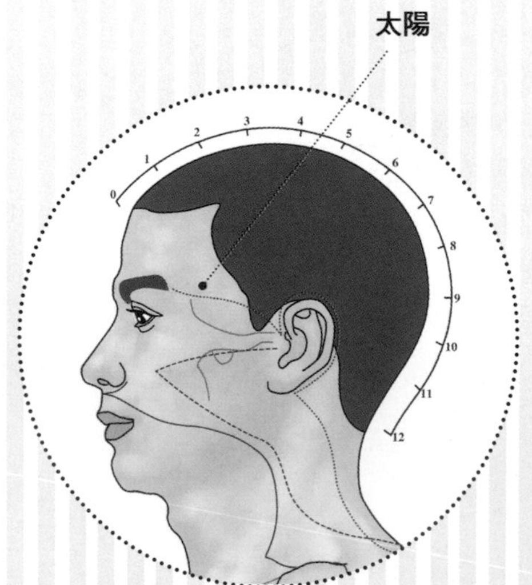

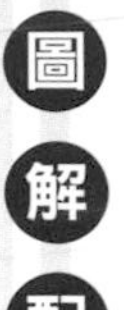
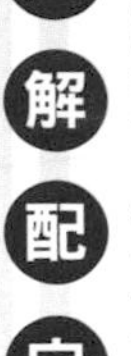
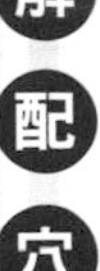
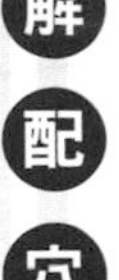

疾病配穴

近視

◇**臨床表徵**

在看遠處物體時，其成像不能在視網膜上清楚呈現，只有近距離觀看時才能比較清晰。

◇**保健配穴**

【承泣穴】【睛明穴】

◇**按摩技法**

首先，用食指指尖按壓下眼眶的承泣穴1分鐘，會有酸痛感；接著，雙手食指指腹按揉左右兩邊睛明穴，每次各按揉1～3分鐘即可。

圖解配穴

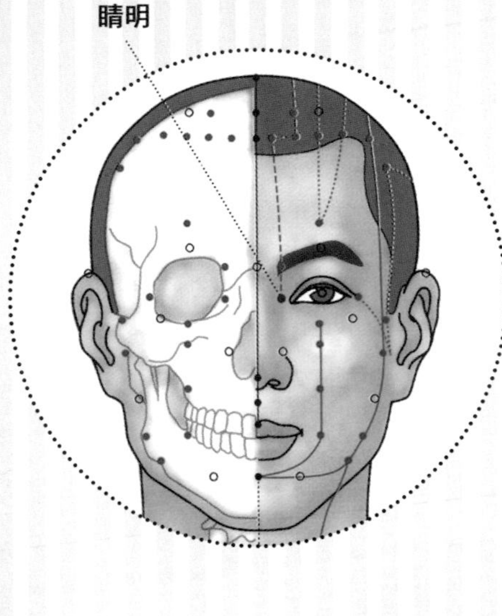

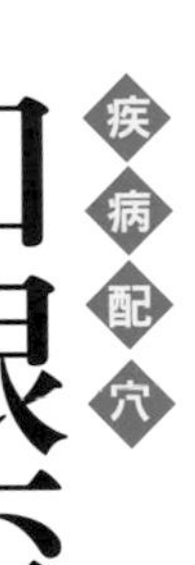

疾病配穴

口眼歪斜

◇**臨床表徵**

其症狀為一側面頰動作不靈、嘴巴歪斜等。

◇**保健配穴**

【承泣穴】【陽白穴】

◇**按摩技法**

首先，將雙手四指併攏，輕貼於承泣穴，接著以順時針和逆時針方向輕揉按摩約10分鐘後，用食指側邊輕輕來回刮陽白穴20次，每天早晚持續按摩即可改善。

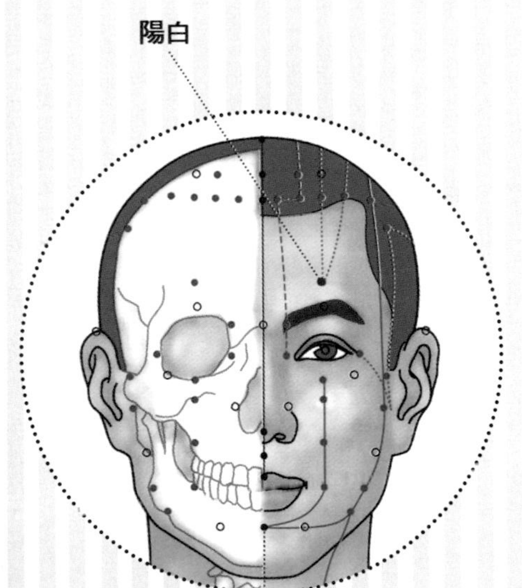

四白穴

養眼美白核心穴

◇ **別名**

美白穴、養顏穴。

◇ **經絡部位**

足陽明胃經經穴。

◇ **保健特效**

可改善目赤痛、目翳、眼皮跳動、頭痛眩暈、三叉神經痛、面神經痲痹等症。

人體穴位剖析

位於人體面部，雙眼平視時，於瞳孔直下約2公分，即眼眶下凹陷處。

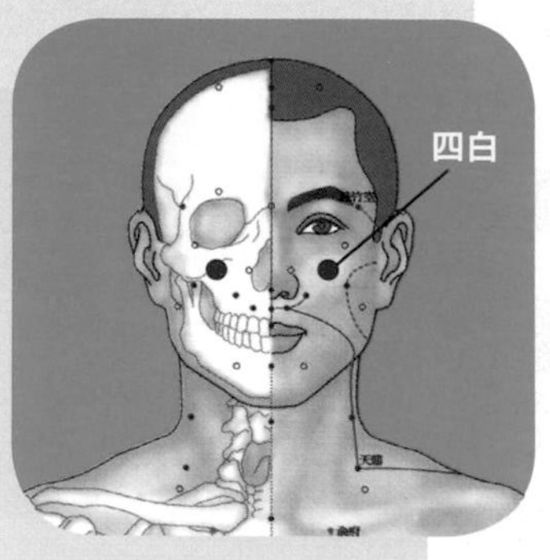

取穴DIY

正坐、仰靠或仰臥，先以兩手中指和食指併攏伸直，不要分開；接著中指指腹放在兩側鼻翼，以食指指尖垂直按壓所在之處即是。

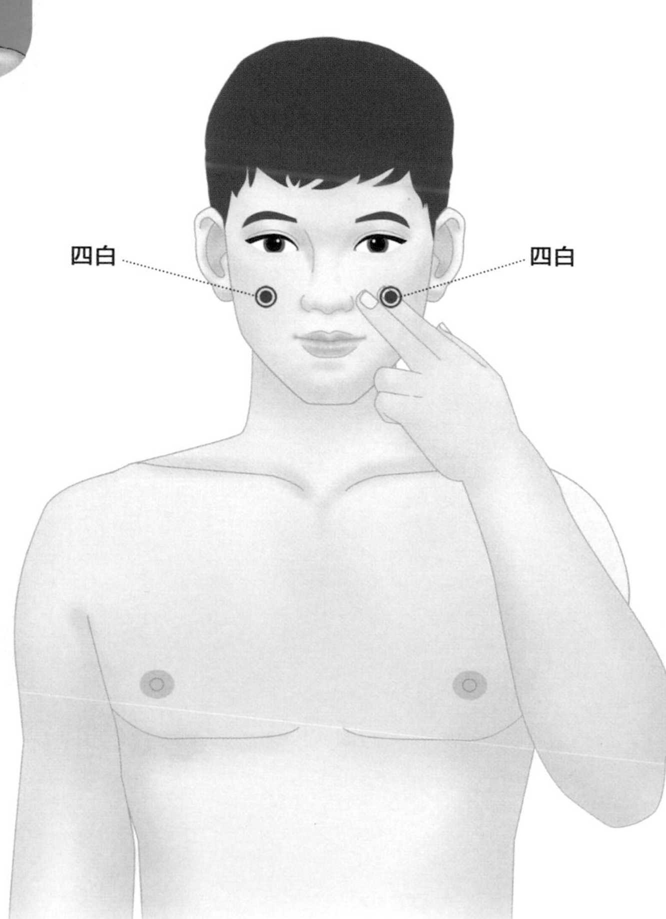

疾病配穴

角膜炎

◇ **臨床表徵**

「角膜炎」是角膜組織出現炎症的總稱。其症狀為眼睛灼熱不適、刺痛、流淚、有異物感、霧視，並有畏光現象，絕大部分為外來因素所致，如細菌、黴菌、病毒感染或化學物、毒物作用所引起。

按摩方式

正坐，兩手中指和食指併攏伸直，以食指指尖垂直下壓穴位，稍用力掐揉，有酸痛感，每次1～3分鐘。

按摩小錦囊	
力道	適度
時間	1～3分鐘
二指壓法	

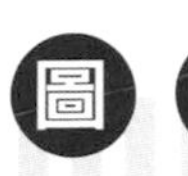
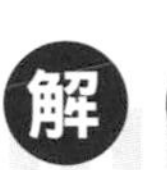
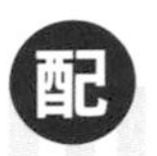
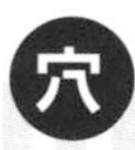

圖解配穴

◇ **保健配穴**

【四白穴】【頰車穴】【攢竹穴】【太陽穴】

◇ **按摩技法**

依序按摩鼻翼兩側的四白穴、雙頰的頰車穴、眉頭的攢竹穴、眉尾近髮際的太陽穴各3分鐘。須每天持續按摩，方可改善不適。

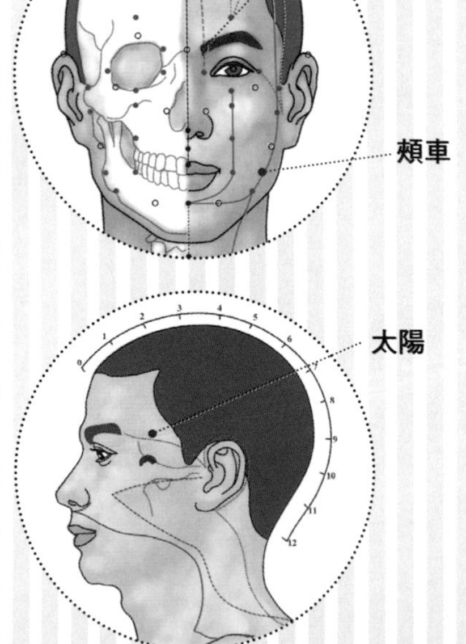

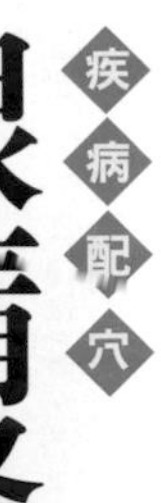

眼睛搔癢

◇**臨床表徵**

發病時，眼睛會感到陣陣搔癢，部分有灼熱感，伴有流淚，或出現黏稠的絲狀分泌物等。

◇**保健配穴**

【四白穴】【承泣穴】【頰車穴】【合谷穴】

◇**按摩技法**

先按壓四白穴約1分鐘後，再將手移至眼眶下的承泣穴，按摩1分鐘；接下來，分別按壓雙頰的頰車穴，以及手背的合谷穴各5秒鐘即可。

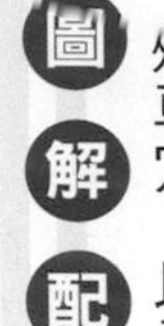

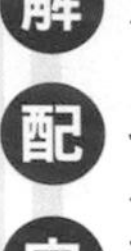

承泣

頰車

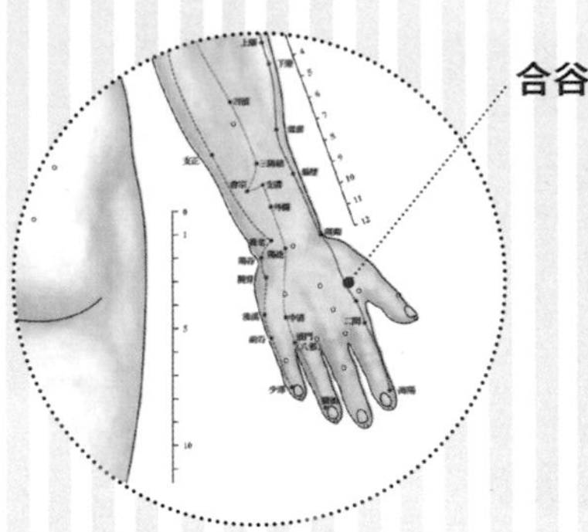

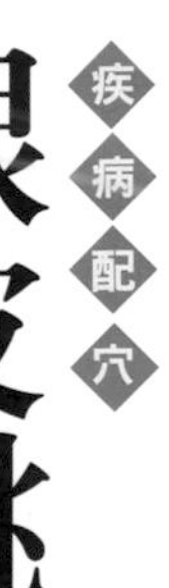

眼皮跳動

◇**臨床表徵**

在日常生活中，因用眼不當而刺激眼部神經，導致眼皮肌肉收縮、跳動。

◇**保健配穴**

【攢竹穴】【四白穴】

◇**按摩技法**

四白穴是減緩眼皮跳動的特效穴，配合攢竹穴按摩，效果更加明顯。首先，按摩四白穴2分鐘，接著移至眉頭的攢竹穴，按壓1分鐘即可。

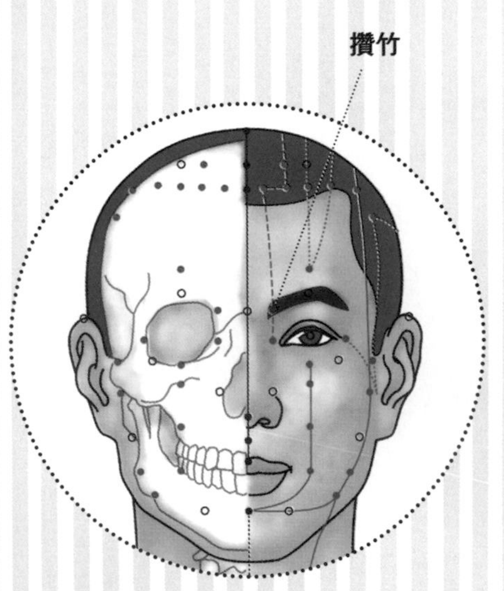

地倉穴

神經疼痛按地倉

◇**別名**

會維穴、胃維穴。

◇**經絡部位**

足陽明胃經經穴。

◇**保健特效**

可改善口歪、流口水、三叉神經痛、眼瞼跳動、口渴、失音、目昏等病症。

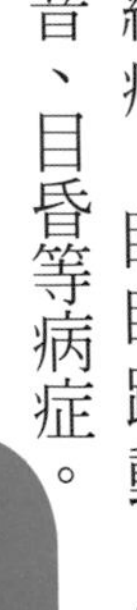

人體穴位剖析

位在人體面部，口角外側旁開約0.4寸處，上直正對瞳孔處即是。

地倉

取穴DIY

正坐、仰靠或仰臥，輕輕閉口，舉兩手，用食指指甲垂直下壓口吻兩旁即是，稍用力掐揉穴位，會出現酸痛、脹麻的感覺。

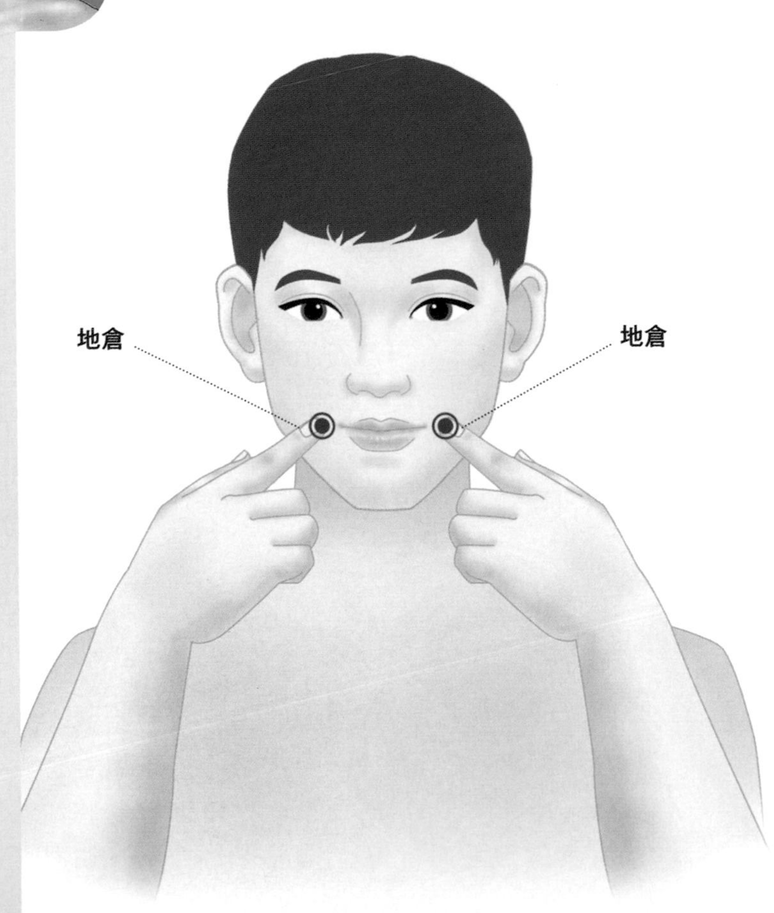

三叉神經痛

疾病配穴

◇臨床表徵

「三叉神經痛」是面部三叉神經分佈區所出現的反覆陣發性劇痛，有些患者甚至會因此有食慾不振的徵狀。由於三叉神經痛的表現與牙痛相近，故許多患者會經常誤認，應多加注意。

按摩方式

雙手食指伸直，以食指指腹按揉左右穴位，會有酸痛感，每天兩次，每次1～3分鐘。

按摩小錦囊	
力道	重
時間	1～3分鐘
二指壓法	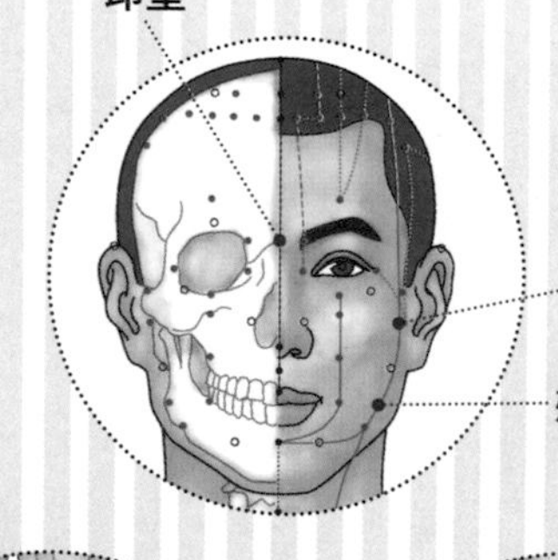

圖解配穴

◇保健配穴

【地倉穴】【下關穴】【頰車穴】【內關穴】【外關穴】【印堂穴】

◇按摩技法

首先，按摩地倉穴3分鐘；接著按揉下關、頰車1分鐘後；用中指和拇指一起按壓手臂內關、外關1分鐘，最後從印堂穴施力向上推至髮際20～30次即可。

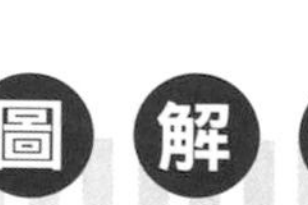

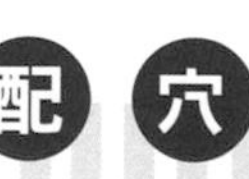
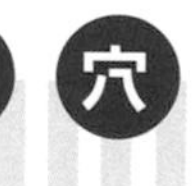

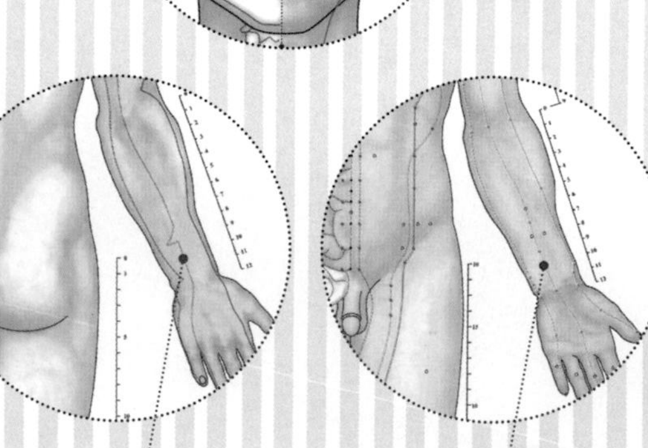

疾病配穴

牙痛

◇臨床表徵

以牙齒及牙齦紅腫疼痛為主要症狀。

◇保健配穴

【頰車穴】【地倉穴】【合谷穴】

◇按摩技法

正坐或仰臥，輕咬牙，中指指腹按壓咬肌隆起處的頰車穴約3分鐘；接著按摩嘴角邊的地倉穴3分鐘後；輕揉合谷穴5分鐘即可改善。

圖解配穴

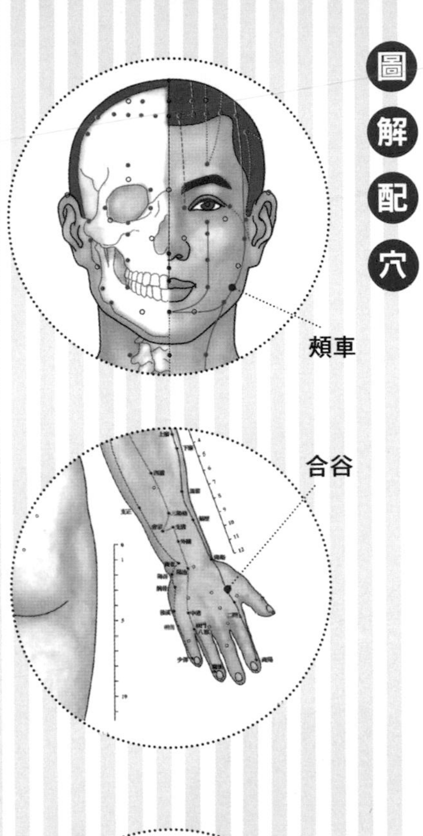

疾病配穴

張口不開

◇臨床表徵

因頜頰部疼痛而出現張口受限的情形。

◇保健配穴

【頰車穴】【地倉穴】【承漿穴】【合谷穴】

◇按摩技法

按摩時，順序應由外向內。首先，按壓頰車穴1分鐘後，按摩近嘴角的地倉穴2分鐘，接著按壓下唇正中央的承漿穴3分鐘，最後再按壓手背上的合谷穴，可自行決定按摩時間。

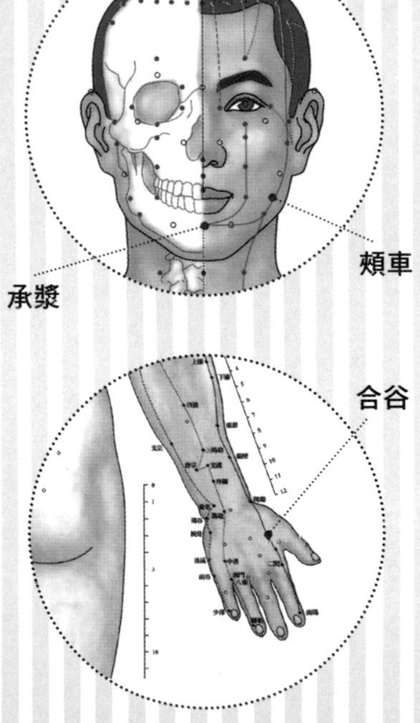

頭面部特效穴

下關穴

顏面耳疾保健穴

◇**別名**

無其他名稱。

◇**經絡部位**

足陽明胃經經穴。

◇**保健特效**

可改善口眼歪斜、三叉神經痛、下頷疼痛、牙關緊閉等症。

人體穴位剖析

位於人體頭部側面，於顴弓與下頷切跡所形成的凹陷中即是。意即耳前一橫指，顴弓下陷處，張口時隆起，於閉口時取穴。

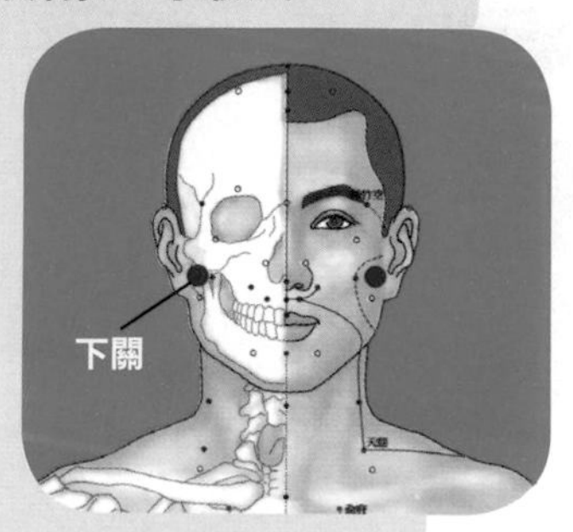

取穴DIY

正坐、仰臥或者仰靠，輕閉口，手掌輕輕握拳，食指和中指併攏，食指貼在耳垂旁邊，以中指指腹按壓處即是。

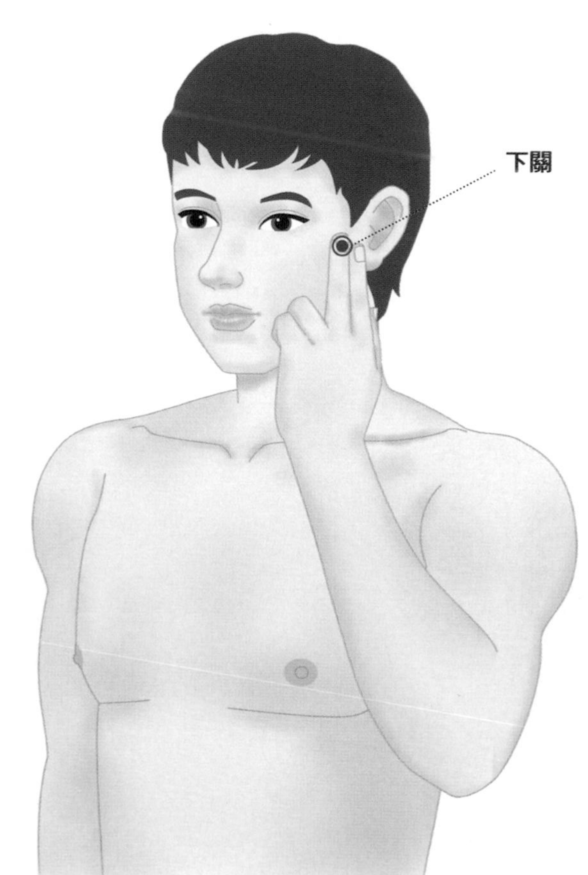

耳聾

疾病配穴

◇ **臨床表徵**

因聽覺組織的傳音、感音功能異常，而出現聽覺障礙或聽力減退的症狀。耳聾程度將因其耳部病變位置及性質有所差異，較輕者為「重聽」，但只要對方提高音量便能聽到內容；而重者為耳聾，將聽不清楚或聽不到外界聲音。

按摩方式

正坐或仰臥，輕閉口，雙手食指伸直，以其指腹按壓兩側穴位，有酸痛感，每天按揉兩次，每次大約1～3分鐘。

按摩小錦囊	
力道	適度
時間	1～3分鐘
二指壓法	

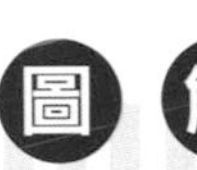
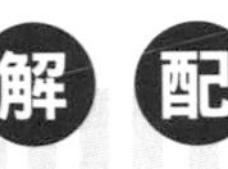
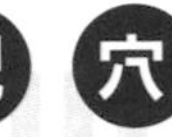
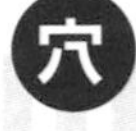

圖解配穴

◇ **保健配穴**

【聽宮穴】【下關穴】【太衝穴】【中渚穴】

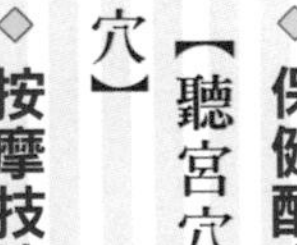

◇ **按摩技法**

先輕輕按壓聽宮穴3分鐘後；再將四指併攏，置於耳前的聽宮穴和下關穴，按摩1分鐘；接著，移至腳部的太衝穴推揉1分鐘，最後再按摩手背的中渚穴約1分鐘即可。

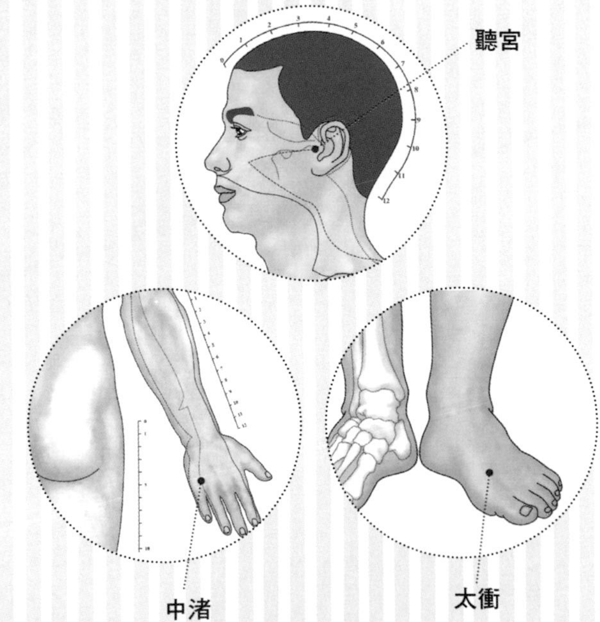

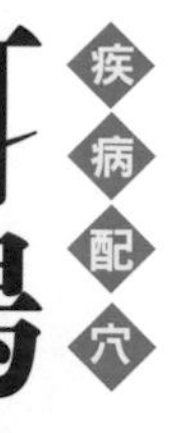

疾病配穴

耳鳴

◇ **臨床表徵**

患者耳內會聽見異常聲響，如雷鳴或蟲鳴，輕則發作時間短暫，重則將持續干擾聽力。

◇ **保健配穴**

【聽宮穴】【下關穴】【聽會穴】

◇ **按摩技法**

正坐或仰臥，輕咬牙，按壓聽宮穴3分鐘；接著按摩下關穴3分鐘；最後輕揉聽會穴5分鐘即可。

圖解配穴

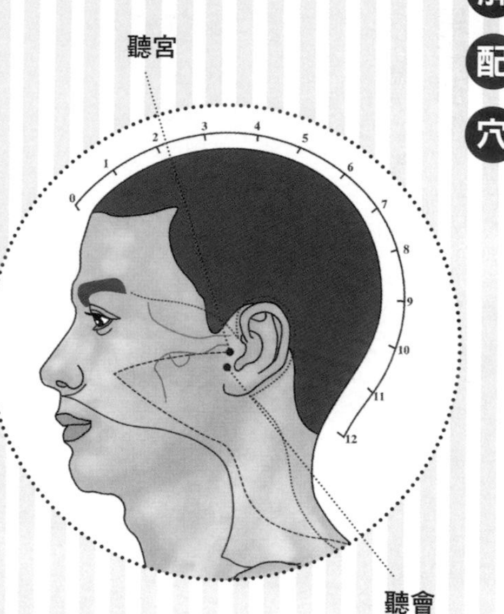

疾病配穴

咽喉痛

◇ **臨床表徵**

咽喉痛的成因除外傷外，主要由炎症所引起，其表現為咽部乾燥疼痛、有異物感等。

◇ **保健配穴**

【下關穴】【支溝穴】【內庭穴】

◇ **按摩技法**

先按摩下關穴5秒鐘，再按摩手背的支溝穴5秒鐘，接著適度推揉腳趾的內庭穴，時間最好以1分鐘為佳，如此反覆進行即可。

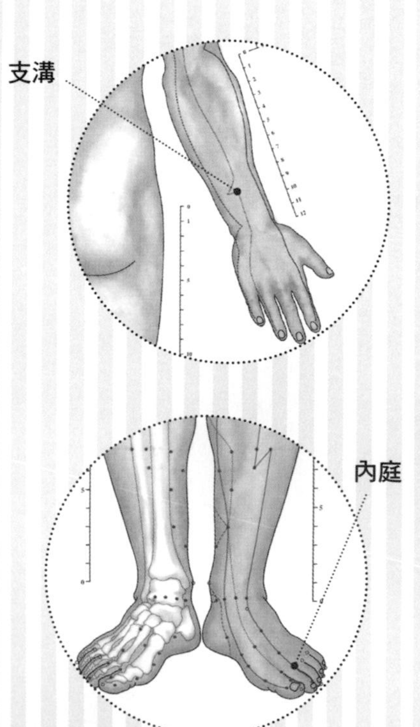

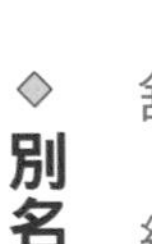

聽宮穴

舒緩牙疼又聽耳

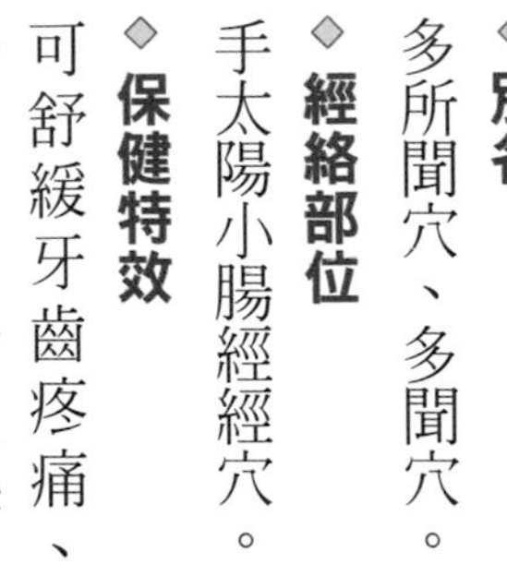

◇ **別名**

多所聞穴、多聞穴。

◇ **經絡部位**

手太陽小腸經經穴。

◇ **保健特效**

可舒緩牙齒疼痛、耳鳴、耳聾、中耳炎、失聲、心腹痛、頭痛等症。

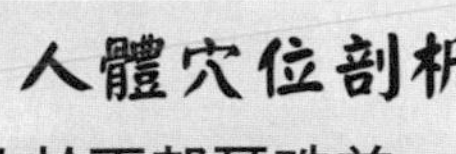

位於面部耳珠前，在下頷骨髁狀突後方，張口時出現的凹陷處即是穴位。

聽宮

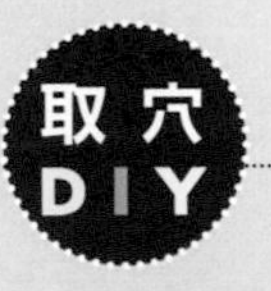

正坐並目視前方，口微微張開，舉起雙手，手指尖朝上且掌心向前。大拇指指尖垂直，並輕輕按入耳屏前的凹陷正中處即是。

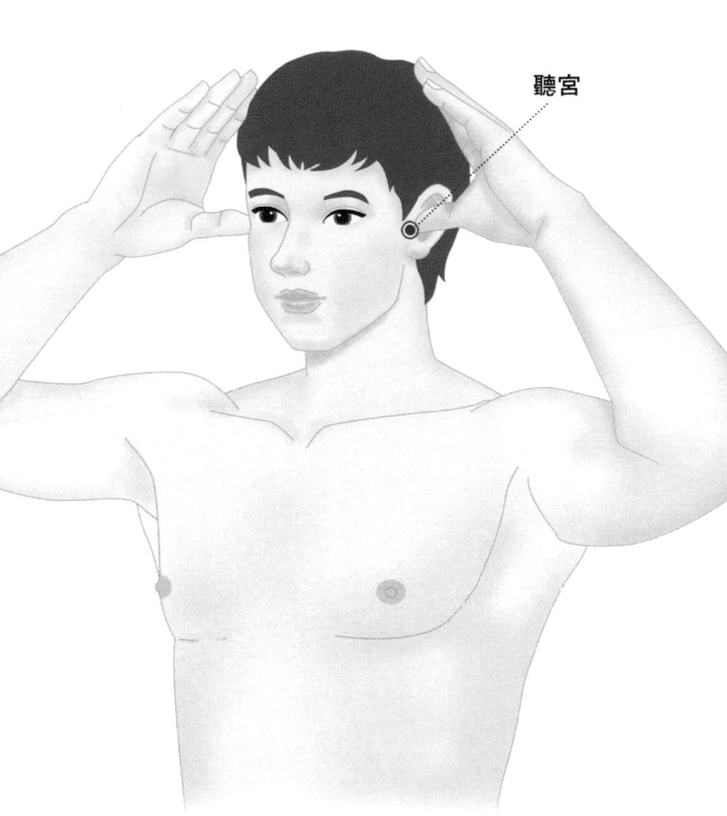

疾病配穴

耳硬化症

◇臨床表徵

其發生部位在中耳聽小骨和內耳交接處，由於骨質增生，進而造成漸進性的聽力喪失，常見症狀為患者聽力逐漸減退，有些人是兩側同時發病，有些只是單側，時間可能長達數個月，甚至是數年之久。

按摩方式

正坐，目視前方，口微張開，以大拇指指尖輕輕揉按穴位，會有刺痛感，每次左右或雙側同時各揉按1～3分鐘。

按摩小錦囊	
力道	適度
時間	1～3分鐘
拇指壓法	

圖解配穴

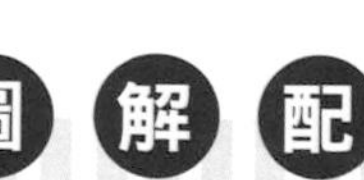

◇保健配穴

【翳風穴】【耳門穴】【聽宮穴】【聽會穴】【百會穴】

◇按摩技法

首先按壓耳後的翳風穴3～5分鐘，接著輕輕按摩耳珠上方的耳門穴1分鐘，亦可兩側同時；最後依序在聽宮穴、聽會穴、頭頂的百會穴按摩3分鐘以上即可。

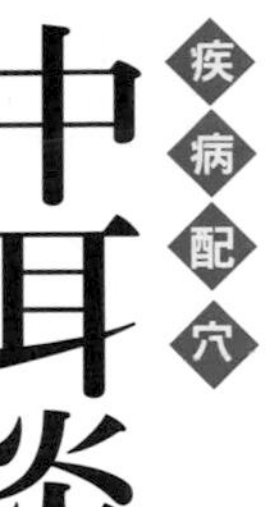

中耳炎

◇臨床表徵

常見症狀為耳內悶脹或有堵塞感，甚至出現聽力減退及耳鳴等現象。

◇保健配穴

【耳門穴】【聽宮穴】【翳風穴】

◇按摩技法

大拇指指尖放置在耳珠上、缺口前的耳門穴，輕壓10秒鐘；接著，按摩耳門穴附近的聽宮穴1分鐘；最後，按壓耳垂下的翳風穴3分鐘即可。

圖解配穴

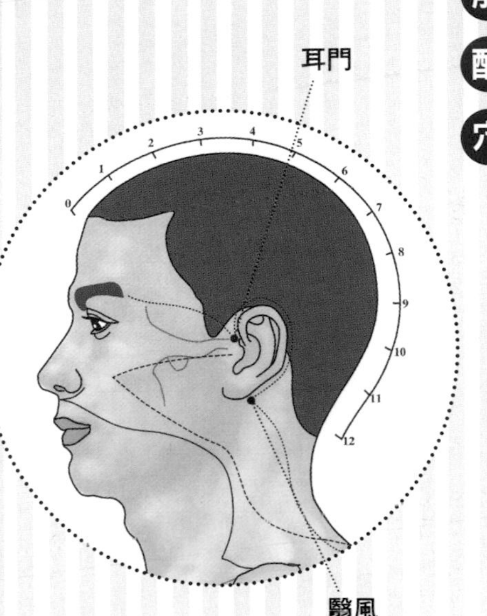

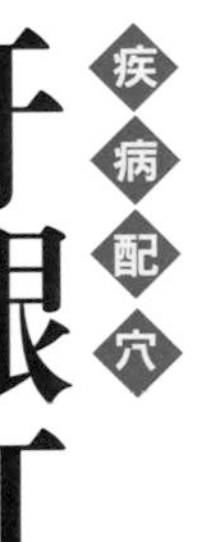

牙齦紅腫

◇臨床表徵

除了「上火」因素外，牙菌斑若未定期消除，也會出現紅腫現象。

◇保健配穴

【頰車穴】【下關穴】【聽宮穴】

◇按摩技法

正坐或仰臥，輕咬牙，按壓雙頰的頰車穴3分鐘；接著按摩耳旁下關穴3分鐘後；輕揉耳珠旁的聽宮穴5分鐘即可。

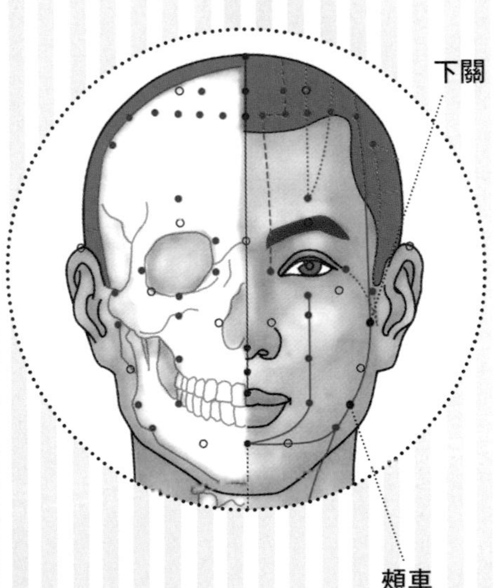

頭面部特效穴

睛明穴

常按睛明眼睛明

◇**別名**

淚孔穴、淚空穴、淚腔穴。

◇**經絡部位**

足太陽膀胱經經穴。

◇**保健特效**

可緩解急慢性結膜炎、假性與輕度近視、散光、夜盲症、輕度白內障等症。

人體穴位剖析

位於眼頭外0.1寸（約1公分處），鼻樑旁凹陷處即是。

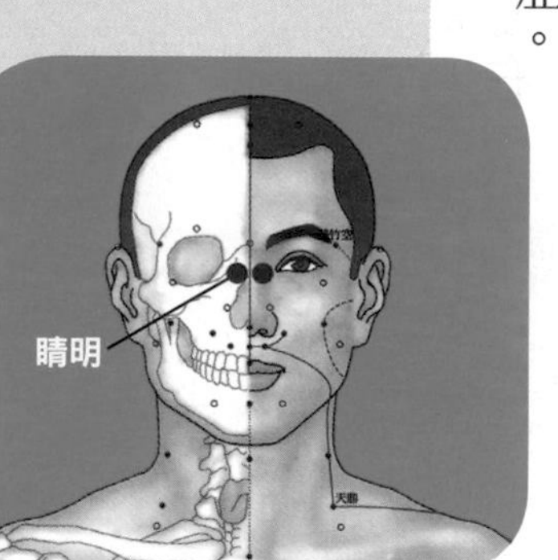

取穴DIY

正坐，輕閉雙眼，大拇指指甲尖輕輕掐按鼻樑旁與內眼角的中點，則大拇指指尖所在處即是。

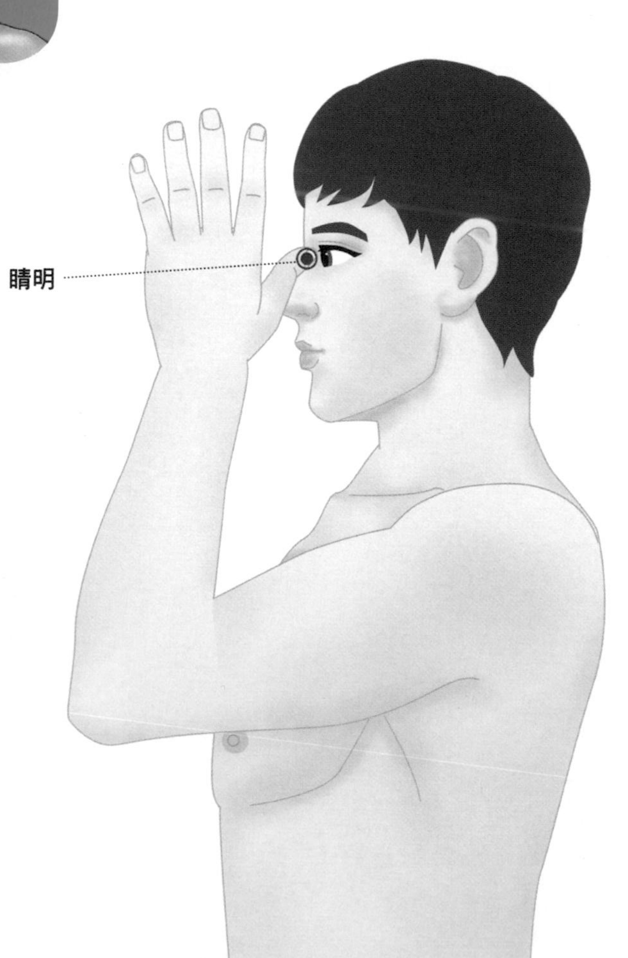

疾病配穴

青光眼

◇**臨床表徵**

青光眼的形成是因眼球內的壓力過高所致。在正常情況下，眼睛會分泌水樣液並排除，但當水樣液不停蓄積時，會使眼壓逐漸升高，若不立刻治療將會傷害視神經，嚴重者甚至有失明的危險。

按摩方式

用大拇指指甲尖輕掐穴位，在骨上輕輕前後刮揉，有酸、脹，以及稍微刺痛的感覺。每次左右各刮揉1～3分鐘。

按摩小錦囊	
力道	輕
時間	1～3分鐘
大拇指壓法	

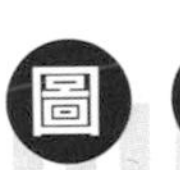
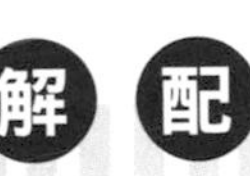
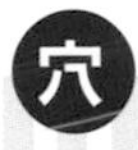

圖解配穴

◇**保健配穴**

【行間穴】【睛明穴】

◇**按摩技法**

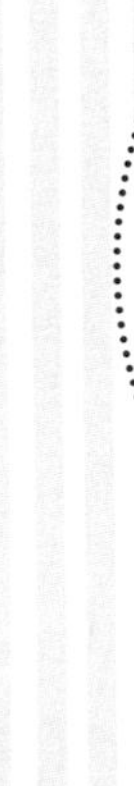

將腳抬起，先按揉接近大拇指處的行間穴1分鐘；接著，正坐或仰靠，眼睛直視前方，用食指和中指伸直併攏，中指貼在鼻側，用食指指尖按壓眼頭的睛明穴，每次左右各按揉3分鐘即可。

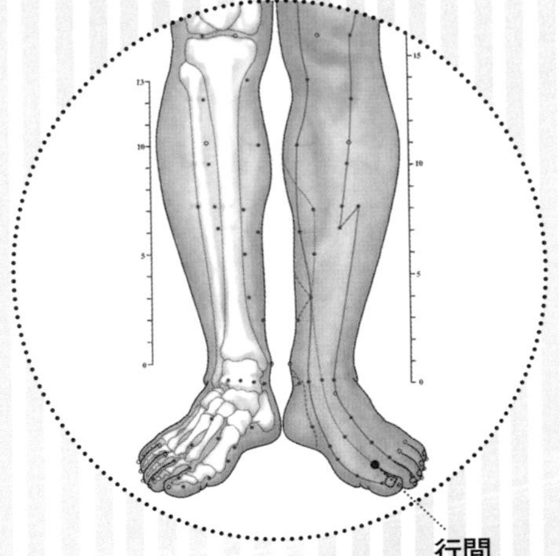

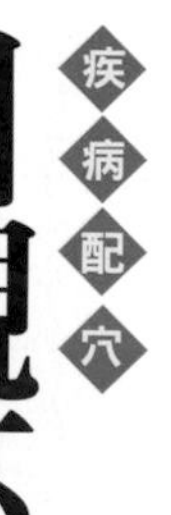

目視不明

◇臨床表徵

「目視不明」即為眼睛昏昧，視物不清；甚至眼前將出現黃、紅、白、黑不定等景物之症狀。

◇保健配穴

【睛明穴】【球後穴】【光明穴】

◇按摩技法

將大拇指分別輕按於兩處睛明穴1分鐘，接著按壓眼眶下緣外側的球後穴1分鐘；最後移至小腿外側的光明穴，適度推揉3分鐘即可。

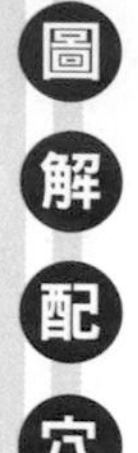

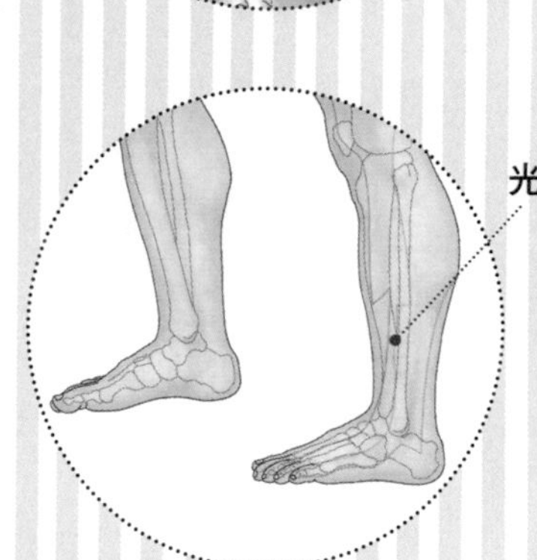

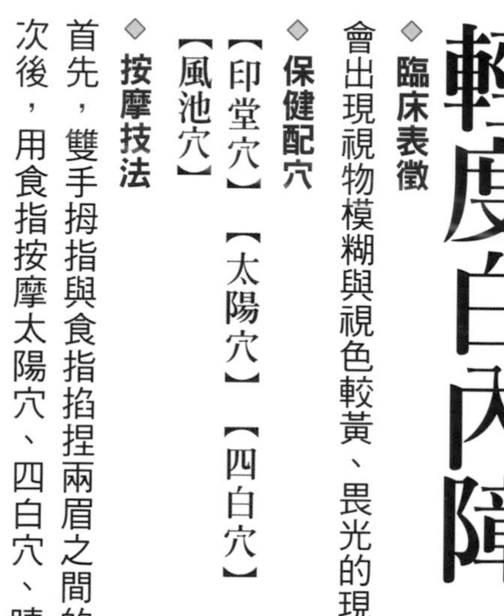

輕度白內障

◇臨床表徵

會出現視物模糊與視色較黃、畏光的現象。

◇保健配穴

【印堂穴】【太陽穴】【四白穴】【睛明穴】【風池穴】

◇按摩技法

首先，雙手拇指與食指掐捏兩眉之間的印堂穴30次後，用食指按摩太陽穴、四白穴、睛明穴、風池穴各1分鐘即可。

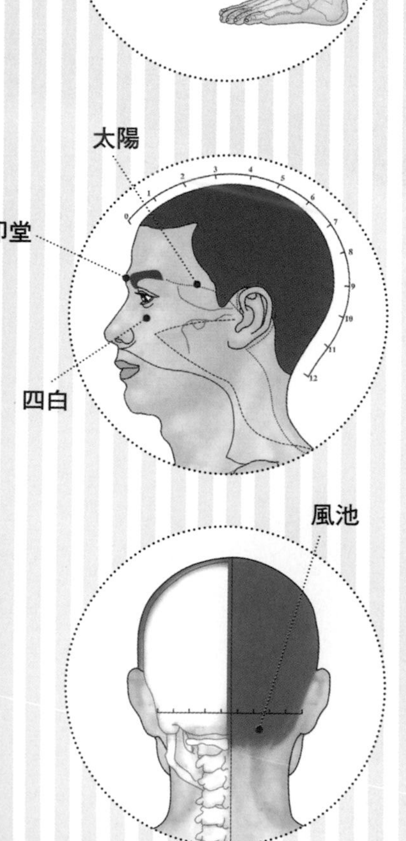

攢竹穴

緩解眼疲亮睛穴

◇**別名**

眉本穴、眉頭穴、員柱穴。

◇**經絡部位**

足太陽膀胱經經穴。

◇**保健特效**

可改善淚液過多、視力不佳、眩暈頭痛等症。

人體穴位剖析

位於面部，在眉頭側端，眼眶骨上之凹陷處。

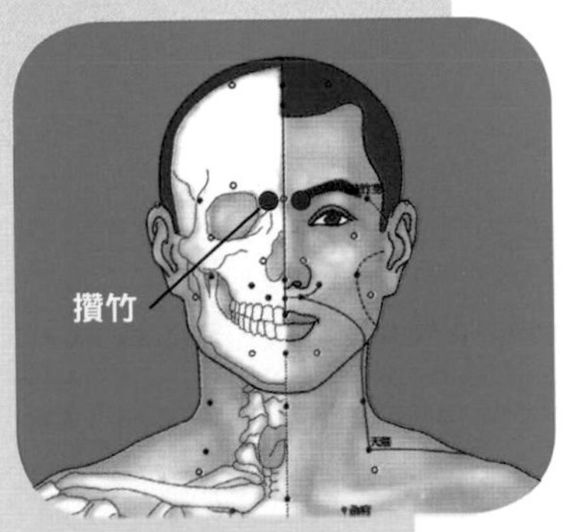

取穴DIY

正坐，輕閉雙眼，指尖向上，大拇指指腹向上，由下往上向眉棱骨按壓即是。

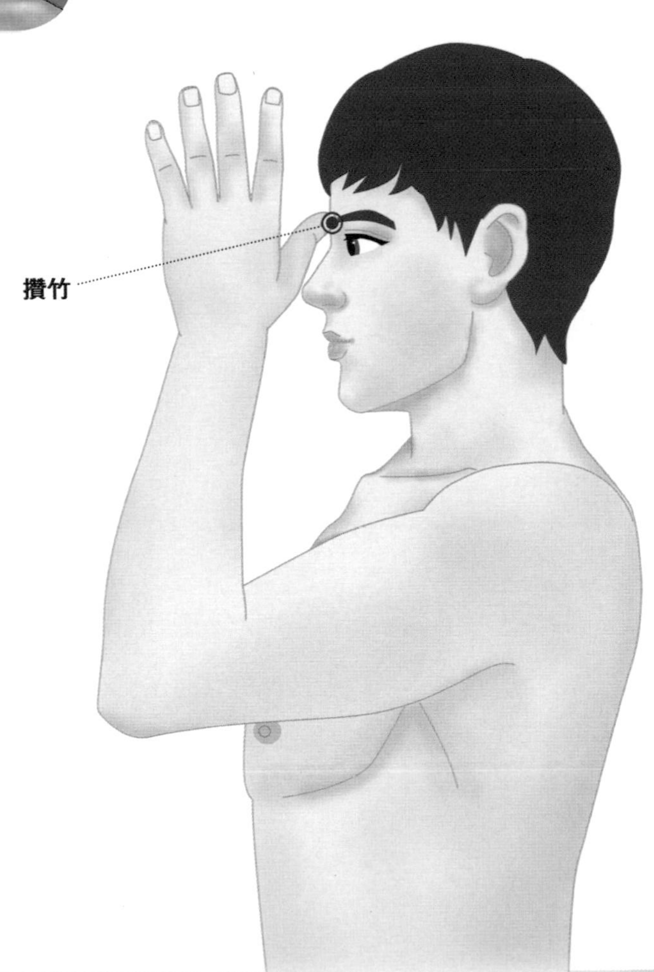

疾病配穴

腦昏頭痛

◇臨床表徵

頭痛的部位通常發生在頭部或肩膊以上，是一種局部痛症，其疼痛根源是附近組織（皮膚、關節、肌肉、神經或血管）受到刺激所引起，並非頭部發出的痛感。

按摩方式

兩手大拇指指腹由下往上按壓穴位，輕按有痛、酸、脹的感覺。每次左右各揉按1～3分鐘。

按摩小錦囊	
力道	適度
時間	1～3分鐘
拇指壓法	

圖解配穴

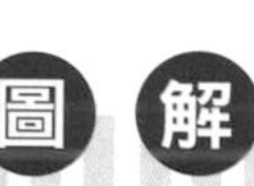

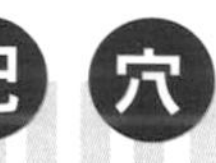
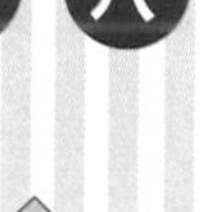
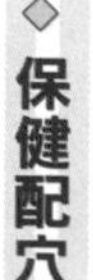

◇保健配穴

【攢竹穴】【魚腰穴】【陽白穴】【四白穴】【迎香穴】【百會穴】

◇按摩技法

先用雙手大拇指指腹按揉太陽穴，以順、逆時針方向各9次；接著中指指腹按壓攢竹穴、魚腰穴、陽白穴、四白穴、迎香穴各15秒，以稍感酸脹為度；最後用食指或中指指腹點按頭頂百會穴2分鐘即可。

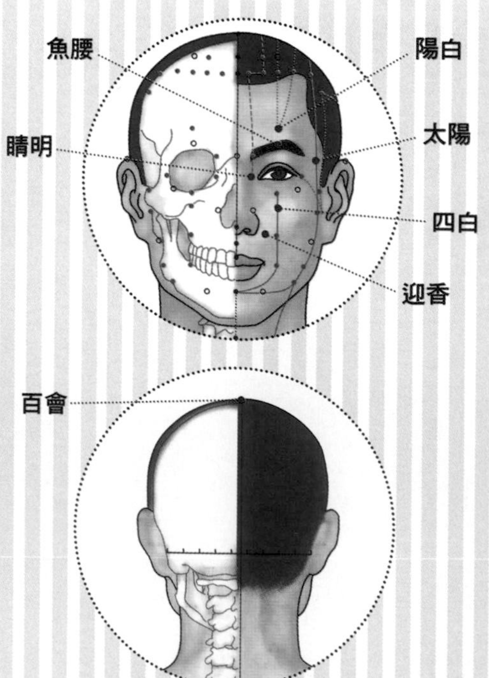

疾病配穴

眼瞼下垂

◇**臨床表徵**

通常指上眼瞼下垂，完全不能抬起的情形。

◇**保健配穴**

【攢竹穴】【陽白穴】

◇**按摩技法**

上下眼瞼要有意識地做閉合運動，每日持續做一百次以上，使眼瞼肌有收縮與放鬆的感覺。此外，每天應從攢竹穴向上提拉，最後再按壓陽白穴1分鐘，效果更好。

陽白

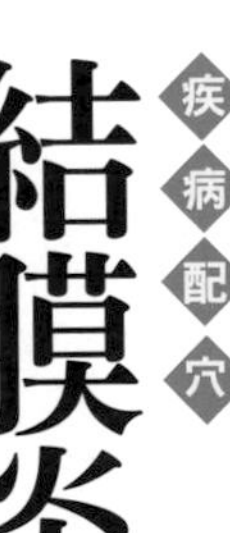

結膜炎

◇**臨床表徵**

會出現輕度結膜充血，眼角和睫毛有少量黏稠濃汁等情形。

◇**保健配穴**

【睛明穴】【攢竹穴】【太陽穴】【合谷穴】

◇**按摩技法**

首先，按壓睛明穴10秒鐘，接著以食指側面刮攢竹穴20次，大拇指再由裡向外推揉太陽穴20次，最後按摩合谷穴1分鐘即可。

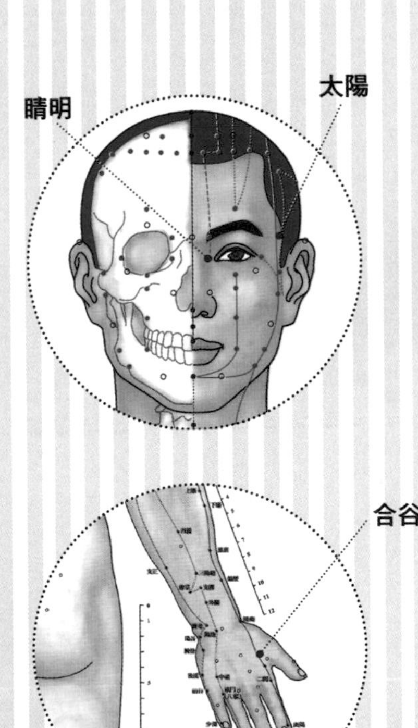

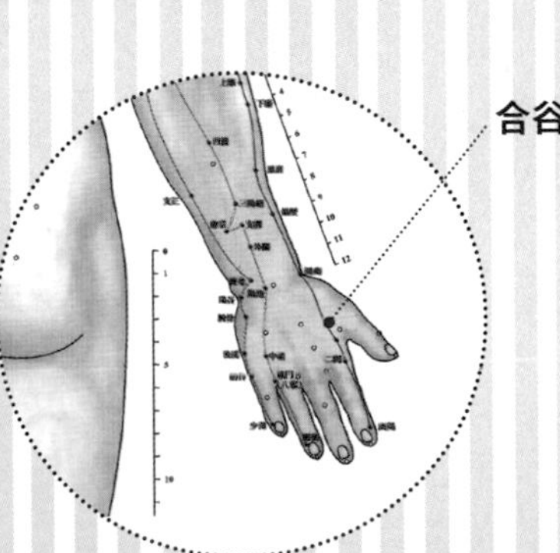

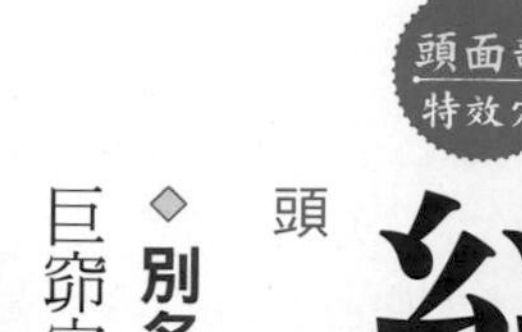

絲竹空穴

頭暈目眩緩解穴

◇ **別名**

巨窌穴、目窌穴。

◇ **經絡部位**

手少陽三焦經經穴。

◇ **保健特效**

能舒緩頭痛目眩、目赤疼痛、眼球充血、睫毛倒插、視物不明等症。

人體穴位剖析

在人體面部，於眉尾凹陷處。其穴位附近有眼輪匝肌；顳淺動、靜脈額支；並佈有面神經顴眶支等神經、肌肉的分布。

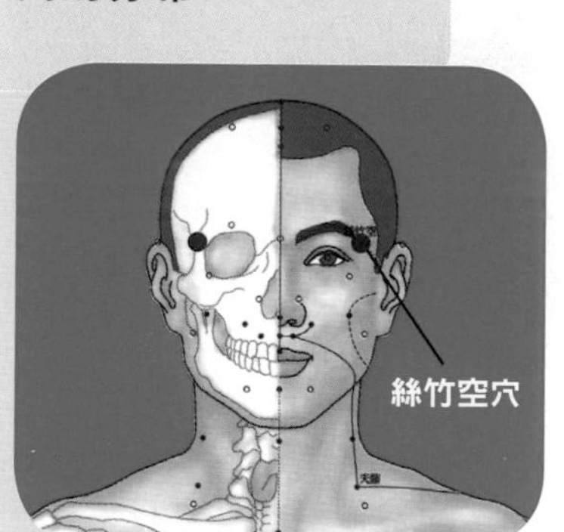

取穴DIY

正坐，舉起雙手，四指指尖朝上，掌心向內；大拇指指腹向內揉按兩邊眉毛末梢的凹陷處即是。

絲竹空穴

絲竹空穴

疾病配穴

偏頭痛

◇臨床表徵

偏頭痛是反覆發作的一種搏動性頭痛，發作前常會出現閃光、視物模糊、肢體麻木等徵兆，約數分鐘至1小時後，會有一側頭部疼痛，甚至整顆頭一起痛，並逐漸加劇，直到出現噁心、嘔吐後，才會好轉。

按摩方式

用大拇指指腹向內揉按兩邊眉毛外端凹陷之處，有酸、脹、痛的感覺，每天早晚各一次，每次左右各揉按1～3分鐘。

按摩小錦囊	
力道	輕
時間	1～3分鐘
拇指壓法	

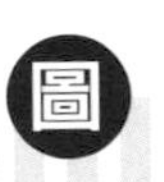
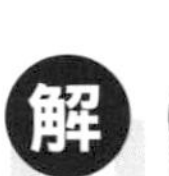

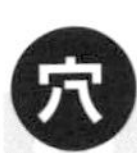

圖解配穴

◇保健配穴

【絲竹空穴】【太陽穴】【外關穴】

◇按摩技法

頭痛發生時，按壓太陽穴可緩解不適；但若想立即減輕頭痛，加按絲竹空穴和外關穴可達到效果。首先，按壓絲竹空穴1分鐘；接著揉摩髮際兩側太陽穴約2分鐘；最後，按壓手臂外關穴3分鐘即可。

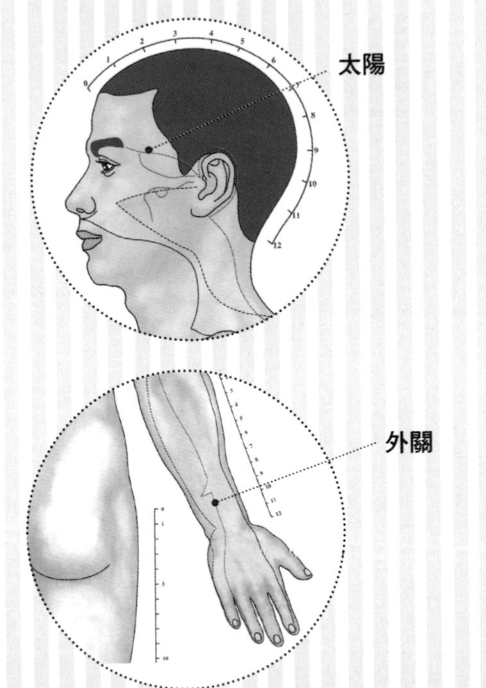

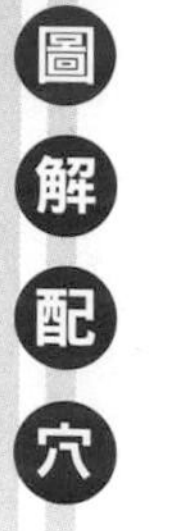

疾病配穴

目外眥痛

◇臨床表徵

目痛但煩悶者為氣實；目痛而惡寒為氣虛。

◇保健配穴

【絲竹空穴】【太陽穴】【懸顱穴】【風池穴】

◇按摩技法

首先分別按摩頭部的絲竹空穴和太陽穴各1分鐘，接著按摩耳上的懸顱穴2分鐘；最後按壓頭後方的風池穴3分鐘即可。

圖解配穴

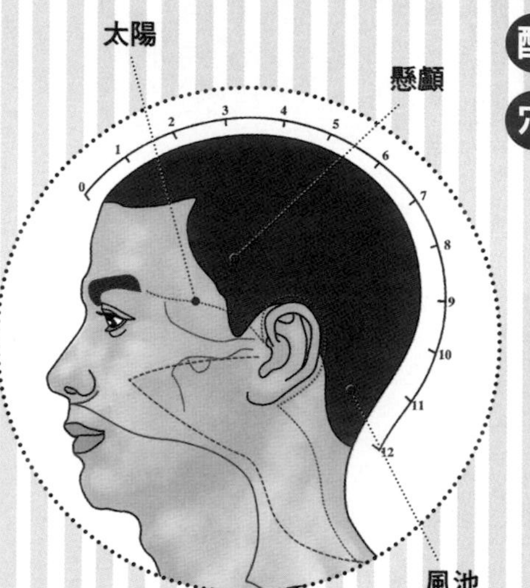

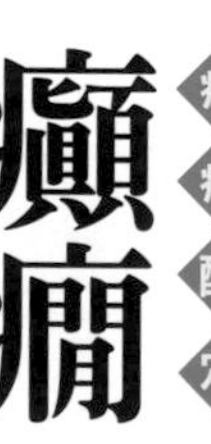

疾病配穴

癲癇

◇臨床表徵

為腦功能失調的神經系統疾病，發病前會出現暈眩、噁心想吐等先兆。

◇保健配穴

【足通谷穴】【太衝穴】【絲竹空穴】

◇按摩技法

首先，按摩患者小腳趾上的足通谷穴3分鐘；接著，按壓足背的太衝穴3分鐘；最後，再點按眉尾的絲竹空穴3分鐘即可。

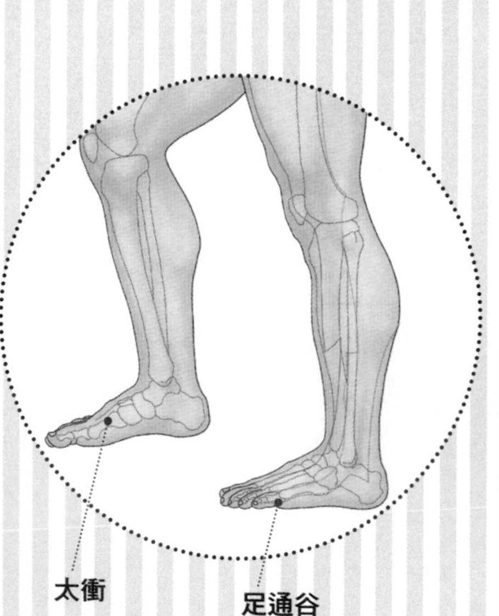

瞳子髎穴

療癒眼疾保健穴

◇**別名**

前關穴、後曲穴。

◇**經絡部位**

足少陽膽經經穴。

◇**保健特效**

能調理角膜炎、麥粒腫、青光眼、乳癰、頭痛、顏面神經痙攣等症。

人體穴位剖析

在人體面部，眼睛外側約1公分處。即目外眥旁，於眼眶外側邊緣處。

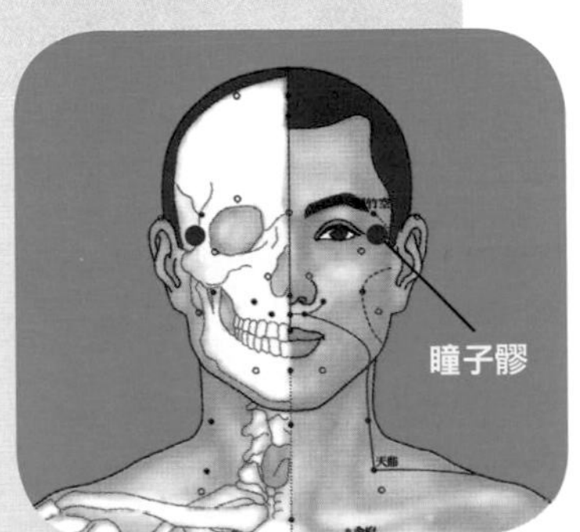

取穴DIY

正坐或者仰臥，兩手屈肘朝上，五指朝天，掌心向著自己；將雙手大拇指放在頭側，雙手大拇指相對用力，垂直按壓即是該穴。

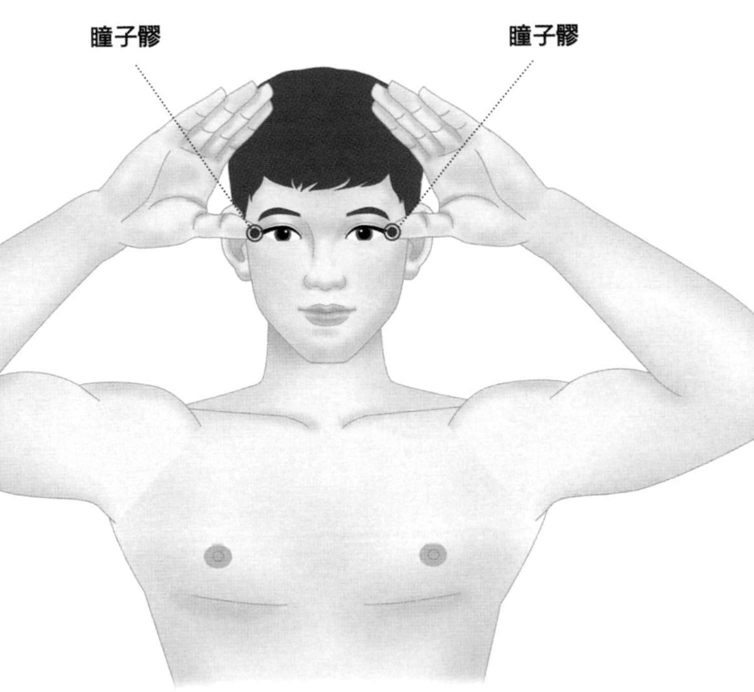

疾病配穴

婦人乳癰

◇ **臨床表徵**

好發於乳房外上方，初期會出現硬塊脹痛、炙熱，並伴有惡寒、壯熱（指不惡寒反惡熱的情形），約一週成形，十日左右化膿，若不馬上切開將向外自潰，膿排盡後則傷口癒合，少數會形成化膿性瘺管，稱為「乳漏」，為乳房感染性疾患的後遺症。

按摩方式

兩大拇指相對用力垂直揉按穴位，有酸、脹、痛的感覺，每天早晚各一次，每次左右各按壓1～3分鐘（雙側同時亦可）。

按摩小錦囊	
力道	重
時間	1～3分鐘
拇指壓法	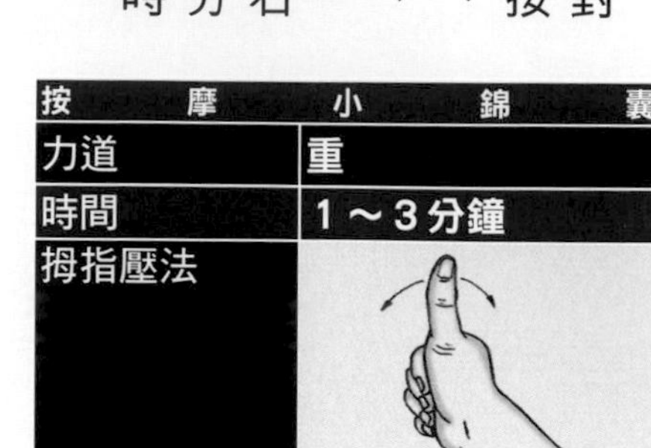

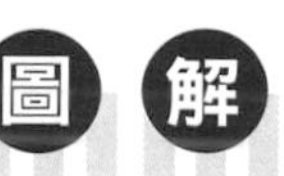
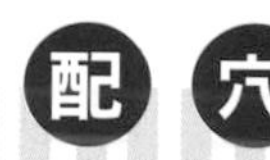
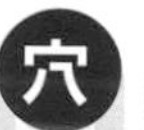

圖解配穴

屋翳
天谿
食竇
乳根
少澤

◇ **保健配穴**

【乳根穴】【天谿穴】【食竇穴】【屋翳穴】【少澤穴】【瞳子髎穴】

◇ **按摩技法**

患者先仰臥，以攝氏55～65度的溫水熱敷患乳5秒，接著雙手塗抹少許乳液，以摩法交替施力在患乳周圍的乳根、天谿、食竇、屋翳等穴，約5秒；再按壓少澤穴1分鐘；最後按摩瞳子髎穴2分鐘即可。

疾病配穴

麥粒腫

◇**臨床表徵**

眼皮出現局部紅腫、疼痛、硬塊及黃色膿點。

◇**保健配穴**

【合谷穴】【晴明穴】【瞳子髎穴】

◇**按摩技法**

首先，閉上雙眼靜坐2分鐘，並同時按摩手上合谷穴；接著，互相摩擦雙手直到掌心發熱後，再輕輕覆蓋雙眼10秒鐘；最後分別拿捏睛明穴和按摩瞳子髎穴即可。

疾病配穴

視物模糊

◇**臨床表徵**

過度用眼將使眼部睫狀肌痙攣，進而出現視物模糊的情形。

◇**保健配穴**

【瞳子髎穴】【養老穴】【光明穴】【太衝穴】

◇**按摩技法**

首先，按壓眼眶附近的瞳子髎穴3分鐘；接著推拿手部養老穴1分鐘；再敲打腿側的光明穴20次；最後拇指來回按揉足背的太衝穴即可。

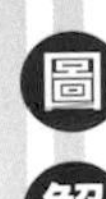

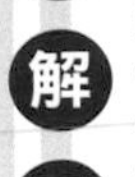

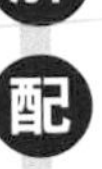

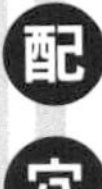

合谷

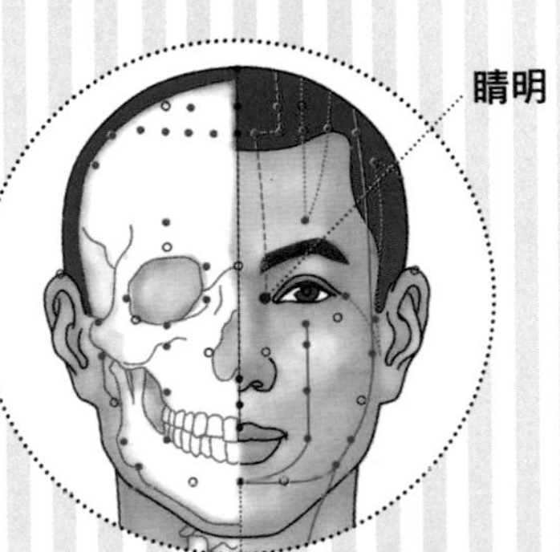

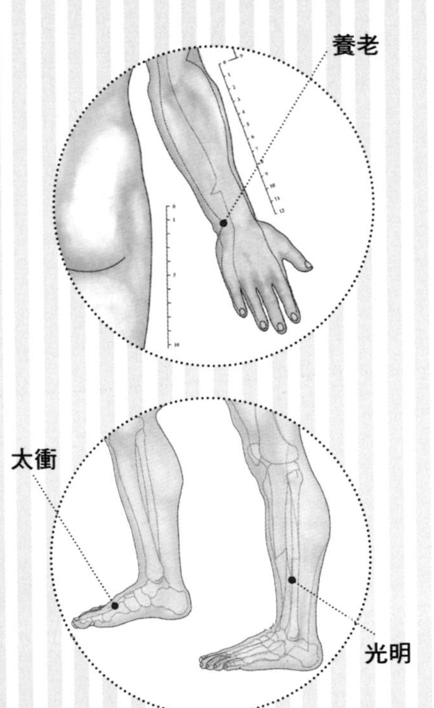

頭面部特效穴

陽白穴

眼部保健少不了

◇**別名**

颺白穴。

◇**經絡部位**

足少陽膽經經穴。

◇**保健特效**

對於眼瞼炎、面神經麻痹、眼瞼下垂、夜盲、嘔吐、惡寒等有調理作用。

人體穴位剖析

在人體面部，位於瞳孔直上方，距眉毛上緣約1寸處即是。

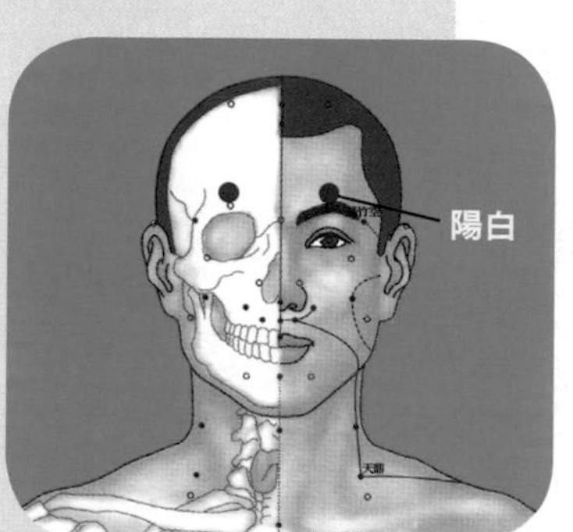

取穴DIY

正坐、仰靠或者仰臥，雙手舉起，輕握拳，手掌心向下，將大拇指指尖貼於眉峰正上方，其指尖上方即是該穴。

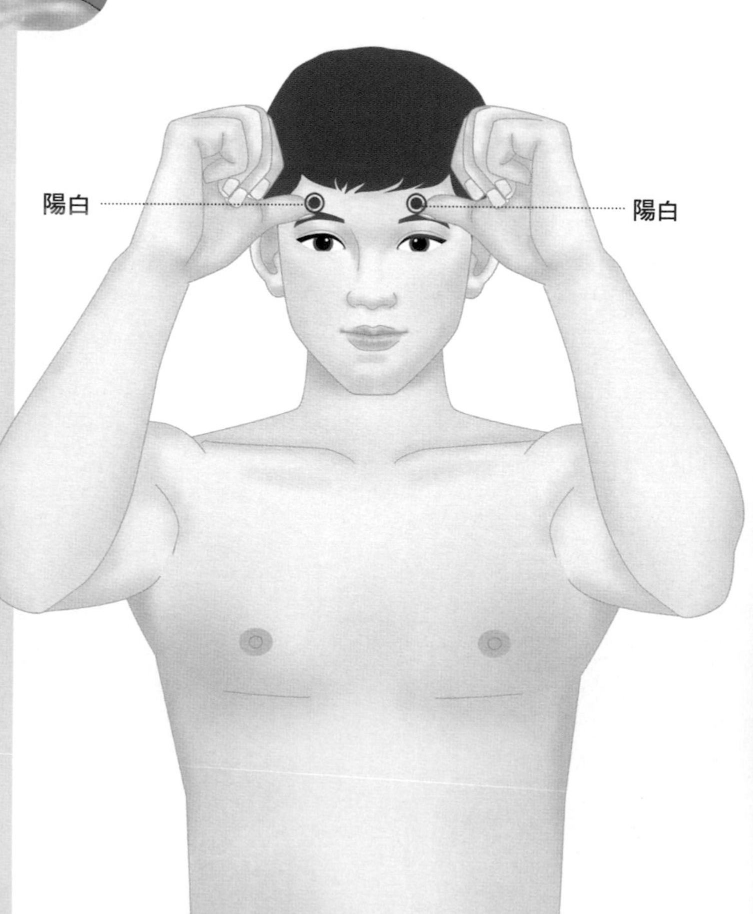

嘔吐

疾病配穴

按摩方式

用大拇指彎曲的指節，從內往外輕輕刮按穴位，有特殊的酸痛感，每天早晚各揉按一次，每次左右各1～3分鐘。

按摩小錦囊	
力道	重
時間	1～3分鐘
拇指壓法	

◇臨床表徵

嘔吐是因胃內食物反入食管，經口而吐出的反射動作，可分成噁心、乾嘔和嘔吐三個階段。少部分的嘔吐行為為可吐出胃中的有害物質，對人體有其保護作用；但大多數都是頻繁且劇烈地嘔吐，嚴重者將出現脫水、電解質紊亂等症狀。

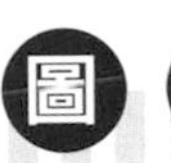
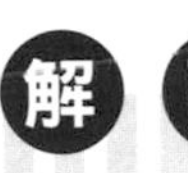
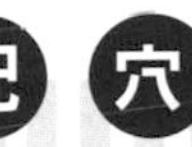
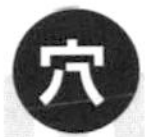

圖解配穴

◇保健配穴

【中脘穴】【缺盆穴】【天突穴】【內關穴】【足三里穴】【陽白穴】【太衝穴】

◇按摩技法

用中指指尖點按中脘穴、缺盆穴、天突穴，各1分鐘；接著，再按壓內關穴1～2分鐘。最後，按壓足三里穴1分鐘，並搓抹陽白穴、足背的太衝穴各1分鐘，手法以輕揉為主。每日一次，持續按壓即可改善。

中脘
內關
足三里
太衝
天突
缺盆

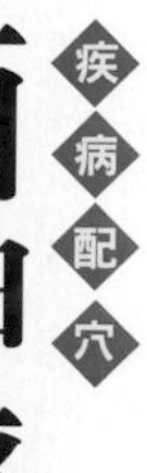

面神經麻痺

◇**臨床表徵**

症狀發生前，會出現睡眠不足、精神緊張、身體疲勞等情形。

◇**保健配穴**

【顴髎穴】【頰車穴】【合谷穴】【陽白穴】

◇**按摩技法**

首先，按揉顴髎穴約1分鐘後，雙手食指來回推揉頰車穴20次，接著移至合谷穴，以大拇指按壓約2分鐘，最後摩揉陽白穴1分鐘即可。

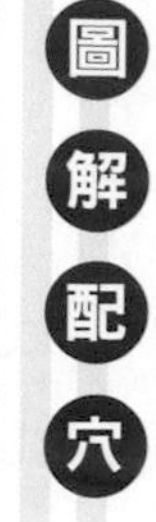

顴髎

頰車

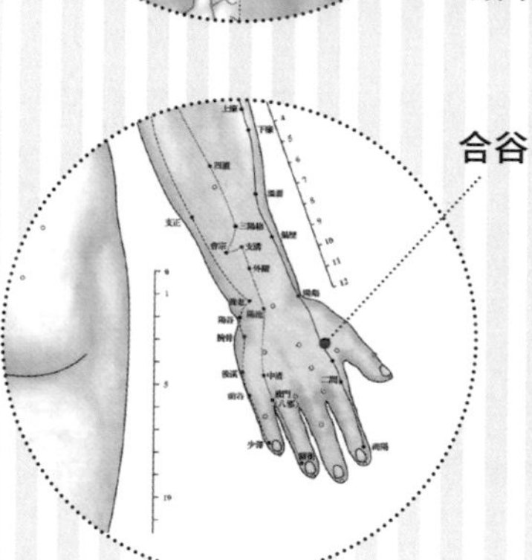

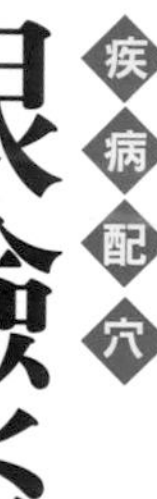

眼瞼炎

◇**臨床表徵**

因眼瞼附近的瞼板腺分泌過量油性分泌物，進而孳生細菌，出現眼瞼發炎。

◇**保健配穴**

【睛明穴】【攢竹穴】【魚腰穴】【陽白穴】

◇**按摩技法**

首先，雙手食指分別按壓睛明穴1分鐘；接著食指指腹從攢竹穴由裡向外推到魚腰穴；最後，按壓陽白穴3分鐘即可。

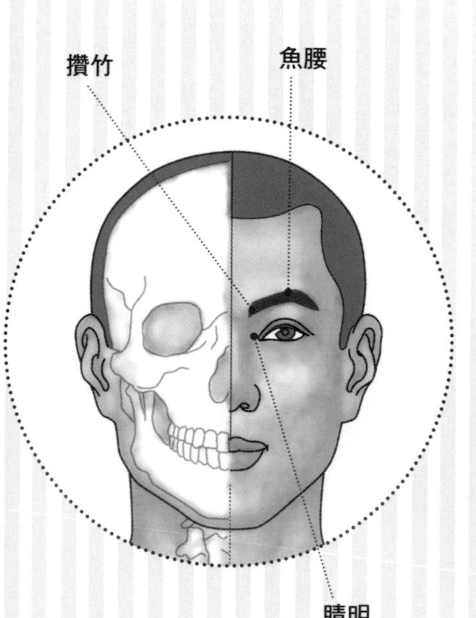

頭面部特效穴

水溝穴

休克昏倒救命穴

◇**別名**

人中穴、鬼客廳穴、鬼宮穴。

◇**經絡部位**

督脈經穴。

◇**保健特效**

對休克、昏迷、中暑、顏面浮腫、失神、急性腰扭傷、口臭等有改善作用。

人體穴位剖析

位在面部上唇人中處，於人中溝之上1/3與中1/3的交點處。

水溝

取穴DIY

正坐或仰臥，伸出左手或右手放在臉前，輕握拳，食指彎曲放在人中溝上部即是該穴。

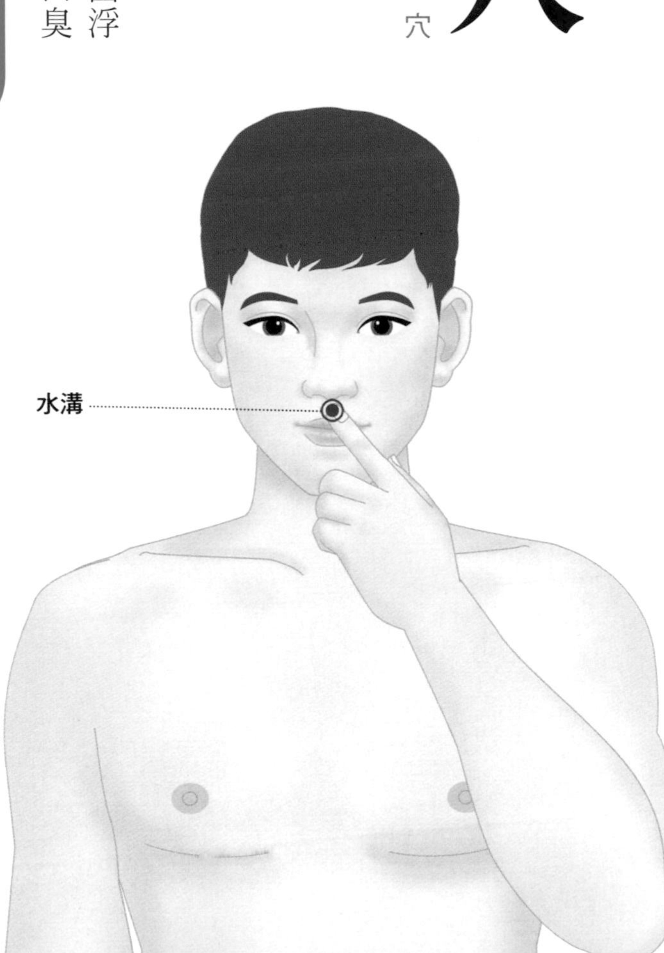

按摩方式

彎曲食指，以指尖揉按穴位，有特別刺痛的感覺，每次左右手各揉按1～3分鐘，先左後右。

按摩小錦囊	
力道	重
時間	1～3分鐘
食指壓法	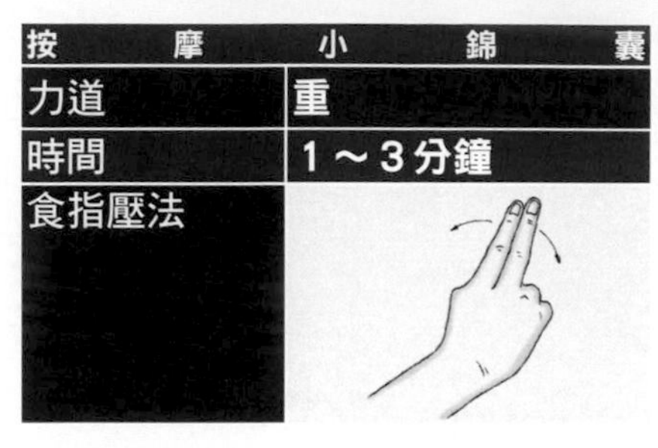

癲狂

疾病配穴

◇ **臨床表徵**

癲狂為一種精神錯亂的疾病。「癲」的表現為抑鬱，患者會出現情感淡漠，沉默癡呆，言語錯亂，甚至飢飽不知的情形。「狂」的表現為興奮，患者會出現喧擾不寧，衣衫不整，喜怒無常的表現。癲狂一病是由痰氣鬱結，或心脾兩虛所致。

圖解配穴

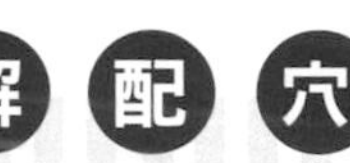
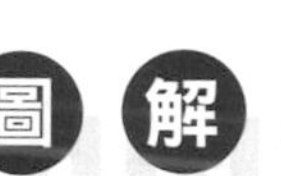

◇ **保健配穴**

【水溝穴】【百會穴】【啞門穴】【豐隆穴】

◇ **按摩技法**

為癲狂患者按摩時，須使其冷靜下來，方可進行。首先掐按水溝穴10次；接著輕揉百會穴1分鐘；再按摩腦後部的啞門穴2分鐘；最後推壓小腿上的豐隆穴20次即可。

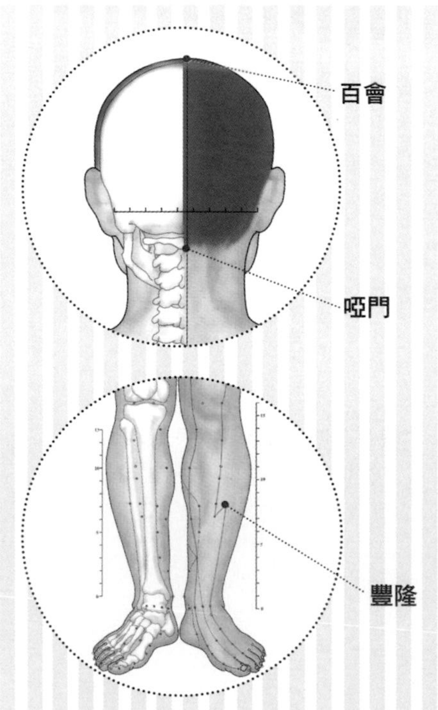

疾病配穴

休克

◇**臨床表徵**

休克是因強烈致病因素侵襲人體，導致全身血量減少，使器官需氧量與得氧量嚴重失調所致。

◇**保健配穴**

【水溝穴】【肩井穴】【極泉穴】【天宗穴】

◇**按摩技法**

患者取平臥位，施按者立於患者身旁，依序按掐水溝穴、肩井穴、極泉穴、天宗穴等，手法先掐後揉，由重到輕，約3～5分鐘。

圖解配穴

肩井

天宗

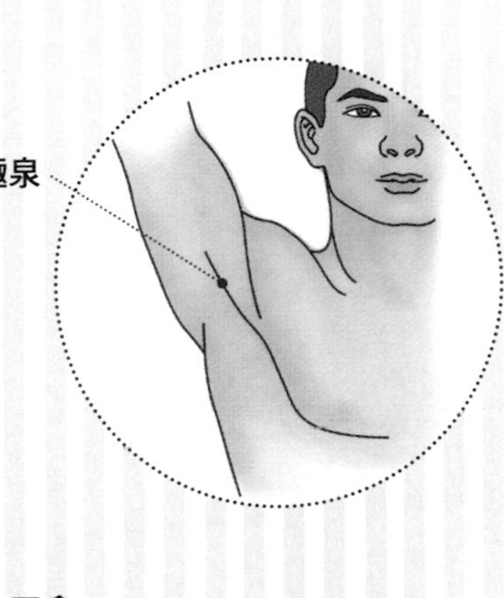

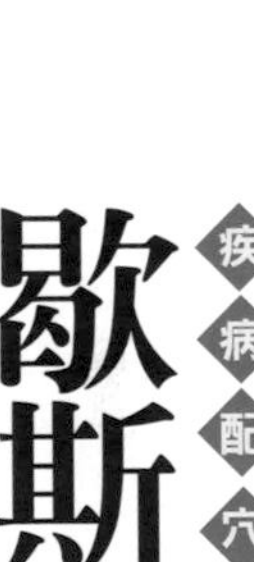

歇斯底里

◇**臨床表徵**

因生活不如意、內心衝突所造成的情感障礙。

◇**保健配穴**

【風池穴】【水溝穴】【太陽穴】【印堂穴】【百會穴】

◇**按摩技法**

先用雙手中指與拇指同時按揉風池穴與太陽穴，約5分鐘；再用拇指自印堂穴施力向上到百會穴3～5遍，最後按壓水溝穴5～8遍。

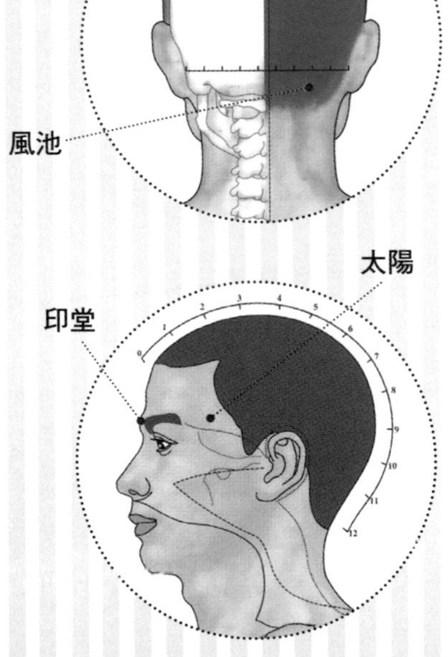

頭維穴

改善中風療視力

◇**別名**

額大穴。

◇**經絡部位**

足陽明胃經經穴。

◇**保健特效**

經常按摩可改善目視不明、前額神經痛、中風後遺症、高血壓等不適。

人體穴位剖析

位於頭側部額角髮際上0.5寸，頭正中線旁開4.5寸處。

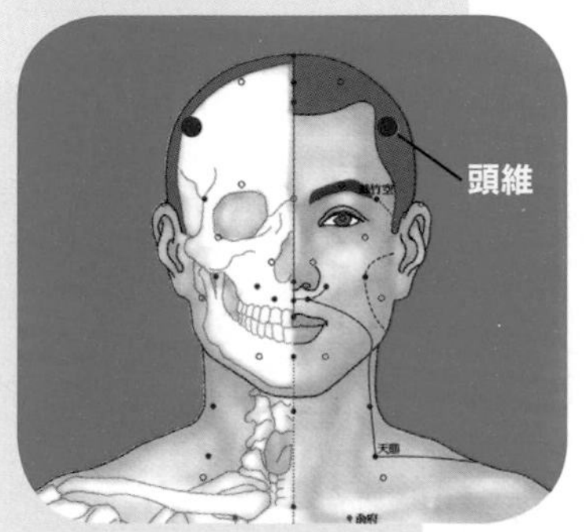

取穴DIY

正坐、仰靠或仰臥，食指與中指併攏，中指指腹位於頭側髮際點處，其中指指腹按壓所在之處即是。

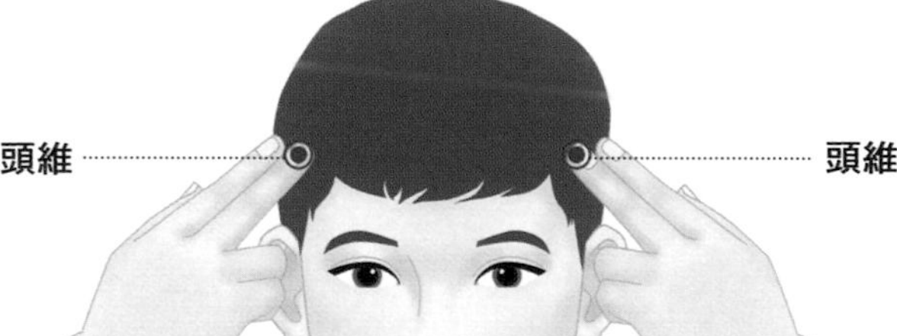

按摩方式

在瞬間吐盡空氣的同時，用雙手拇指指腹強壓穴位，每秒鐘按壓一次，以此重複10～20次。

按摩小錦囊	
力道	重
時間	1～3分鐘
食指壓法	

疾病配穴

帕金森氏症

◇**臨床表徵**

為慢性中樞神經系統退化性失調疾病，會損害患者的肢體技能、語言能力以及其他身體功能，並出現講話速度緩慢、靜止時顫抖、僵直、運動遲緩等情形。

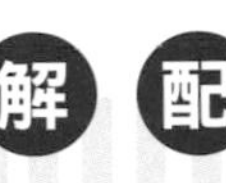
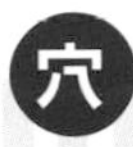

圖解配穴

◇**保健配穴**

【上星穴】【頭維穴】【四白穴】

◇**按摩技法**

正坐，先按摩接近頭頂的上星穴3分鐘，接著按壓髮際兩側的頭維穴3分鐘，最後推揉眼眶下的四白穴5分鐘即可。長期按摩，能有效改善症狀。

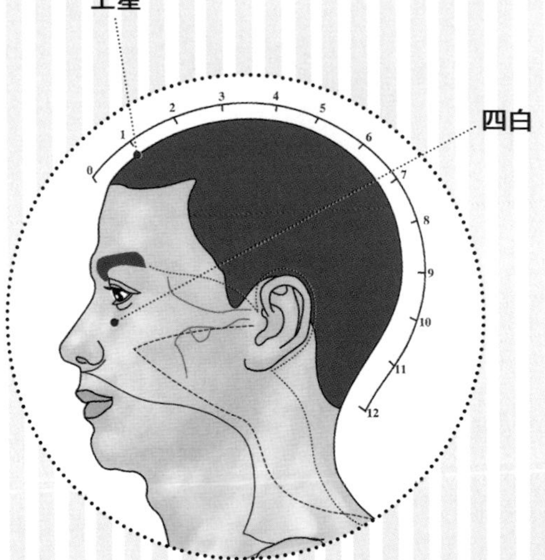

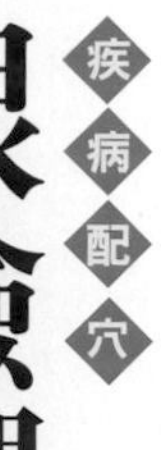

眼瞼瞤動

◇ **臨床表徵**

因過度勞累、神經緊張，或本身眼睛疾病、用眼不當、外傷等，所引起的眼瞼瞤動之症。

◇ **保健配穴**

【攢竹穴】【絲竹空穴】【頭維穴】

◇ **按摩技法**

首先，將大拇指放在眉頭的攢竹穴按摩1分鐘，接著依次推揉絲竹空穴和頭維穴各1分鐘，可緩解眼瞼瞤動的不適。

圖解配穴

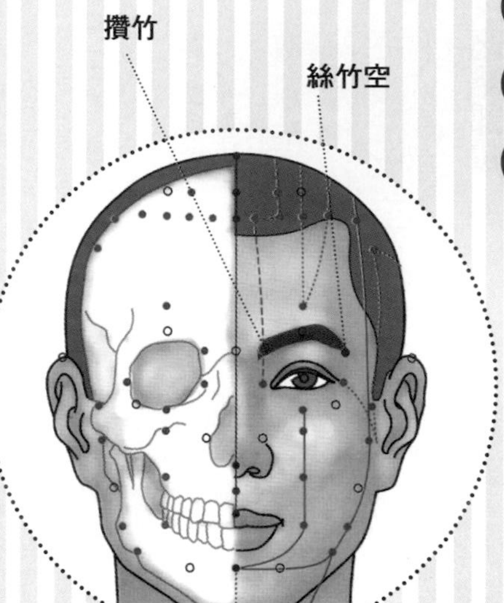

淚腺異常

◇ **臨床表徵**

眼睛外部並無異狀，但外出時被風一吹，眼淚便不自覺地流下來，且有視線模糊的情形出現。

◇ **保健配穴**

【風池穴】【頭維穴】

◇ **按摩技法**

雙手大拇指交疊舉向腦後方，用雙手大拇指施力按壓風池穴2分鐘；接著，按壓近髮際處的頭維穴3分鐘即可。

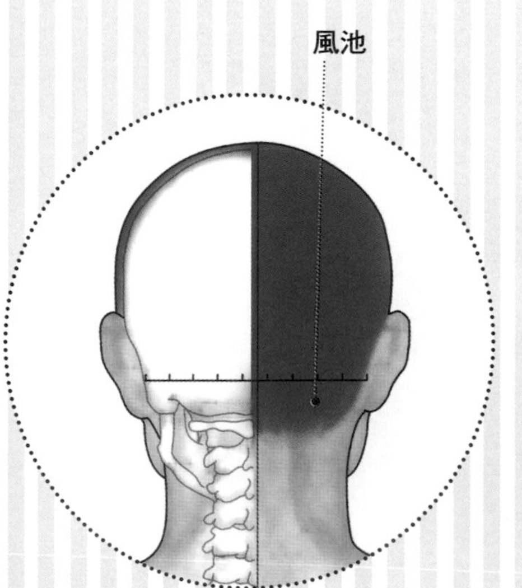

眉衝穴

鼻塞眩暈找眉衝

◇**別名**

小竹穴、星穴。

◇**經絡部位**

足太陽膀胱經經穴。

◇**保健特效**

可調理頭痛、眩暈、鼻塞、癲癇等症。

人體穴位剖析

位在人體頭部，攢竹穴直上入髮際0.5寸處，神庭穴與曲差穴連線之間。

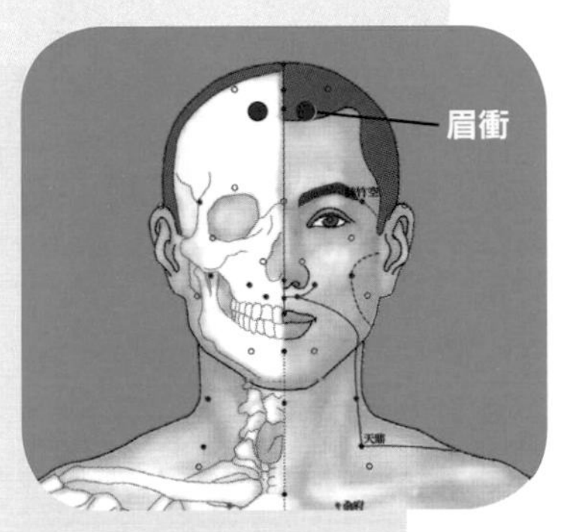

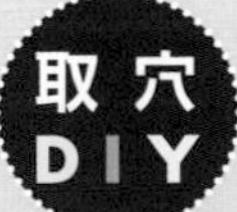

雙手中指伸直，其他手指彎曲；將中指指腹放在眉毛內側邊緣處，並沿著直線向上推，使指腹直入髮際，則指尖所指部位即是該穴。

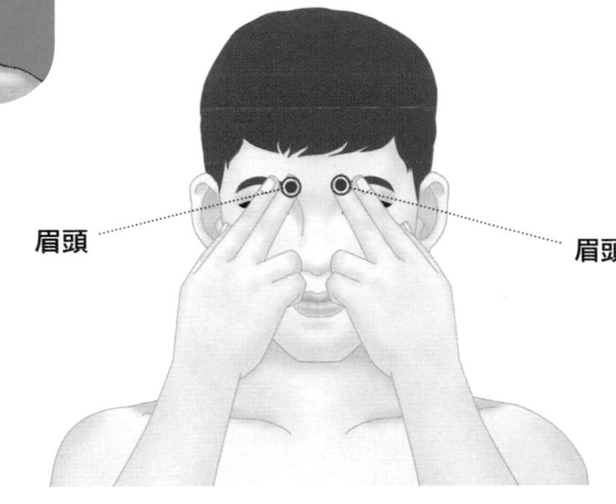

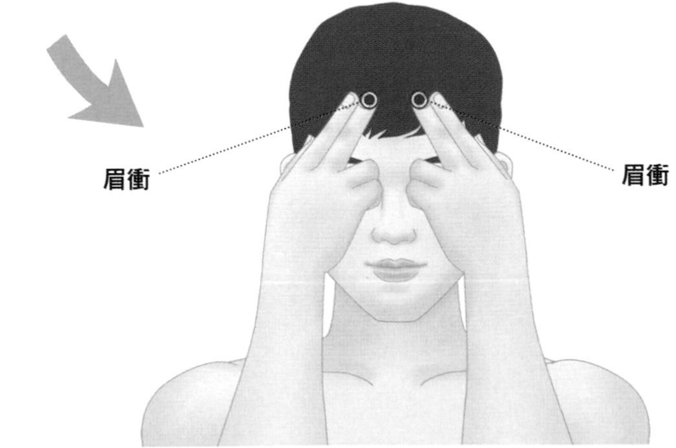

按摩方式

以中指指腹分別揉按左右穴位，或者兩穴位同時揉按，力道不宜過重。每次左右各按揉1～3分鐘。

按摩小錦囊	
力道	適度
時間	1～3分鐘
中指壓法	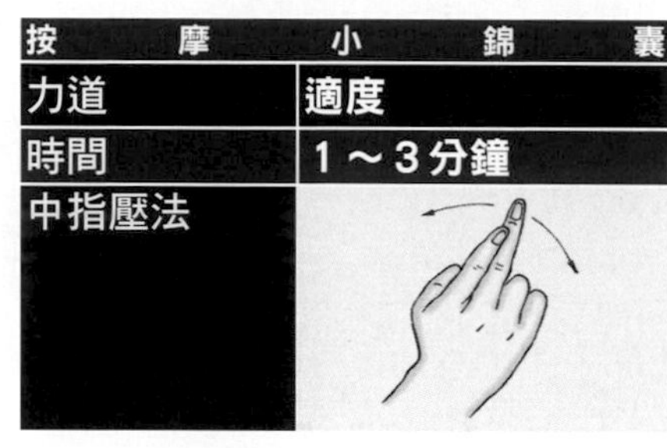

疾病配穴

頭痛

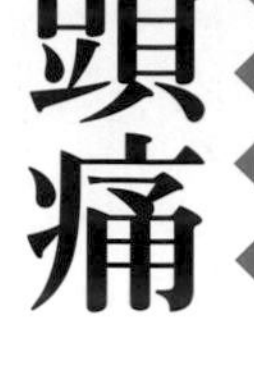

◇ **臨床表徵**

頭痛是臨床上最為常見的症狀之一，是人體對各種致痛因素所產生的主觀感覺，其致痛因素刺激了顱內外組織結構中的感覺神經末梢，透過相應的傳導通路傳遞至大腦而感知，屬於疼痛範疇。

圖解配穴

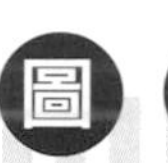

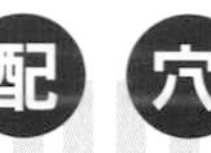
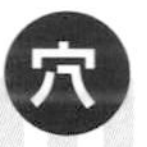

◇ **保健配穴**

【太陽穴】【眉衝穴】

◇ **按摩技法**

閉上雙眼，平靜心情3分鐘。接著，合起四根手指，輕貼於太陽穴，以順時針方向按摩10次，再逆時針按摩10次；最後以食指按摩眉衝穴3分鐘即可。如果頭痛仍持續，可重複以上按摩步驟直到疼痛減輕為止。

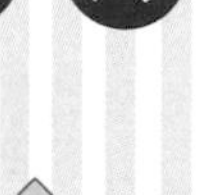
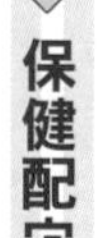

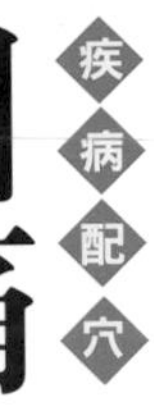

目痛

◇**臨床表徵**

目痛是指眼睛出現隱痛、澀痛，甚至眼睛腫澀而難以睜開，或者黑睛生翳的情況。

◇**保健配穴**

【眉衝穴】【太陽穴】【魚腰穴】

◇**按摩技法**

首先，按摩眉衝穴3分鐘；接著再按壓太陽穴3分鐘；最後點按眉中的魚腰穴3分鐘即可。長期按壓，有清熱明目、鎮痛的效果。

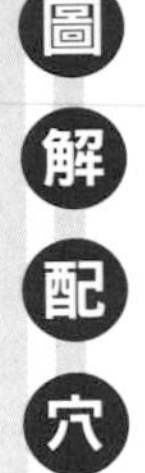

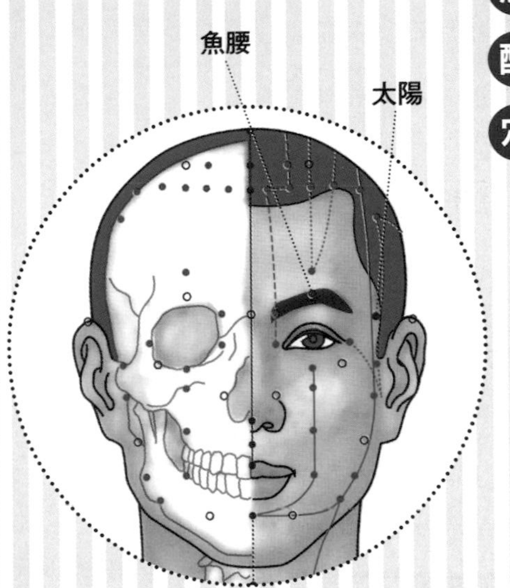

疾病配穴

鼻部阻塞

◇**臨床表徵**

有呼吸困難、腦袋昏沉，甚至有黑眼圈的情形。

◇**保健配穴**

【迎香穴】【眉衝穴】

◇**按摩技法**

先深吸一口氣，將食指置於迎香穴上，一面緩緩吐氣一面同時指壓6秒鐘，邊吸氣邊減少指力，如此重複10次；接著再按摩眉衝穴2分鐘即可。

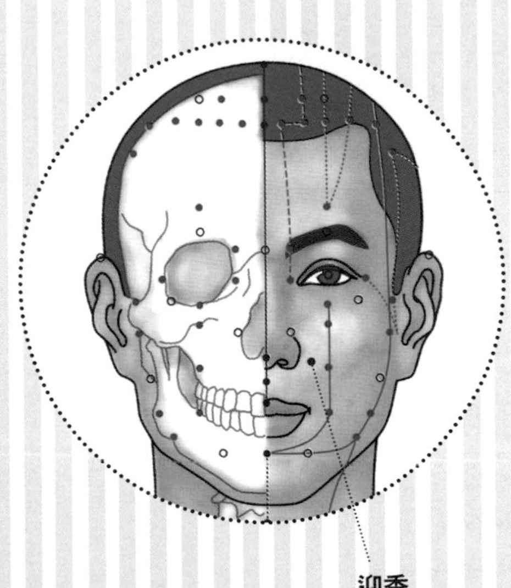

曲差穴

頭痛鼻塞按曲差

◇**別名**

鼻衝穴。

◇**經絡部位**

足太陽膀胱經經穴。

◇**保健特效**

長期按摩能調理頭痛、鼻塞、鼽衄、目視不明等症。

人體穴位剖析

位在人體頭部，於前髮際正中直上0.5寸，旁開1.5寸處即是。

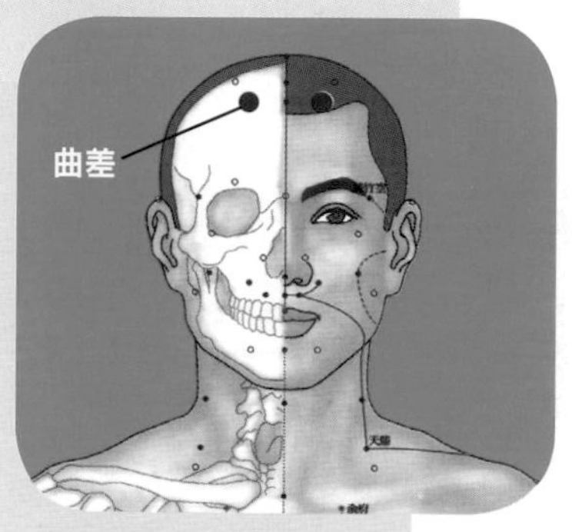

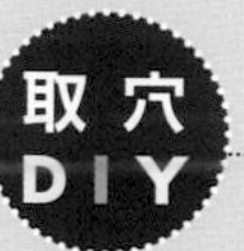

將一手掌心朝向面部，中間三指併攏，其他兩指彎曲；無名指指腹深入前髮際，並放在髮際正中處，則食指指尖所在處即是。

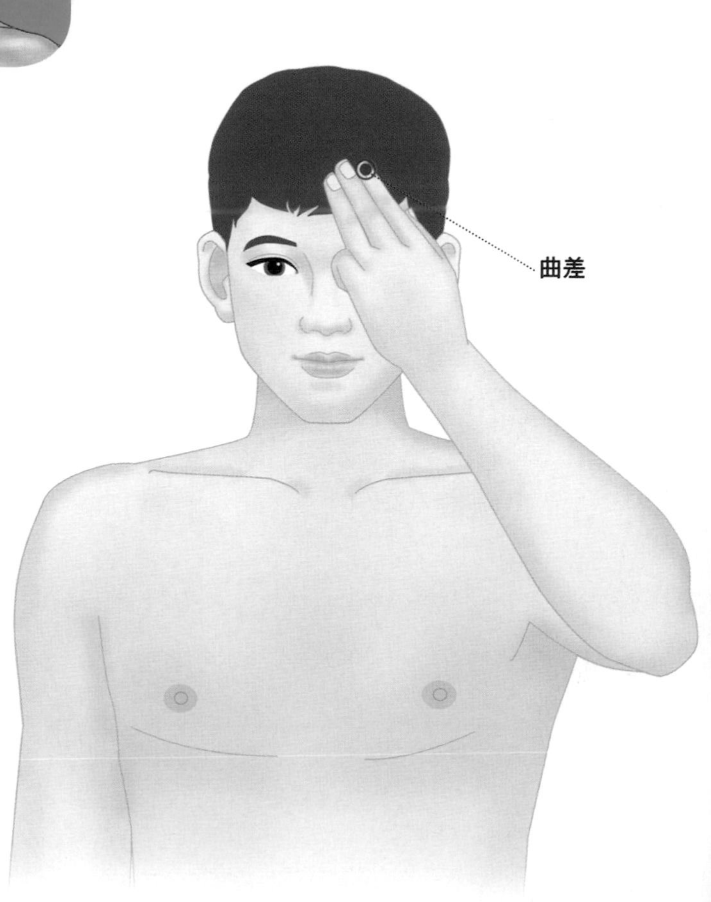

按摩方式

以適當力度，用食指指腹按壓穴位，以同樣方法按壓另一側。每次左右各按壓1～3分鐘。

按摩小錦囊	
力道	適度
時間	1～3分鐘
食指壓法	

疾病配穴

鼻淵

◇**臨床表徵**

意指鼻流濁涕，如同泉水般下滲，量多不止為主要特徵。常伴隨頭痛、鼻塞、嗅覺減退等不適，鼻竇區會出現疼痛，久則虛眩不已。

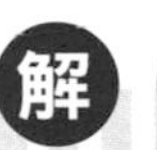
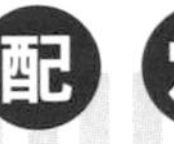

圖解配穴

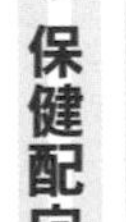

◇**保健配穴**

【印堂穴】【上星穴】【曲差穴】【風門穴】【合谷穴】

◇**按摩技法**

閉上雙眼，靜待3分鐘後，大拇指輕貼於太陽穴，順時針按摩10次，再逆時針按摩10次；接著用食指按摩上星穴和曲差穴3分鐘；最後推揉背部風門穴1分鐘、手部合谷穴1分鐘即可。

上星
印堂
風門
合谷

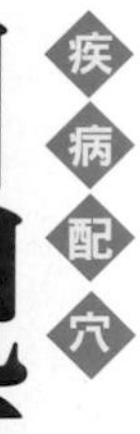

疾病配穴

目視不明

◇ **臨床表徵**

會出現頭痛、眼脹等症狀，如不及時治療，將有失明危險。

◇ **保健配穴**

【風池穴】【曲差穴】

◇ **按摩技法**

風池穴位於項部，當枕骨之下，與風府穴相平；按摩風池穴時，可使用大拇指疊加法按壓3分鐘；接著以食指指腹按壓曲差穴3分鐘即可。

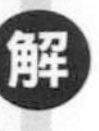
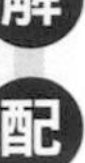
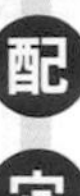

圖解配穴

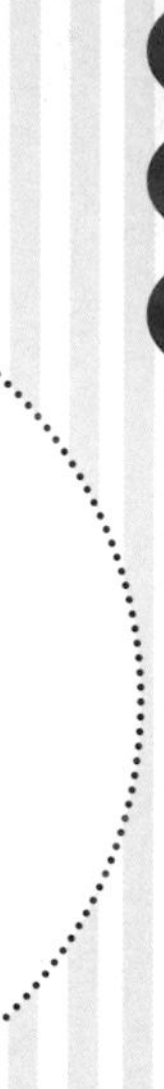

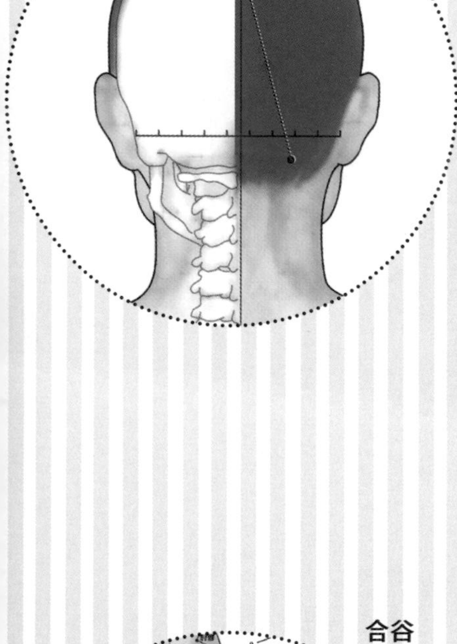

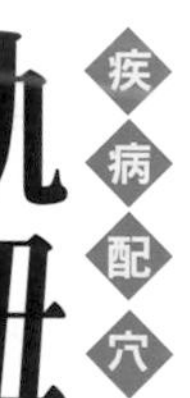
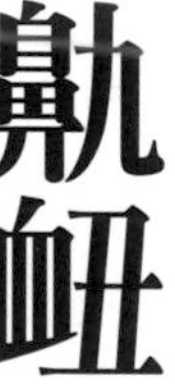

疾病配穴

鼽衄

◇ **臨床表徵**

多因「肺燥血熱」引起鼻腔乾燥，導致毛細血管韌度不夠、破裂，進而出現鼻血。

◇ **保健配穴**

【曲差穴】【合谷穴】

◇ **按摩技法**

將一手掌心朝向面部，中間三指併攏，其他兩指彎曲，用食指指腹按壓曲差穴3分鐘；接著再推揉手部合谷穴3分鐘即可。

承光穴

祛熱目眩治鼻塞

◇**別名**

無其他名稱。

◇**經絡部位**

足太陽膀胱經經穴。

◇**保健特效**

對於頭痛、目眩、鼻塞、鼻息肉、鼻炎、內耳眩暈症等症有改善作用。

人體穴位剖析

此穴位在人體頭部，於前髮際正中直上2.5寸，旁開1.5寸處。

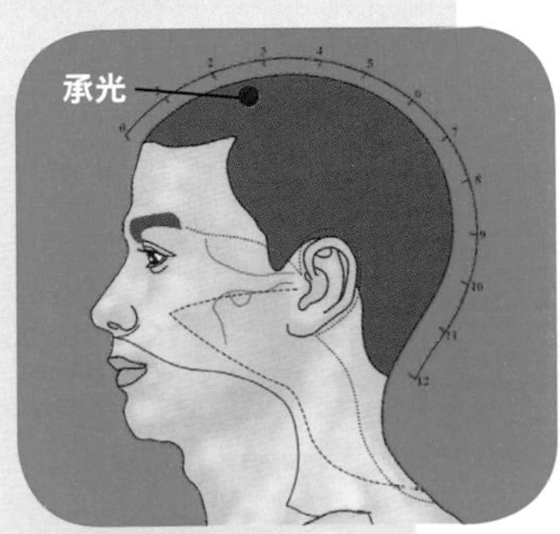

取穴DIY

左手四指併攏，拇指翹起；將小指放在前髮際正中處，找出食指指腹位置，並以此為基點，將左手中指與食指併攏，中指指腹放在基點處，食指指尖所在位置即是。

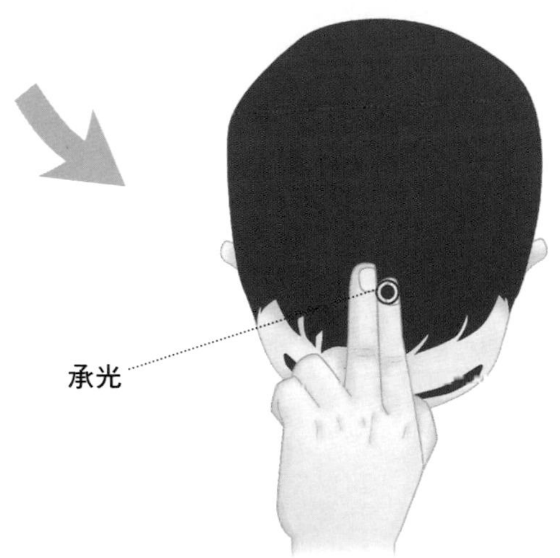

按摩方式

以食指指腹按壓穴位，力道宜適度，會出現酸痛感。每次1～3分鐘。

按摩小錦囊	
力道	適度
時間	1～3分鐘
食指壓法	

疾病配穴

梅尼爾氏綜合症

◇ **臨床表徵**

此症好發於30～50歲的中老年人，症狀為突發的劇烈暈眩，並伴有耳鳴、耳聾及噁心、嘔吐等主證，故又稱「內耳眩暈症」。該病常反覆發作及有明顯緩解期，究其原因為肝腎不足、肝陽上亢所致。

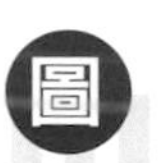
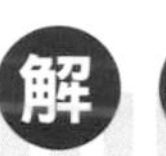
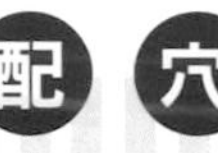
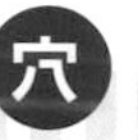

圖解配穴

◇ **保健配穴**

【承光穴】【耳門穴】【聽宮穴】

◇ **按摩技法**

首先，將一手食指疊放在同手中指上，以中指按壓承光穴3分鐘；接著將四指合併，揉摩耳珠附近的耳門穴和聽宮穴3分鐘即可，每天早晚各一次，能有效改善不適。

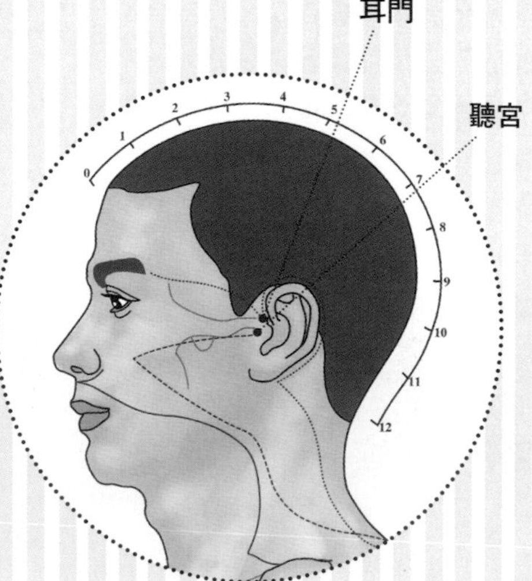

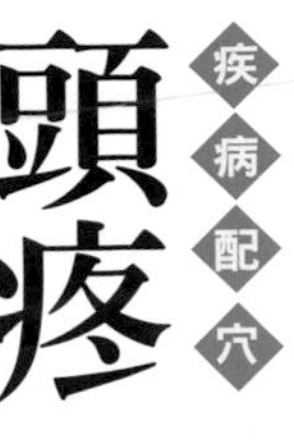

頭疼

◇ **臨床表徵**

頭痛通常是因疲勞、感冒、鼻子過敏所引起；嚴重者須注意是否為腦腫瘤導致，不可忽視。

◇ **保健配穴**

【承光穴】【合谷穴】【太衝穴】

◇ **按摩技法**

先按承光穴5秒鐘，接著推揉合谷穴5秒鐘後，輕揉腳上的太衝穴1分鐘，如此反覆能有效改善頭疼。

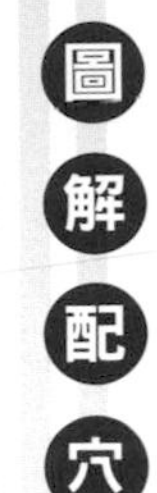

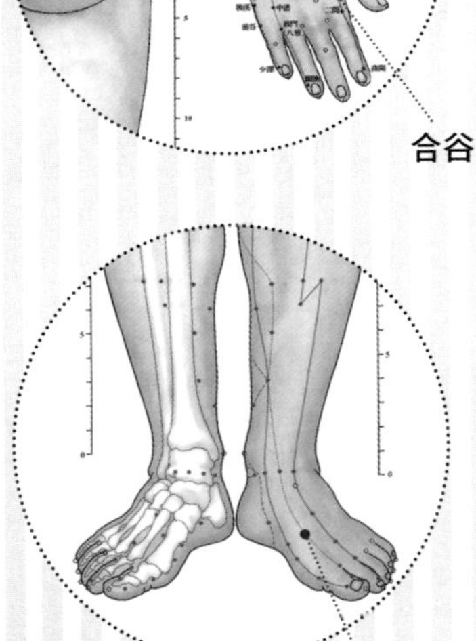

太衝

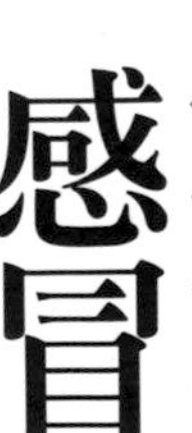

感冒

◇ **臨床表徵**

常見症狀為咳嗽、打噴嚏、鼻塞、流鼻水等。

◇ **保健配穴**

【承光穴】【合谷穴】【迎香穴】

◇ **按摩技法**

先將肌肉放鬆，一邊緩緩吐氣一邊按壓承光穴6秒鐘，如此重複10次後；再以拇指推揉雙手合谷穴1分鐘；最後輕輕揉摩迎香穴3～5分鐘即可。

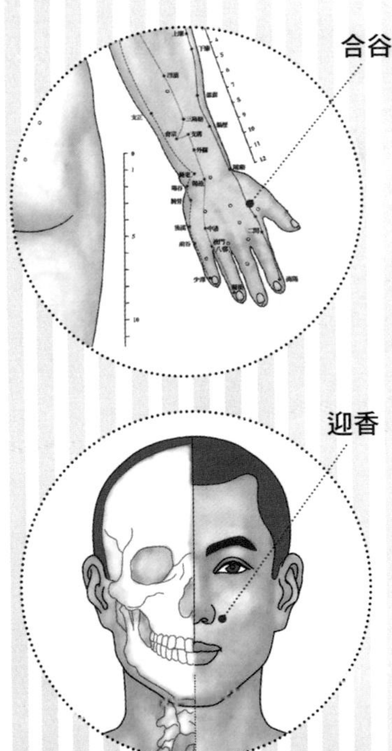

頭面部
特效穴

角孫穴

眼科口疾療癒穴

◇**別名**

無其他名稱。

◇**經絡部位**

手少陽三焦經經穴。

◇**保健特效**

可改善白內障、目生翳膜、耳部腫痛、頸部僵硬等病症。

人體穴位剖析

在人體頭部，折耳廓向前，於耳尖直上入髮際處即是。

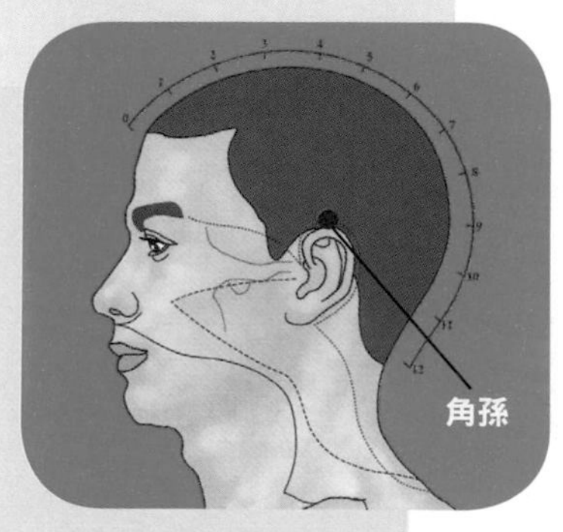

取穴DIY

正坐，舉起兩手，用大拇指指腹由後向前將耳翼折曲，並順勢向上滑到耳尖處，兩中指指尖恰好相連於頭頂正中線上，則拇指指腹所在位置即是。

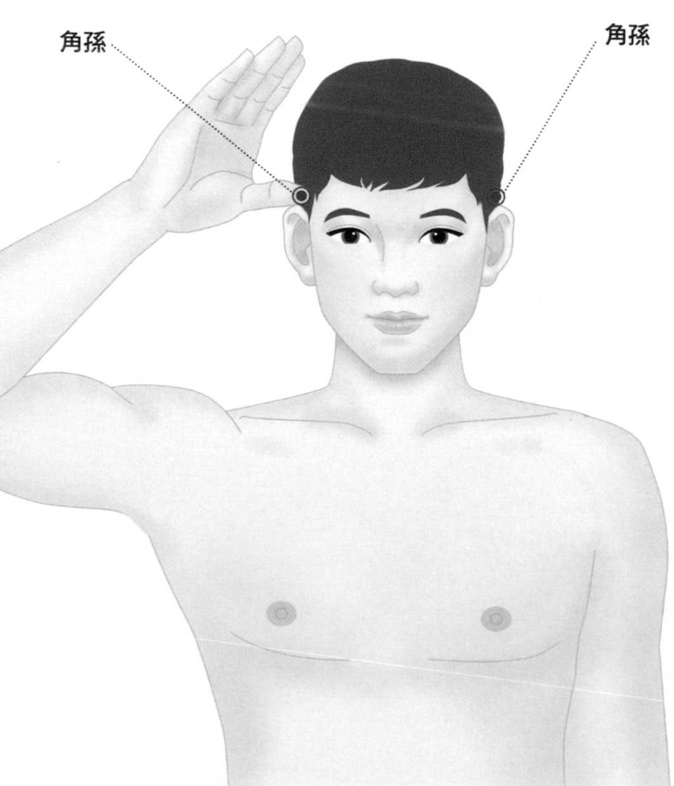

疾病配穴

口腔炎

◇臨床表徵

口腔炎是口頰、舌邊、上顎、齒齦等處發生潰瘍，周圍紅腫作痛，潰面有糜爛產生的情形。中醫認為此由脾胃積熱，心火上炎，虛火上浮所致。口腔炎形成原因大多是缺少維生素B所致，因此口腔炎可說是身體亞健康的信號。

按摩方式

用大拇指指腹揉按穴位，有脹痛感，每天早晚各揉按一次，每次左右（或雙側同時）各1～3分鐘。

按摩小錦囊	
力道	適度
時間	1～3分鐘
拇指壓法	

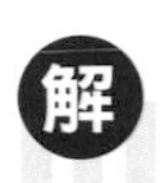
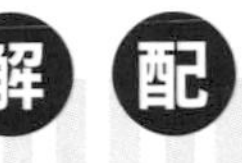
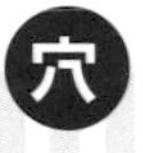

圖解配穴

◇保健配穴

【中衝穴】【角孫穴】

◇按摩技法

中衝穴位於中指指尖中央處，按壓時一面緩緩吐氣，一面強壓6秒鐘，如此左右各做10次；接著按摩角孫穴3分鐘。每天重複三遍，再加上服用藥物治療，便可改善口腔炎的症狀。

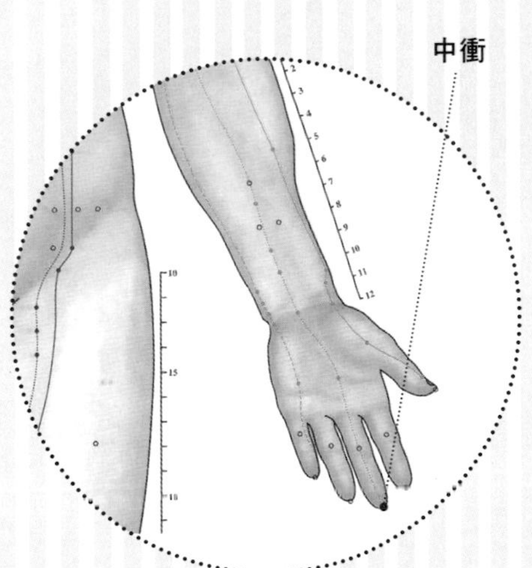

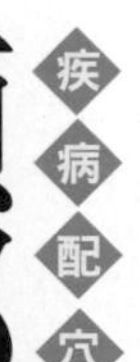

頸部僵硬

◇**臨床表徵**

指後頸肌肉筋脈牽引不適的症狀，而頸部僵硬也常伴隨頭痛的發生。

◇**保健配穴**

【列缺穴】【角孫穴】

◇**按摩技法**

雙手交叉，使一手食指剛好放在另一手的列缺穴，先順時針按摩20次，再逆時針按摩20次；接著拇指按摩角孫穴3分鐘即可。

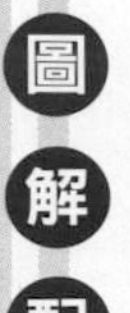

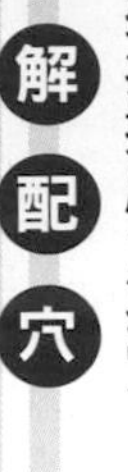

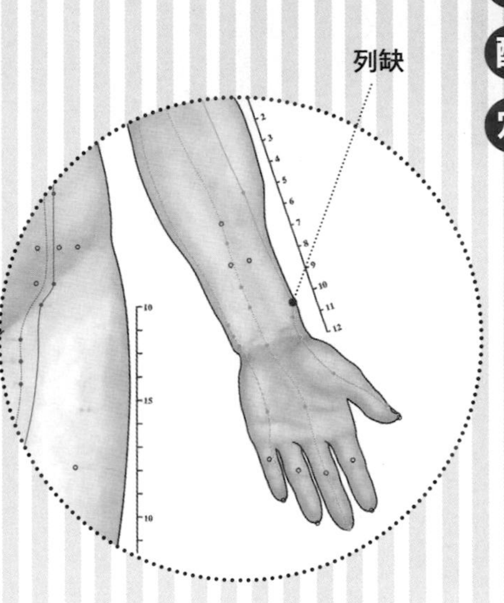

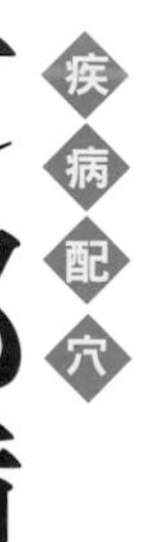

耳部腫痛

◇**臨床表徵**

耳部腫痛有因肝膽風火而致者，也有因腎陽虛而使陰氣上攻者，故應對症區別其腫痛表現。

◇**保健配穴**

【角孫穴】【聽宮穴】【翳風穴】

◇**按摩技法**

先以拇指按揉角孫穴約1分鐘；接著移至聽宮穴，輕揉1分鐘；再將拇指移至翳風穴，按壓1分鐘即可。如此反覆，有清熱消腫的作用。

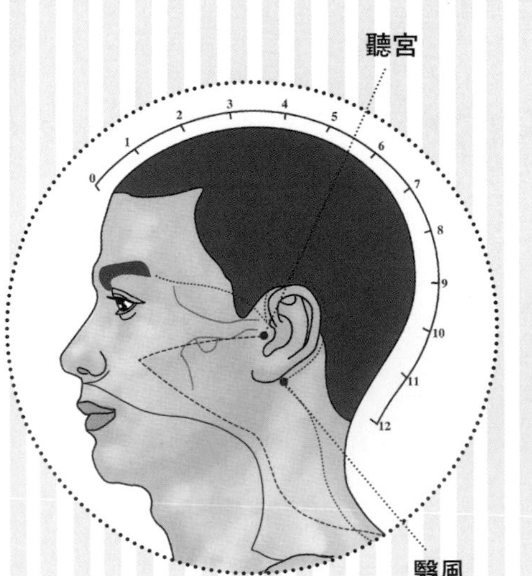

頭面部
特效穴

風池穴

清熱醒腦治感冒

◇**別名**
熱府穴。

◇**經絡部位**
足少陽膽經經穴。

◇**保健特效**
可調理感冒、頭痛、中風、熱病、頸項僵直疼痛、眼疾、鼻炎、耳鳴等症。

人體穴位剖析

位於人體後頸部，後頭骨下，兩條大筋外緣陷窩中，相當於與耳垂齊平。

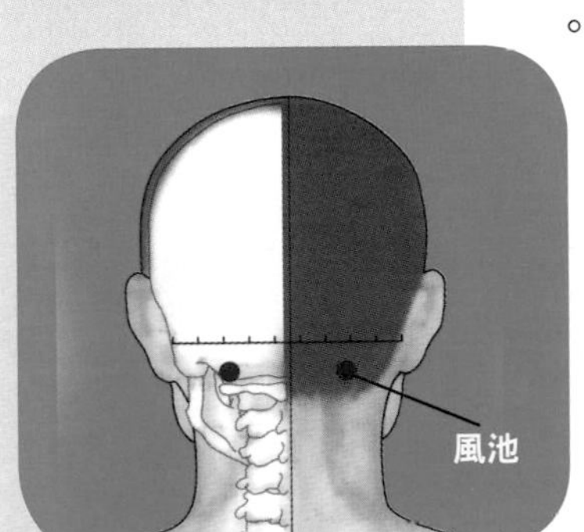

取穴DIY

正坐，舉臂抬肘，手肘大約與肩同高；屈肘向頭，雙手放在耳後，掌心朝內，指尖向上，四指輕輕扶住頭（耳上）的兩側，則大拇指指腹所在位置即是。

風池
風池

疾病配穴

中風

◇ **臨床表徵**

中風的症狀為突然暈倒、不省人事，並伴隨口角歪斜、語言不利、半身不遂，或者僅以口歪、半身不遂為臨床主證的疾病。因發病急驟，症狀多端，病情變化迅速，與因風邪致病而使病位無定處的特點相似，故名「中風」、「卒中」。

按摩方式

用大拇指指腹，由下往上按揉穴位，有酸脹痛的感覺，每天早晚各一次，每次左右各揉按1～3分鐘。

按摩小錦囊	
力道	輕
時間	1～3分鐘
拇指壓法	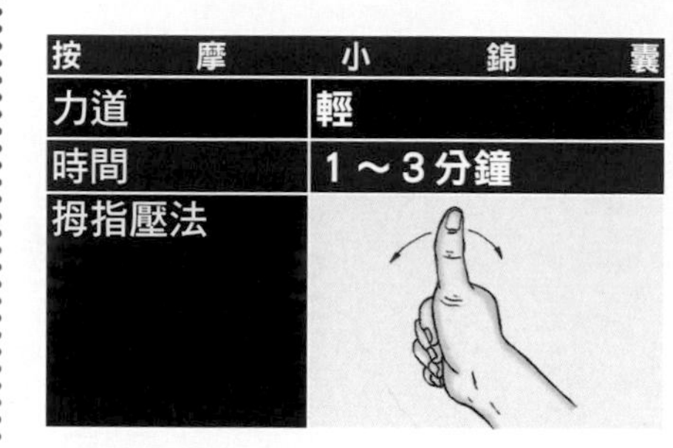

圖解配穴

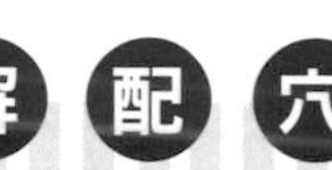
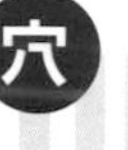
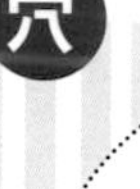
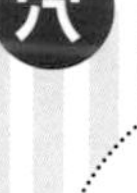
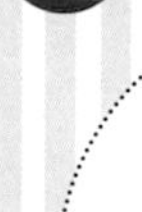
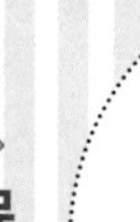
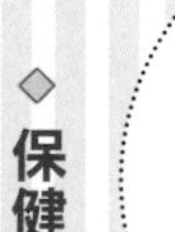
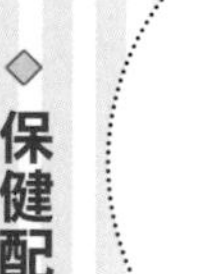

◇ **保健配穴**

【水溝穴】【百會穴】【風池穴】【十宣穴】【太衝穴】

◇ **按摩技法**

中風時，應先立即按壓水溝穴，直到患者恢復意識；接著推拿頭頂百會穴1分鐘；再用拇指按揉風池穴1分鐘後，食指和拇指依次拿捏患者的十宣穴約1分鐘，最後按摩太衝穴1分鐘即可。

百會

水溝

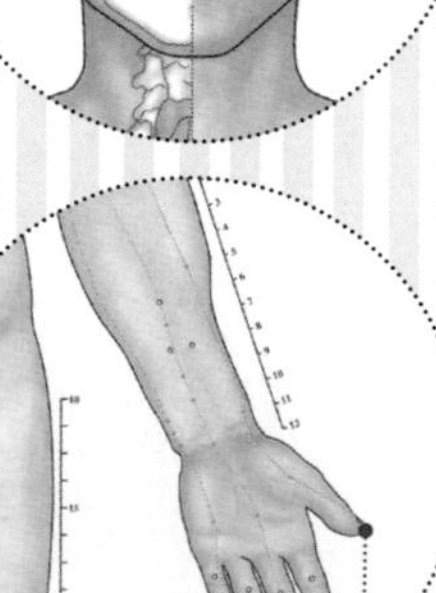

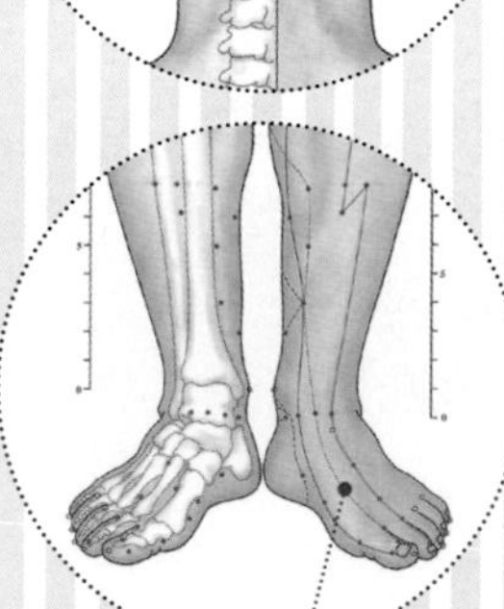

疾病配穴

眼部疼痛

◇臨床表徵

眼部疼痛可分以下不適症：乾澀不適者，為津液耗損或水虧血虛；赤痛而多分泌物，且眼淚和眼屎產生膠黏者，為風熱壅盛所致。

◇保健配穴

【上星穴】【腦戶穴】【風府穴】【風池穴】

◇按摩技法

依序輕輕推揉頭部的上星穴、腦戶穴和風府穴各2分鐘；最後停留在風池穴上按摩3分鐘即可。

圖解配穴

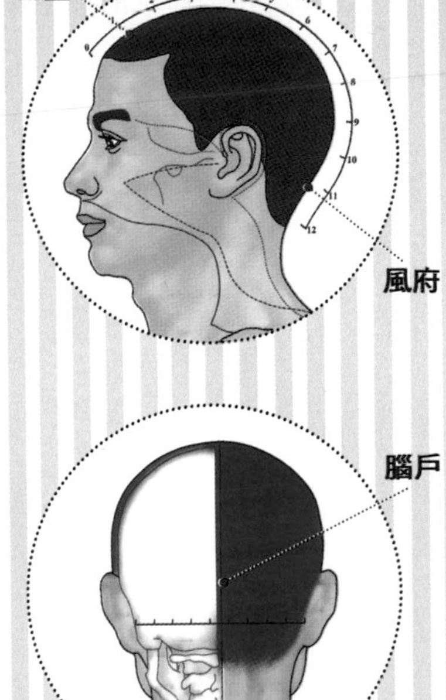

疾病配穴

頭風病

◇臨床表徵

常見於中老年人，相當於西醫的偏頭痛和肌肉緊張性頭痛。

◇保健配穴

【天衝穴】【顱息穴】【風池穴】【太陽穴】

◇按摩技法

首先拇指置於耳上方的天衝穴，按摩約1分鐘後；慢慢下移到顱息穴，推揉1分鐘；最後再依次按壓風池穴、太陽穴各2分鐘即可。

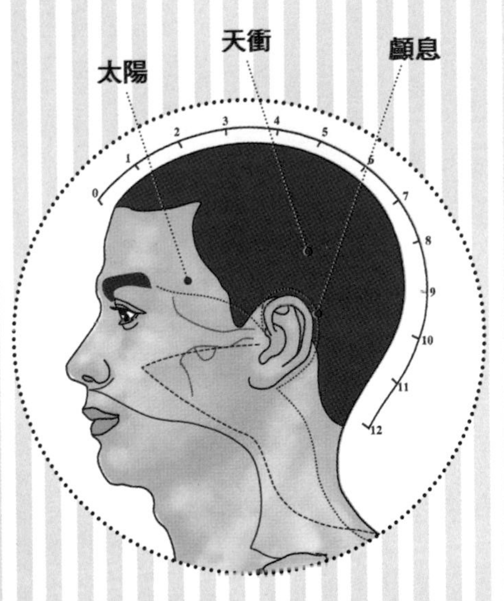

頭面部特效穴

腦戶穴

頭痛項強找腦戶

◇**別名**

匝風穴、會額穴、合顱穴。

◇**經絡部位**

督脈經穴。

◇**保健特效**

對於項強、癲狂癇症、舌根出血、甲狀腺腫瘤等有改善效果。

人體穴位剖析

在人體頭部，位於風府穴上1.5寸，枕外隆凸的上緣凹陷處即是。

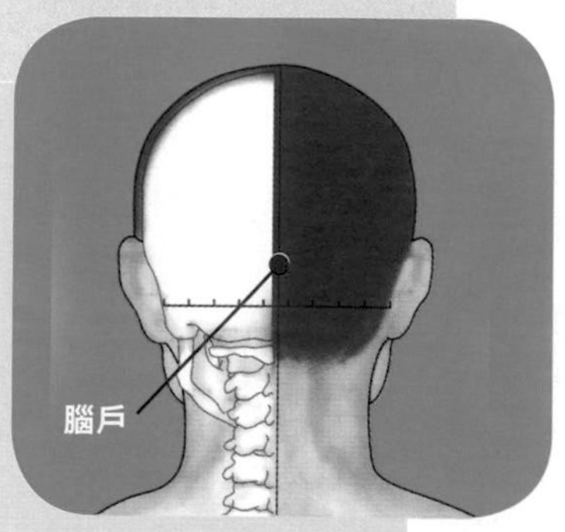

取穴DIY

正坐，兩手伸過頸項，放在後腦處，手掌心向頭，扶住後腦勺，四指指尖向頭頂，大拇指指腹所在位置即是。

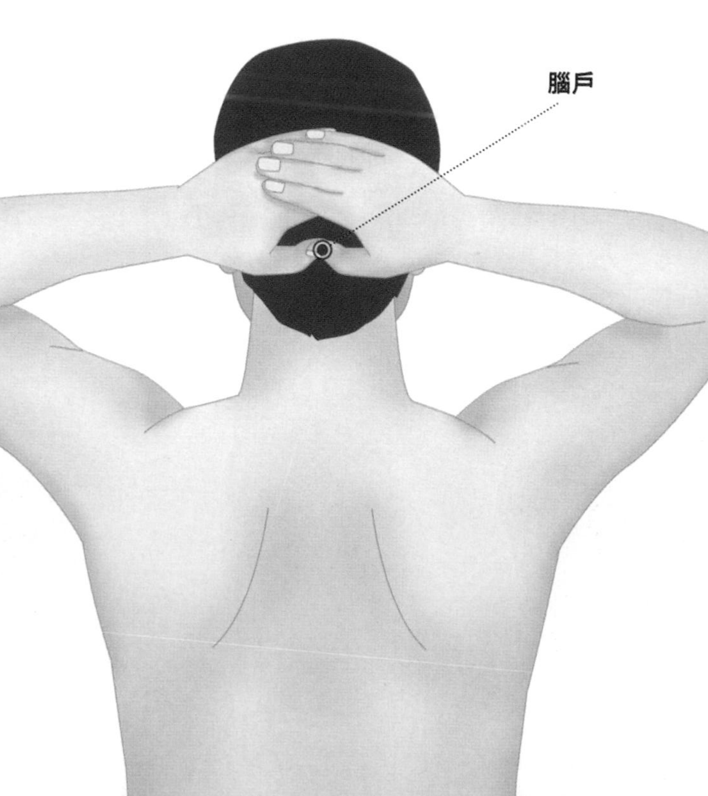

目痛不能視

疾病配穴

◇臨床表徵

一般來說，目痛原因眾多，通常可分為因感染性所引起的目痛，如瞼腺炎、眼眶膿、眼內炎等；或因外傷所引起的目痛，隨著病發原因不同，治療方式也會有異，須有所區別。

按摩方式

大拇指指尖交互疊加向下，用指腹或指尖揉按穴位，有酸痛、脹麻的感覺，每次各揉按3～5分鐘。

按摩小錦囊	
力道	重
時間	3～5分鐘
拇指壓法	

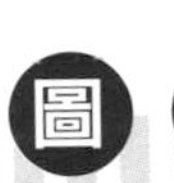
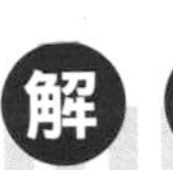
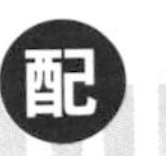
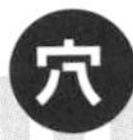

圖解配穴

◇保健配穴

【腦戶穴】【玉枕穴】【風府穴】【上星穴】

◇按摩技法

首先用拇指推揉頭後的腦戶穴1分鐘；再輕按玉枕穴1分鐘；接著以拇指輕壓風府穴3分鐘後；以食指揉按上星穴1分鐘即可。

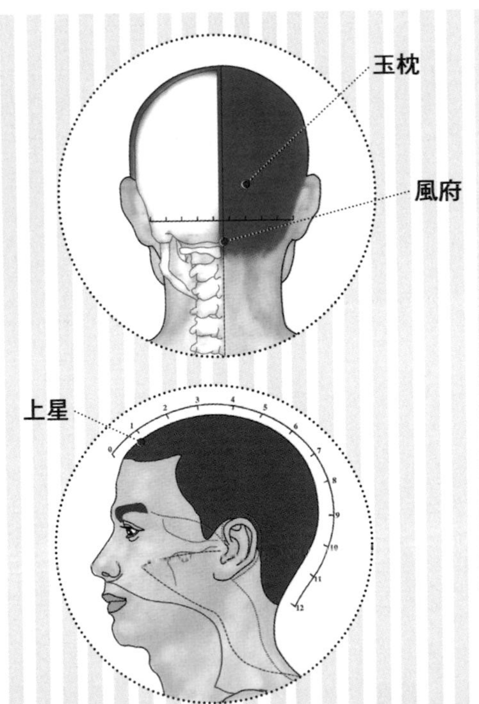

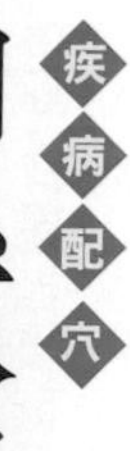

甲狀腺腫瘤

◇ **臨床表徵**

甲狀腺腫瘤是臨床常見疾病，其中絕大多數為良性病變，少數為癌、肉瘤、惡性淋巴瘤等。

◇ **保健配穴**

【通天穴】【腦戶穴】【天突穴】【消濼穴】

◇ **按摩技法**

首先按壓通天穴1分鐘；再輕按腦戶穴1分鐘；接著拇指來回推壓天突穴20次；最後以食指側邊刮按手臂外側的消濼穴20次即可。

圖解配穴

通天

天突

消濼

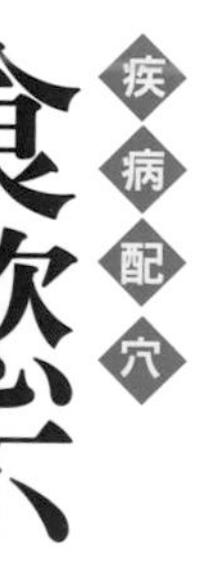

食慾不振

◇ **臨床表徵**

食慾不振是指長時期食慾減退或消失的症狀，多見於1～6歲的幼兒。不良的飲食習慣，以及感染胃腸道疾病等皆會引起。

◇ **保健配穴**

【膽俞穴】【意舍穴】【陽綱穴】【腦戶穴】

◇ **按摩技法**

分別按壓背部的膽俞穴、意舍穴、陽綱穴，以及腦戶穴各2分鐘，即可改善食慾不振的情形。

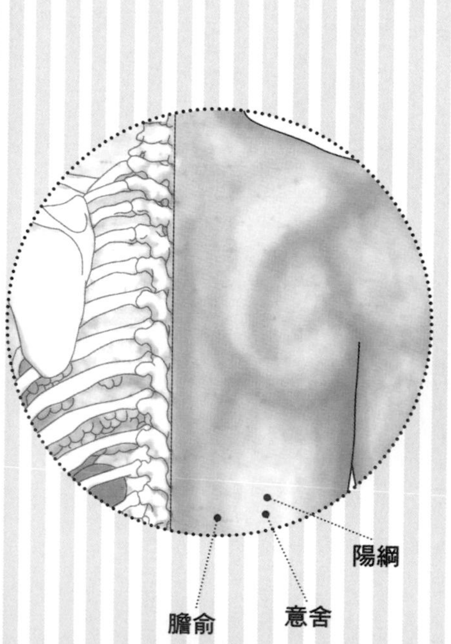

風府穴

感冒發燒解除穴

◇**別名**

舌本穴、鬼穴。

◇**經絡部位**

督脈經穴。

◇**保健特效**

長期按摩能改善頭痛、眩暈、咽喉腫痛、感冒、肩頸僵硬疼痛、流鼻血等症。

人體穴位剖析

位於項部，於後髮際正中直上1寸，枕外隆凸直下，兩側斜方肌之間凹陷處。

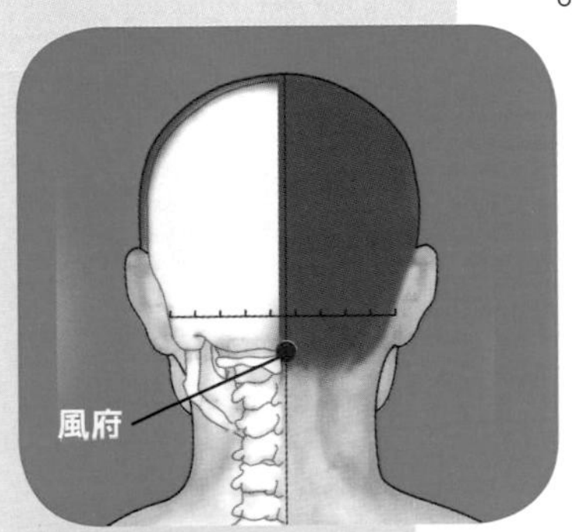

取穴DIY

正坐或俯臥，雙手放到頸部後腦處；手掌心向頭，扶住後腦勺，左手在下，右手在上，則大拇指指尖所在處即是。

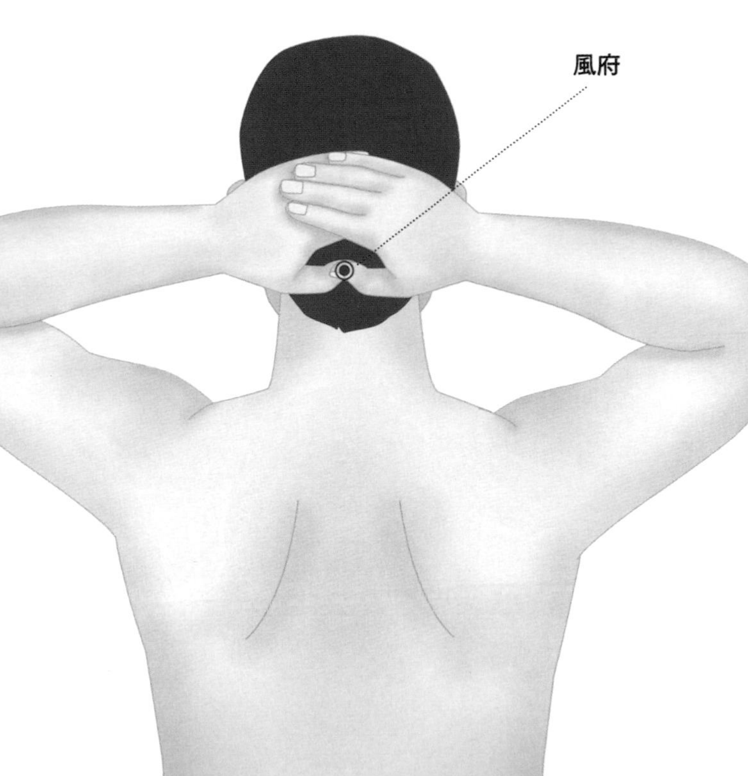

按摩方式

大拇指指尖交互疊加向下，指腹或指尖揉按穴位，有酸痛、脹麻的感覺，每次揉按1～3分鐘。

按摩小錦囊	
力道	重
時間	1～3分鐘
拇指壓法	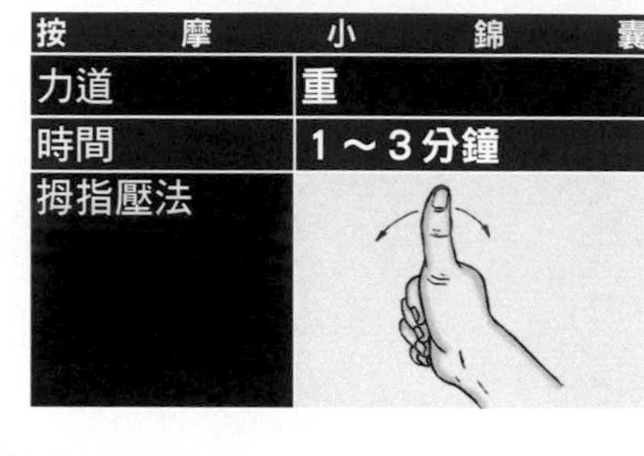

疾病配穴

傷寒感冒

◇臨床表徵

傷寒是由傷寒桿菌引起的急性腸道傳染病。其主要症狀是持續高燒、腹痛、腹瀉或便祕、白血球減少、肝脾腫大等不適，而部分患者甚至會出現玫瑰疹，若沒有及時治療，將併發出腸出血、腸穿孔等症。

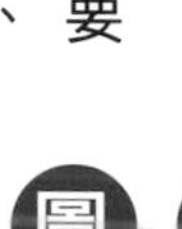
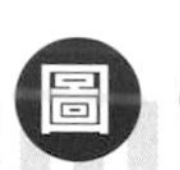
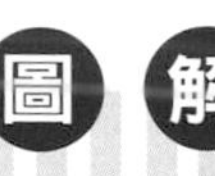

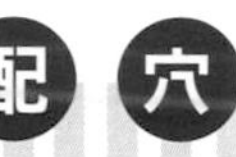
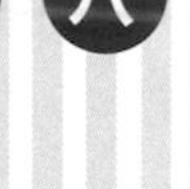

圖解配穴

◇保健配穴

【風府穴】【風市穴】

◇按摩技法

微低頭，雙手環抱住後腦勺，拇指疊加放在風府穴，並按壓2分鐘；接著將雙手貼近腿部且自然下垂，中指所在之處即為風市穴，上下推揉穴位20次即可。

風市

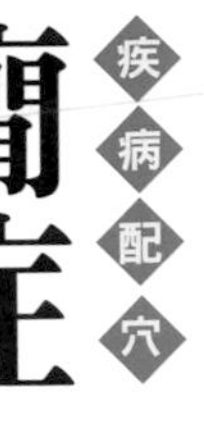

癇症

◇臨床表徵

其症狀為發作時突然昏倒、雙眼上視、口吐白沫、四肢抽搐，發作時間通常不定時。

◇保健配穴

【風府穴】【肺俞穴】【豐隆穴】【太衝穴】

◇按摩技法

首先，拇指疊加放在風府穴按壓2分鐘；接著按揉背部第三胸椎棘突旁的肺俞穴1分鐘；再來回刮豐隆穴、太衝穴各20次即可。

疾病配穴

咽喉腫痛

◇臨床表徵

患者會出現咽喉紅腫疼痛、吞咽不適等情形。

◇保健配穴

【天突穴】【廉泉穴】【風府穴】【合谷穴】

◇按摩技法

右手中指指腹先按摩天突穴3分鐘，同時以左手拇指頂住廉泉穴並按20次，兩手再換位做反方向動作；接著按摩風府穴、合谷穴各3分鐘即可。

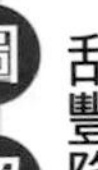
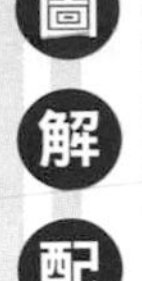
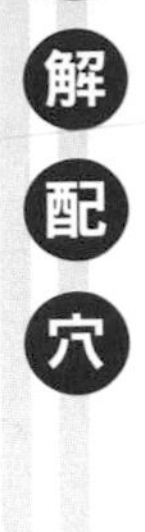

圖解配穴

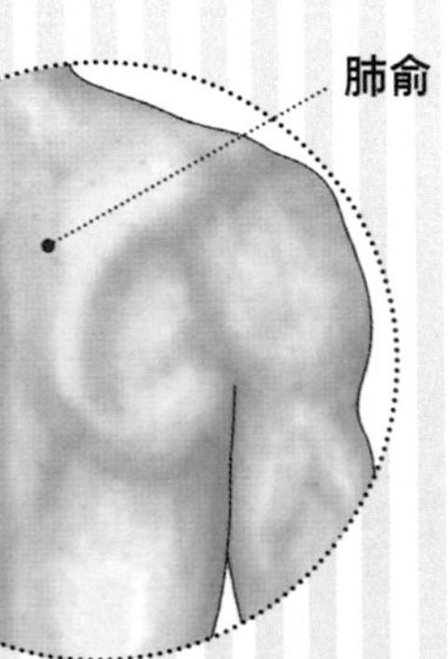

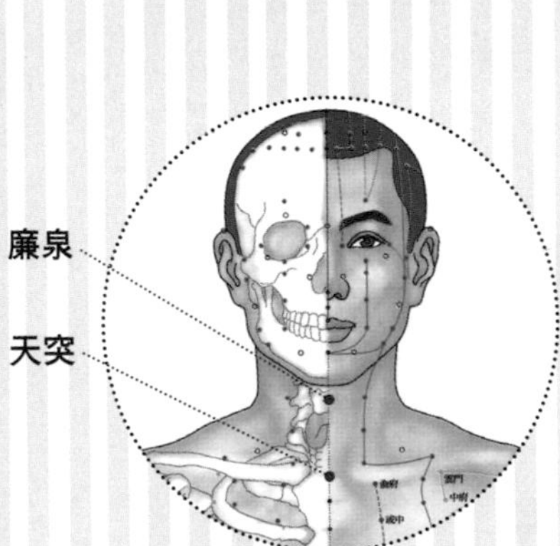

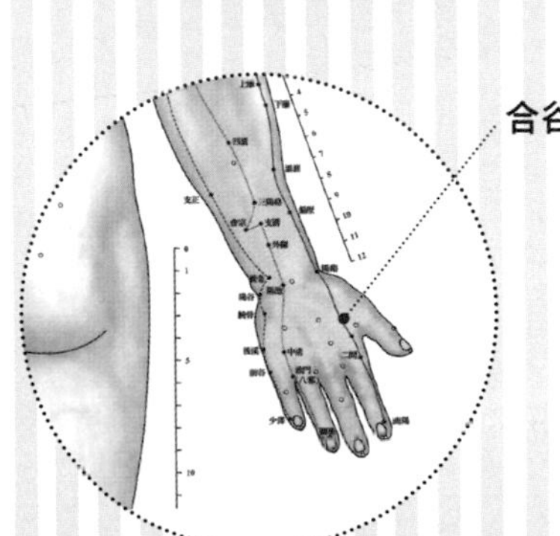

頭面部特效穴

百會穴

開竅寧神點百會

◇**別名**

天滿穴、五會穴、巔上穴。

◇**經絡部位**

督脈經穴。

◇**保健特效**

可改善失眠、宿醉、目眩失眠、頭重腳輕、焦躁等不適。

人體穴位剖析

位於人體頭部，於前髮際正中直上5寸，或在頭頂正中線與兩耳尖端連線交點處即是。

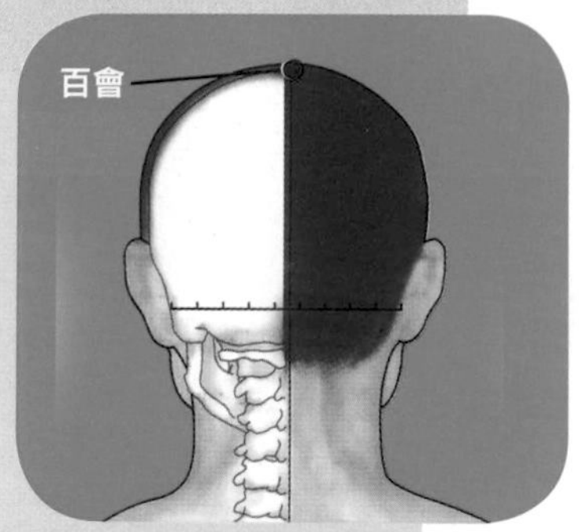

取穴DIY

正坐，舉起雙手，張開虎口，大拇指指尖碰觸耳尖，手掌心向頭，四指朝上；雙手中指在頭頂正中相碰觸之處即是。

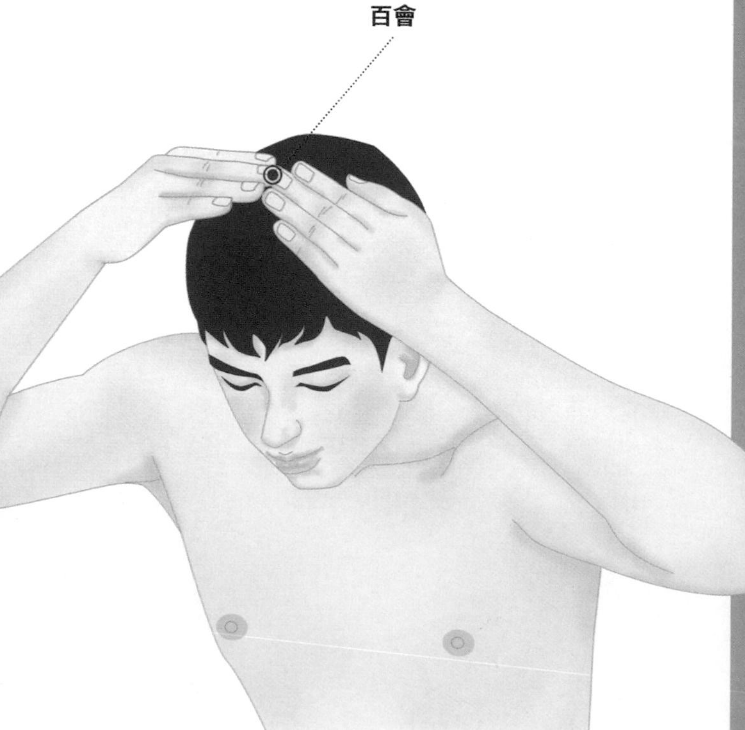

疾病配穴

低血壓

◇**臨床表徵**

低血壓的症狀其實與高血壓的部分症狀相似，唯痛及暈眩的感受不同。病情較輕者，會出現頭痛眩暈、食慾不佳、臉色蒼白等；而嚴重者則會出現直立性眩暈、四肢冰冷、心悸、呼吸困難、發音模糊、甚至昏厥、需長期臥床等情形。

按摩方式

雙手中指交疊，同時向下用力揉按，會出現酸脹、刺痛的感覺，每次各1～3分鐘。

按摩小錦囊	
力道	輕
時間	1～3分鐘
中指壓法	

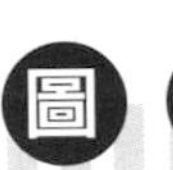
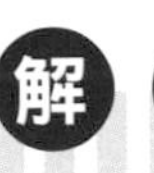
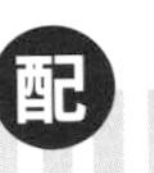
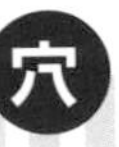

圖解配穴

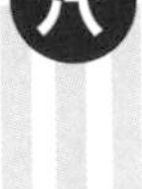

腰俞

大椎

◇**保健配穴**

【腰俞穴】【大椎穴】【百會穴】

◇**按摩技法**

患者先呈俯臥姿勢，施按者站在其旁，於腰背部的腰俞穴沿脊柱自下而上至大椎穴，並延伸至兩側皮膚進行捏提法20次；痛處可多實施幾次，但手法要緩和有力；接著以手掌按摩百會穴，每次以順時針方向和逆時針方向各進行50圈即可。

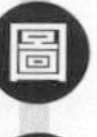
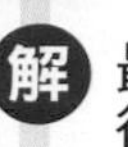
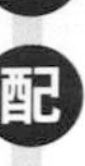
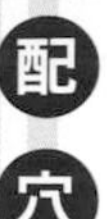

疾病配穴

神經衰弱

◇ **臨床表徵**

主要表現為易於興奮及疲勞，常伴有各種身體不適感和睡眠障礙。

◇ **保健配穴**

【攢竹穴】【神庭穴】【印堂穴】【百會穴】

◇ **按摩技法**

先以雙手拇指抵住攢竹穴，慢慢施力約1分鐘；接著再以大魚際推揉神庭穴和印堂穴，約2分鐘；最後雙手中指用力按揉百會穴1分鐘即可。

圖解配穴

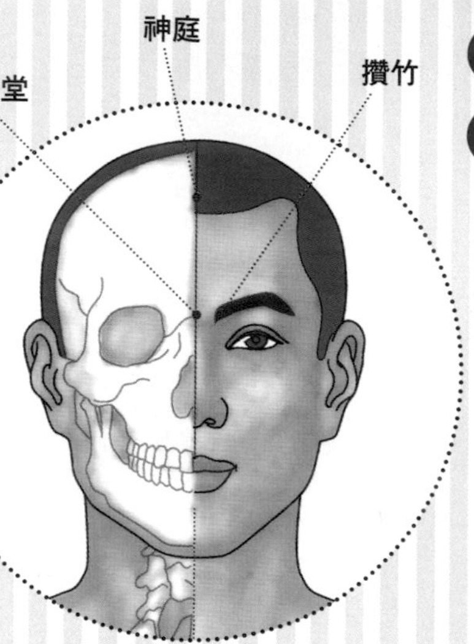

疾病配穴

子宮脫垂

◇ **臨床表徵**

即子宮從正常位置沿陰道下降。

◇ **保健配穴**

【氣海穴】【中極穴】【歸來穴】【血海穴】【百會穴】

◇ **按摩技法**

以中指點揉氣海穴、中極穴、歸來穴、血海穴3分鐘；最後用手掌按摩百會穴，每次以順時針和逆時針方向各按摩50圈，每日2～3次為佳。

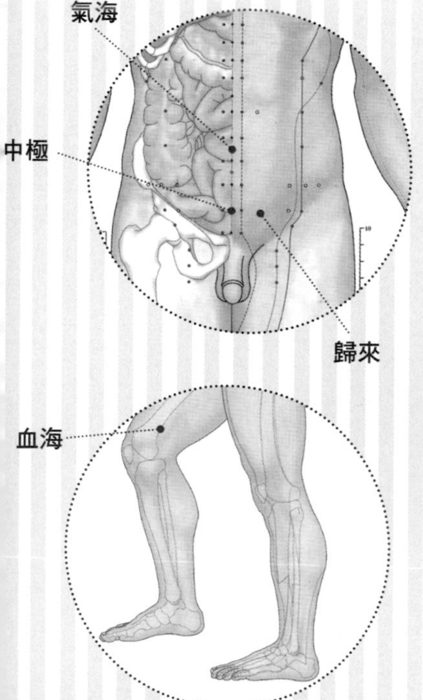

神庭穴

頭暈嘔吐找神庭

◇**別名**

天庭穴。

◇**經絡部位**

督脈經穴。

◇**保健特效**

可改善頭暈、嘔吐、雙眼昏花、流清鼻涕、急性鼻炎、淚腺炎等不適。

人體穴位剖析

在人體頭部，於前髮際正中直上0.5寸。

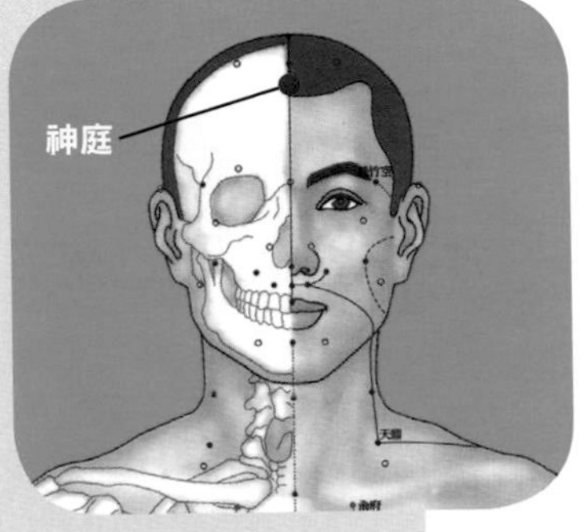

取穴DIY

正坐或仰臥，雙手高舉過頭，掌心朝下，手掌放鬆並呈自然彎曲狀，指尖下垂，約呈瓢狀，中指指尖觸碰部位即是該穴。

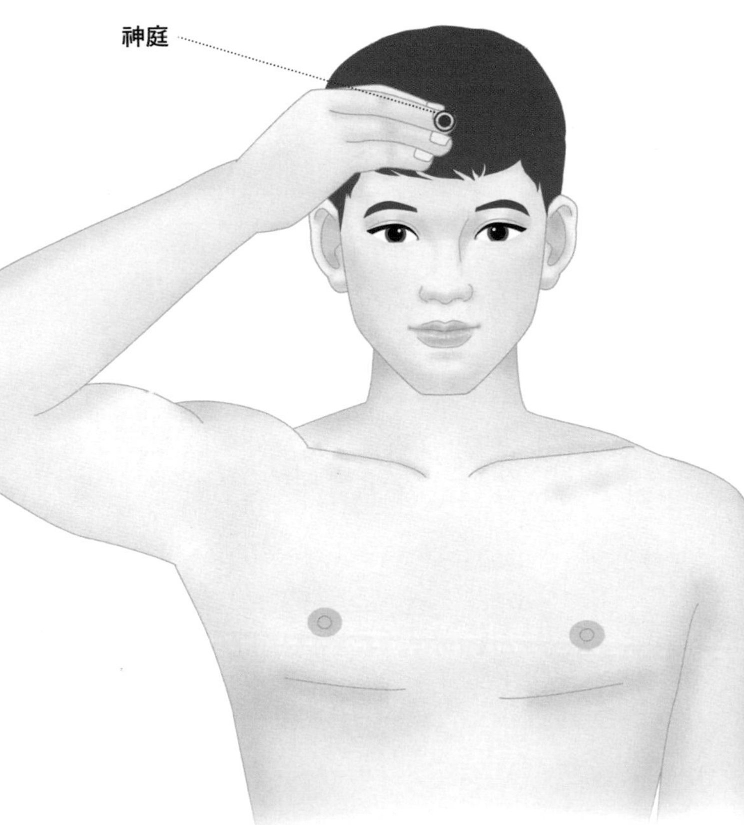

疾病配穴

鼻鼽

◇**臨床表徵**

以突然和反覆發作的鼻癢、噴嚏、流清涕、鼻塞等為其特徵，是一種常見且多發性的鼻病，又稱「鼽嚏」，相當於西醫的過敏性鼻炎。

按摩方式

左右手中指指尖垂直，相併放於穴位上，用雙手中指指尖揉按穴位，或用指尖掐按穴位，每次3～5分鐘。

按摩小錦囊	
力道	重
時間	3～5分鐘
中指折疊法	

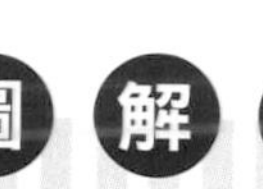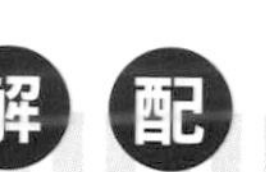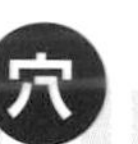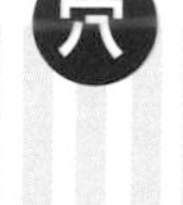

圖解配穴

◇**保健配穴**

【攢竹穴】【迎香穴】【神庭穴】【風門穴】【合谷穴】【至陰穴】

◇**按摩技法**

首先按壓攢竹穴1分鐘；中指再推揉迎香穴2分鐘；接著按壓神庭穴1分鐘；再將手置於後背的風門穴按揉1分鐘後，移至手部的合谷穴按壓1分鐘；最後按至陰穴1分鐘即可。每天早晚各一次，可有效改善症狀。

風門

攢竹

迎香

至陰

合谷

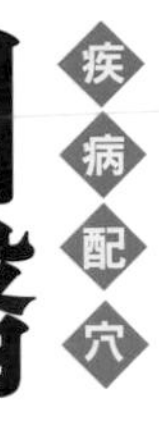

目翳

◇ **臨床表徵**

指眼內出現遮蔽視線的目障，此稱為「目翳」。

◇ **保健配穴**

【神庭穴】【上星穴】【百會穴】【肝俞穴】【腎俞穴】

◇ **按摩技法**

按摩順序由額前一直向後腦勺，依次推揉神庭穴、上星穴和百會穴各2分鐘；接著按摩後背的腎俞穴和肝俞穴。每天早晚各一次。

圖解配穴

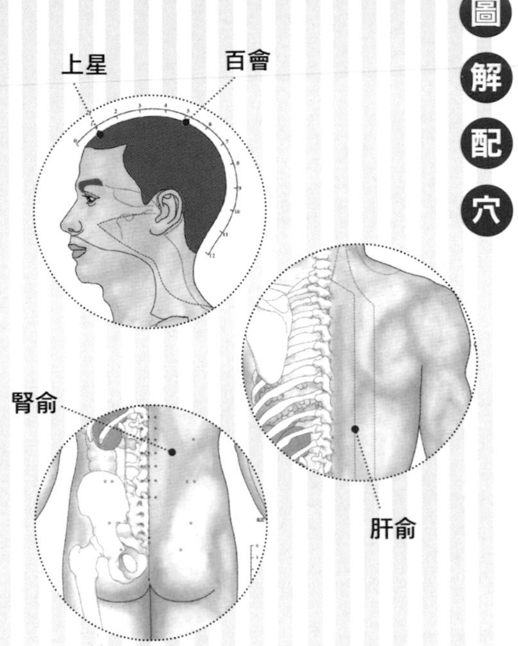

疾病配穴

癲疾嘔沫

◇ **臨床表徵**

癲疾為精神異常的病症。古人認為，若嘔吐出大量涎沫，且氣泄於下者，有性命危險。

◇ **保健配穴**

【神庭穴】【風府穴】【肺俞穴】【豐隆穴】【太衝穴】

◇ **按摩技法**

首先按壓神庭穴1分鐘、風府穴2分鐘，最後再按摩肺俞穴1分鐘、豐隆穴20次、太衝穴20次。

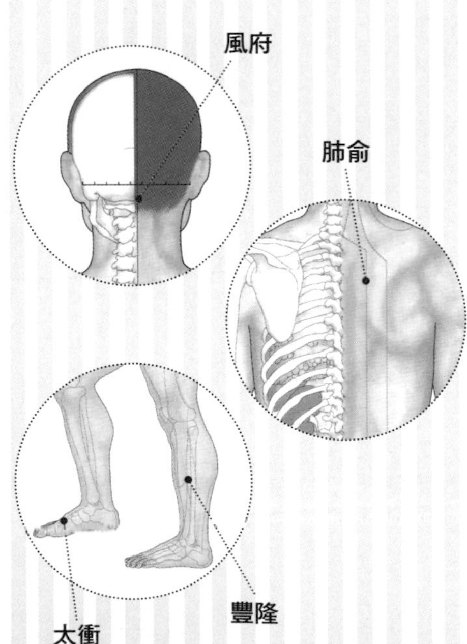

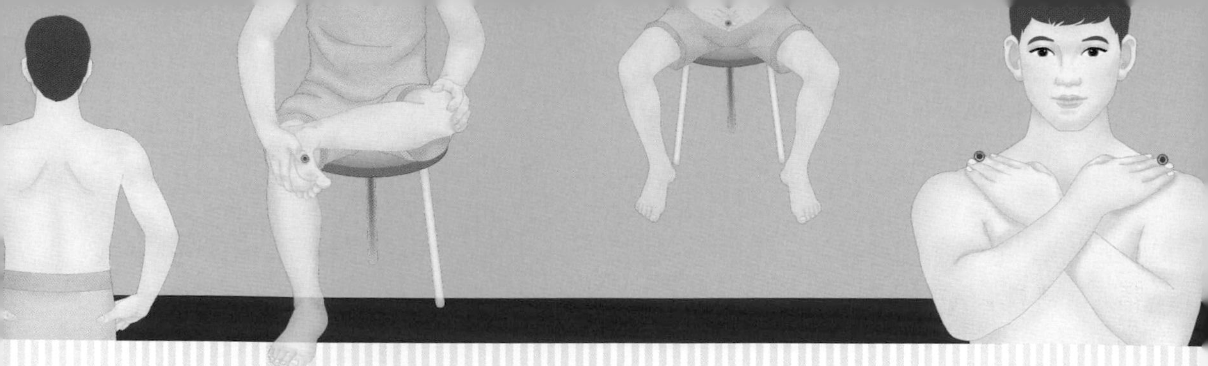

CHAPTER 2

第二章

胸腹部特效養生大穴

自古以來，胸腹部按摩一直為古人的養生大法。
由於腹為五臟宮城，
胃又是人體氣機升降的樞紐，
故其周圍穴位皆是強身健體的關鍵要穴。
現今研究顯示，
長期擦胸揉腹可保養腸胃及腹壁肌肉，
具有整腸胃、調理腎臟，
以及增強免疫力、延緩老化的顯著功效。

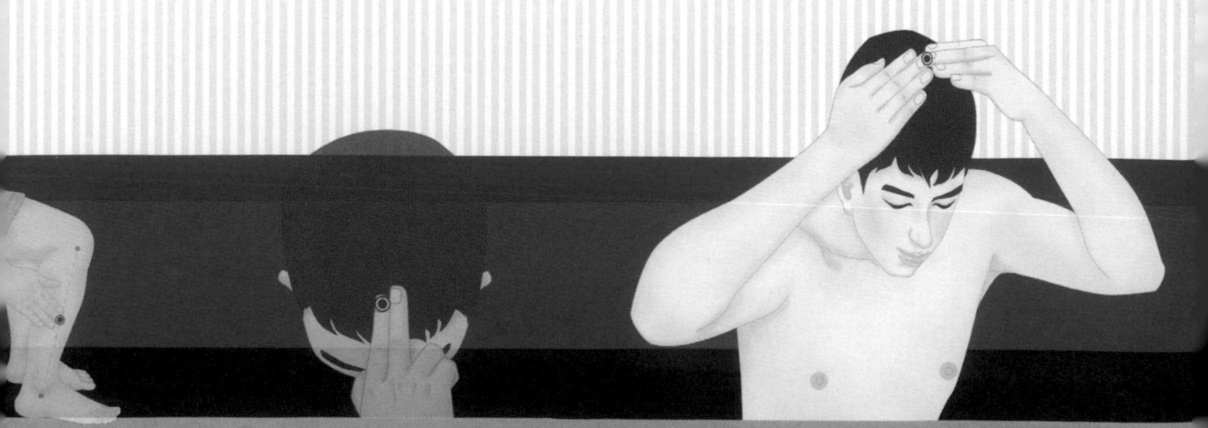

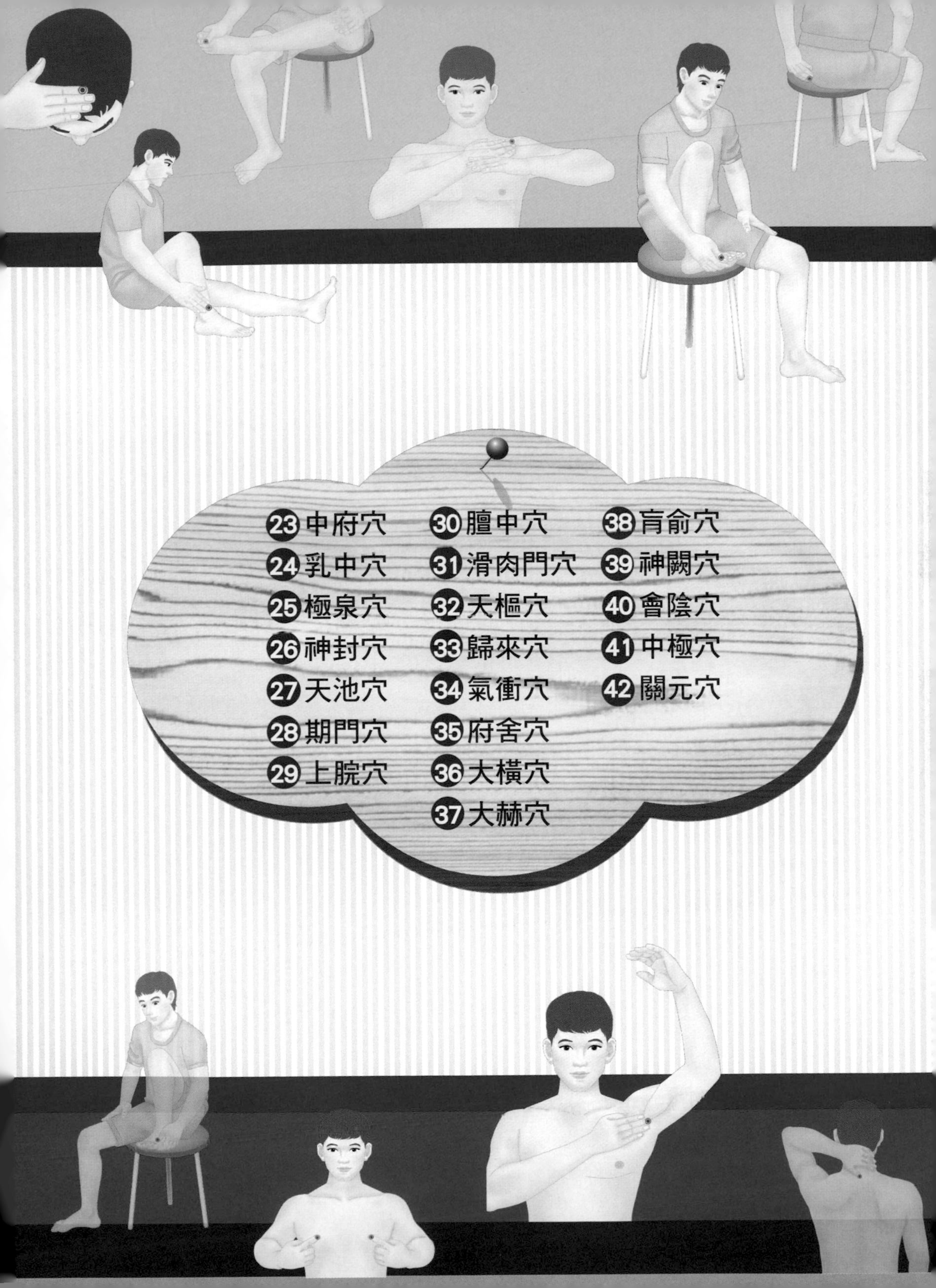

23 中府穴
24 乳中穴
25 極泉穴
26 神封穴
27 天池穴
28 期門穴
29 上脘穴
30 膻中穴
31 滑肉門穴
32 天樞穴
33 歸來穴
34 氣衝穴
35 府舍穴
36 大橫穴
37 大赫穴
38 肓俞穴
39 神闕穴
40 會陰穴
41 中極穴
42 關元穴

中府穴

肩酸咳嗽取中府

◇ **別名**

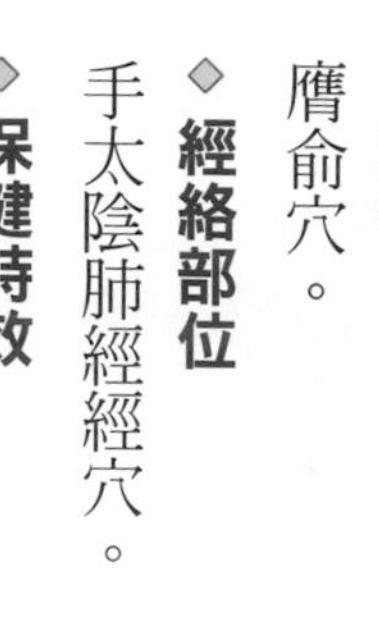

膺俞穴。

◇ **經絡部位**

手太陰肺經經穴。

◇ **保健特效**

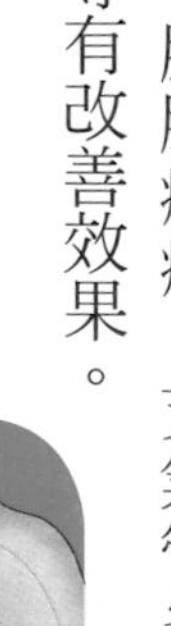

針對腹脹、喘氣胸滿、肩背痛、胸肌疼痛、支氣管炎、咳嗽等有改善效果。

人體穴位剖析

位於胸前壁的外上方，雲門穴下1寸，平第一肋間隙，前正中線旁開6寸處。

取穴DIY

正坐或仰臥，將右手三指（食指、中指、無名指）併攏放在胸窩上，中指指腹所在鎖骨外端下即是。

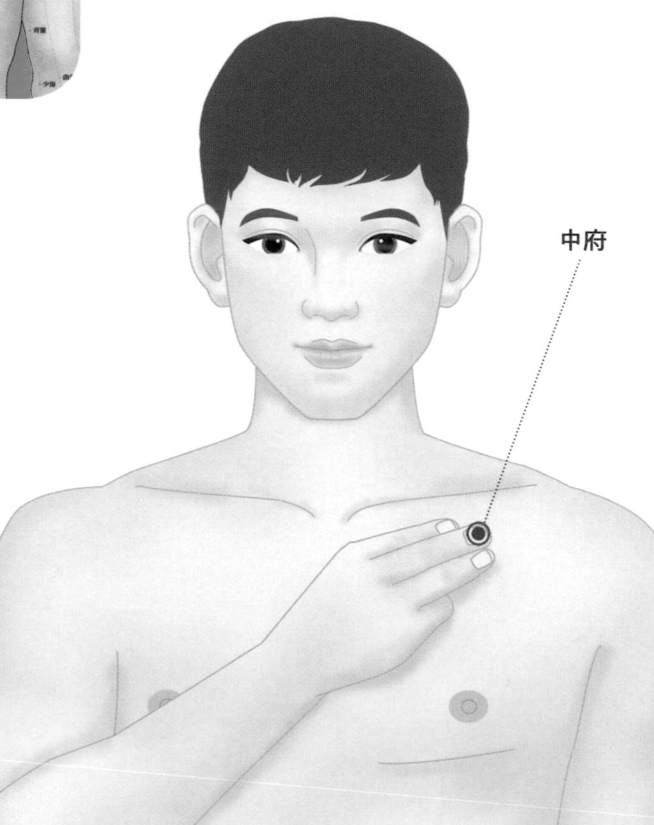

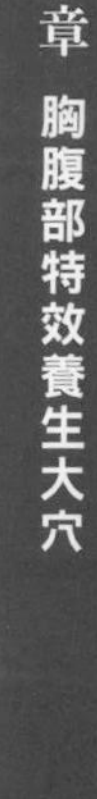

肩周炎

疾病配穴

◇ 臨床表徵

肩周炎是常見病症，肩關節疼痛和活動不便為其主要症狀。在發病初期，肩關節會呈現陣發性疼痛，常因天氣變化及勞累而誘發，之後將逐漸發展為持續性疼痛，且逐漸加劇，尤其夜晚更加嚴重，進而影響睡眠。

按摩方式

右手食、中、無名指三指併攏，向外順時針按揉左胸中府穴，再用左手以逆時針方向按揉，每次各1～3分鐘。

按摩小錦囊	
力道	適度
時間	1～3分鐘
三指摩揉法	

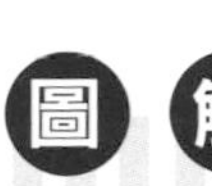
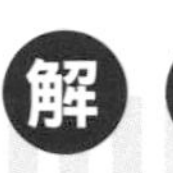
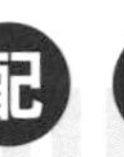

圖解配穴

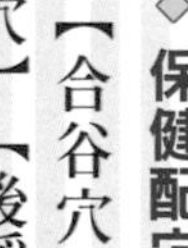

◇ 保健配穴

【合谷穴】【經渠穴】【中府穴】【內關穴】【後溪穴】【中渚穴】

◇ 按摩技法

以合谷穴、經渠穴、中府穴為一組；內關穴、後溪穴、中渚穴為另一組，每次先按摩一組，每穴按揉30～50次，兩組輪替使用。每天一次，30次為一個療程。可持續3～4遍，直至痊癒為止。

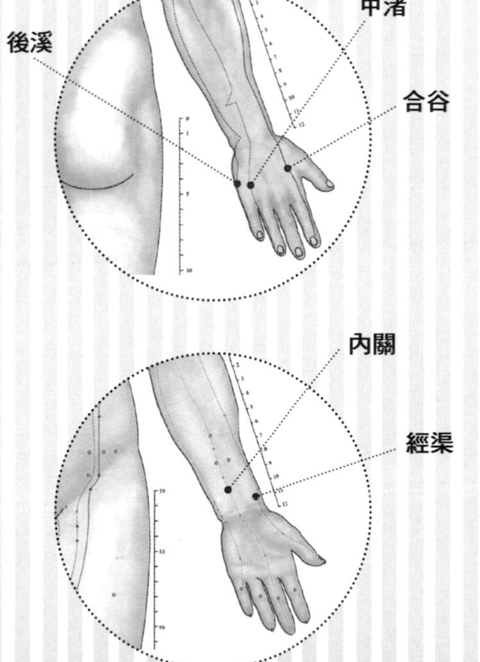

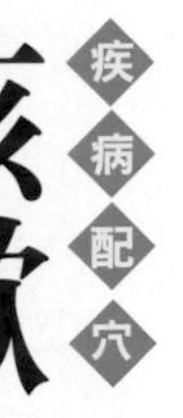

疾病配穴

咳嗽

◇臨床表徵

可分為乾咳與長期慢性咳嗽等。前者症狀為咳嗽無痰或痰量少；後者則常見於慢性支氣管炎等。

◇保健配穴

【肺俞穴】【中府穴】

◇按摩技法

先讓患者坐下，施按者站在後面，找其背部第三胸椎棘突下，左右旁開二指寬處的肺俞穴按摩2分鐘；接著再推揉中府穴3分鐘即可。

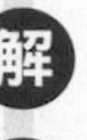
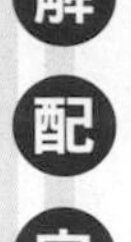

圖解配穴

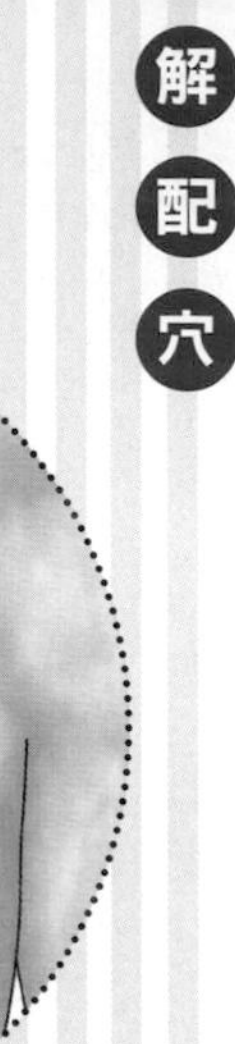

疾病配穴

肺結核

◇臨床表徵

咳嗽、咳血、潮熱、盜汗、身體消瘦為其主要特徵，多因體質虛弱，氣血不足所致。

◇保健配穴

【復溜穴】【中府穴】

◇按摩技法

先推揉位於腳踝內側中央上二指寬處，脛骨與跟腱間的復溜穴3分鐘；接著再按摩中府穴3分鐘即可。每天早晚各一次。

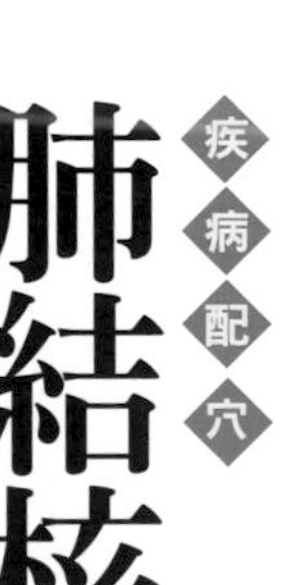

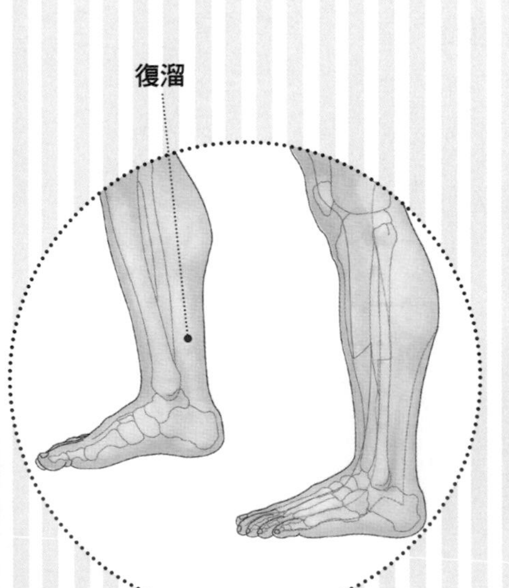

胸腹部
特效穴

乳中穴

房事性福找乳中

◇**別名**

乳首穴、當乳穴。

◇**經絡部位**

足陽明胃經經穴。

◇**保健特效**

長期按摩，可改善目瘤、癲癇、產後出血、性冷感等症。

人體穴位剖析

位於乳頭正中央，即人體胸部的第四肋骨間隙，乳頭中央，距前正中線4寸處。

取穴DIY

正坐、仰靠椅背或仰臥在床，將雙手食指指腹放在胸部乳頭中央，則食指指腹所在處即是。

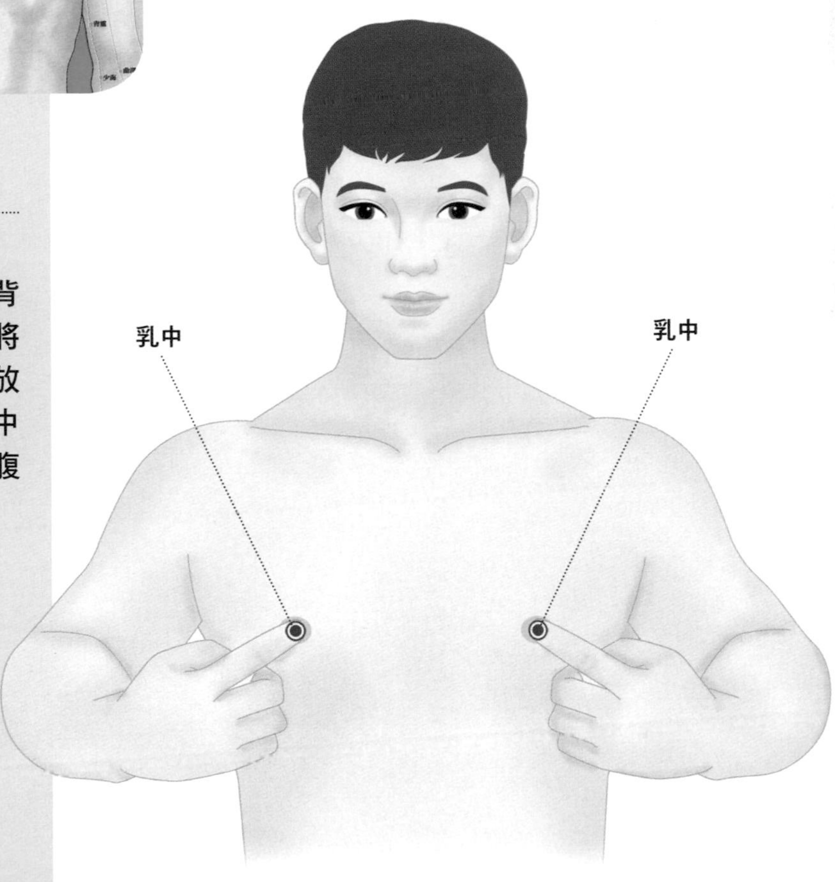

按摩方式

大拇指或食指輕捏乳頭揉轉，或以食指指腹按壓，可同時按揉兩乳頭，每次輕揉1～3分鐘。

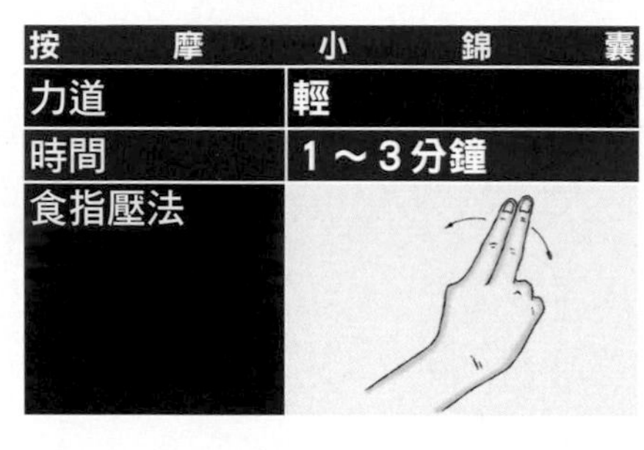

按摩小錦囊	
力道	輕
時間	1～3分鐘
食指壓法	

疾病配穴

性冷感

◇ **臨床表徵**

性冷感是指性慾缺乏，對性生活無興趣，或是性慾減退等情形。其因素可分為心理與生理層面，其中心理包括壓力、對性產生厭惡感等。而生理則包含荷爾蒙失調、疾病、服用藥物等，導致性興奮延遲或無法傳達到腦部。

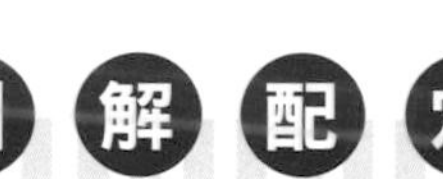

圖解配穴

◇ **保健配穴**

【乳中穴】【會陰穴】【會陽穴】【京門穴】

◇ **按摩技法**

激發性慾的敏感穴位有「乳中」、「會陰」、「會陽」、「京門」等穴。按摩手法應以指頭與掌面為主，以柔濟剛，達到激發性慾的效果。

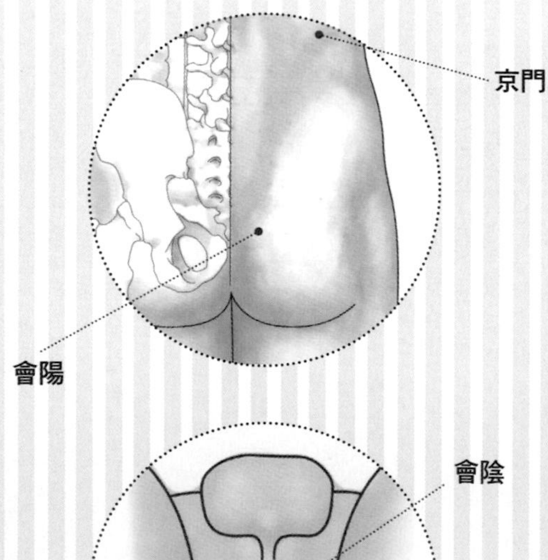

疾病配穴

產後失血

◇臨床表徵

主要表現為陰道流血過多，若產後二十四小時內的出血量超過五百毫升，將發生出血性休克。

◇保健配穴

【乳中穴】【會陰穴】

◇按摩技法

正坐或仰臥，以大拇指或食指同時輕捏乳頭揉轉約2分鐘；接著按摩會陰穴1分鐘，即可改善出血症狀。

圖解配穴

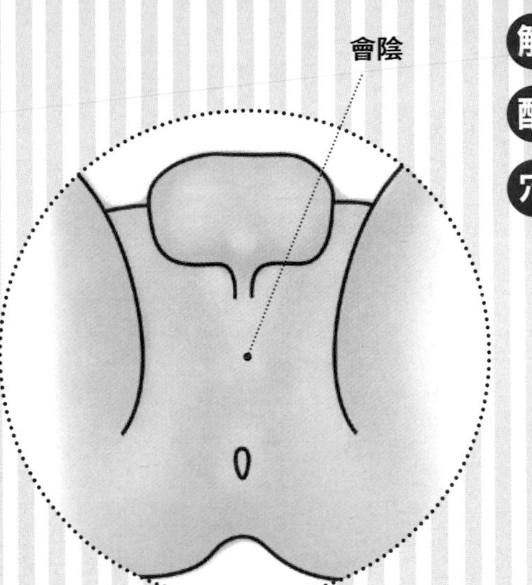

疾病配穴

乳汁不足

◇臨床表徵

婦女分娩後，出現乳汁不出或乳汁稀少而無法提供嬰兒所需量。

◇保健配穴

【乳中穴】【乳根穴】

◇按摩技法

正坐或仰臥，以大拇指與食指輕捏乳頭揉轉，或者單以食指指腹按壓乳中穴，每次輕揉2分鐘，須兩側同時進行；接著按摩乳根穴3分鐘即可。

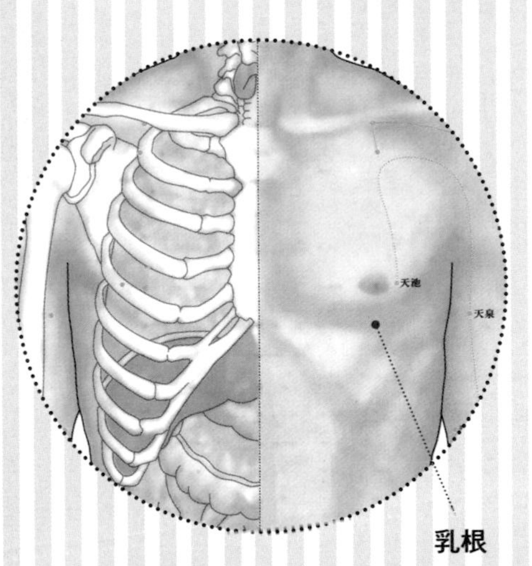

極泉穴

養護心肺找極泉

◇**別名**

無其他名稱。

◇**經絡部位**

手少陰心經經穴。

◇**保健特效**

可調理心肌炎、心絞痛、冠心病、心痛、肩周炎、肋間神經痛等病症。

人體穴位剖析

位於人體兩腋窩正中處，腋窩下的兩條筋脈之間，腋動脈搏動位置即是。

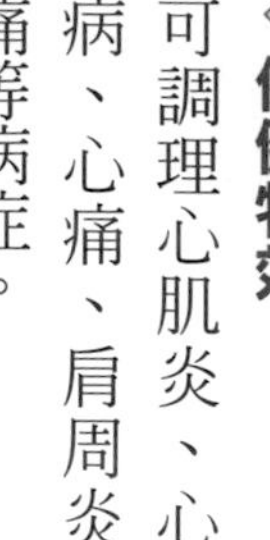

取穴DIY

正坐，手平伸，舉掌向上，屈肘，掌心向著自己的頭部，以另一手中指指尖按壓另一側腋窩正中凹陷處即是。

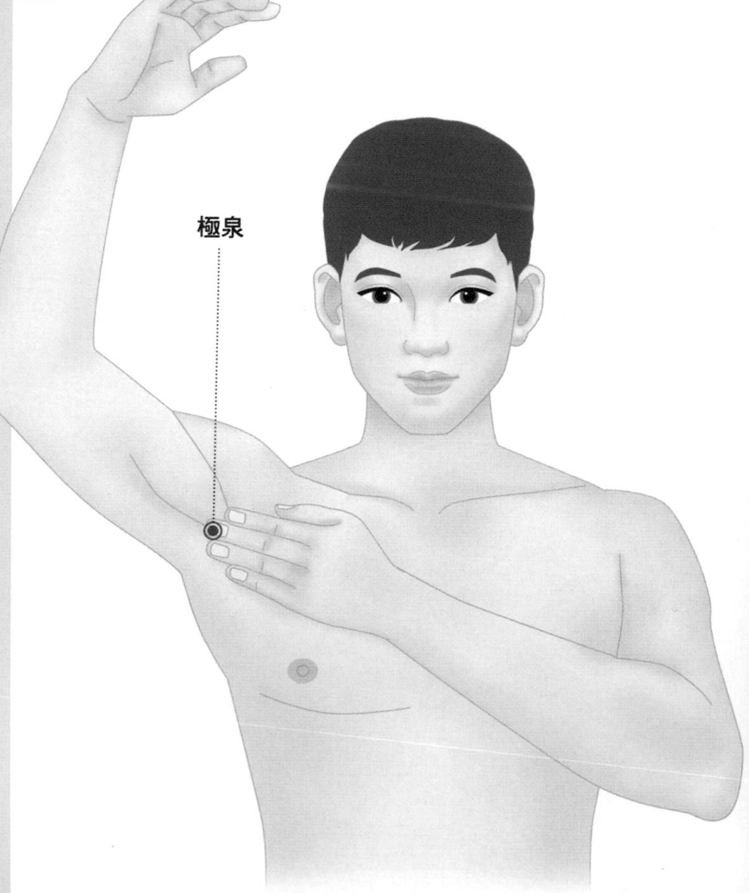

疾病配穴

冠心病

◇ **臨床表徵**

即冠狀動脈性心臟病，簡稱「冠心病」，是因其冠狀動脈狹窄、供血不足，進而引起心肌機能障礙或器質性病變（指內臟器官自身出現問題，導致功能不正常，但透過修復仍可繼續運作），故又稱缺血性心肌病。

按摩方式

以中指指尖按壓穴位，用同樣方法按壓另一側穴位，先左後右。每次早晚各揉按一次，每次1～3分鐘。

按摩小錦囊	
力道	適度
時間	1～3分鐘
中指壓法	

圖解配穴

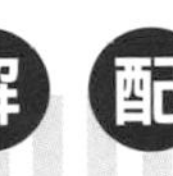
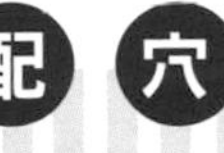
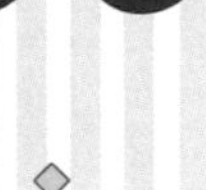

◇ **保健配穴**

【極泉穴】【神門穴】【內關穴】

◇ **按摩技法**

正坐，舉掌向上，用中指指尖按壓另一側腋窩正中凹陷處的極泉穴20次；接著，按壓手腕處的神門穴1分鐘；最後推揉內關穴2分鐘即可。

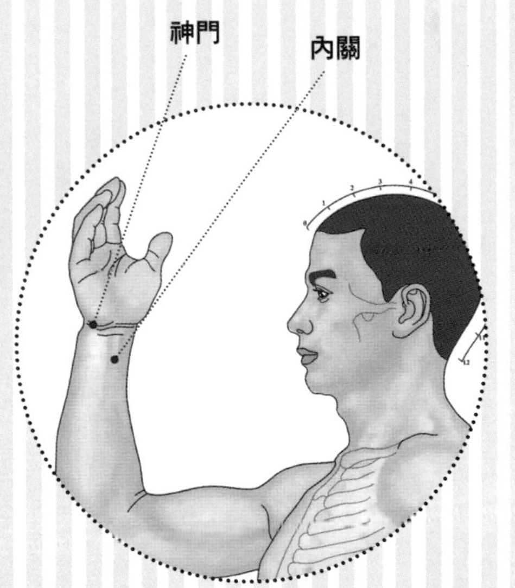

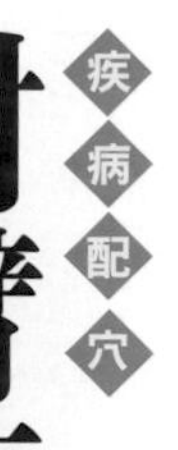

疾病配穴

肘臂痠痛

◇ **臨床表徵**

手臂抬升或是轉動時，會出現有如拉扯般的疼痛感進而導致行動不便。

◇ **保健配穴**

【俠白穴】【極泉穴】

◇ **按摩技法**

俠白穴位於肘橫紋上5寸處，可採取推揉手法進行2分鐘的按摩；接著再按壓腋下的極泉穴3分鐘即可。

圖解配穴

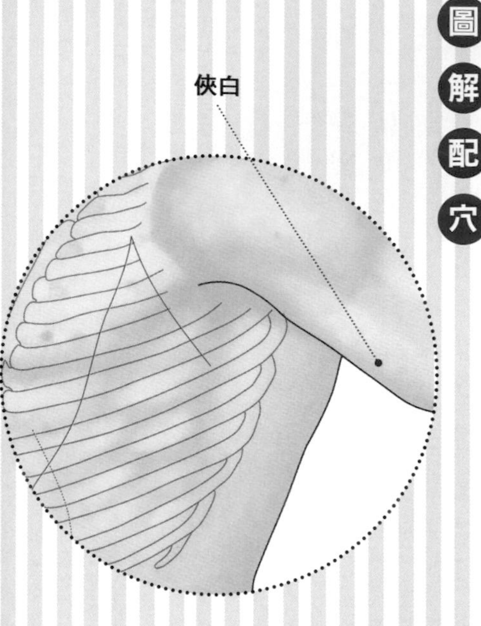

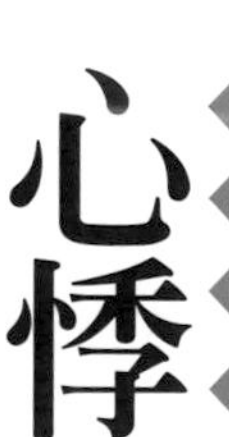

疾病配穴

心悸

◇ **臨床表徵**

進行輕微動作時，會產生虛冷流汗、喘不過氣，或者因焦躁緊張而使心跳加速過快的情形。

◇ **保健配穴**

【內關穴】【膻中穴】【極泉穴】

◇ **按摩技法**

首先，按壓接近手腕處內側的內關穴2分鐘；接著以中指適度點揉兩乳頭之間的膻中穴1分鐘；最後，再彈撥腋下的極泉穴2分鐘即可。

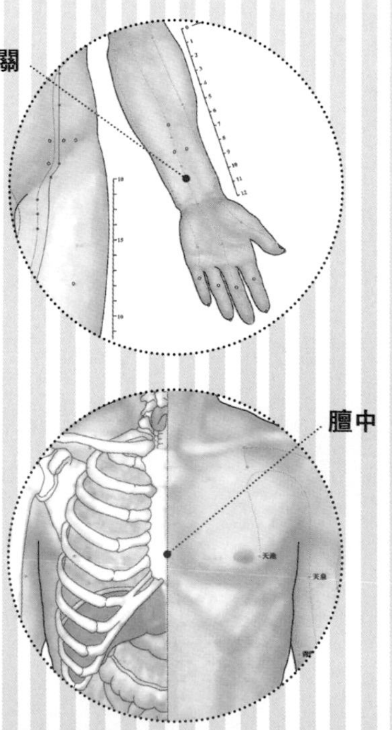

神封穴

止咳平喘按神封

◇**別名**

無其他名稱。

◇**經絡部位**

足少陰腎經經穴。

◇**保健特效**

可改善咳嗽、氣喘、胸脅脹痛、嘔吐、不嗜飲食、乳癰等情形。

人體穴位剖析

神封穴位在人體胸部，於第四肋間隙，前正中線旁開2寸處。

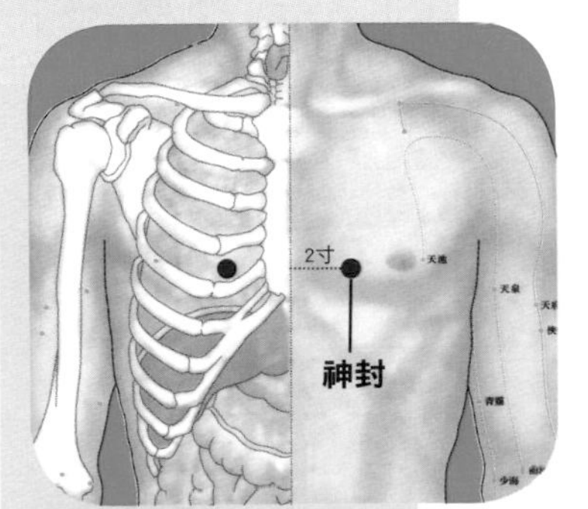

取穴DIY

將雙手四指併攏，手掌心朝內，分別放在胸部邊緣的位置，此時中指所在處即是。

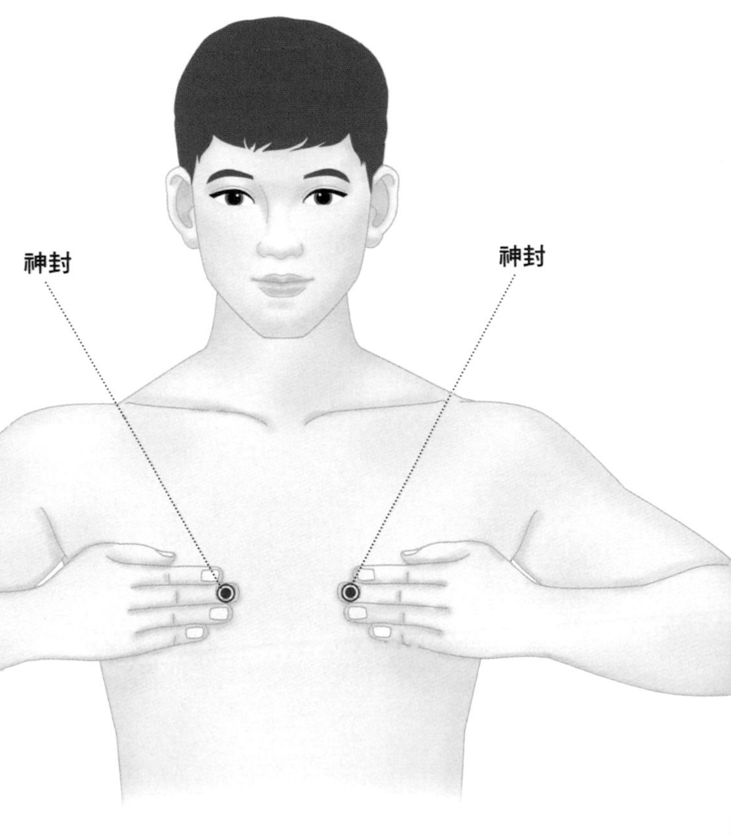

疾病配穴

胸脅脹滿

◇ **臨床表徵**

胸脅是指兩側胸部的季肋區。而胸脅脹滿意即從外表來看是脹大飽滿，或者自身感覺胸脅部位脹滿。因其足厥陰肝經經過此處，故出現這種情況者以肝病居多。

按摩方式

雙手四指併攏，掌心朝內，以中指輕輕按揉兩側胸部邊緣的神封穴，一按一放，持續1～3分鐘。

按摩小錦囊	
力道	輕
時間	1～3分鐘
中指壓法	

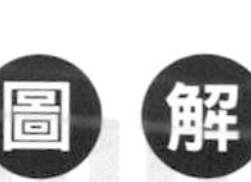
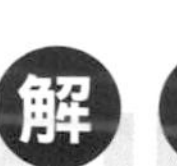

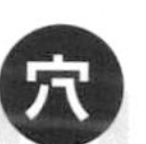
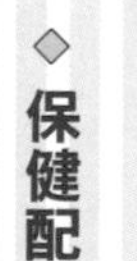
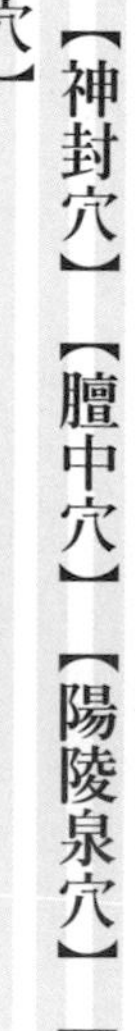

圖解配穴

◇ **保健配穴**

【神封穴】【膻中穴】【陽陵泉穴】【支溝穴】

◇ **按摩技法**

雙手四指併攏，輕輕按揉兩側神封穴，一按一放，持續約3分鐘；接著移至膻中穴按摩2分鐘；再推揉陽陵泉穴2分鐘；最後推揉近手腕處的支溝穴3分鐘即可。

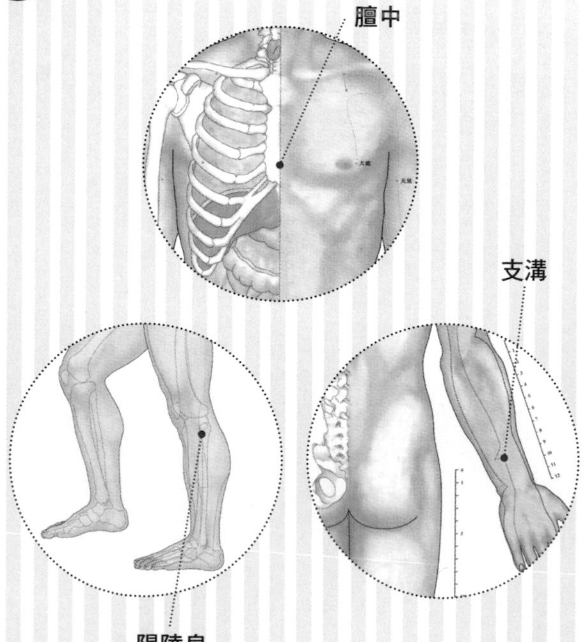

疾病配穴

胸膜炎

◇ **臨床表徵**

將出現胸痛咳嗽、胸悶氣急，嚴重者還有呼吸困難的情形。

◇ **保健配穴**

【大包穴】【乳根穴】【神封穴】

◇ **按摩技法**

首先，用中指指尖按摩腋下第六肋間隙處的大包穴1分鐘；接著再以大拇指指腹按壓乳根穴2分鐘；最後推揉神封穴3分鐘即可。

圖解配穴

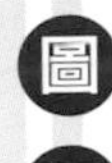
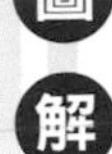
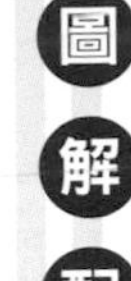
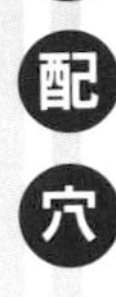
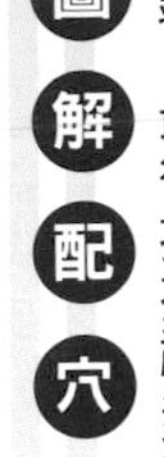

疾病配穴

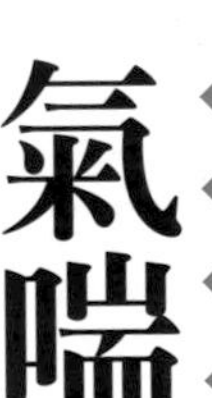
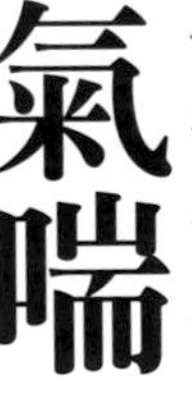

氣喘

◇ **臨床表徵**

為過敏體質所引起的急性呼吸急促、胸部壓迫、心跳加速、咳嗽冷汗等現象。

◇ **保健配穴**

【神封穴】【膻中穴】【天突穴】

◇ **按摩技法**

以輕揉的畫圓方式按摩神封穴3分鐘，再以手指輕壓膻中穴1分鐘，最後垂直上移至天突穴，點壓1分鐘即可。

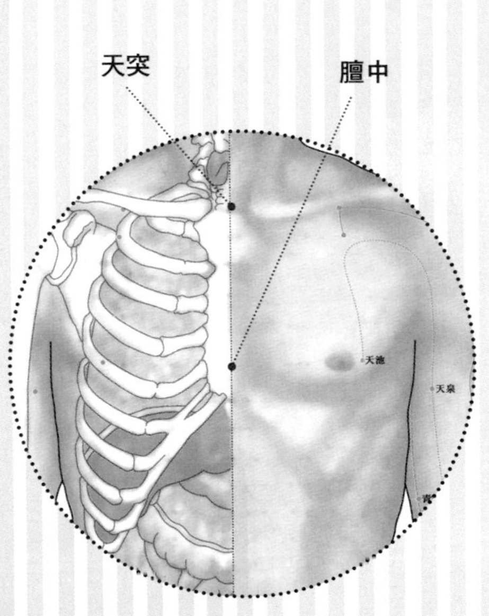

天池穴

胸滿煩悶舒緩穴

◇**別名**

天會穴。

◇**經絡部位**

手厥陰心包經經穴。

◇**保健特效**

可改善心臟外膜炎、腦充血、腋腺炎、乳房炎、肋間神經痛等症。

人體穴位剖析

在人體胸部，於第四肋間隙，距乳頭外1寸（即乳中穴1寸），距前正中線旁開5寸處。

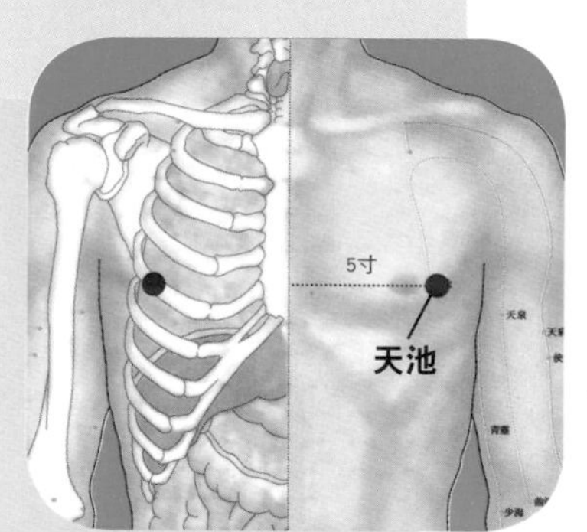

取穴DIY

正坐或仰臥，舉起雙手，掌心朝向自己胸前，四指相對，大拇指指腹向下垂直按壓乳頭外 1 寸處即是。

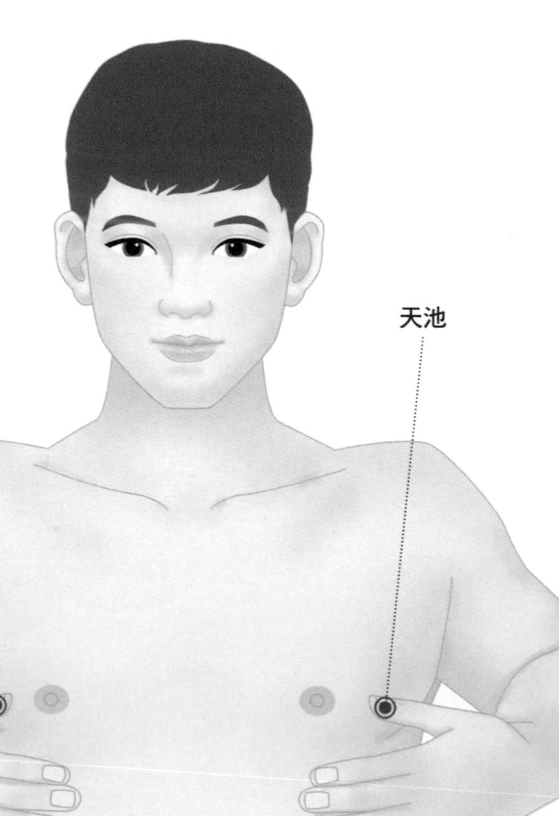

疾病配穴

狐臭

◇臨床表徵

狐臭又稱「腋腺炎」、「臭汗症」等，主要發生於腋下，出汗多且有臭味，尤其在炎熱的夏季與青春期階段，症狀更嚴重。因其與狐狸肛門排放的氣味相似，故常稱為「狐臭」。

按摩方式

用大拇指指腹向下垂直按壓，有酸痛感。每天早晚左右（或雙側同時）各按壓一次，每次1～3分鐘。

按摩小錦囊	
力道	重
時間	1～3分鐘
拇指壓法	

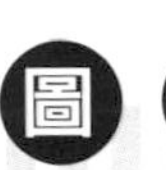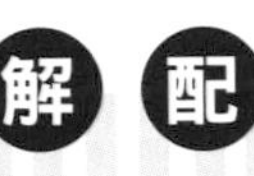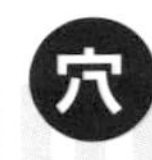圖解配穴

◇保健配穴

【天池穴】【極泉穴】

◇按摩技法

正坐或仰臥，舉起雙手，掌心朝向自己胸前，四指相對，大拇指指腹向下垂直按壓乳頭外1寸的天池穴1分鐘；最後按壓腋窩上的極泉穴3分鐘即可。長期按摩，能有效改善狐臭情形。

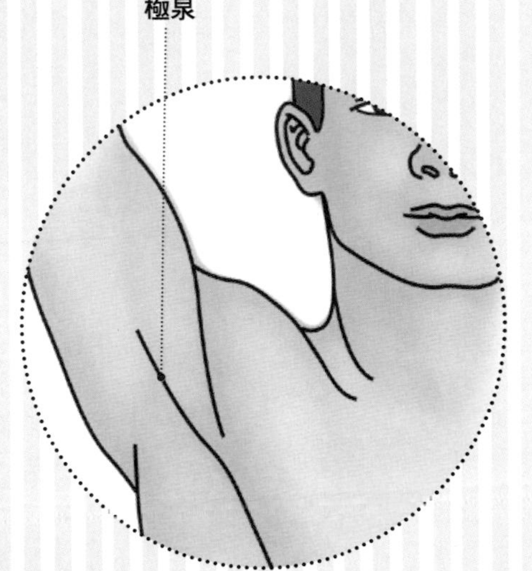

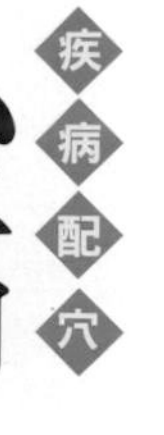

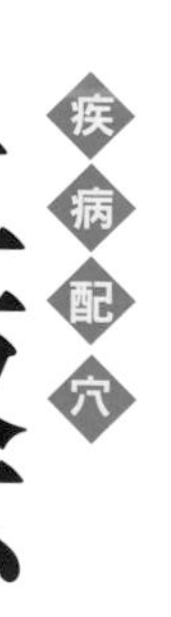

疾病配穴

心痛

◇**臨床表徵**

為心臟暫時性缺血、缺氧所導致的症狀。其痛感為憋悶性，疼痛部位在左胸或兩乳之間，甚至痛感還會擴及肩部、左上肢、後背部等。

◇**保健配穴**

【內關穴】【天池穴】

◇**按摩技法**

首先採取拇指推壓的方式，按摩內關穴1分鐘；最後按壓天池穴3分鐘即可。

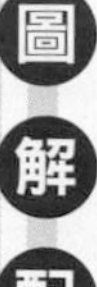
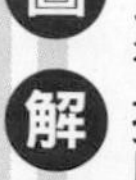
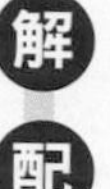

圖解配穴

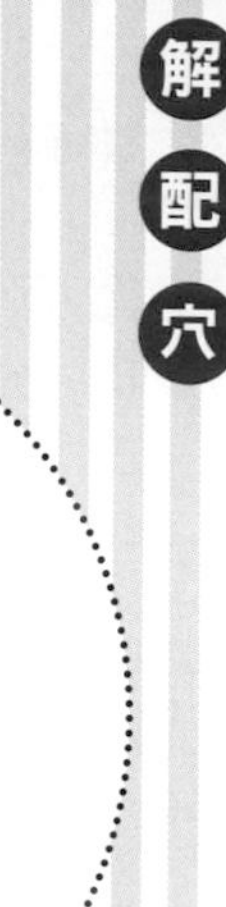

疾病配穴

上肢不遂

◇**臨床表徵**

意即上肢麻痺癱瘓而失去自主能力，多屬中風的後遺症。

◇**保健配穴**

【肩髎穴】【肩井穴】【天池穴】【養老穴】

◇**按摩技法**

先以食、中二指推揉肩髎穴2分鐘；再將手移至肩井穴，用大拇指按壓2分鐘；接著，大拇指施力按壓天池穴3分鐘後，按壓養老穴1分鐘即可。

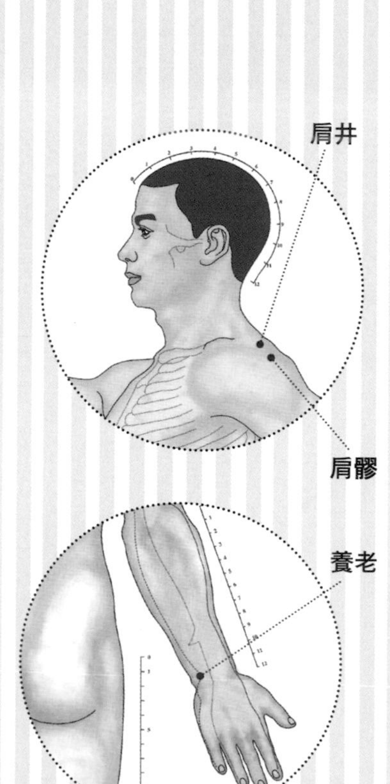

胸腹部特效穴

期門穴

腹脹呃逆消解穴

◇**別名**

肝募穴。

◇**經絡部位**

足厥陰肝經經穴。

◇**保健特效**

能調理肋間神經痛、肝炎、膽囊炎、胸脅脹滿、腹脹、嘔吐、乳痛等症。

人體穴位剖析

在人體胸部，乳頭直下，第六肋間隙，距前正中線旁開4寸處。

4寸

期門

取穴DIY

正坐，舉雙手，掌心向下，指尖相對，放在雙乳下、肋骨上，大拇指、食指直下掌根魚際處即是。

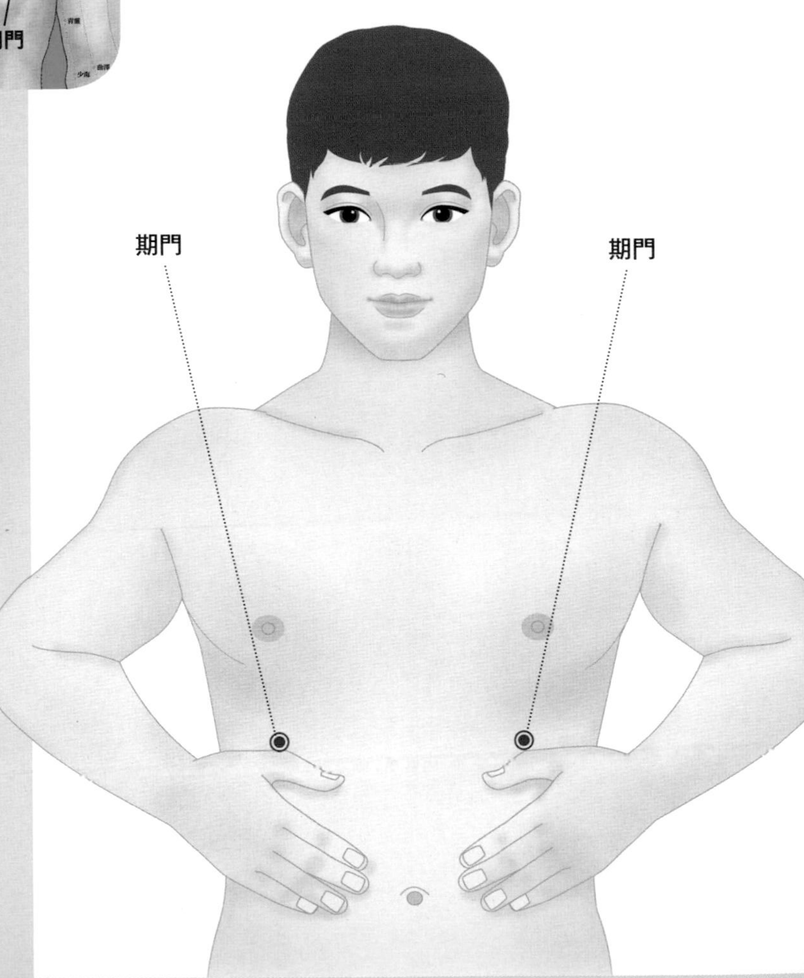

疾病配穴

黃疸

◇ 臨床表徵

黃疸又稱「黃病」，是一種因血清中膽紅素升高致使皮膚、黏膜和鞏膜發黃的症狀，其大多數都與肝臟病有關；此外，諸如膽囊病和血液病也會引發黃疸症狀，故應有所區別。

按摩方式

用大拇指、食指直下掌根魚際處揉按穴位，有脹痛感，每次左右（或雙側同時）各揉按3～5分鐘。

按摩小錦囊	
力道	輕
時間	3～5分鐘
掌根揉法	

圖解配穴

◇ 保健配穴

【陽陵泉穴】【中封穴】【期門穴】

◇ 按摩技法

首先按摩位於膝蓋側邊的陽陵泉穴3分鐘；接著推揉足背內側的中封穴2分鐘；最後，以掌根處摩揉期門穴3分鐘即可。

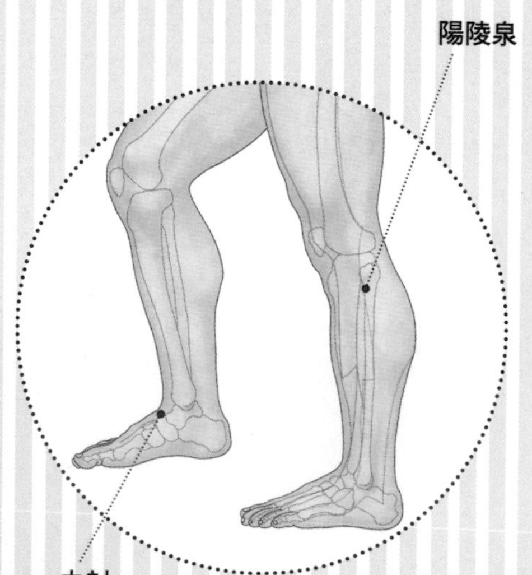

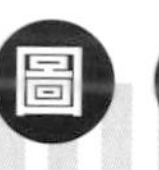

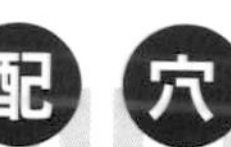
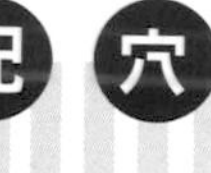
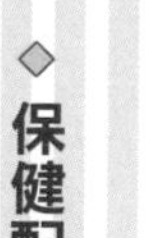
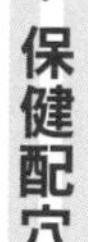

疾病配穴

急性膽囊炎

◇**臨床表徵**

其症狀為右上腹疼痛、噁心嘔吐和發熱等。

◇**保健配穴**

【期門穴】【肝俞穴】【陽陵泉穴】【膈俞穴】

◇**按摩技法**

先以掌根處摩揉期門穴約3分鐘；接著，按摩背部肝俞穴2分鐘；再將手移至膝蓋外側的陽陵泉穴，按摩約2分鐘；最後按壓背部膈俞穴3分鐘即可。

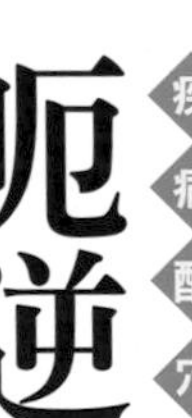
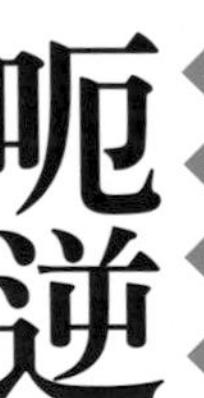

呃逆

◇**臨床表徵**

以胃氣不降，上衝咽喉而致喉間呃呃連聲，聲短且頻繁不能自制，有聲無物為主要症狀。

◇**保健配穴**

【內關穴】【天突穴】【期門穴】

◇**按摩技法**

先用拇指指腹重力按壓內關穴5分鐘；接著將右手拇指放置天突穴，力道由輕漸重、由重到輕地揉按1分鐘；最後按摩期門穴3分鐘即可。

圖解配穴

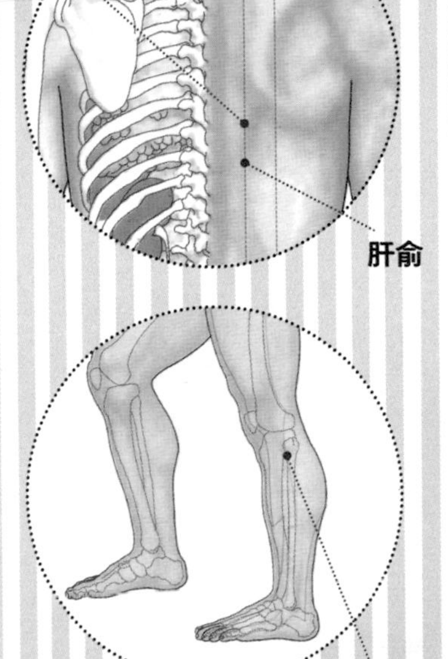

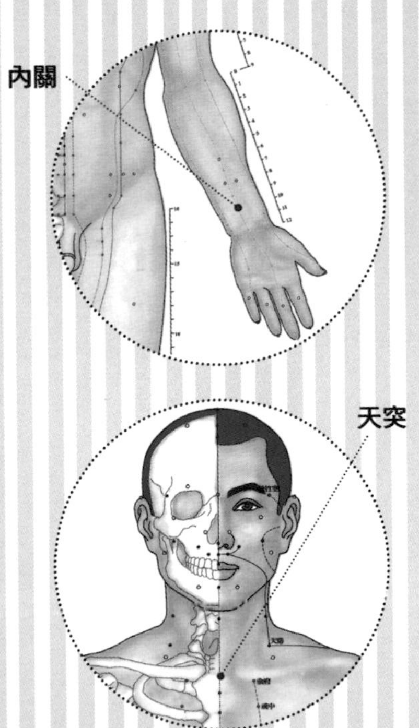

胸腹部特效穴

上脘穴

腸胃消化保健穴

◇**別名**

上管穴、胃管穴、胃脘穴。

◇**經絡部位**

任脈經穴。

◇**保健特效**

能有效改善嘔吐、腹脹、腹痛、胃炎、膈肌痙攣、腸炎、失眠等症。

人體穴位剖析

位在人體上腹部，前正中線，於臍中上5寸處。

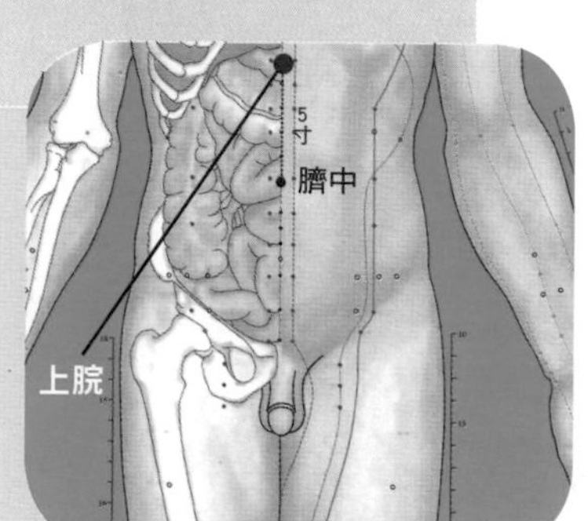

取穴DIY

正坐，雙手伸向胸前，手掌放鬆，約呈瓢狀，掌心向下，則兩手中指指尖相互觸碰的位置即是。

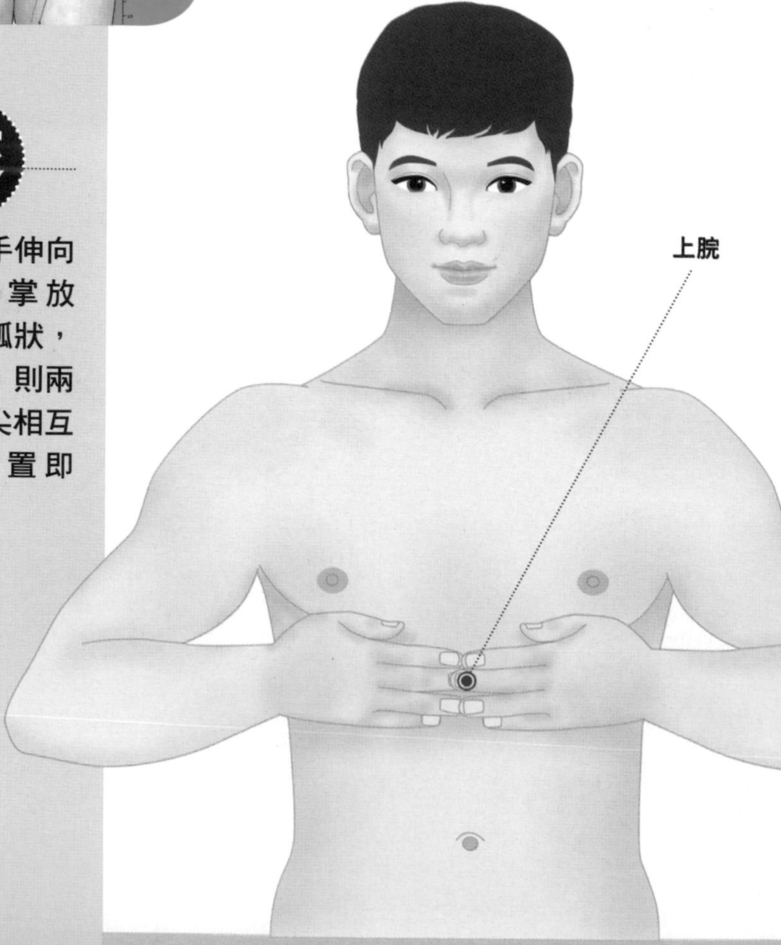

上脘

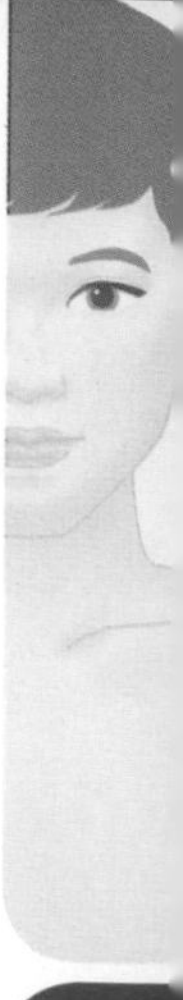

疾病配穴

胃潰瘍

◇ **臨床表徵**

患者有週期性上腹部疼痛、胃酸逆流等情形，易反覆發作，其症狀與胃液的消化作用有關，故又稱為「消化性潰瘍病」。潰瘍主要發生於胃小彎側近幽門處和十二指腸球部，其中又以後者較多見。

按摩方式

雙手中指同時出力揉按穴位，有刺痛感。每次各揉按1～3分鐘，先左上右下，後右上左下。

按摩小錦囊	
力道	重
時間	1～3分鐘
中指折疊法	

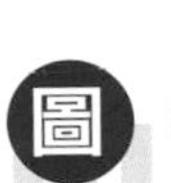
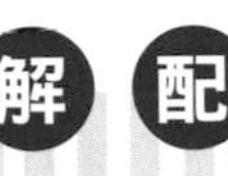
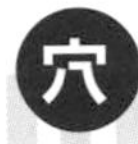

圖解配穴

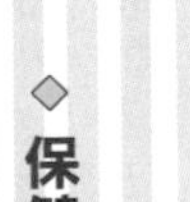

◇ **保健配穴**

【上脘穴】【中脘穴】

◇ **按摩技法**

首先，雙手中指放在上脘穴，施力按揉3分鐘；接著下移至前正中線，臍上4寸的中脘穴，以同樣手法按摩2分鐘即可。

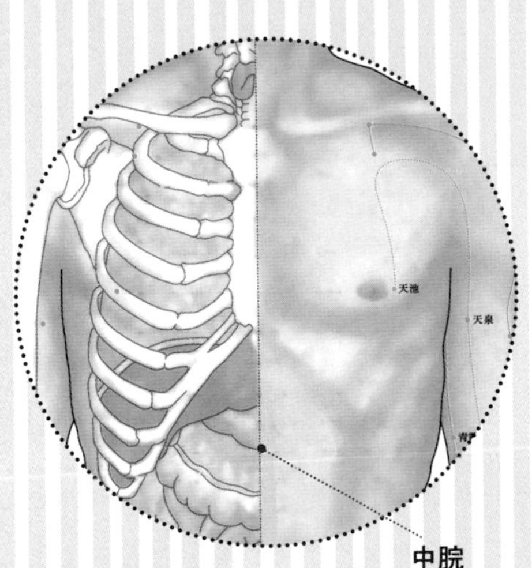

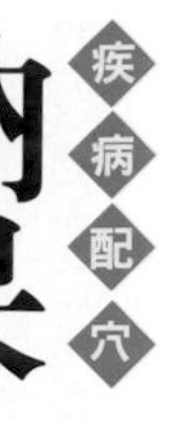

疾病配穴

納呆

◇ **臨床表徵**

指胃的收納功能呆滯，亦稱「胃呆」。即消化不良、食慾不振等情形。

◇ **保健配穴**

【豐隆穴】【上脘穴】

◇ **按摩技法**

先推揉位於小腿前外側的豐隆穴2分鐘；再按摩位於腹部的上脘穴3分鐘即可。每天按壓，能有效改善症狀。

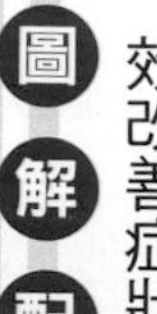
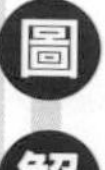
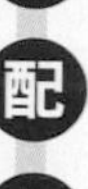

圖解配穴

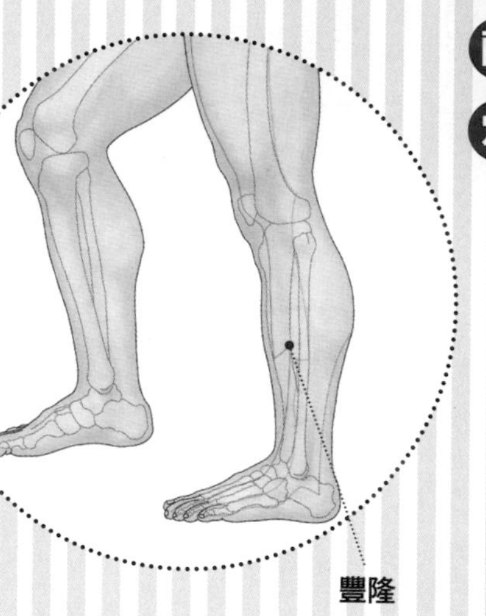

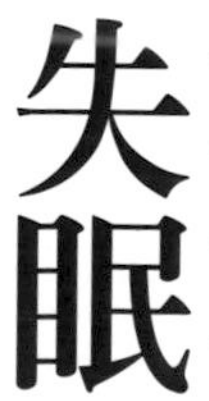
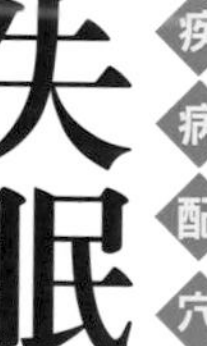

疾病配穴

失眠

◇ **臨床表徵**

失眠意指難以入睡和維持睡眠狀態。患者常會出現睡眠深度或頻度過短（淺睡性失眠）等問題。

◇ **保健配穴**

【神門穴】【上脘穴】

◇ **按摩技法**

首先用大拇指指腹按壓位於腕橫紋尺側端的神門穴約1分鐘；接著再移至胸腹間的上脘穴，按摩3分鐘即可。

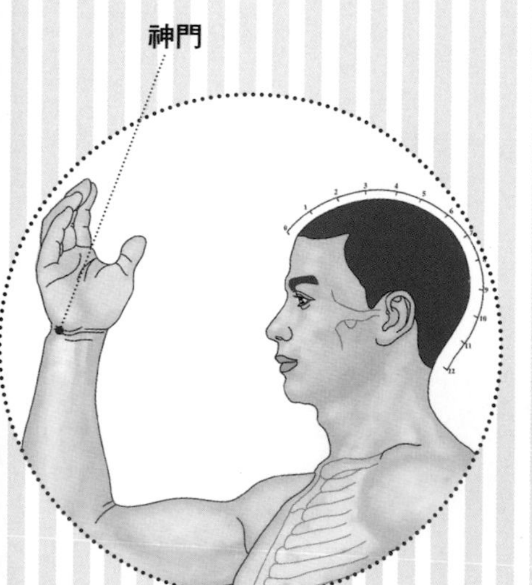

胸腹部 特效穴

膻中穴

寬胸利膈特效穴

◇**別名**

元兒穴、胸堂穴、上氣海穴。

◇**經絡部位**

任脈經穴。

◇**保健特效**

可改善支氣管炎、咳嗽、氣喘、咳唾膿血、心悸心煩、乳汁過少等不適。

人體穴位剖析

位於人體胸部，於前正中線上，平第四肋間，兩乳頭之間連線的中點。

膻中

取穴DIY

正坐或仰臥，雙手伸向胸前，手掌放鬆，約呈瓢狀，掌心向下，中指指尖放在雙乳中點處即是。

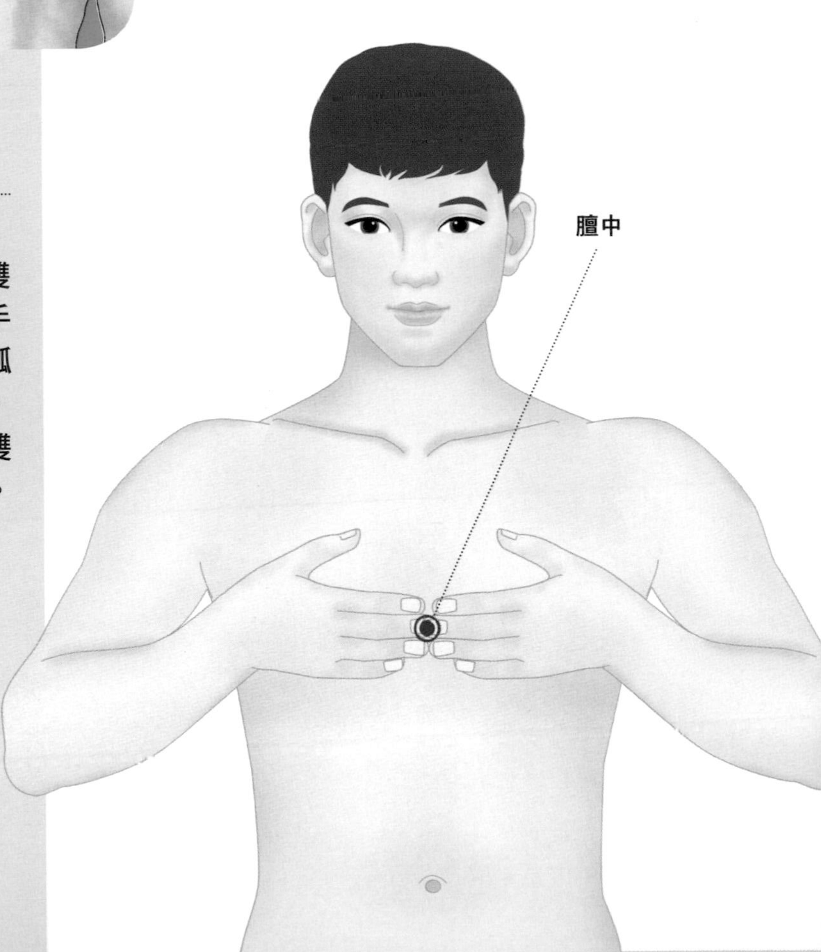

疾病配穴

急性心肌梗塞

◇ **臨床表徵**

急性心肌梗塞是指冠狀動脈急性閉塞、血流中斷，所引起的局部心肌缺血性壞死情形。臨床症狀有胸骨後的持久性疼痛、休克、心律失常和心力衰竭等，並出現血清心肌酶升高的狀況。

按摩方式

雙手中指同時用力按揉穴位，有刺痛感，每次各1～3分鐘，先左上右下，後右上左下。

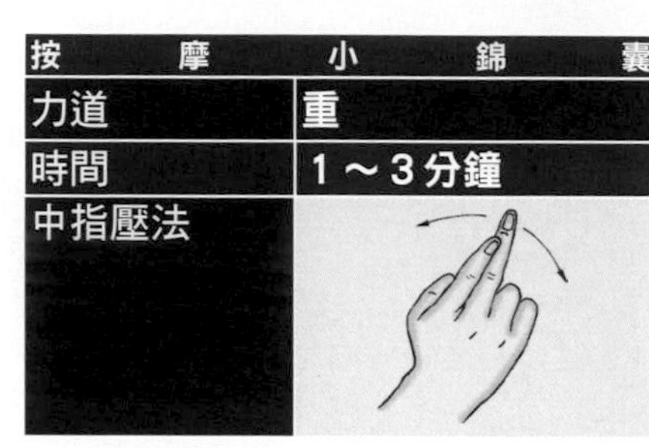

按摩小錦囊	
力道	重
時間	1～3分鐘
中指壓法	

圖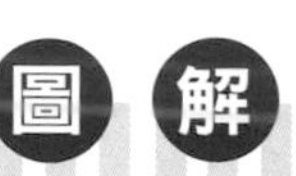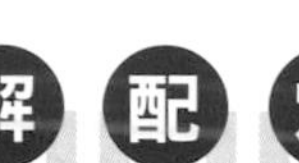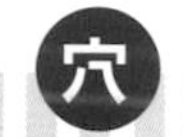解配穴

◇ **保健配穴**

【內關穴】【三陰交穴】【巨闕穴】【足三里穴】【膻中穴】

◇ **按摩技法**

依次按摩近手腕處的內關穴、足內踝上側的三陰交穴、上腹部的巨闕穴、膝蓋下的足三里穴，以及膻中穴各30秒，可重複以上按摩方式3～5遍。

內關

足三里

巨闕

三陰交

疾病配穴

乳腺炎

◇臨床表徵

常見於哺乳婦女，尤其是初產婦。其症狀為乳房紅腫、有硬塊。

◇保健配穴

【膻中穴】【曲池穴】【合谷穴】

◇按摩技法

雙手中指用力按壓膻中穴3分鐘；接著以拇指指腹按壓曲池穴1分鐘；最後，揉按手部的合谷穴1分鐘即可。

圖解配穴

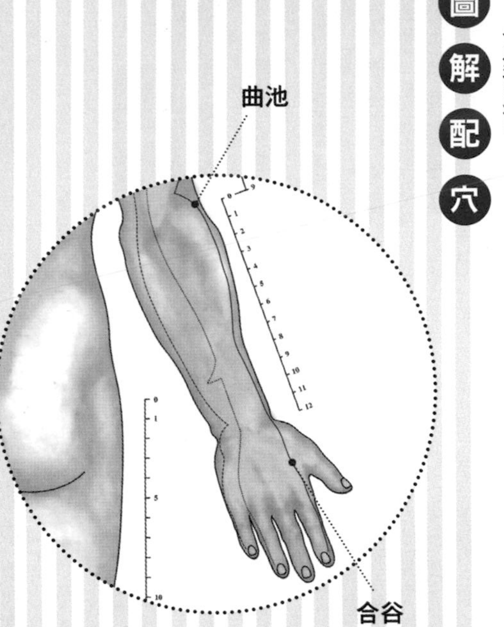

疾病配穴

咳嗽痰喘

◇臨床表徵

感冒所併發的咳嗽不僅惡化，且有伴痰情形，嚴重者還會導致呼吸道阻塞。

◇保健配穴

【肺俞穴】【豐隆穴】【內關穴】【膻中穴】

◇按摩技法

以拇指按壓肺俞穴20次；接著採用刮法按摩腿部的豐隆穴2分鐘；再適度按壓內關穴20次；最後按摩膻中穴3分鐘即可。

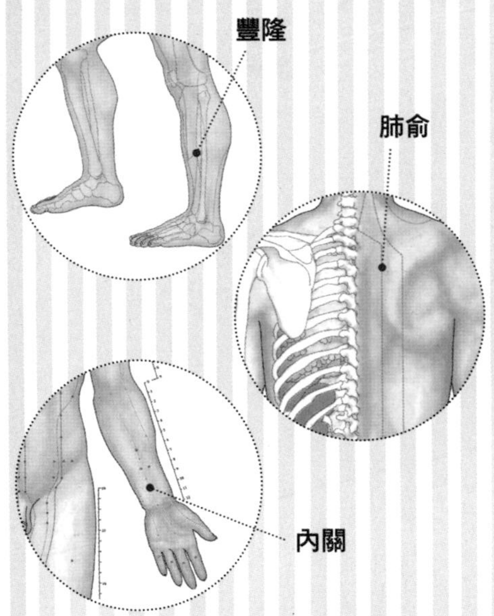

胸腹部特效穴

滑肉門穴

愛美女人常點穴

◇**別名**

滑肉穴、滑幽門穴。

◇**經絡部位**

足陽明胃經經穴。

◇**保健特效**

具有減肥、消脂的效果；此外，針對慢性胃腸病、嘔吐、胃痛等有調理效果。

人體穴位剖析

位於人體上腹部，在肚臍上方1寸處，距前正中線2寸處即是。

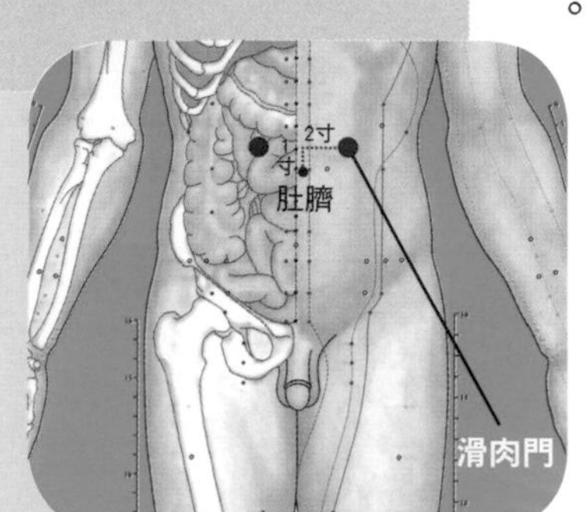

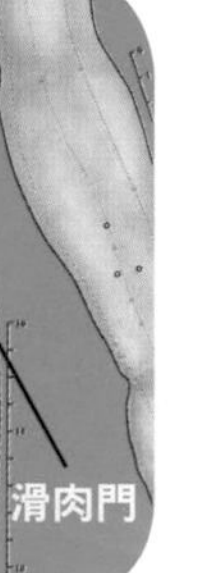

仰臥或正坐，拇指與小指彎曲，中間三指伸直併攏，手指朝下，以食指第一關節貼於肚臍之上，則無名指第二關節所在位置即是。

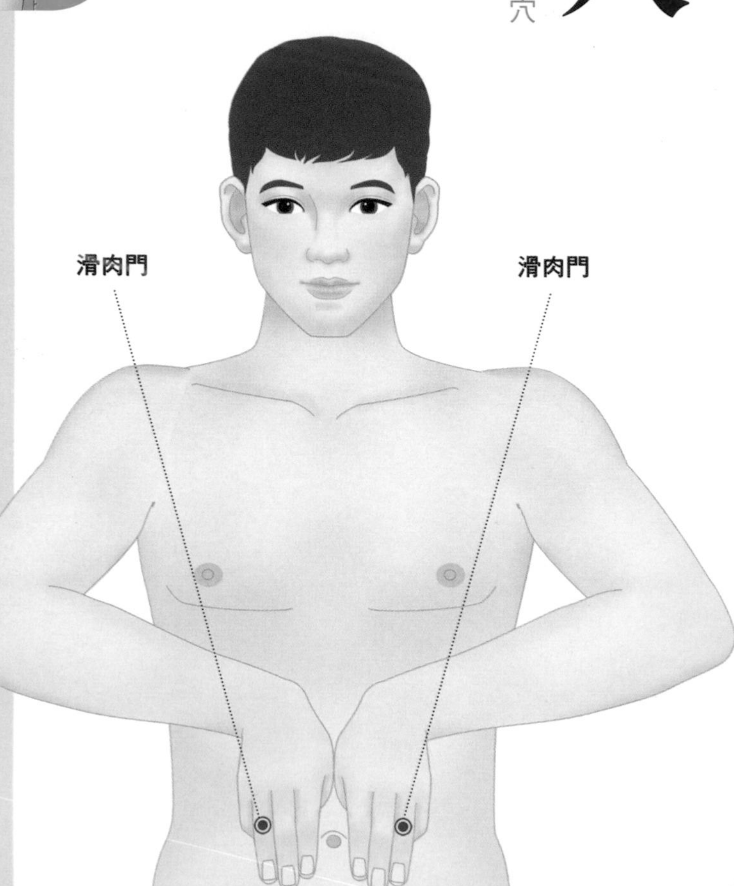

疾病配穴

胃炎

◇ **臨床表徵**

指胃黏膜出現發炎情形；意即當胃部受到損害時，白血球會移至胃壁上作出反應。其病發原因可能是感染幽門螺旋桿菌或膽汁倒流、進食某種食物或飲用過量酒類所引起。

按摩方式

用食、中、無名指指腹垂直下按，因此處肉厚，故要稍微用力；接著再向外拉，使力揉按，早晚各按一次，每次1～3分鐘。

按摩小錦囊	
力道	重
時間	1～3分鐘
三指摩揉法	

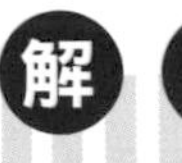
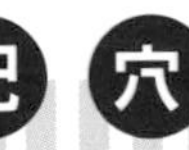
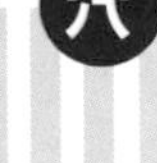

圖解配穴

◇ **保健配穴**

【足三里穴】【滑肉門穴】

◇ **按摩技法**

用大拇指按壓足三里穴1分鐘；接著按摩滑肉門穴3分鐘即可。此外，按揉此處穴位時，若出現打嗝、放屁，以及腸胃蠕動或輕瀉等現象，皆屬正常反應。

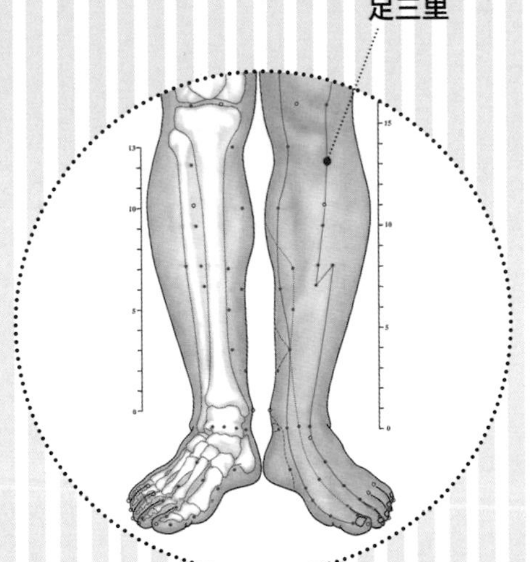

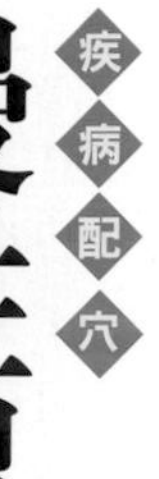

慢性胃炎

◇ **臨床表徵**

進食後，胃部會出現輕度疼痛，或是腹脹、噁心、食慾不振等情形。

◇ **保健配穴**

【滑肉門穴】【膻中穴】【上巨虛穴】【足三里穴】

◇ **按摩技法**

先輕輕按摩滑肉門穴約5分鐘，再點揉膻中穴3分鐘，最後依序按摩外膝眼下3寸的足三里穴3分鐘，上巨虛穴3分鐘即可。

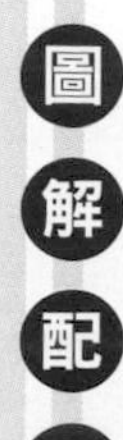

膻中

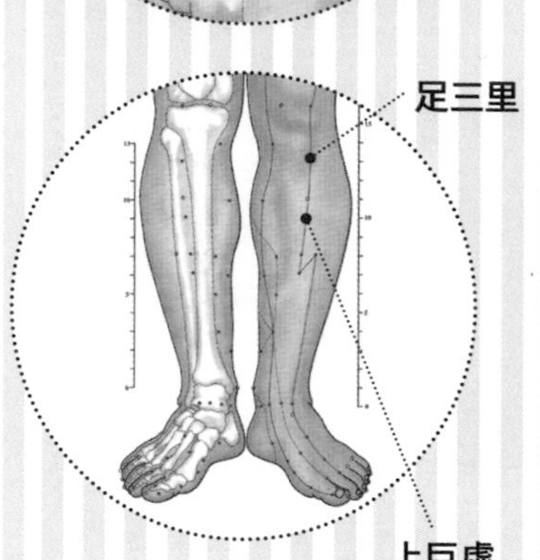

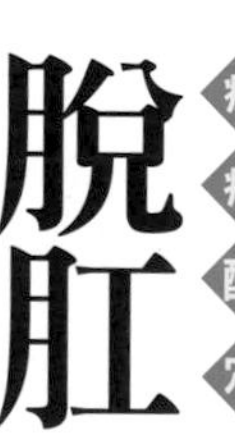

脫肛

◇ **臨床表徵**

或稱「直腸脫垂」，意指肛管直腸外翻以致脫垂於肛門外的情形，多見於3歲以下幼兒。

◇ **保健配穴**

【滑肉門穴】【關元穴】【氣海穴】【天樞穴】

◇ **按摩技法**

患者以順時針方向按摩滑肉門穴，每次約10分鐘；接著推揉關元穴、氣海穴，各2分鐘。再用食、中二指反覆揉按天樞穴50次即可。

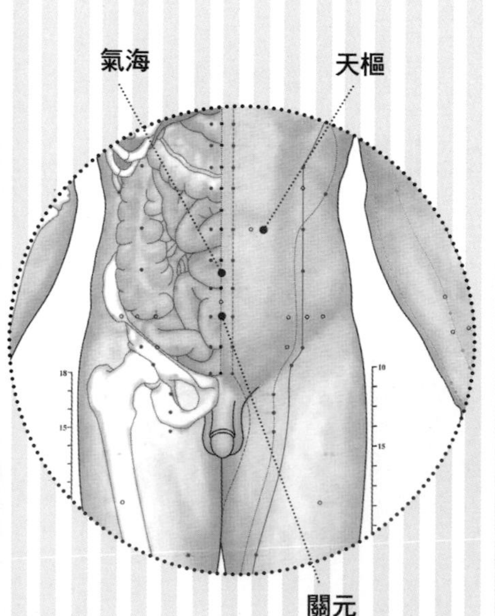

胸腹部
特效穴

天樞穴

腹瀉便祕倚天樞

◇ **別名**

長谿穴、谷門穴、長谷穴、循際穴、谷明穴、補元穴。

◇ **經絡部位**

足陽明胃經經穴。

◇ **保健特效**

可改善便祕、腹瀉、腸鳴、腹痛、傷寒等症。

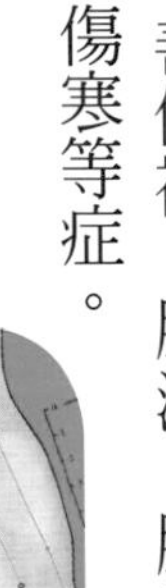

人體穴位剖析

在腹中部，肚臍左右兩側三指寬處。意即平臍中，距臍中2寸處即是。

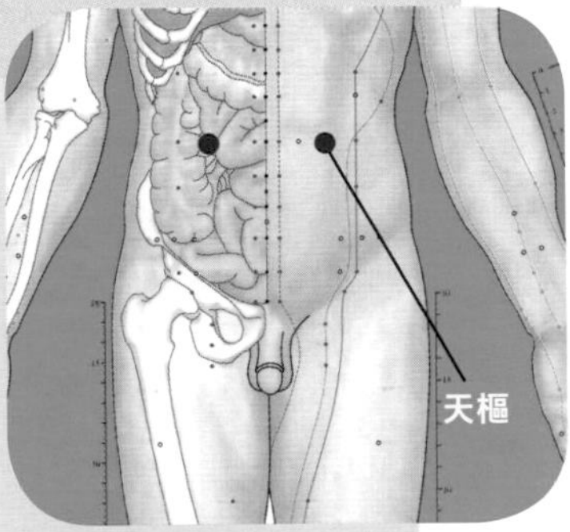

取穴 DIY

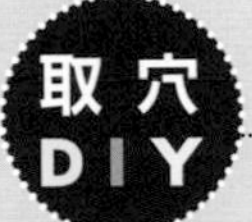

仰臥或正坐，雙手手背向外，拇指與小指彎曲，中間三指併攏，以食指指腹貼於肚臍，無名指所在處即是。

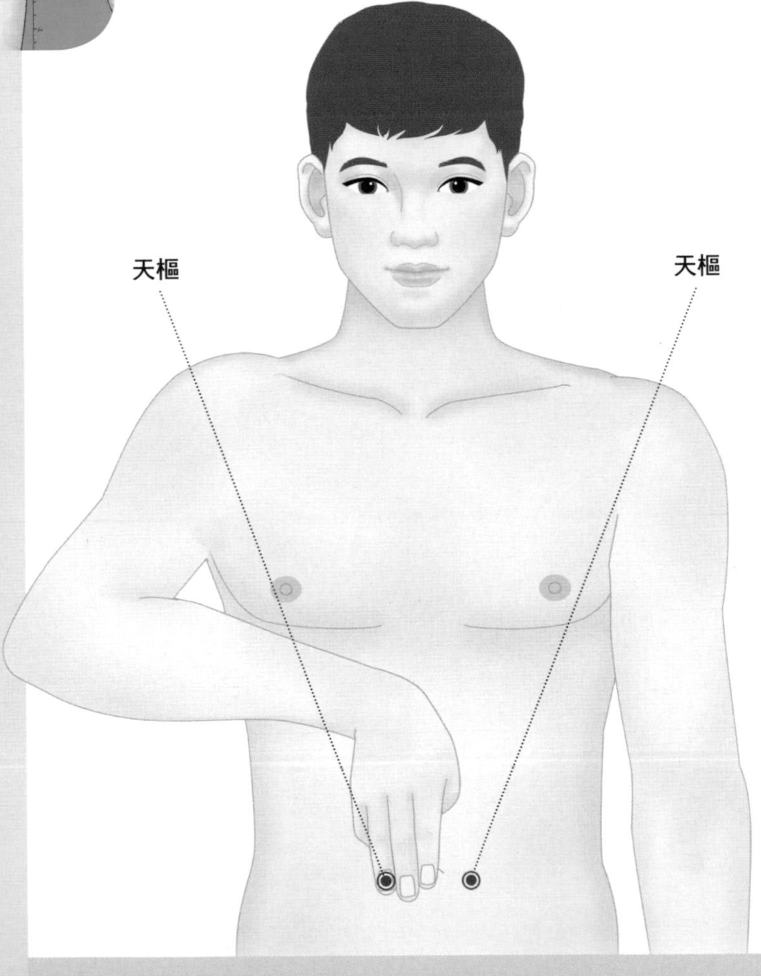

按摩方式

雙手掌心向下，用食指、中指、無名指指腹垂直下按並向外揉壓，施力點在中指指腹。每天早晚各一次，每次按揉1～3分鐘。

按摩小錦囊	
力道	適度
時間	1～3分鐘
三指摩揉法	

疾病配穴

細菌性痢疾

◇ **臨床表徵**

細菌性痢疾是由痢疾桿菌所引起的腸道傳染病。其症狀主要有發冷、發熱、腹痛、腹瀉、裡急後重（「裡急」為排便前腹部疼痛，欲便卻迫不及待；「後重」則指排便不暢）、排出黏液膿血樣大便。

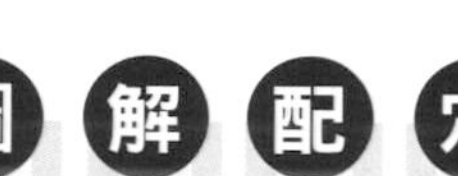
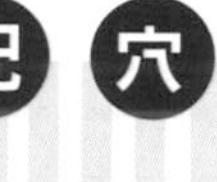

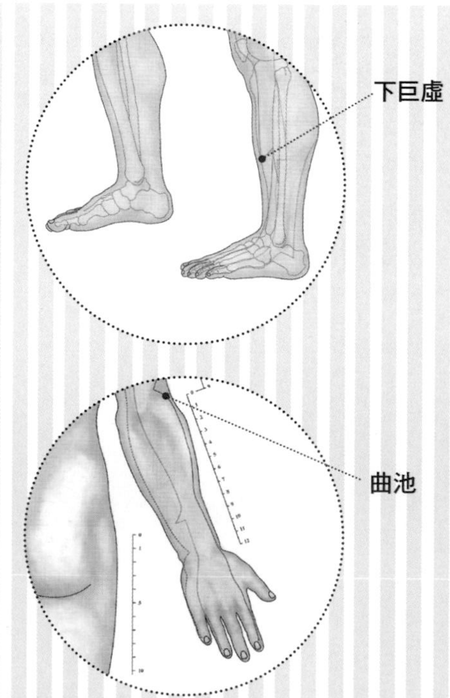

◇ **保健配穴**

【下巨虛穴】【曲池穴】【天樞穴】

◇ **按摩技法**

下巨虛穴位於小腿前外側，於犢鼻穴下9寸，距脛骨前緣一橫指（中指）處，以推法推揉20次；接著，按壓手肘外側的曲池穴3分鐘後；摩揉天樞穴3分鐘即可。

疾病配穴

腹瀉

◇**臨床表徵**

腹瀉指排便次數多，甚至伴隨嘔吐、發燒、腹痛、腹脹，或出現黏液便、血便等症狀。

◇**保健配穴**

【足三里穴】【天樞穴】

◇**按摩技法**

足三里穴位於外膝眼下四橫指、脛骨邊緣處，可採取推法從上到下來回推按20次；接著再以中指按壓天樞穴3分鐘即可。

圖解配穴

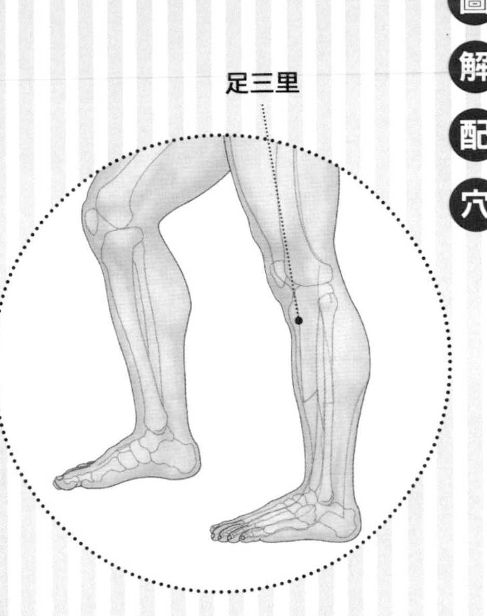

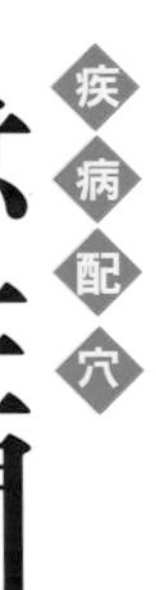

急性闌尾炎

◇**臨床表徵**

急性闌尾炎是最常見的急腹症。其臨床表現為持續伴隨陣發性加劇的右下腹疼痛、噁心嘔吐等。

◇**保健配穴**

【下巨虛穴】【闌尾穴】【天樞穴】

◇**按摩技法**

首先推揉下巨虛穴20次；接著按壓膝蓋骨以下的闌尾穴20次；最後才用食、中、無名指三指按摩天樞穴3分鐘。

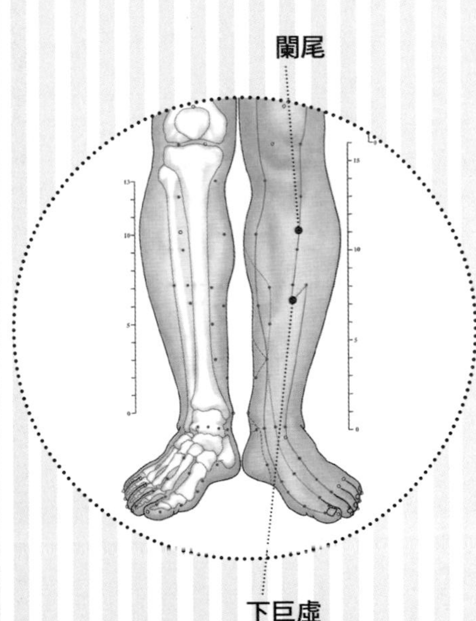

胸腹部特效穴

歸來穴

癒療疝氣調經穴

◇**別名**

谿穴、谿谷穴、谿谷穴。

◇**經絡部位**

足陽明胃經經穴。

◇**保健特效**

能調理月經，改善疝氣、不孕、子宮內膜炎、腹痛、男女生殖疾病等。

人體穴位剖析

位於人體下腹部，在臍中下4寸，距前正中線2寸處即是。

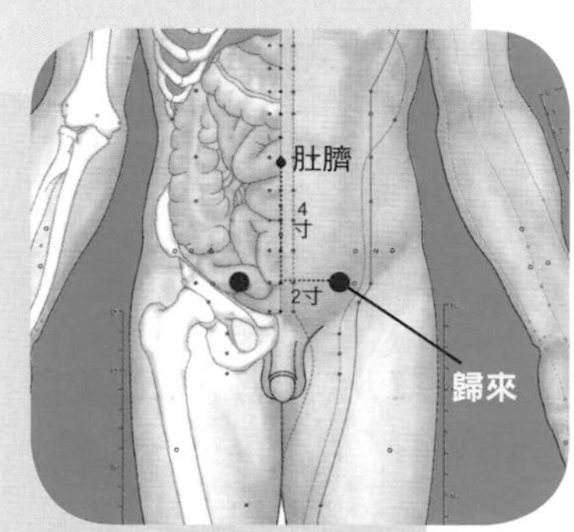

取穴DIY

仰臥，左手五指併攏，拇指貼於肚臍處，其餘四指位於肚臍下，找到肚臍正下方小指所在位置，並以此為基點，將四指轉向朝下，食指貼於此基點，則小指所在位置即是。取右穴亦為同法。

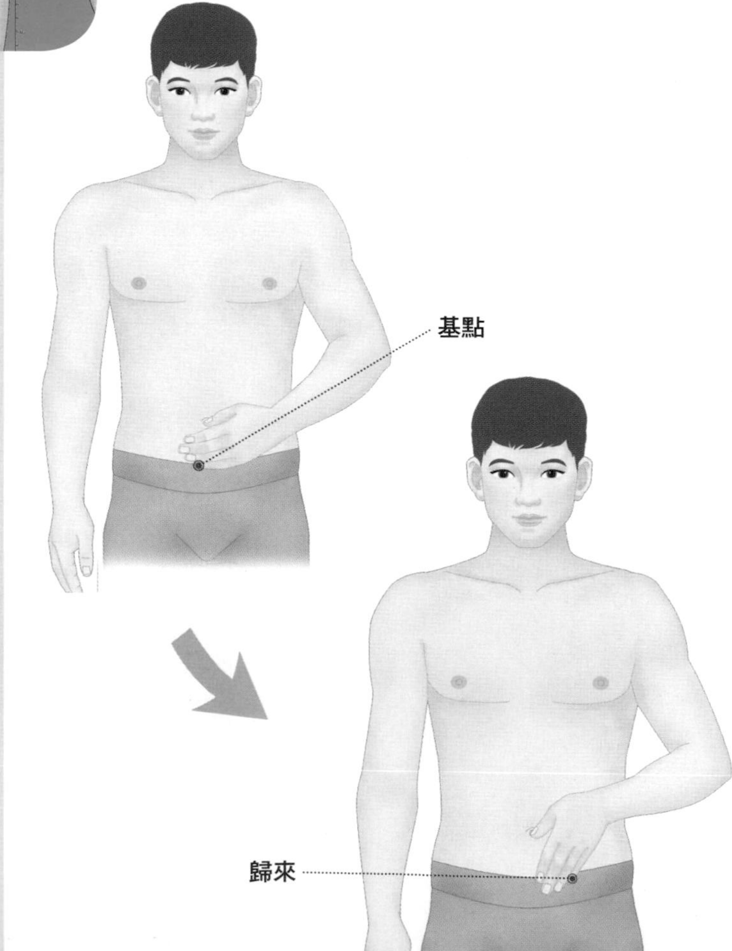

疾病配穴

月經不調

按摩方式

用雙手食、中、無名三指指腹垂直下按兩側穴位，中指稍用力，由內向外揉按，每天早晚一次，每次1～3分鐘。

按摩小錦囊	
力道	適度
時間	1～3分鐘
三指摩揉法	

◇臨床表徵

為婦科常見病，其症狀為月經週期紊亂、出血量異常，或是月經前、經期時腹痛。此外，全身性疾病如血液病、高血壓、肝病、內分泌失調、流產、子宮外孕、生殖道感染、腫瘤（如卵巢腫瘤、子宮肌瘤）等均可引起月經失調。

圖解配穴

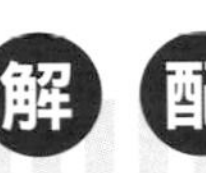
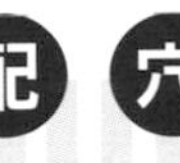
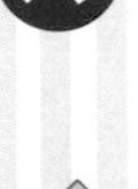

◇保健配穴

【歸來穴】【三陰交穴】【命門穴】【八髎穴】（指上髎、次髎、中髎和下髎，左右共八個穴位）【腎俞穴】

◇按摩技法

取仰臥位，以手掌魚際按揉歸來穴，以拇指指腹點按三陰交穴各1分鐘後，再按摩小腹約1分鐘。接著改取俯臥位，雙手拇指指端依次點按命門、八髎等穴各3分鐘；最後再以雙手提拿雙側腎俞穴各3次即可。

三陰交

命門

腎俞

八髎

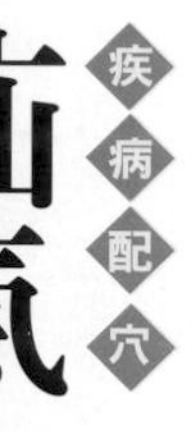

疾病配穴

疝氣

◇ **臨床表徵**

當腹部使力時，腹股溝（鼠蹊部）或陰囊部位會出現隆起腫大，但放鬆後，症狀就會消失。

◇ **保健配穴**

【大敦穴】【歸來穴】

◇ **按摩技法**

首先以大拇指按壓位於大拇趾（靠第二趾一側）甲根邊緣的大敦穴20次；最後按摩歸來穴3分鐘即可。

圖解配穴

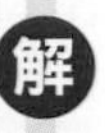
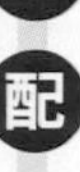
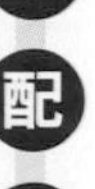

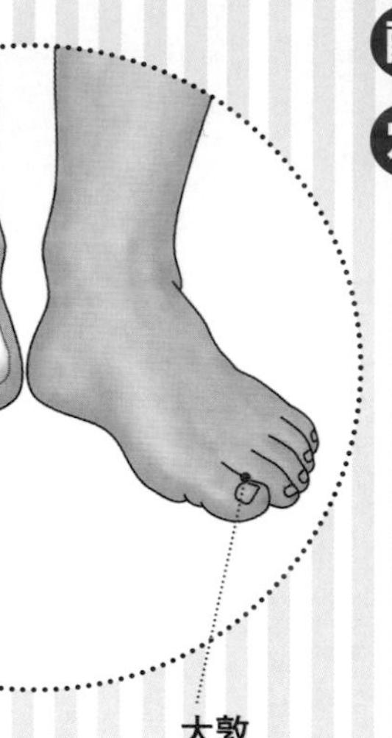

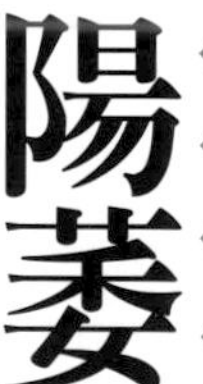
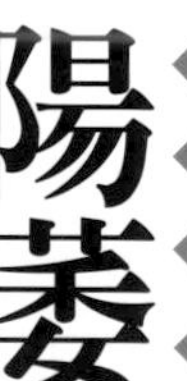

疾病配穴

陽萎

◇ **臨床表徵**

指男方的陰莖不能勃起或勃起不堅硬；即便勃起卻也不能完成性交。

◇ **保健配穴**

【湧泉穴】【歸來穴】

◇ **按摩技法**

以左手按摩右足心湧泉穴一百次，再以右手按摩左足心穴道一百次，若每晚以熱水泡腳後按摩，療效將更好；最後再按摩歸來穴3分鐘即可。

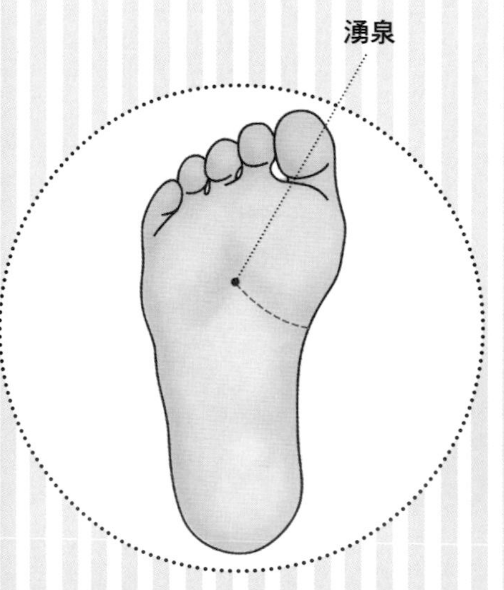

氣衝穴

腹痛腸鳴特效穴

◇**別名**

氣街穴、羊屎穴。

◇**經絡部位**

足陽明胃經經穴。

◇**保健特效**

對於腹痛、腸鳴、疝氣、月經不調、不孕、陽萎、陰腫等有改善效果。

人體穴位剖析

在人體的腹股溝上方，即大腿根內側。於臍中下約5寸處，距前正中線2寸處即是。

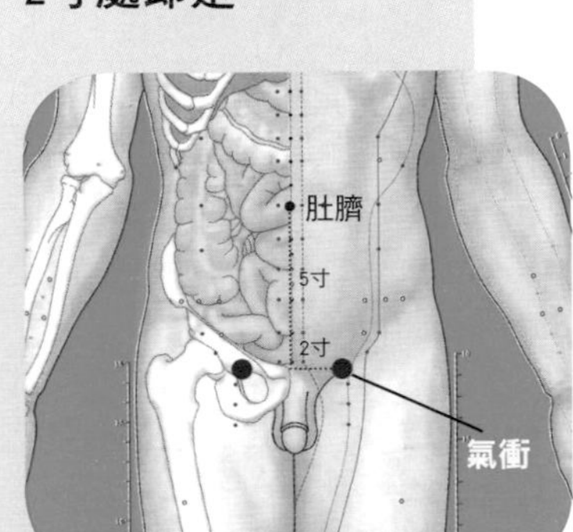

取穴DIY

仰臥，右手五指併攏，指尖朝左，將拇指放於肚臍處，找到肚臍正下方其小指邊緣位置，再以此為基點，將右手食、中、無名指三指併攏，指尖朝下，食指置於此基點，則小指旁位置即是。

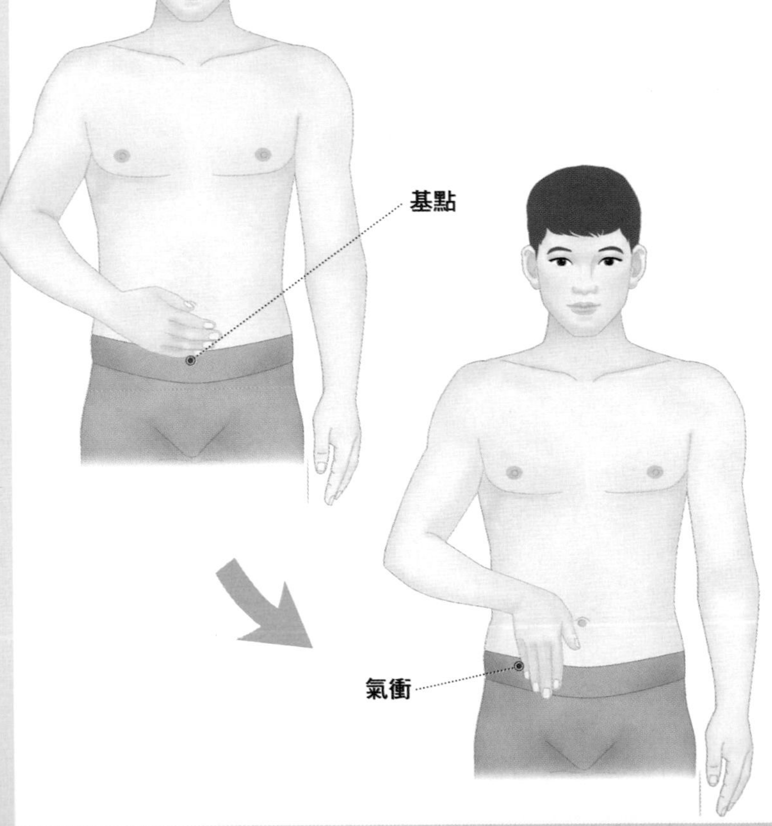

疾病配穴

腸鳴

◇臨床表徵

腸鳴是指腹中胃腸蠕動漉漉作響的情形。在正常狀況下，腸鳴聲響低微而和緩，通常較難聽到。但當腸道傳導功能不正常或阻塞時，腸鳴則出現高亢且頻急的聲響。

按摩方式

以食指指腹按揉，會有酸脹感。每日早晚各1～3分鐘。先左後右，或可雙側同時按摩。

按摩小錦囊	
力道	適度
時間	1～3分鐘
食指壓法	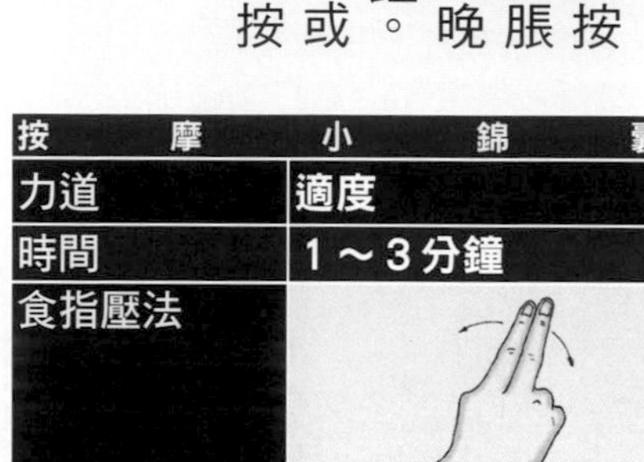

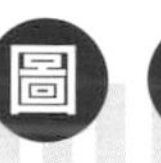
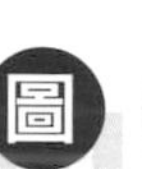
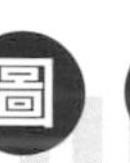
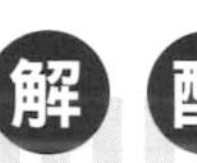
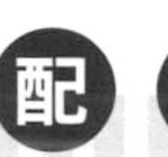

圖解配穴

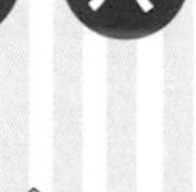
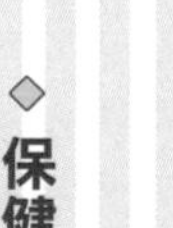
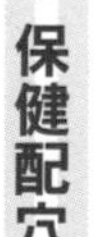

◇保健配穴

【足三里穴】【氣海穴】【氣衝穴】

◇按摩技法

用大拇指或中指在近膝蓋處的足三里穴進行按壓，每次約5分鐘，且按壓程度應使足三里穴有針刺般的酸脹、發熱感；接著按摩下腹部的氣海穴3分鐘後；再推揉氣衝穴3分鐘即可。

足三里

氣海

疾病配穴

不孕

◇**臨床表徵**

不孕症意指夫妻結婚兩年以上，無採取避孕措施卻尚未懷孕者；或是指能懷孕但卻有慣性流產，無法順利孕育胚胎的情形。

◇**保健配穴**

【氣衝穴】【歸來穴】

◇**按摩技法**

首先以拇指按壓氣衝穴，約3～5分鐘；最後，按摩下腹部的歸來穴3分鐘即可。

圖解配穴

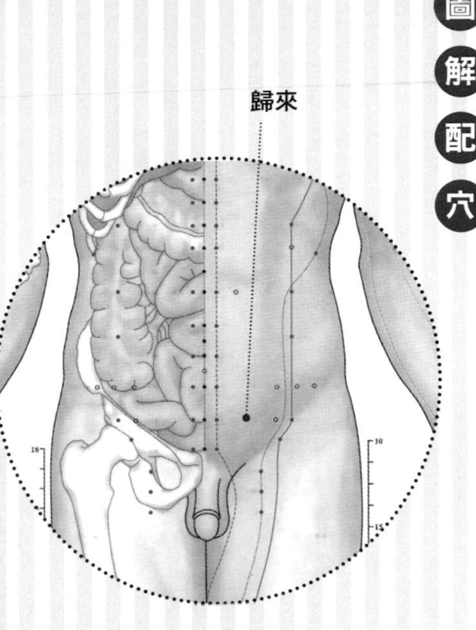

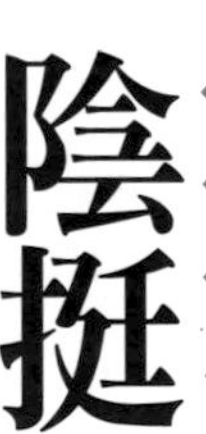
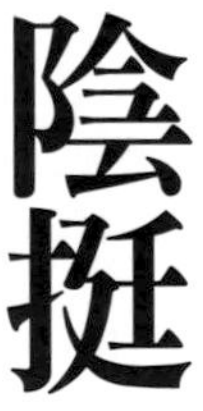

疾病配穴

陰挺

◇**臨床表徵**

指婦女陰中有物下墜，或挺出陰道口外者。而西醫也認為陰道前後壁膨出，是「陰挺」的表現。

◇**保健配穴**

【會陰穴】【歸來穴】【百會穴】

◇**按摩技法**

首先，按摩會陰部的會陰穴約1分鐘，力道宜輕勿重；接著再按壓歸來穴一百次後；點揉頭頂的百會穴3分鐘即可。

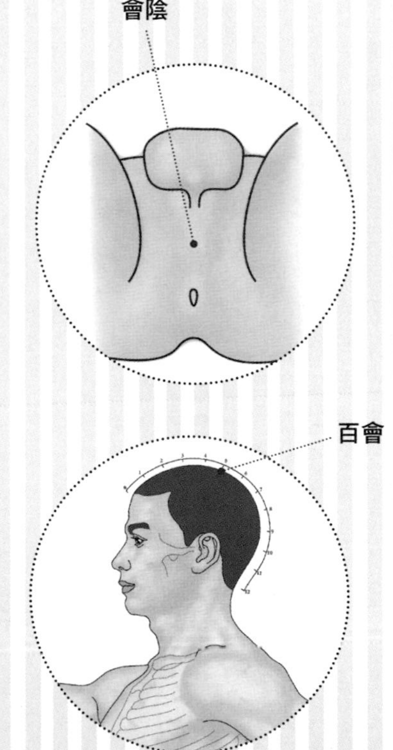

胸腹部特效穴

府舍穴

疝氣腹痛找府舍

◇**別名**

無其他名稱。

◇**經絡部位**

足太陰脾經經穴。

◇**保健特效**

經常按揉能緩解腹痛、疝氣、子宮脫垂、腹滿積聚、霍亂等症狀。

人體穴位剖析

位於人體下腹部，於臍中下4寸，衝門穴上方0.7寸，距前正中線4寸處即是。

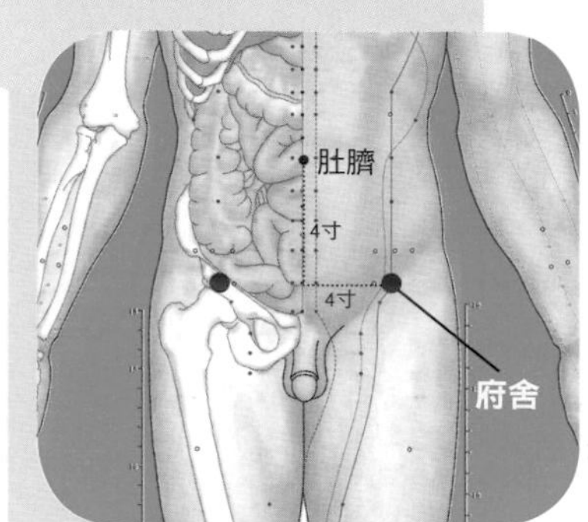

取穴DIY

正坐或仰臥，左手五指併攏，將拇指放於肚臍處，找出肚臍正下方小指邊緣位置，以此為基點，再將左手轉向朝下，大拇指放於此點，則小指邊緣處即是此穴，以同法找出右穴。

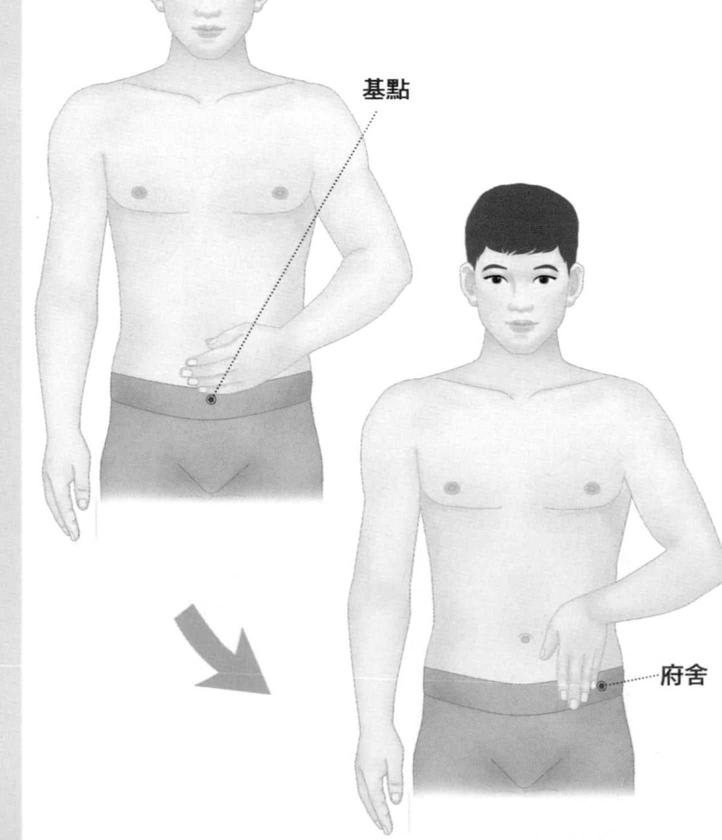

疾病配穴

胃疼

◇臨床表徵

胃炎、胃潰瘍、十二指腸潰瘍等症皆會出現胃疼，故應注意其餘症狀區分；此外，上腹疼痛並非指胃，如肝、膈等部位亦可能產生胃疼；甚至還會伴隨噁心、嘔吐、噯氣、嘔血、便血等情形。

按摩方式

食指和中指伸直併攏，其餘手指彎曲，以指腹揉按穴位。每天早晚各一次，每次按壓約1～3分鐘。

按摩小錦囊	
力道	適度
時間	1～3分鐘
二指壓法	

圖解配穴

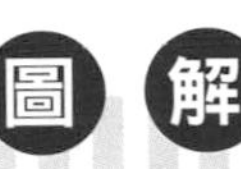
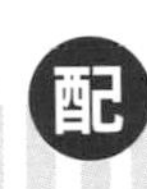

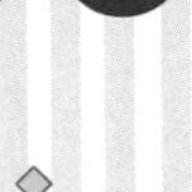

◇保健配穴

【氣海穴】【府舍穴】【足三里穴】【三陰交穴】

◇按摩技法

首先用拇指指腹按壓肚臍下的氣海穴，時間約5分鐘；再按壓府舍穴5分鐘；接著以食、中二指按壓膝蓋下的足三里穴約3分鐘，最後推揉小腿側的三陰交穴3分鐘即可。

氣海

足三里

三陰交

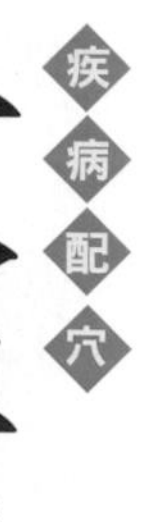

疾病配穴

子宮下垂

◇ **臨床表徵**

即子宮內壁不能收縮，以致下垂陰道外的情形。

◇ **保健配穴**

【氣海穴】【中極穴】【歸來穴】【府舍穴】【百會穴】

◇ **按摩技法**

用中指點揉氣海、中極、歸來、府舍等穴各3分鐘；接著手掌以順時針和逆時針方向按摩百會穴50圈，每日2～3次。

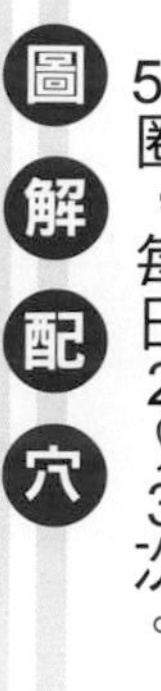

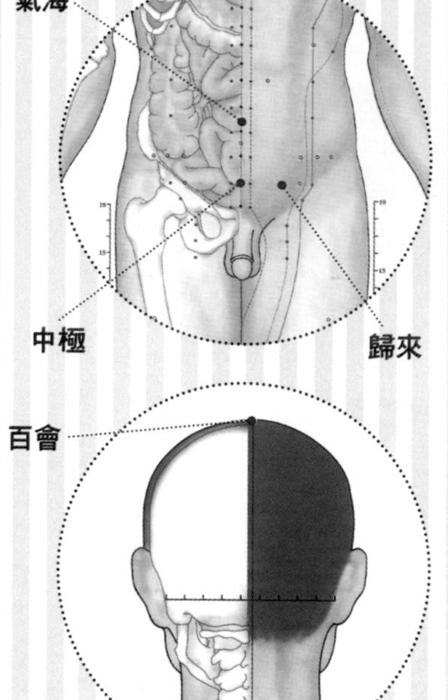

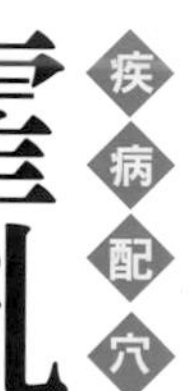

霍亂

◇ **臨床表徵**

霍亂是以發病急驟、上吐下瀉、突然腹痛為特徵的急性病症。

◇ **保健配穴**

【府舍穴】【天樞穴】【氣海穴】【中脘穴】

◇ **按摩技法**

依次按摩下腹部的天樞穴、氣海穴，以及上腹部的中脘穴和近腰側的府舍穴各3分鐘。長期按摩，可減輕霍亂所產生的症狀。

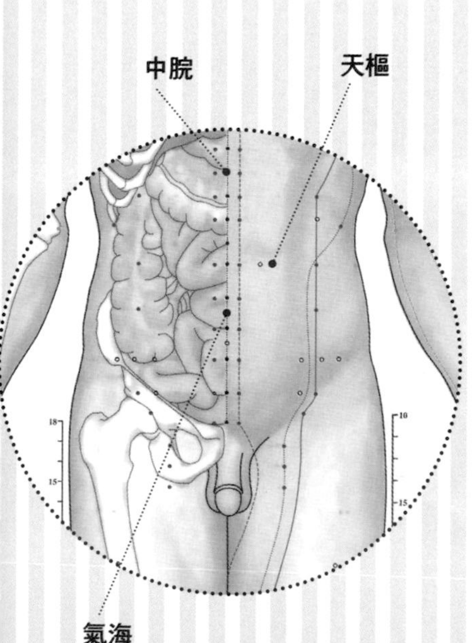

大橫穴

腸道疾患點大橫

◇**別名**

腎氣穴、人橫穴。

◇**經絡部位**

足太陰脾經經穴。

◇**保健特效**

可改善習慣性便祕、腹脹、腹瀉、小腹寒痛、腹部肥胖等症。

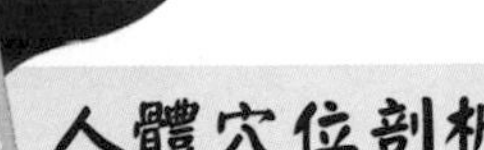

人體穴位剖析

大橫穴位於人體腹中部，距臍中旁開4寸處即是。

肚臍
4寸
大橫

取穴DIY

正坐或仰臥，左手五指併攏，手指朝下，將大拇指放在肚臍處，則小指邊緣與肚臍所對位置即是。再依此法找出右穴。

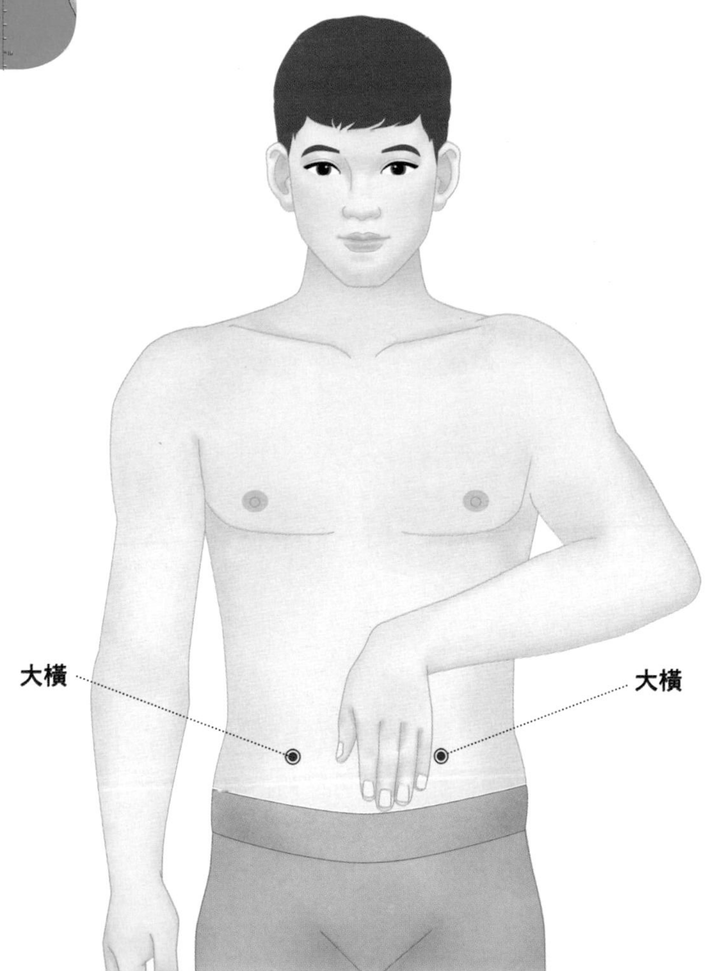

按摩方式

用兩手中指指尖垂直下壓穴位，此時吸氣、縮腹效果更好。每天早晚各一次，每次約1～3分鐘。

按摩小錦囊	
力道	適度
時間	1～3分鐘
中指壓法	

疾病配穴

習慣性便祕

◇**臨床表徵**

習慣性便祕是指長期、慢性功能便祕，好發於老年人。其臨床症狀為糞便乾燥堅硬，而初期排便為2～3日一次，之後則逐漸延長為5～7日，嚴重者甚至必須使用中西瀉藥方可排便。

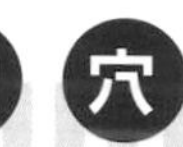
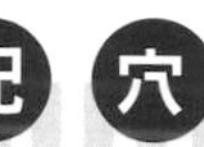
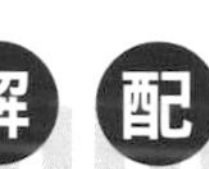
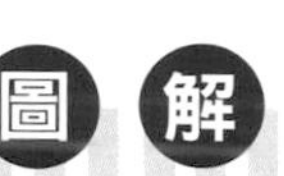

圖解配穴

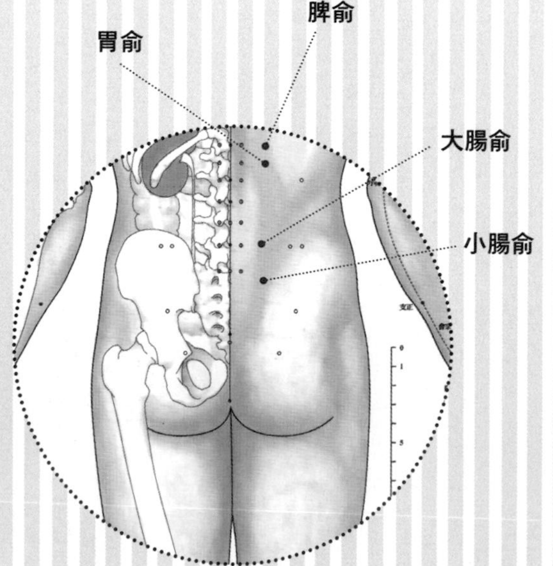

◇**保健配穴**

【大橫穴】【脾俞穴】【胃俞穴】【小腸俞穴】【大腸俞穴】

◇**按摩技法**

正坐或仰臥，兩手中指指尖垂直下壓大橫穴，有脹痛感；按摩此穴時，進行吸氣、縮腹，效果更好；接著依次按摩脾俞穴、胃俞穴、小腸俞穴和大腸俞穴，每穴各3分鐘即可。

疾病配穴

腹脹

◇ **臨床表徵**

腹脹是一種常見的消化系統症狀，主要原因是胃腸道脹氣、各種原因所致的腹水、腹腔腫瘤等。

◇ **保健配穴**

【中脘穴】【商曲穴】【大橫穴】

◇ **按摩技法**

首先用中指指腹按壓位於前正中線上，臍中上4寸的中脘穴1分鐘；接著按壓腹中部的商曲穴2分鐘；最後則按摩大橫穴3分鐘即可。

圖解配穴

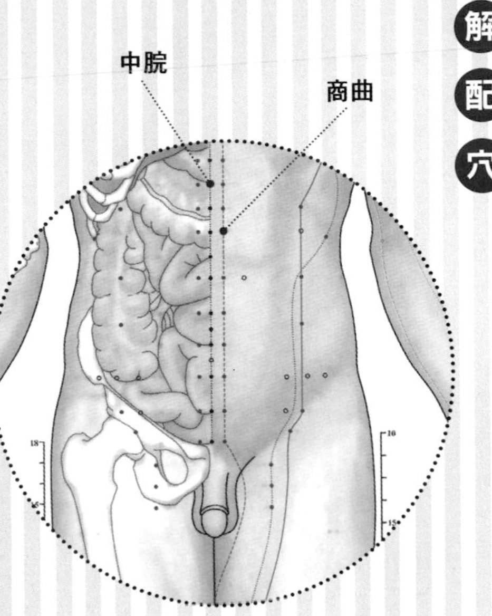

疾病配穴

腸麻痺

◇ **臨床表徵**

主要症狀為腹脹，嚴重者還會出現發熱現象，且腹部叩診有鼓音，聽診則有腸鳴音減弱或消失等情形。

◇ **保健配穴**

【神闕穴】【大橫穴】

◇ **按摩技法**

正坐，雙手摩擦生熱；接著摩揉神闕穴3分鐘；最後以同法按摩大橫穴3分鐘即可。

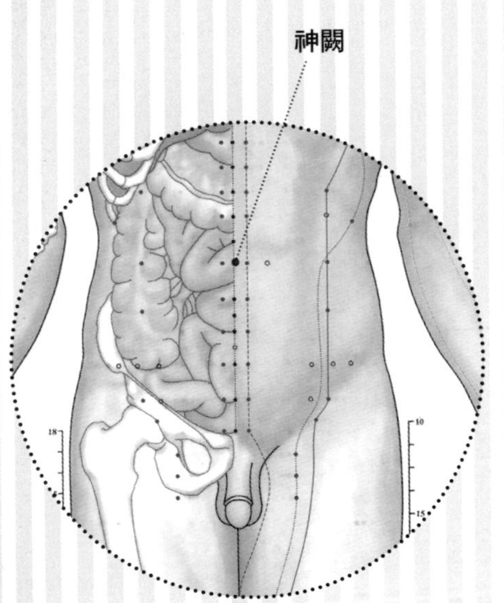

大赫穴

生育能力保障穴

◇ **別名**

陰維穴、陰關穴。

◇ **經絡部位**

足少陰腎經經穴。

◇ **保健特效**

對於子宮脫垂、遺精、月經不調、痛經、泄瀉、痢疾等有調理效果。

人體穴位剖析

位於人體下腹部，從肚臍到恥骨上方畫一線，將此線五等分，從肚臍往下4/5點的左右一指寬處，即為該穴。

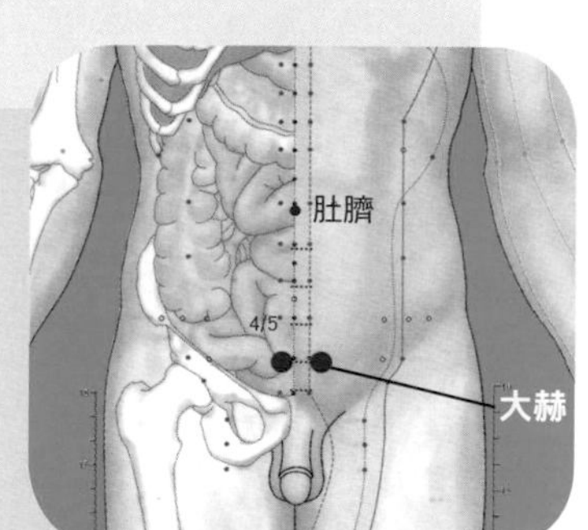

取穴DIY

平躺，將一手掌放於腹部，掌心朝下，拇指剛好位於肚臍眼，則無名指所在位置即是。

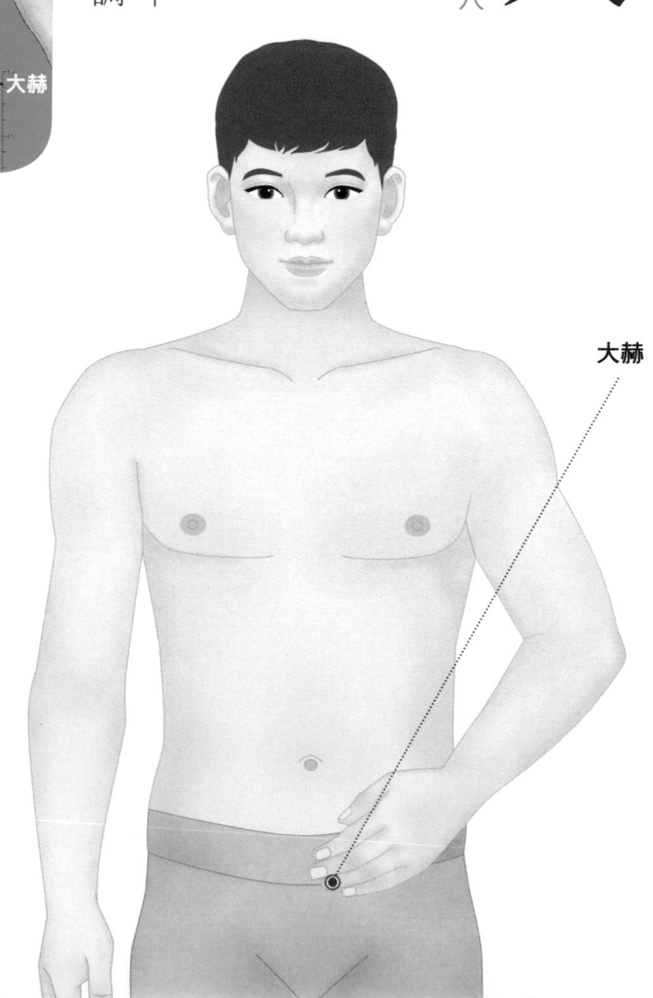

疾病配穴

帶下

◇ **臨床表徵**

以白帶量多，或色、質、氣味出現異常為主要婦科常見病症，又稱「帶下病」。臨床上以白帶、黃帶、赤白帶為多見，常伴有全身或局部症狀。其病因多由飲食不節，疲勞過度，或房事不節，年老久病，以致損傷腎氣，脾腎不能運化水濕所引起。

按摩方式

平躺，將雙手手掌放於腹部，四指輕輕壓揉穴位，會有酸脹感。每天早晚各一次，每次大約3～5分鐘。

按摩小錦囊	
力道	輕
時間	3～5分鐘
四指摩揉法	

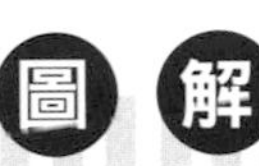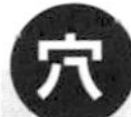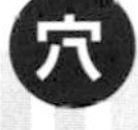圖解配穴

◇ **保健配穴**

【腎俞穴】【帶脈穴】【大敦穴】【中極穴】【大赫穴】

◇ **按摩技法**

首先按摩位於第二腰椎棘突旁開1.5寸處的腎俞穴2分鐘；接著按摩位於側腹部的帶脈穴3分鐘；再拿捏大腳趾上的大敦穴20次；最後按摩中極穴和大赫穴各3分鐘即可。

腎俞

帶脈

大敦

中極

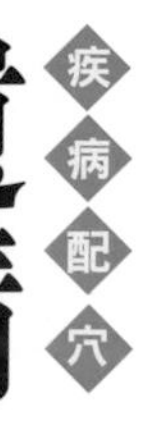

疾病配穴

遺精

◇臨床表徵

指沒有性交而精液自行泄出的現象。

◇保健配穴

【關元穴】【大赫穴】【橫骨穴】

◇按摩技法

依關元穴、大赫穴和橫骨穴的順序按摩。首先，食指指腹按壓位於臍下3寸處的關元穴2分鐘；接著按壓大赫穴2分鐘；最後再按摩恥骨上緣的橫骨穴3分鐘即可。

圖解配穴

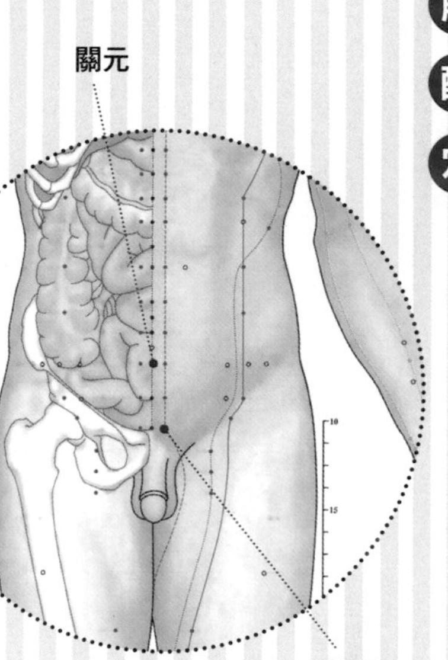

疾病配穴

男科病

◇臨床表徵

男科病意指男性生殖系統病理變化的情形。包括泌尿外科疾病與性病等。

◇保健配穴

【大赫穴】【命門穴】【腎俞穴】【志室穴】
【中極穴】【關元穴】

◇按摩技法

先用手掌反覆輕揉大赫穴；再以中指推揉命門、腎俞、志室、中極、關元等穴約2分鐘即可。

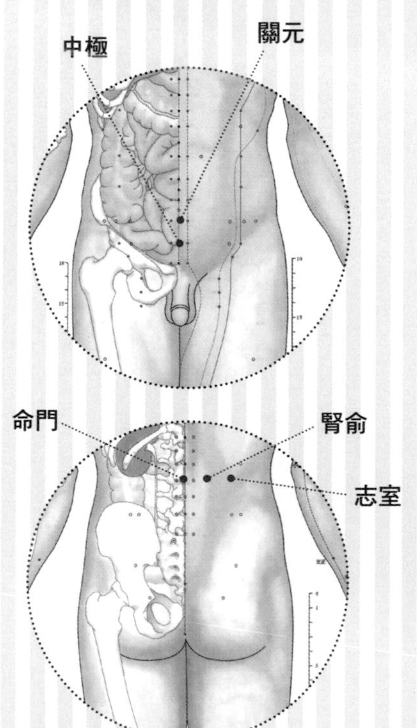

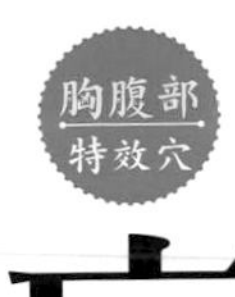

肓俞穴

下腹器官保養穴

◇**別名**

子戶穴。

◇**經絡部位**

足少陰腎經經穴。

◇**保健特效**

長期按摩能改善黃疸、胃痛、腸炎、腹痛繞臍、腹脹、痢疾、泄瀉等症。

人體穴位剖析

在人體腹中部，於臍中旁開0.5寸處。

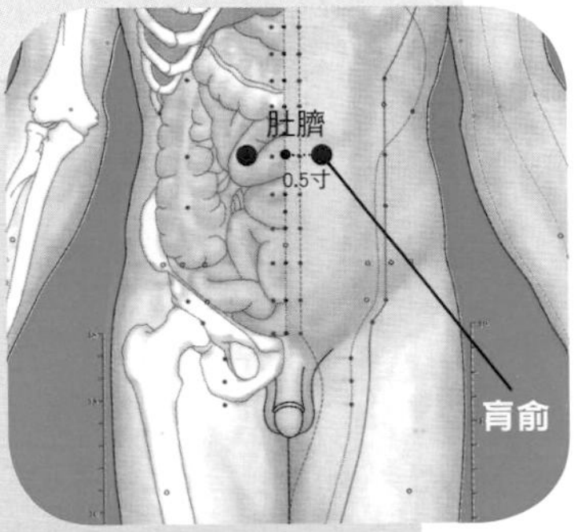

肚臍
0.5寸
肓俞

取穴DIY

正坐或仰臥，舉起兩手，掌心向下，用中指指尖垂直下按肚臍旁的穴位即是。

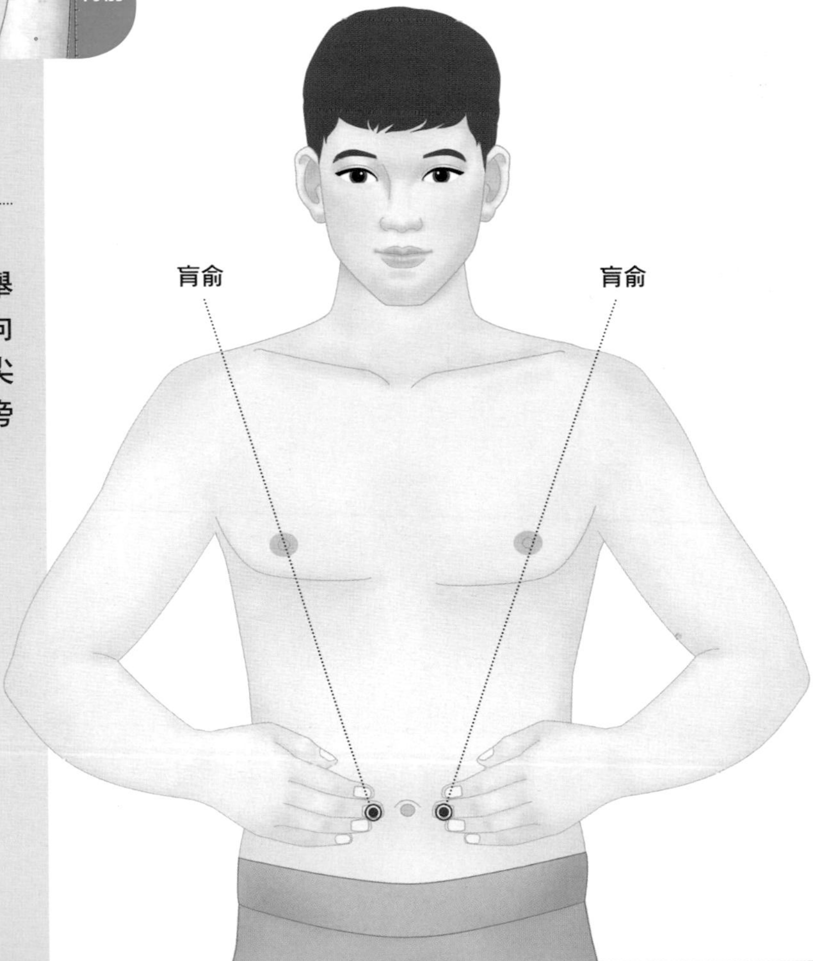

肓俞
肓俞

疾病配穴

痢疾

◇ **臨床表徵**

痢疾古稱「腸辟」、「滯下」，為急性腸道傳染病之一，以發熱、腹痛、大便膿血為主要症狀。若感染疫毒，則發病急劇，還會突然伴隨高燒，神志不清。而痢疾剛開始時，會先出現腹痛，繼而下痢，日夜數次至數十次不等。

按摩方式

深吸氣，使腹部下陷，用中指指尖稍出力揉按，有熱痛感。每天早晚，左右（或雙側同時）各揉1～3分鐘。

按摩小錦囊	
力道	重
時間	1～3分鐘
中指壓法	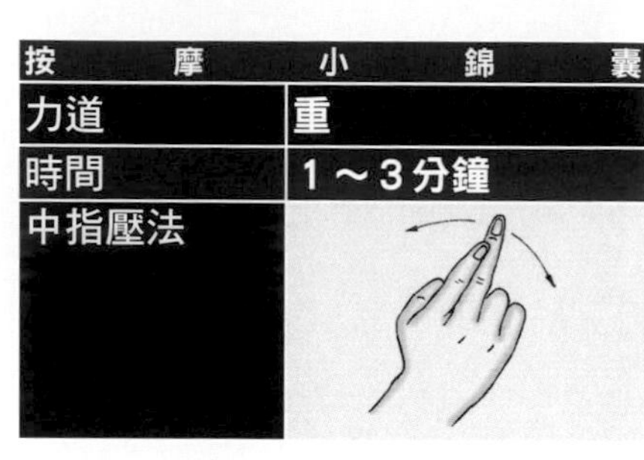

圖解配穴

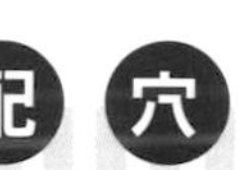
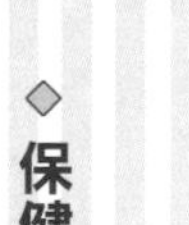

◇ **保健配穴**

【肓俞穴】【天樞穴】【足三里穴】

◇ **按摩技法**

正坐或仰臥，深深地吸氣，讓腹部下陷，中指指尖稍稍用力揉按肓俞穴約3分鐘，會有熱痛感；接著以同樣方法按摩肓俞穴旁的天樞穴3分鐘；最後刮按足三里穴20次即可。

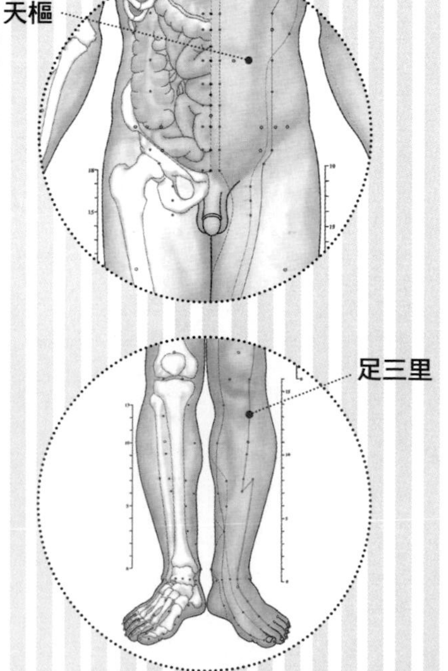

疾病配穴

排尿疼痛

◇臨床表徵

患者在解小便時會出現疼痛感。若排尿時，尿道有灼熱或疼痛，則多是尿道發炎的情形。

◇保健配穴

【中脘穴】【肓俞穴】【天樞穴】【足三里穴】【內庭穴】

◇按摩技法

依次按摩中脘穴、肓俞穴、天樞穴、足三里穴與內庭穴各3分鐘即可。長期按摩，可改善不適。

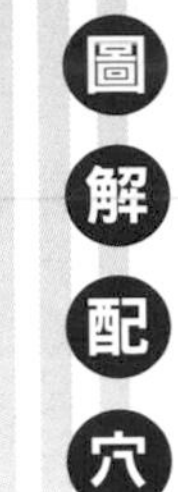

中脘

天樞

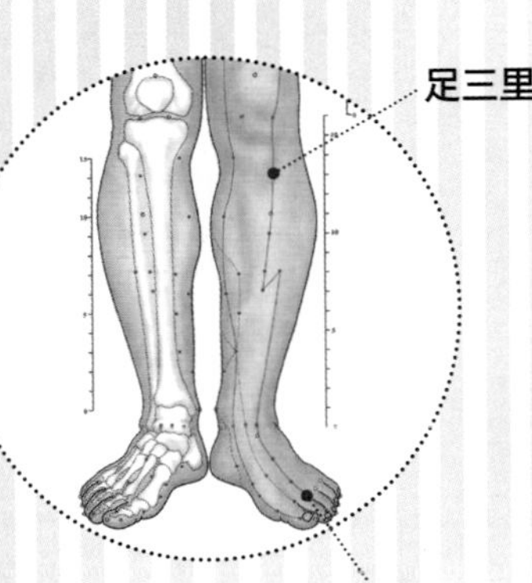

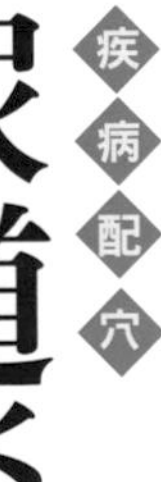

尿道炎

◇臨床表徵

男性會出現尿道流膿、灼熱刺痛、排尿疼痛等不適；女性則會出現白帶量增加與異色異味等。

◇保健配穴

【肓俞穴】【復溜穴】【太谿穴】

◇按摩技法

首先，以中指按摩肓俞穴3分鐘；接著，按摩位於小腿裡側，腳踝中央內側上的復溜穴和足內踝的太谿穴各3分鐘即可。

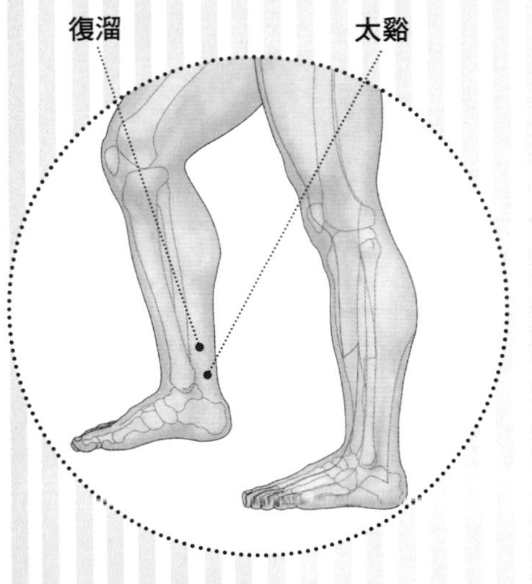

胸腹部特效穴

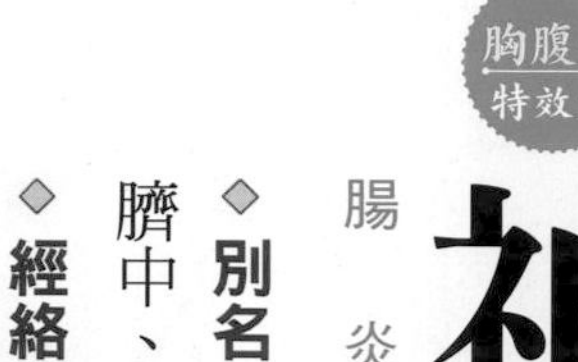

神闕穴

腸炎瀉痢找神闕

◇**別名**

臍中、臍孔穴、命蒂穴。

◇**經絡部位**

任脈經穴。

◇**保健特效**

針對急慢性腸炎、痢疾、脫肛、腸鳴腹痛、瀉痢不止等疾患有改善效果。

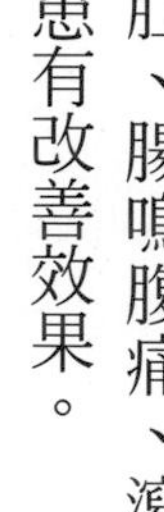

人體穴位剖析

在人體腹中部，肚臍中央。是人體任脈上的關鍵要穴。其位於與背部命門穴正對應的肚臍中央。

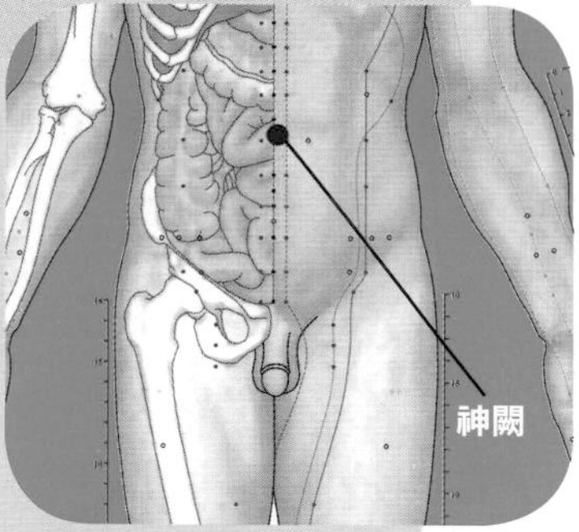

神闕

正坐或仰臥，伸出拇指在肚臍正中取穴即可。

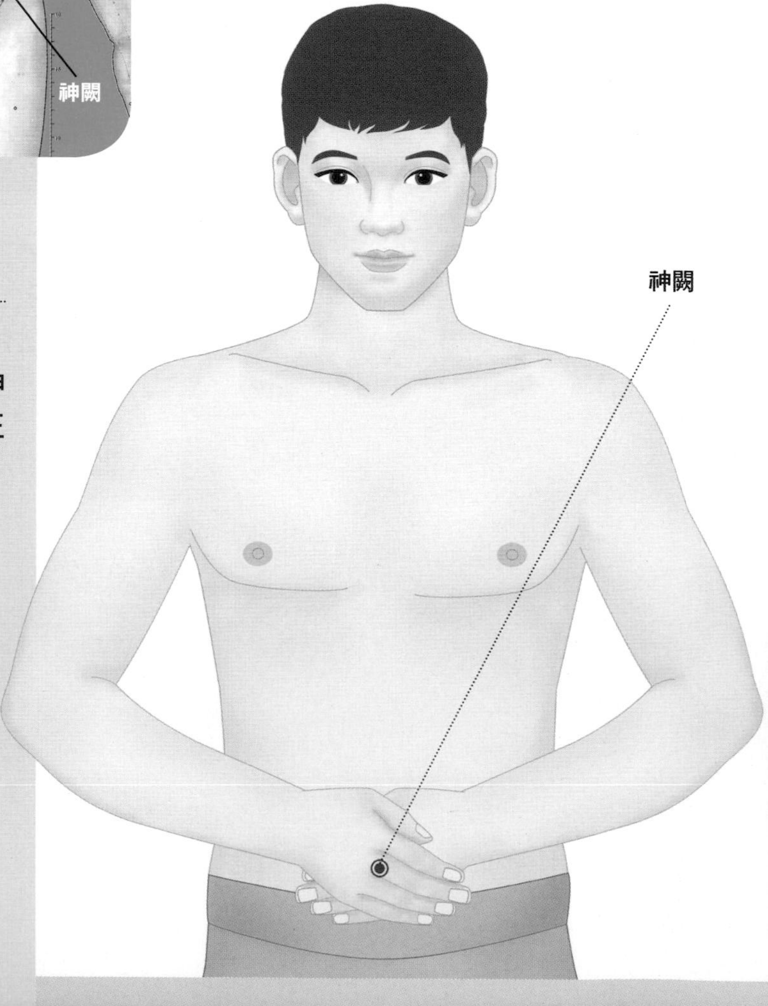

神闕

泄瀉

疾病配穴

◇**臨床表徵**

指排便次數變多、糞便稀溏，甚至排泄物有如水樣，常伴隨腹痛腸鳴、腹脹等不適。其泄瀉的發生主要與脾胃、大小腸、肝腎等病變有關，而病理因素為濕，故發病原因在於脾虛濕盛。

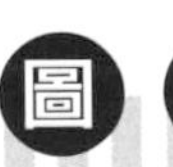

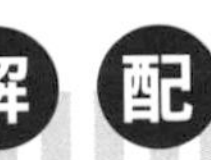

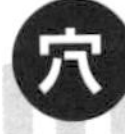

按摩方式

雙手手掌搓熱並同時用力揉按穴位，有酸痛感。每天早晚左右手輪流揉按穴位，每次大約揉按1～3分鐘即可。

按摩小錦囊	
力道	輕
時間	1～3分鐘
四指摩揉法	

圖解配穴

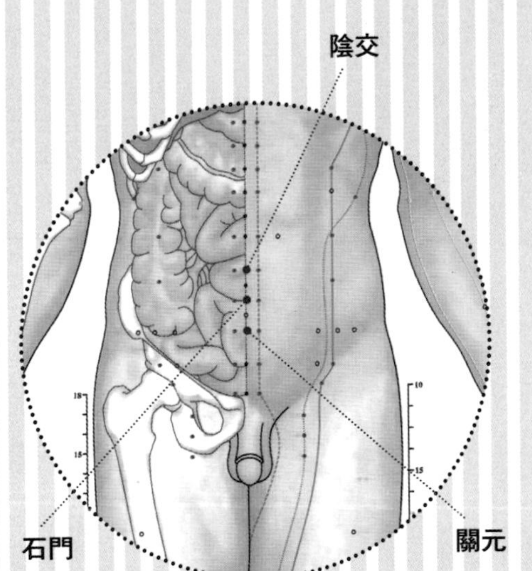

◇**保健配穴**

【神闕穴】【陰交穴】【石門穴】【關元穴】

◇**按摩技法**

先以手掌在腹部輕揉打圈，範圍以神闕穴（肚臍）為中心，由裡到外，以至整個腹部（陰交穴、石門穴、關元穴皆在此範圍），約推揉3分鐘，先逆時針按摩2分鐘，再順時針按摩1分鐘即可。

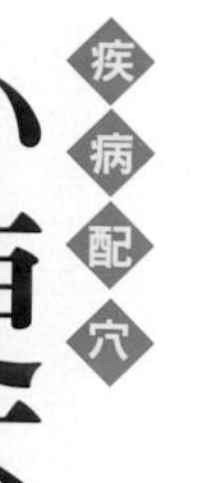

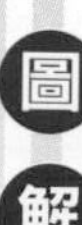
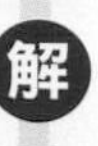
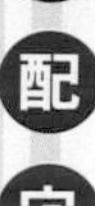
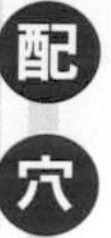

疾病配穴

小便不禁

◇ **臨床表徵**

意指在清醒狀態下，患者忍不住尿液而自行排出的病症。

◇ **保健配穴**

【百會穴】【膀胱俞穴】【神闕穴】

◇ **按摩技法**

先用食指以順時針方向按摩百會穴；接著摩揉膀胱俞穴和神闕穴。每日按摩3～5次，每次約5分鐘，一般按摩三天後即可改善。

疾病配穴

大腹水腫

◇ **臨床表徵**

由於水氣積聚在體內，故患者將出現腹大而四肢瘦的症狀。

◇ **保健配穴**

【石門穴】【神闕穴】

◇ **按摩技法**

首先，用中指指腹按摩位於前正中線上，臍中下2寸的石門穴約3分鐘；最後再將手移至神闕穴，按摩3分鐘即可。

圖解配穴

百會

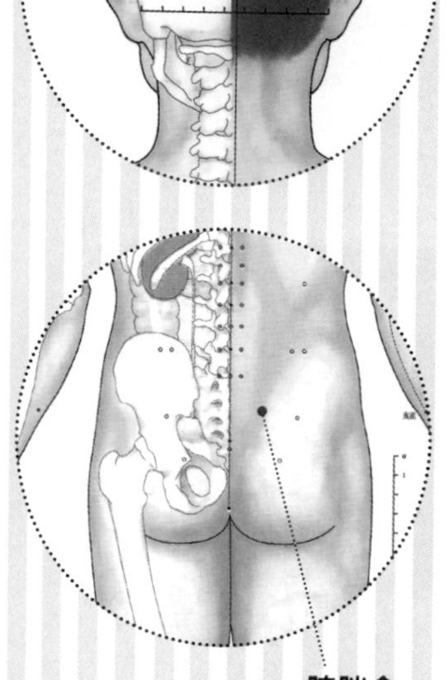

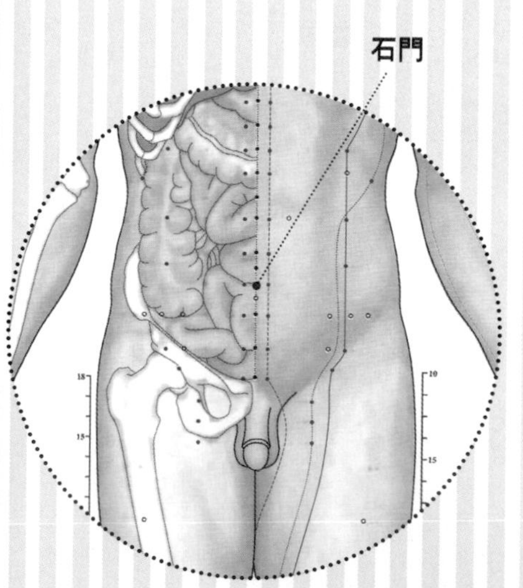

會陰穴

男女養生特效穴

◇ **別名**

下陰別穴、屏翳穴、金門穴。

◇ **經絡部位**

任脈經穴。

◇ **保健特效**

對產後昏迷、陰囊潮濕、排尿困難、閉經、陰道炎、月經不調等有改善效果。

人體穴位剖析

男性位於肛門和陰囊根部交接中點，女性則位於大陰唇後聯合連線的中點處。

取穴DIY

正坐，腰背後靠，雙腳打開（或兩腳分開、半蹲），左手中指指腹放在肛門和陰囊根部交接中點即是穴位所在。

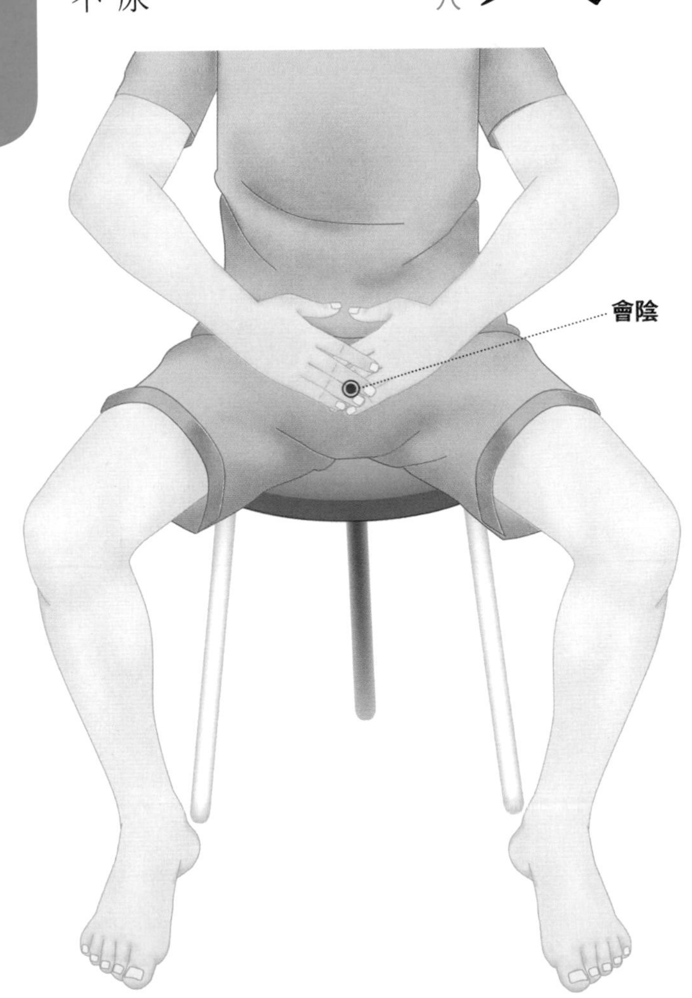

按摩方式

雙手中指交疊，以指腹出力揉按，會出現酸脹感。每天早晚各揉按1～3分鐘。

按摩小錦囊	
力道	重
時間	1～3分鐘
中指折疊法	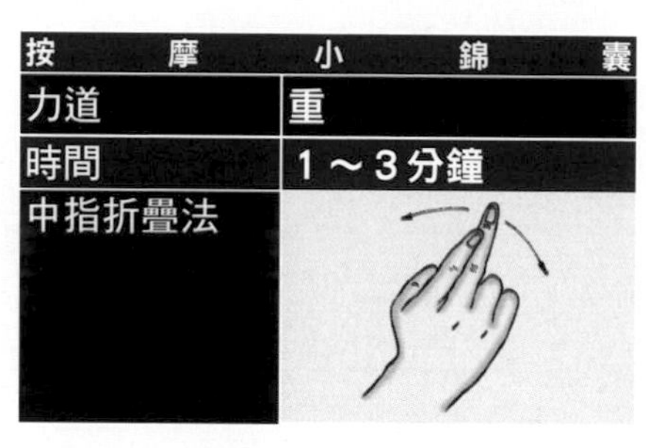

疾病配穴

陰囊潮濕

◇臨床表徵

陰囊潮濕是指生殖器及其周圍（包括大腿內側近股陰處）經常出現汗多、臊臭的情形，尤以成人多見。由於陰部長期處於潮濕環境，故容易孳生細菌而導致陰囊皮膚炎、龜頭炎等，易影響睪丸生精能力及精子成熟的狀況。

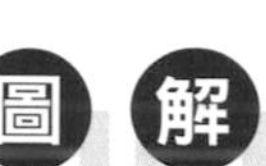
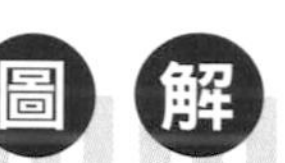
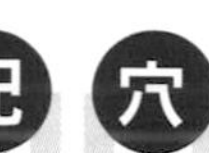
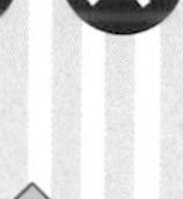

圖解配穴

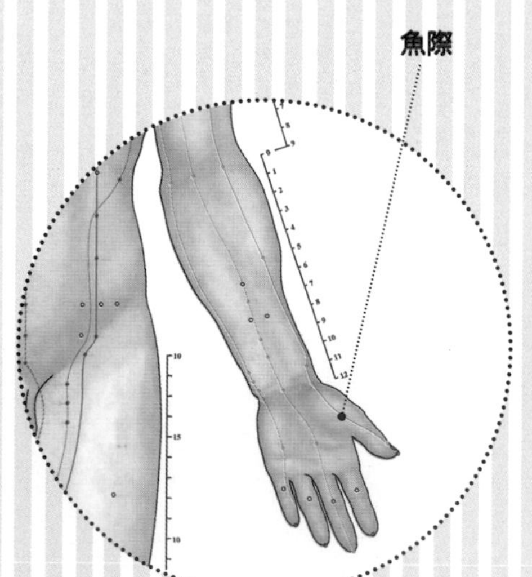

◇保健配穴

【魚際穴】【會陰穴】

◇按摩技法

首先用一手大拇指指腹來回推摩另一手掌上的魚際穴30次；接著按摩會陰穴5分鐘即可。每天睡前持續按摩，對陰囊潮溼有改善效果。

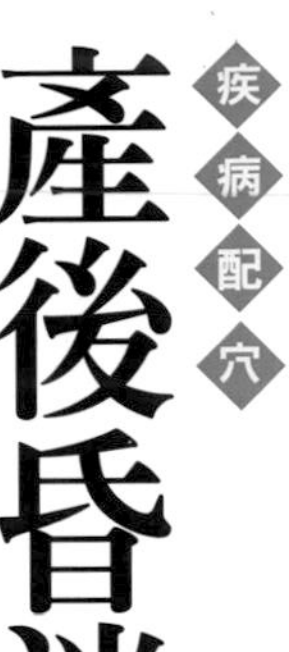

產後昏迷

◇ **臨床表徵**

指孕婦分娩後，出現神智不清的昏迷狀態。

◇ **保健配穴**

【水溝穴】【三陰交穴】【會陰穴】

◇ **按摩技法**

首先，掐按患者的水溝穴，直到恢復意識為止；接下來，以大拇指來回推揉刮按內踝尖直上3寸處的三陰交穴30次；最後再以中指按摩會陰穴3分鐘即可。

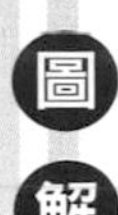
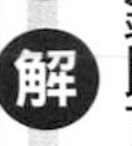
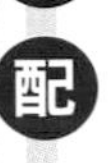
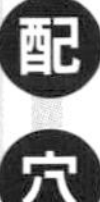
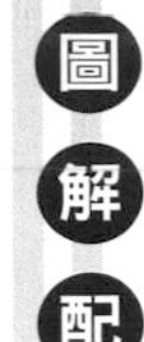
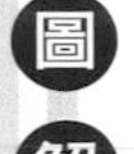
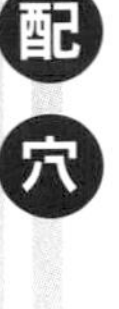

圖解配穴

水溝

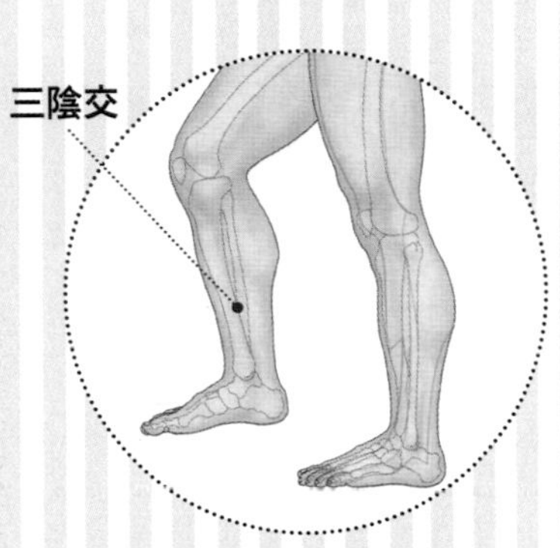

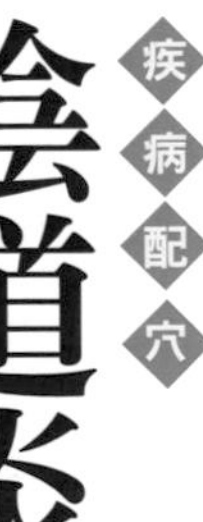

陰道炎

◇ **臨床表徵**

以白帶性狀發生改變以及外陰部潰瘍、搔癢、灼痛為主要特點。

◇ **保健配穴**

【中極穴】【肩井穴】【會陰穴】

◇ **按摩技法**

首先將掌心搓熱，用掌心撫揉中極穴5分鐘；接著雙手抱肩，以中指按壓肩井穴2分鐘；最後按摩會陰穴3分鐘即可。

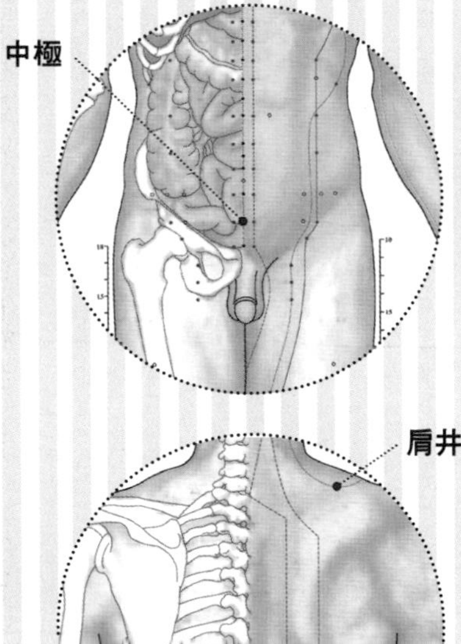

胸腹部特效穴

中極穴

生殖系統保養穴

◇**別名**

氣原穴、玉泉穴、膀胱募穴。

◇**經絡部位**

任脈經穴。

◇**保健特效**

能改善水腫、疝氣、不孕、崩漏、陰痛、陰癢等症。

人體穴位剖析

位於下腹部，前正中線上，於臍中下4寸處即是。

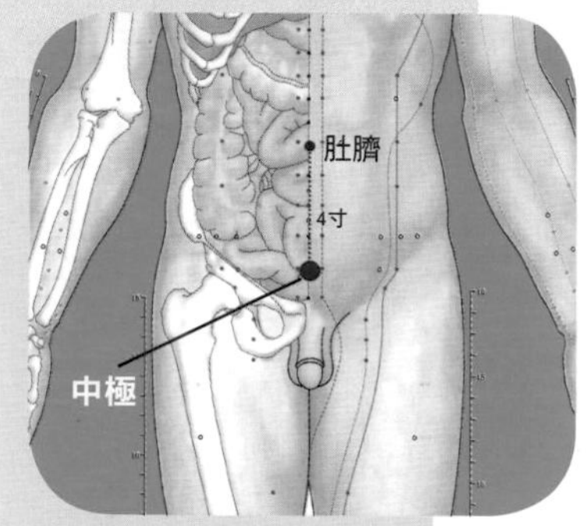

取穴DIY

正坐或仰臥，雙手置於小腹上，掌心朝下，則中指指腹所在位置，即是該穴。

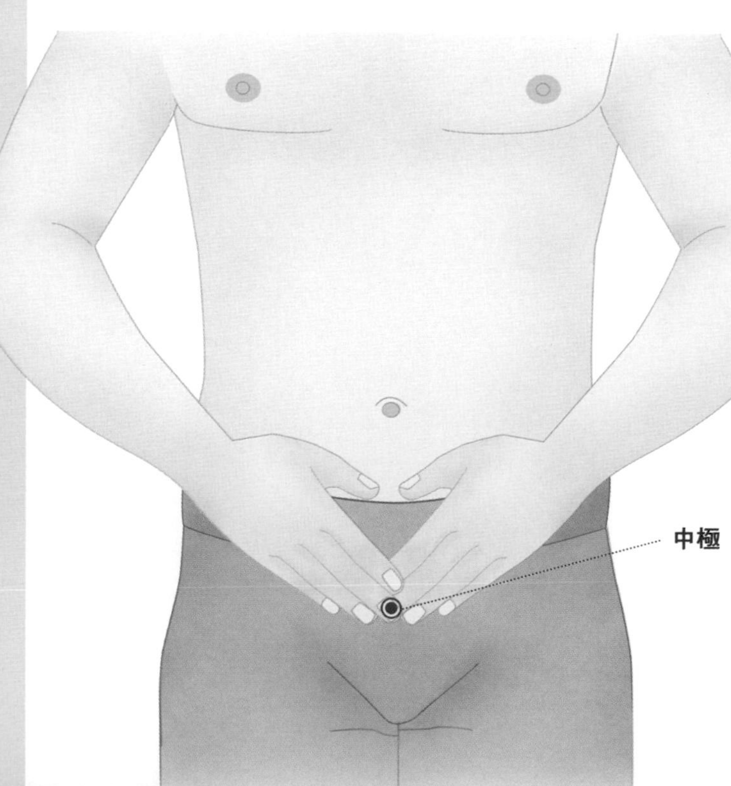

膀胱炎

疾病配穴

◇臨床表徵

可分為急性與慢性兩種，前者發病急驟，解小便時會出現灼熱、疼痛感，有時還有尿急和嚴重頻尿的狀況；而後者症狀雖較輕，但病變部位較深。最重要的是，上述症狀在晝夜皆會發生，其中又以女性最常見。

按摩方式

以左手中指指腹按壓穴道，右手中指指腹按壓左手中指指甲上，同時用力揉按穴道，有酸脹感，每次約1～3分鐘。

按摩小錦囊	
力道	重
時間	1～3分鐘
中指折疊法	

圖解配穴

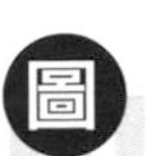
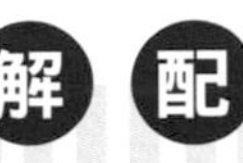
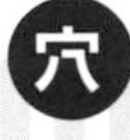

◇保健配穴

【中極穴】【膀胱俞穴】

◇按摩技法

雙手放在小腹上，掌心朝下，左手中指指腹按壓中極穴，右手中指指腹覆在左手中指指甲上，雙手中指同時用力揉按中極穴約3分鐘；接著按摩位於骶骨處的膀胱俞穴2分鐘即可。

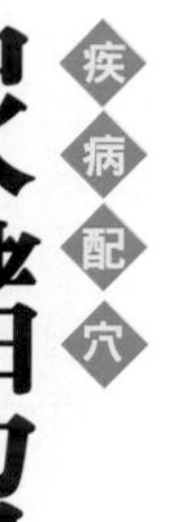

尿瀦留

◇ **臨床表徵**

指膀胱內積有大量尿液而不能排出。

◇ **保健配穴**

【三陰交穴】【陰陵泉穴】【關元穴】【中極穴】

◇ **按摩技法**

首先按摩小腿內側的三陰交穴和陰陵泉穴各3分鐘；接著按摩位於臍下3寸處的關元穴和臍下4寸處的中極穴各3分鐘即可。

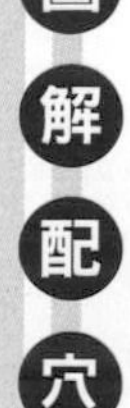

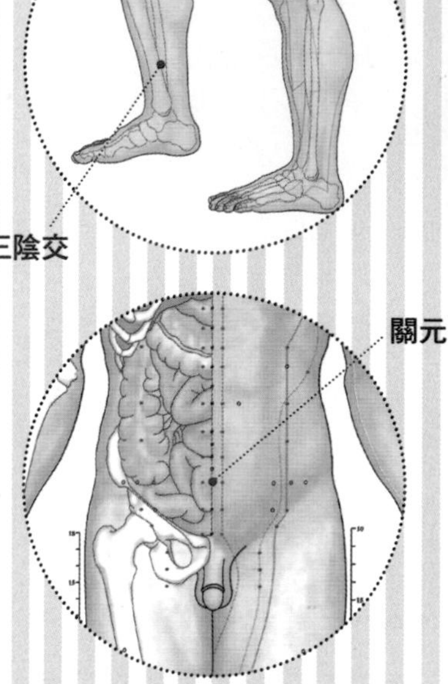

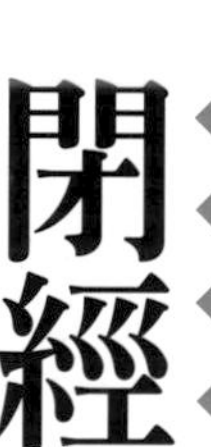

閉經

◇ **臨床表徵**

中醫將閉經稱為「經閉」，多因先天體弱多病，腎氣不足，精虧血少，或脾虛生化不足，甚至是情緒失調，精神過度緊張所引起。

◇ **保健配穴**

【中極穴】【石門穴】

◇ **按摩技法**

每天持續按揉中極穴，以及位於肚臍下的石門穴各30分鐘即可。

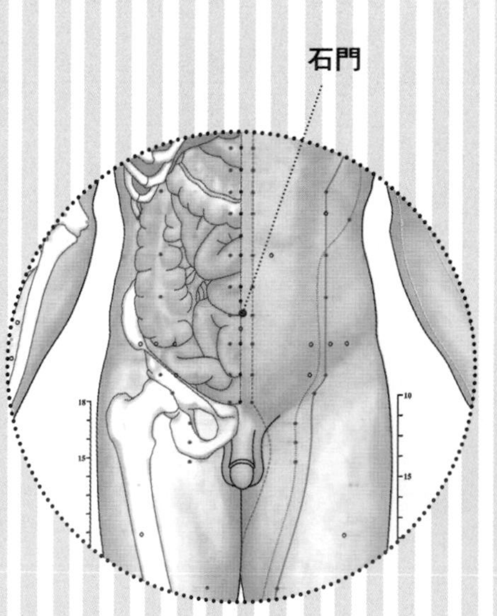

胸腹部
特效穴

關元穴

男女健康福音穴

◇**別名**

次門穴、丹田穴、大中極穴。

◇**經絡部位**

任脈經穴。

◇**保健特效**

針對月經不調、崩漏、帶下、尿路感染、腎炎、疝氣等均有調理效果。

人體穴位剖析

在人體下腹部，前正中線上，於臍中下3寸即是。

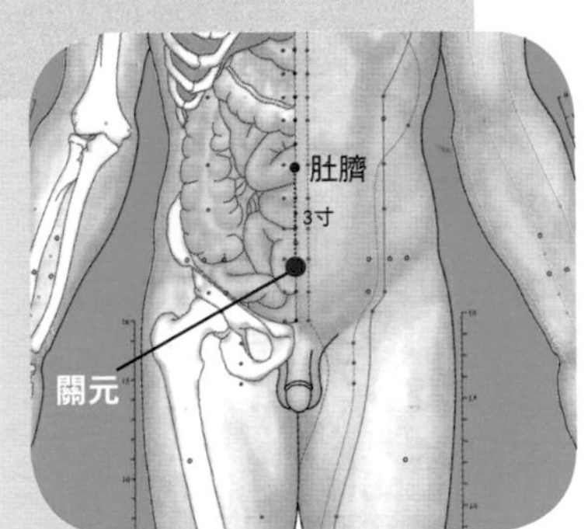

取穴DIY

正坐，雙手置於小腹，掌心朝下，則雙手中指指腹所在位置即是。

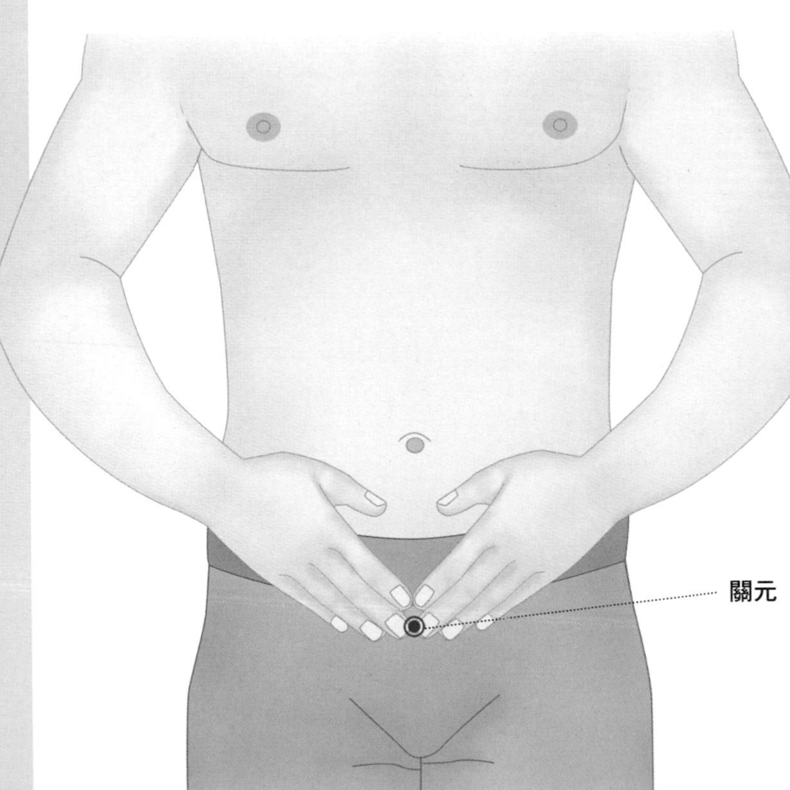

按摩方式

以左手中指指腹按壓穴位，右手中指指腹放在左手中指指甲上，同時出力揉按，有酸脹感。每天早晚按1～3分鐘。

按摩小錦囊	
力道	重
時間	1～3分鐘
中指折疊法	

疾病配穴

早洩

◇**臨床表徵**

早洩是指陰莖進入陰道後，性交時間少於2分鐘，且無法讓女方達到高潮而提早射精的性交障礙；臨床研究上，陰莖勃起但尚未進入陰道即射精者，以及陰莖能進入陰道進行性交，但時間過短即射精者，稱為早洩。

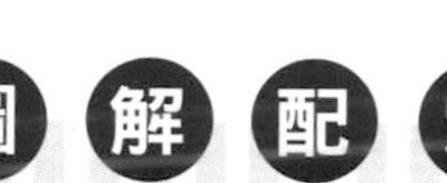
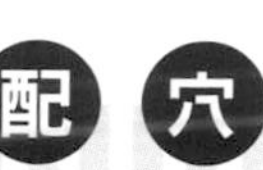

圖解配穴

◇**保健配穴**

【關元穴】【中極穴】【腎俞穴】

◇**按摩技法**

首先，以手掌輕揉按摩位於下腹部，約肚臍正中下3寸處的關元穴2分鐘；接著，再往下1寸按摩中極穴2分鐘，力道相等；最後，再按摩位於腰部的腎俞穴2分鐘即可。

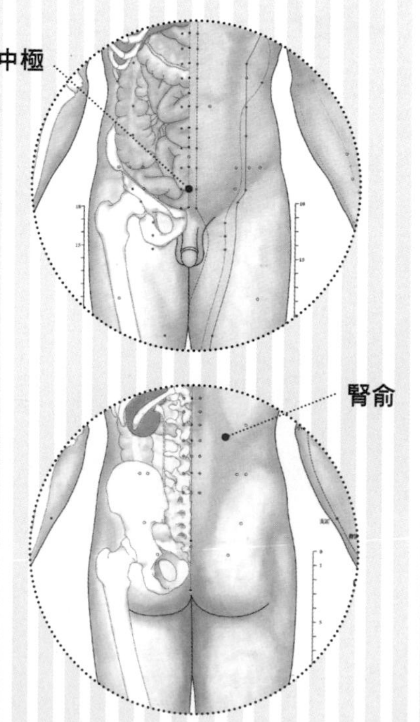

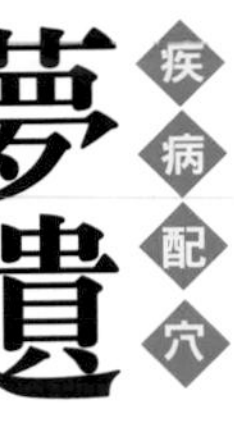

夢遺

◇臨床表徵

指睡眠過程中，夢時遺精，醒後方知的情形。

◇保健配穴

【中封穴】【脾俞穴】【小腸俞穴】【章門穴】【氣海穴】【關元穴】【中極穴】

◇按摩技法

依次按摩中封穴、脾俞穴、小腸俞穴、章門穴、氣海穴、關元穴和中極穴30分鐘。每天持續睡前按摩，效果最為顯著。

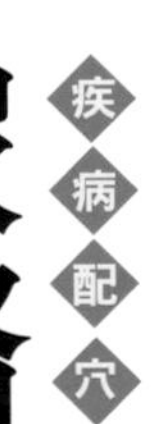

尿路感染

◇臨床表徵

若是膀胱、尿道感染，會出現頻尿、小便灼痛、下腹部疼痛或尿道口有分泌物等情形；若染患部位是腎臟，則有腰痛、發燒、寒顫等症。

◇保健配穴

【關元穴】【中極穴】【會陰穴】

◇按摩技法

可依次按摩下腹部的關元穴、中極穴和會陰穴30分鐘。每天持續，可改善不適。

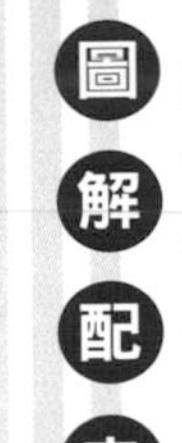

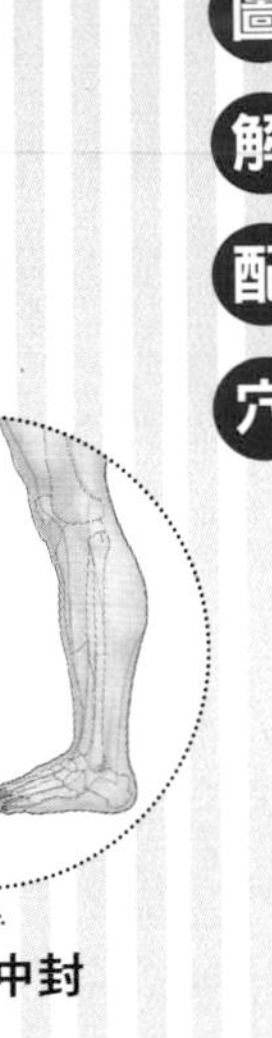

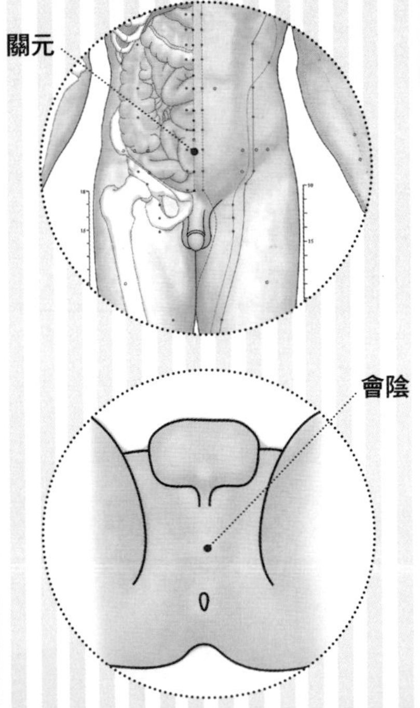

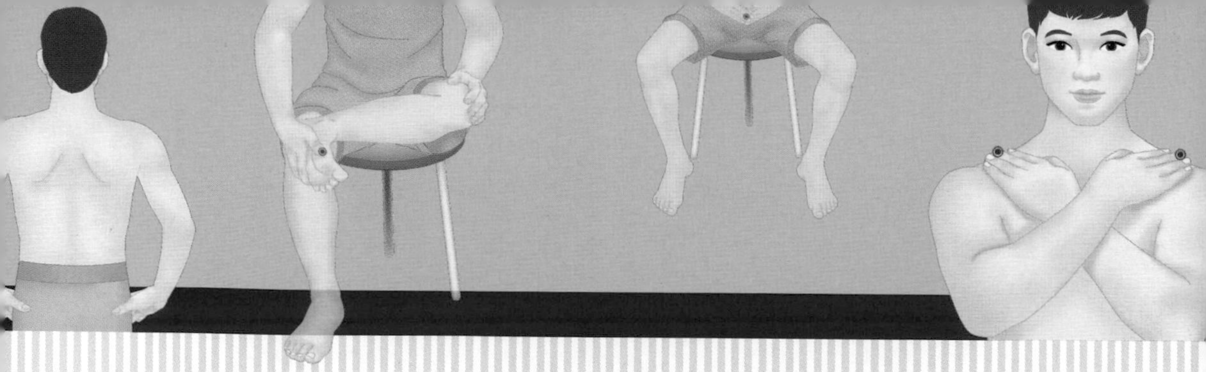

CHAPTER 3

第三章
腰背部 特效養生大穴

腰背部穴位主要掌管內分泌系統與腰腎健康。
因此，經常按摩腰背部穴位，
有利於疏通經脈、調和臟腑氣血，
並能防治腰酸背痛、腰膝酸軟無力、
陽萎、腎虛等症。

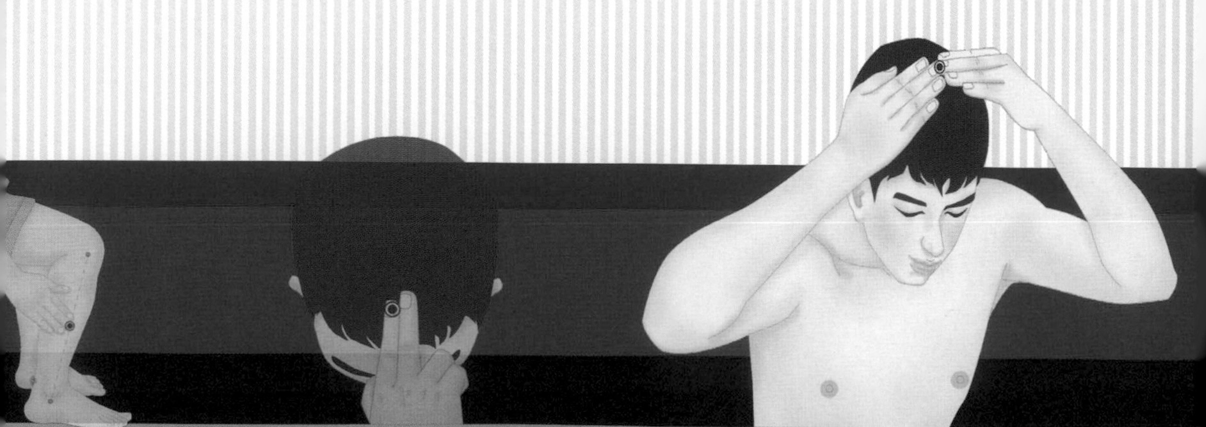

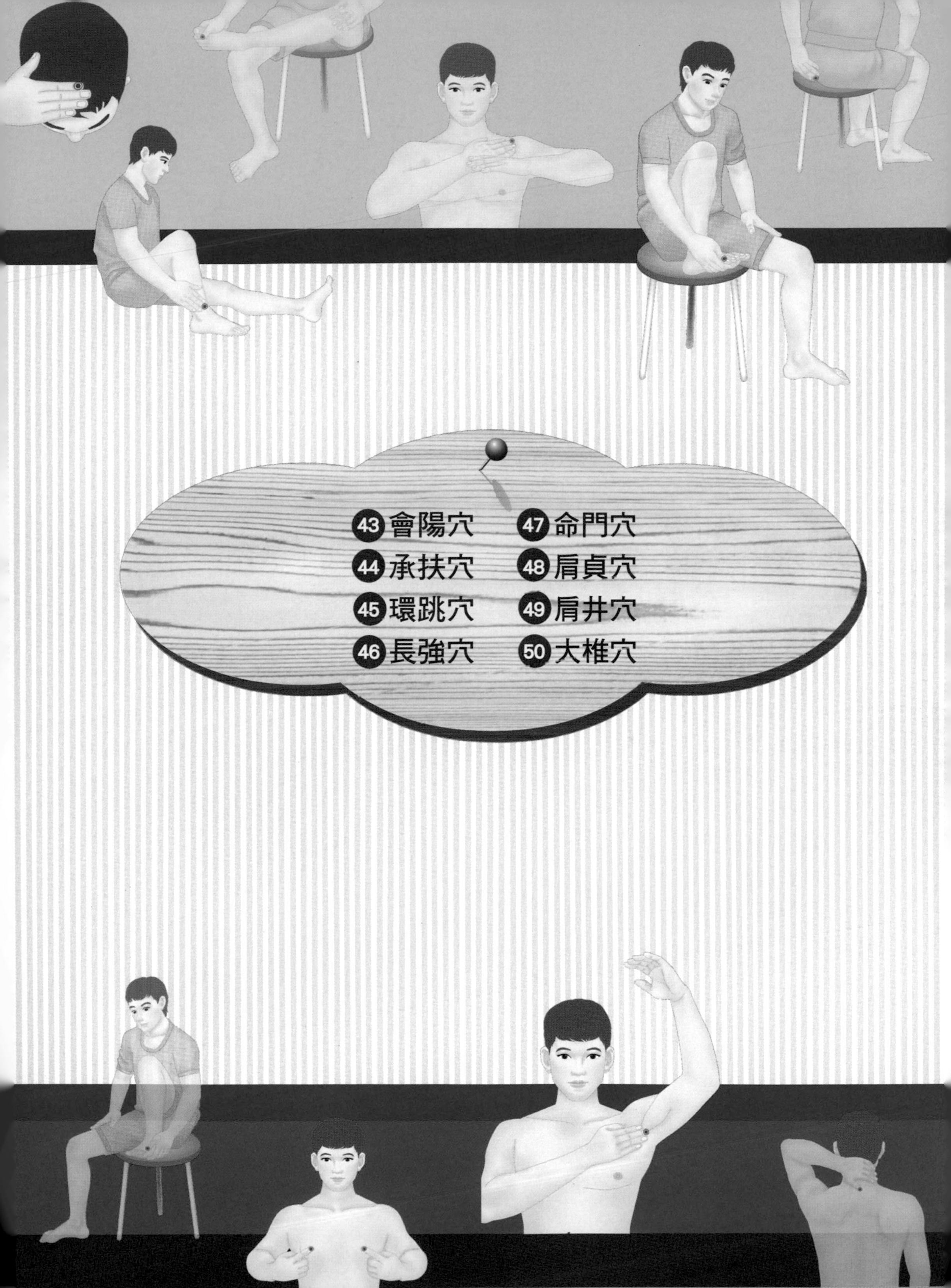

43 會陽穴
44 承扶穴
45 環跳穴
46 長強穴
47 命門穴
48 肩貞穴
49 肩井穴
50 大椎穴

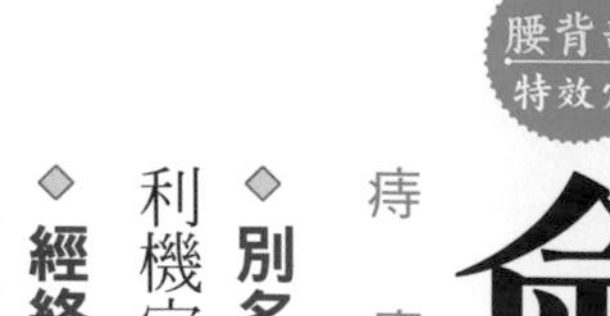

會陽穴

痔瘡便血找會陽

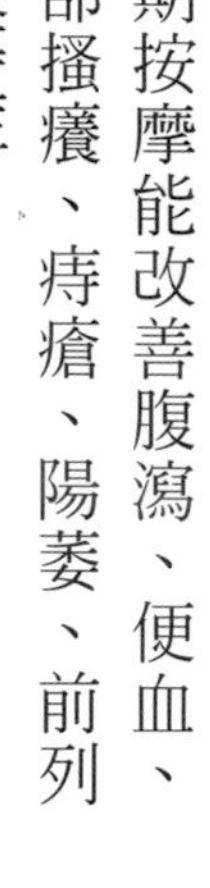

◇**別名**

利機穴。

◇**經絡部位**

足太陽膀胱經經穴。

◇**保健特效**

長期按摩能改善腹瀉、便血、陰部搔癢、痔瘡、陽萎、前列腺炎等症。

人體穴位剖析

會陽穴位在人體尾骨端，旁開0.5寸處。

取穴DIY

正坐，雙手向後，手心朝向背部；中指伸直，其他手指彎曲，將中指指腹置於尾骨兩旁，則中指指腹所在處即是。

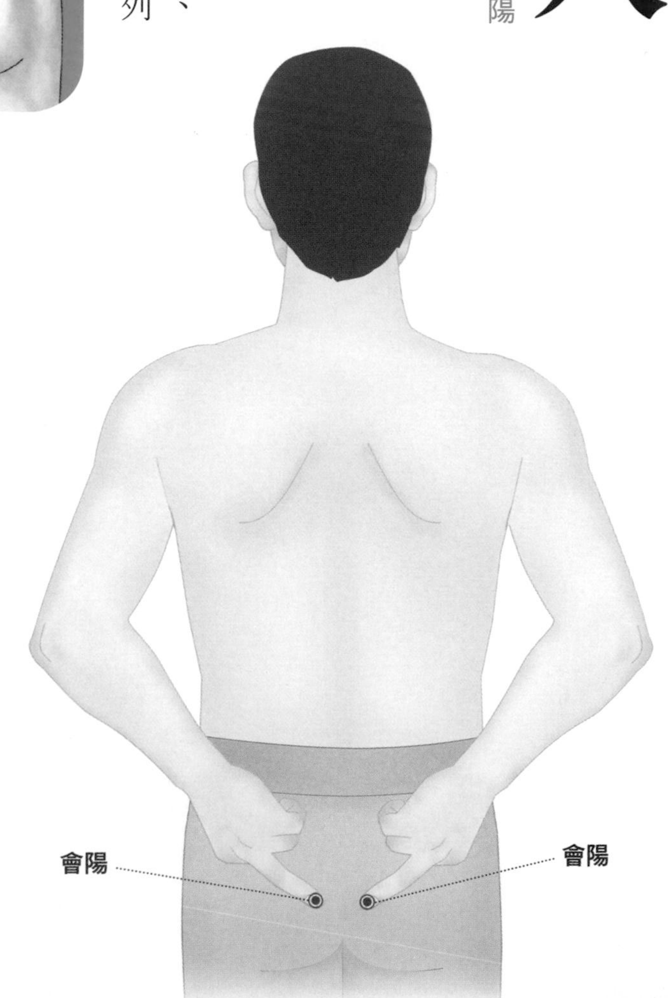

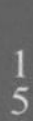

痔瘡

疾病配穴

◇ **臨床表徵**

人體直腸末端黏膜下和肛管皮膚下靜脈叢發生擴張和屈曲所形成的柔軟靜脈團，稱為「痔」，又名「痔瘡」、「痔核」、「痔病」、「痔疾」等。其表現為解便疼痛與帶血，排便時出現痔瘡脫垂，以及肛門出現搔癢感、便祕等情形。

按摩方式

正坐，雙手伸向後背，掌心朝背部，利用中指指腹按壓穴位，有酸痛感。每次左右各1～3分鐘。

按摩小錦囊	
力道	適度
時間	1～3分鐘
中指壓法	

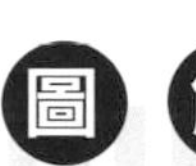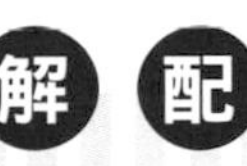穴

圖解配穴

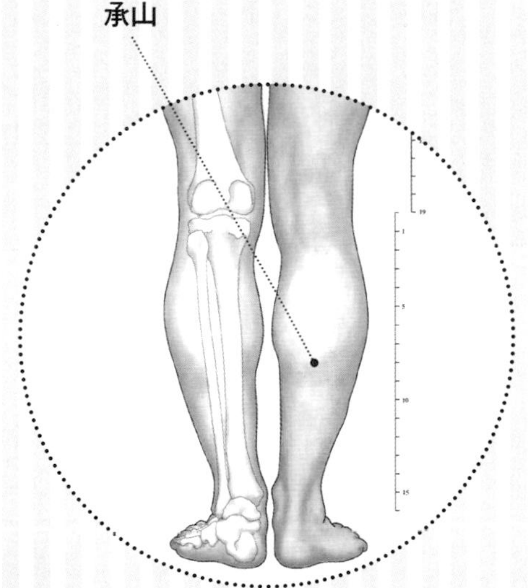

◇ **保健配穴**

【承山穴】【會陽穴】

◇ **按摩技法**

取承山穴時應採用俯臥姿，其位於小腿後正中，委中穴與崑崙穴之間，當伸直小腿或足跟上提時，腓腸肌肌腹下出現的尖角凹陷處即是，可用拇指按壓2分鐘；接著以中指指腹按揉會陽穴，左右兩側各約3分鐘。

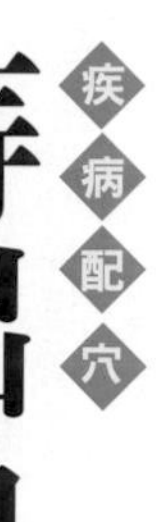

疾病配穴

痔出血

◇臨床表徵

指內痔破裂後，排便時出現便血。其便血特點為無痛性、間歇性或週期性，且顏色鮮紅。

◇保健配穴

【陽綱穴】【會陽穴】【長強穴】【承山穴】

◇按摩技法

首先按摩陽綱穴3分鐘；接著按摩會陽穴3分鐘；最後依序推揉尾骨端與肛門連線中點處的長強穴，以及小腿後正中的承山穴各2分鐘即可。

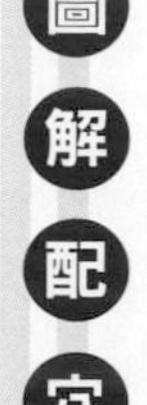

圖解配穴

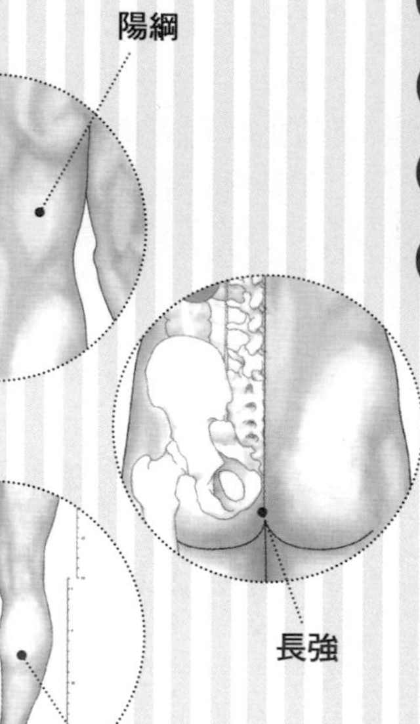

疾病配穴

陰部接觸性皮炎

◇臨床表徵

外陰部皮膚接觸到較為刺激性或過敏性物質而出現的發炎情形。

◇保健配穴

【會陽穴】【曲池穴】【血海穴】

◇按摩技法

首先，以中指指腹按壓會陽穴3分鐘；接著，按摩曲池穴3分鐘，最後推揉血海穴3分鐘即可。

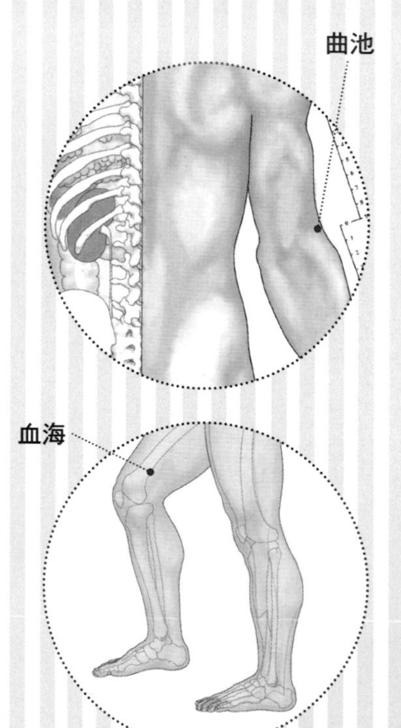

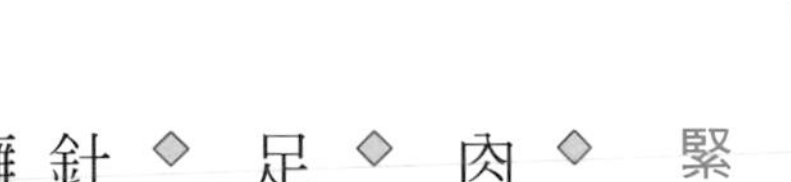

腰背部特效穴

承扶穴

緊實臀部減肥穴

◇ **別名**

肉郄穴、陰關穴、皮部穴。

◇ **經絡部位**

足太陽膀胱經經穴。

◇ **保健特效**

針對腰骶疼痛、坐骨神經痛、癱瘓、痔瘡、尿閉、便祕等有改善效果。

人體穴位剖析

在人體大腿後，左右臀下之臀橫紋中心點即是。

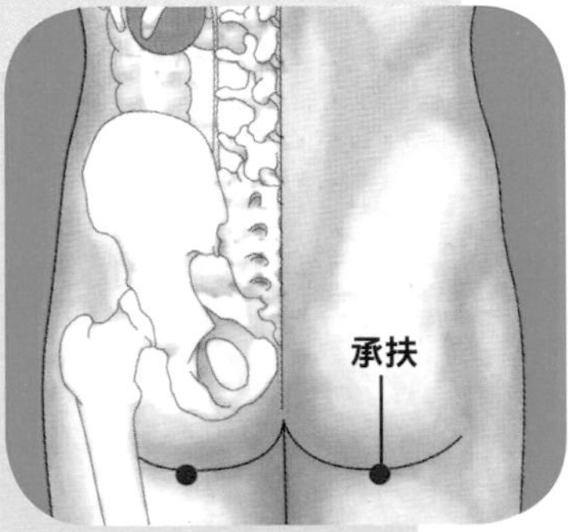

承扶

取穴DIY

正坐，兩手掌心朝上，五指併攏，置放在臀部與大腿交接處，則中指所在位置即是。

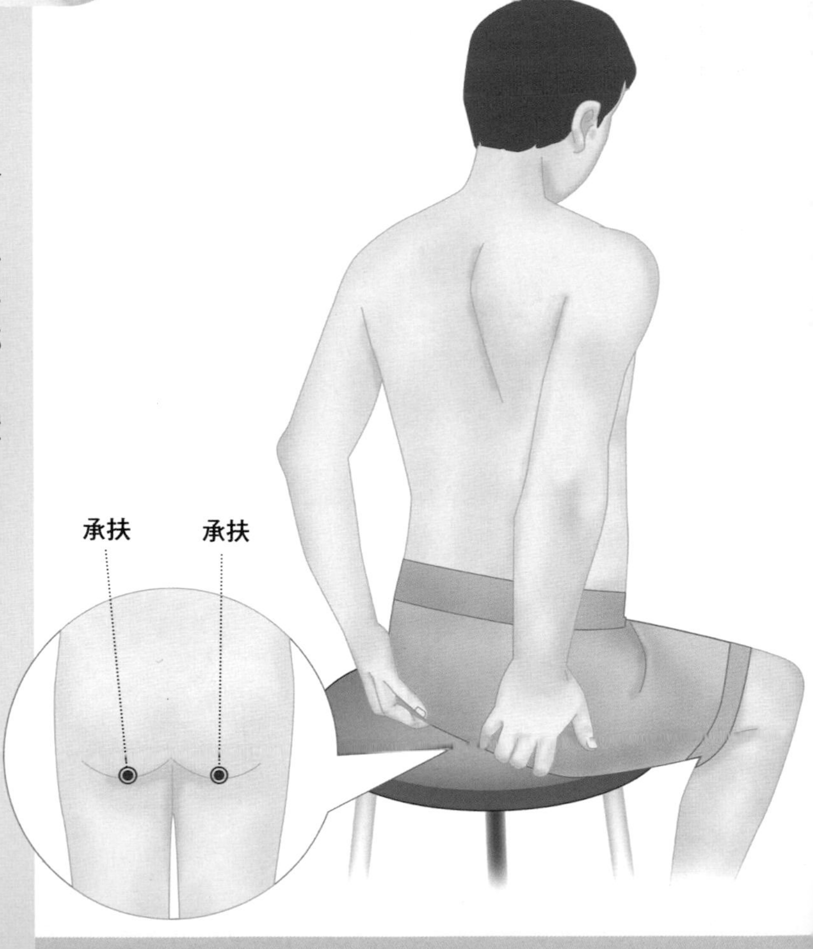

承扶　承扶

疾病配穴

腰骶疼痛

◇臨床表徵

腰骶疼痛是指腰部的一側或兩側發生疼痛，其中又以婦女最常出現，因其有月經、懷孕、分娩、哺乳等生理特點，同時又容易罹患婦科病，所以腰骶疼痛是常見病症。

按摩方式

用食指、中指、無名指三指指腹向上按摩，每次左右兩個穴位（或雙側同時），各按揉1～3分鐘。

按摩小錦囊	
力道	適度
時間	1～3分鐘
三指摩揉法	

圖解配穴

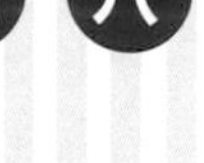
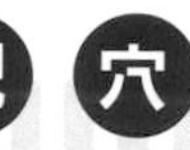
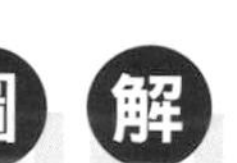
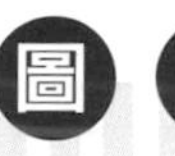

◇保健配穴

【委中穴】【承扶穴】

◇按摩技法

首先以中指指腹按壓位於膝蓋後，橫紋中點處的委中穴5分鐘；最後再按揉承扶穴3分鐘即可，因其臀下脂肪較厚，故按摩時力氣要大，才能達到效果。

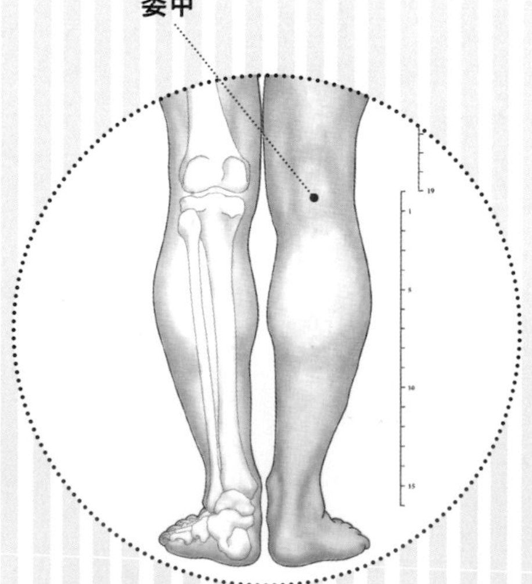

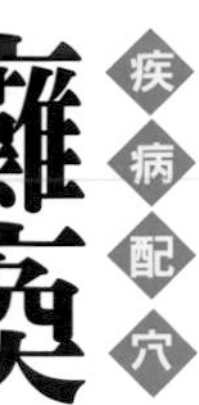

癱瘓

◇ **臨床表徵**

由於神經功能發生障礙，使身體某部位的運動感覺、功能，出現完全或部分喪失的情形。

◇ **保健配穴**

【承扶穴】【環跳穴】【承山穴】【風市穴】

◇ **按摩技法**

先按摩承扶穴3分鐘；接著加強中指力度按摩環跳穴2分鐘；最後再按壓小腿後正中的承山穴和大腿外側的風市穴各2分鐘即可。

圖解配穴

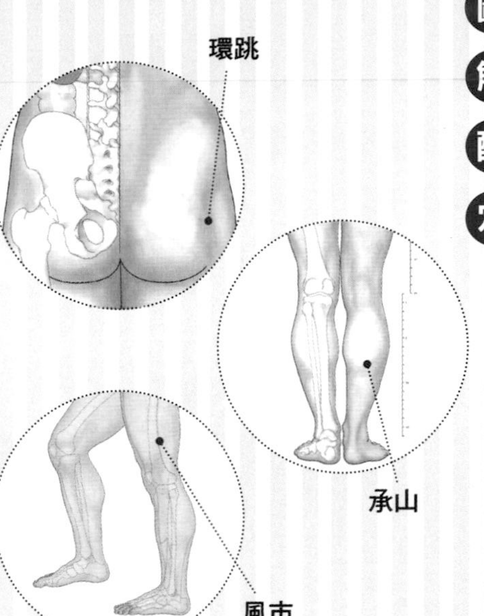

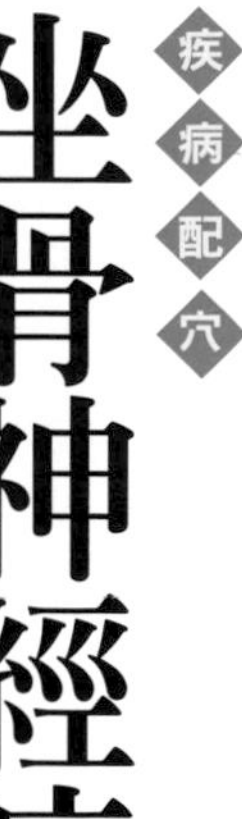

坐骨神經痛

◇ **臨床表徵**

通常是指坐骨神經通路及其分布區內出現疼痛，可自臀部沿大腿後側，小腿外側向遠端擴散，疼痛呈陣發性或持續性。

◇ **保健配穴**

【環跳穴】【承扶穴】【委中穴】

◇ **按摩技法**

首先推按環跳穴約5分鐘；接著按摩承扶穴約5分鐘；最後再指壓委中穴3分鐘即可。

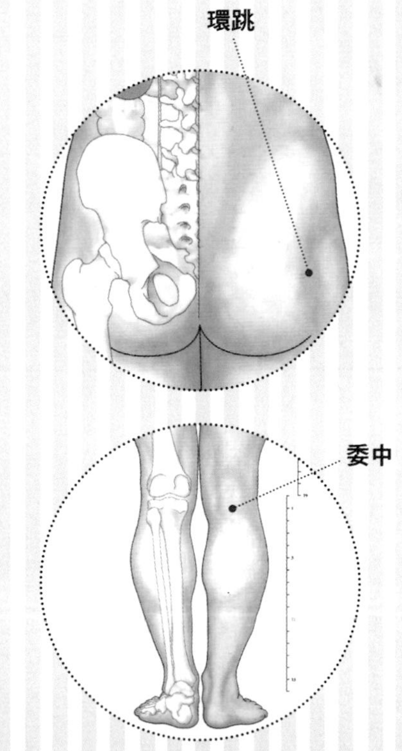

腰背部特效穴

環跳穴

腰背腿痛取環跳

◇**別名**

臏骨穴、髖骨穴、分中穴。

◇**經絡部位**

足少陽膽經經穴。

◇**保健特效**

可改善腰背腿痛、坐骨神經痛、下肢痲痺、腰部肌炎、大腿肌炎等症。

人體穴位剖析

在人體的股外側部，側臥屈股，於股骨大轉子最凸點與骶骨裂孔連線的外1/3與中1/3的交點處。

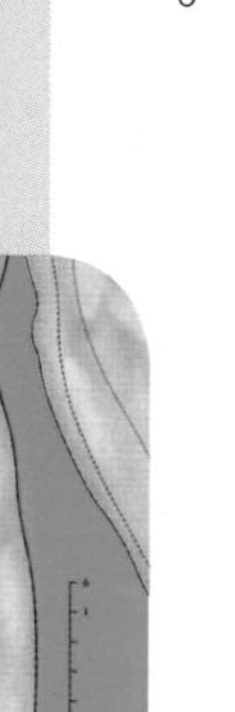

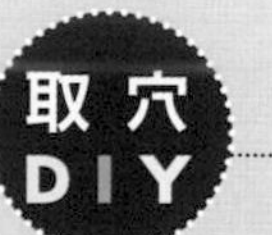

自然站立，或側臥，伸下足，屈上足，同側手插腿臀上，四指在前，大拇指指腹所在位置即是。

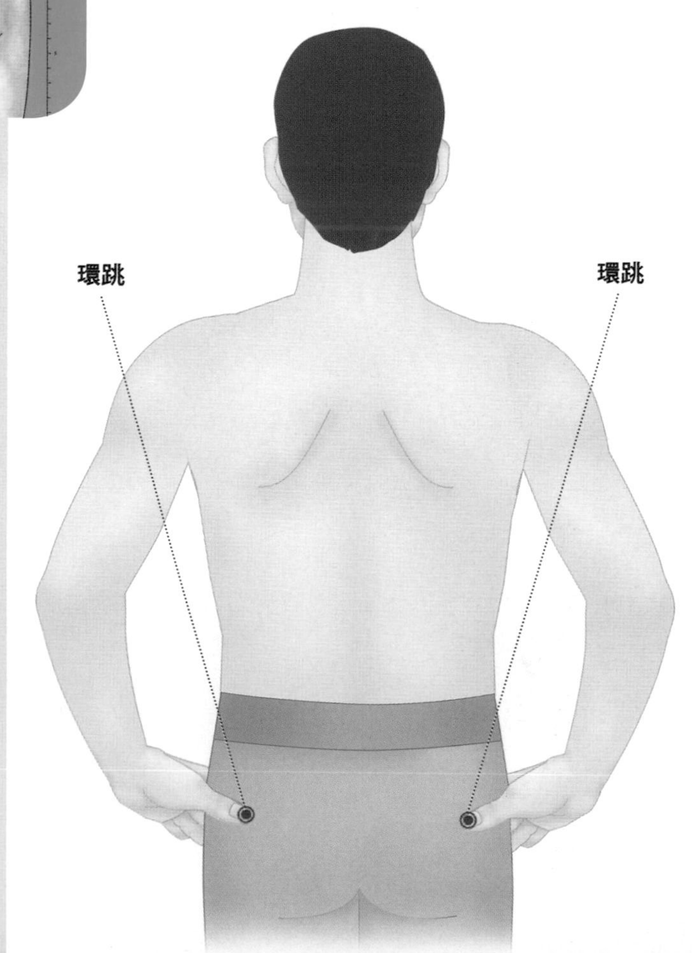

疾病配穴

風疹

◇ **臨床表徵**

風疹從接觸感染到症狀出現，要經過14～21天的時間。發病前1～2天症狀較輕微，會出現低熱或中度發熱、輕微咳嗽、乏力、胃口不佳、咽痛和眼睛發紅等輕度上呼吸道症狀。

按摩方式

用大拇指指腹稍用力按摩穴位，有酸痛感，每次左右各按壓3～5分鐘。先左後右或先按健側，再按患側。

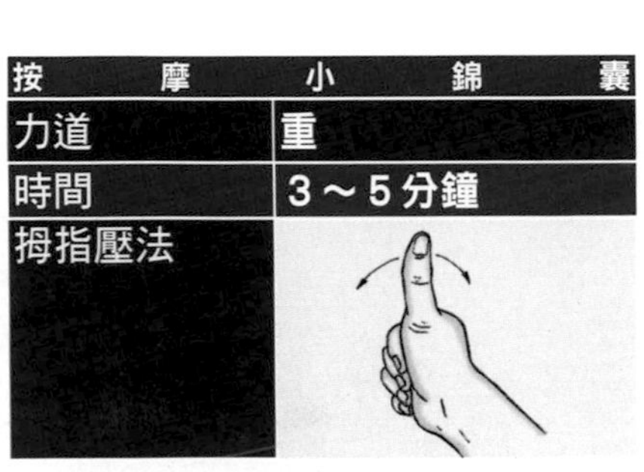

按摩小錦囊	
力道	重
時間	3～5分鐘
拇指壓法	

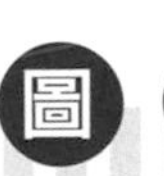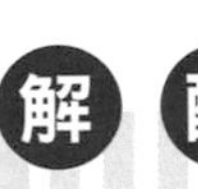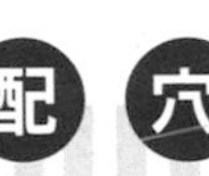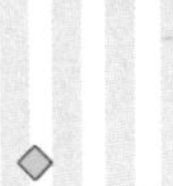

圖解配穴

◇ **保健配穴**

【風池穴】【曲池穴】【環跳穴】

◇ **按摩技法**

首先，雙手環抱於腦後，大拇指指腹按揉頸後枕骨下的風池穴2分鐘；接著，以大拇指按壓肘部橫紋外側的曲池穴2分鐘；最後，大拇指指腹稍用力按壓環跳穴3分鐘即可。

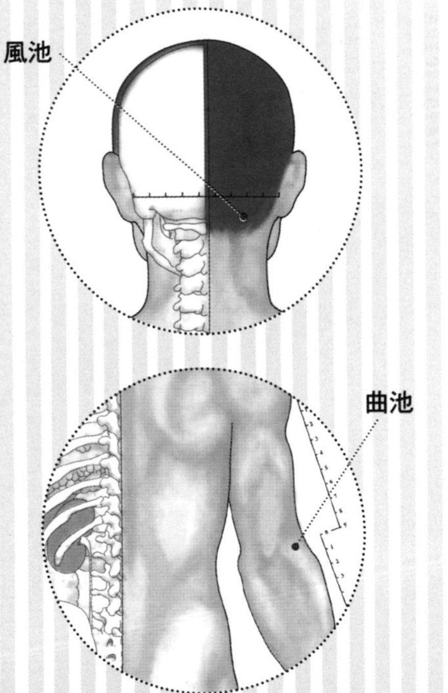

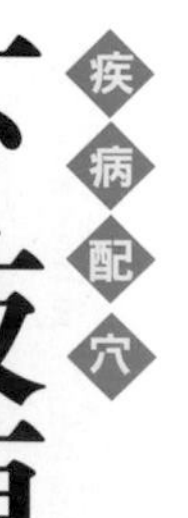

疾病配穴

下肢痺痛

◇ **臨床表徵**

部分患者因下肢末端出現劇痛而使活動受限，久之則導致肌肉出現萎縮而行動不便。

◇ **保健配穴**

【環跳穴】【殷門穴】【委中穴】【陽陵泉穴】【崑崙穴】

◇ **按摩技法**

依序按壓環跳穴、殷門穴、委中穴、陽陵泉穴和崑崙穴各3分鐘。每天早晚，持續按摩兩次即可。

圖解配穴

殷門

委中

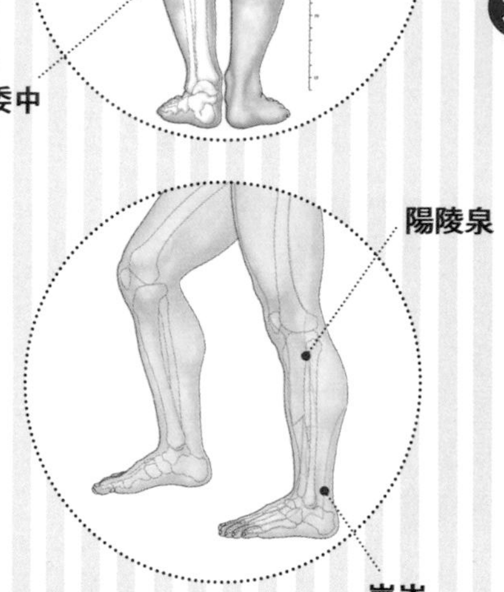

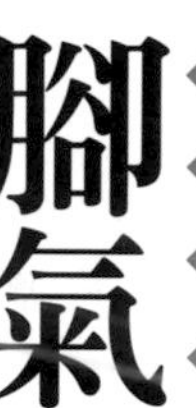

疾病配穴

腳氣

◇ **臨床表徵**

是由真菌感染所引起的常見皮膚病。

◇ **保健配穴**

【環跳穴】【太衝穴】

◇ **按摩技法**

正坐，利用椅子來回轉揉環跳穴3分鐘；接著雙腳放在盆內溫水中泡2～3分鐘，並用一腳足跟來回搓揉另一腳的太衝穴，雙腳交替進行。速度為每分鐘一百～一百二十次，每晚一遍。

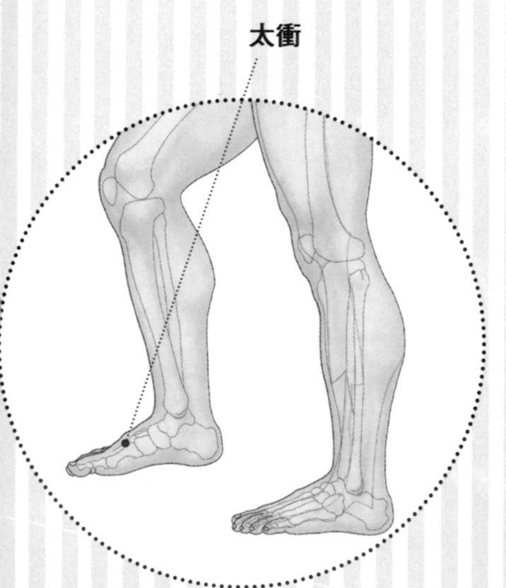

腰背部
特效穴

長強穴

通便止瀉找長強

◇**別名**

尾閭穴、窮骨穴、尾翠穴。

◇**經絡部位**

督脈經穴。

◇**保健特效**

長期按摩能改善便祕、腸炎、腹瀉、痔瘡、便血、脫肛、陰囊濕疹等症。

人體穴位剖析

屬督脈第一穴道，在尾骨端下，於尾骨端與肛門連線中點處。

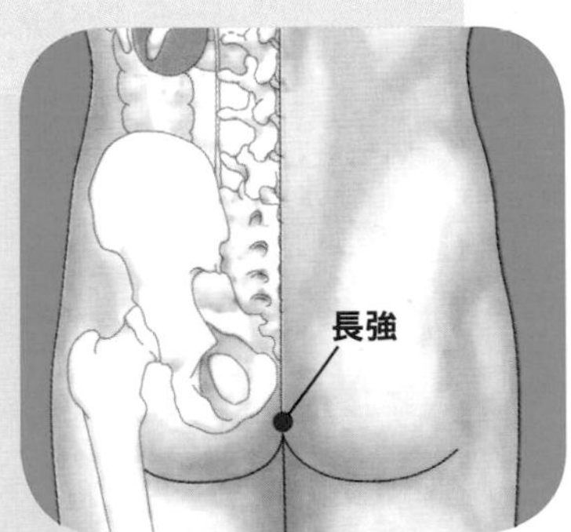

取穴DIY

正坐，上身前俯，伸左手置臀後，中指所在位置即是。若有便祕、腹瀉或痔瘡者，按壓穴位時會感到酸脹，其痛感還會向體內和四周擴散。

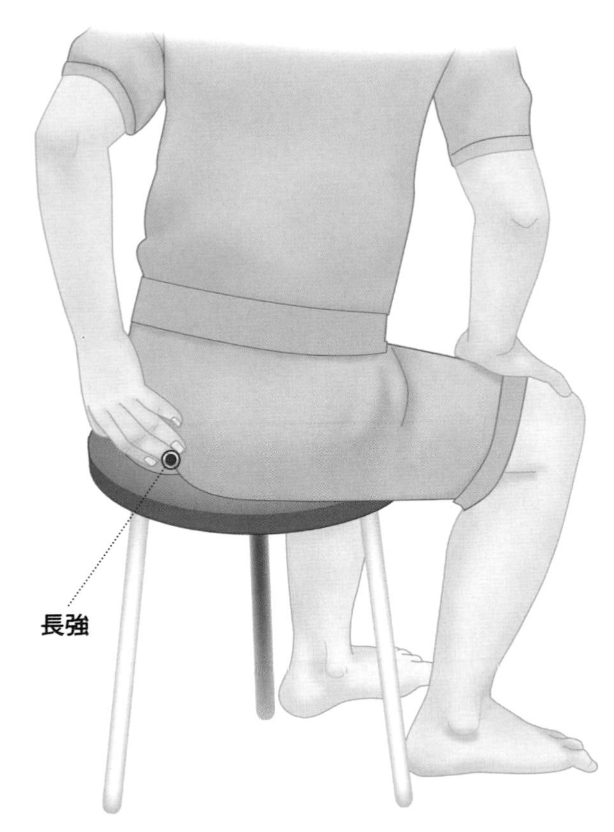

疾病配穴

淋症

◇臨床表徵

凡出現尿頻、尿急，排尿出現障礙（指想解小便卻解不乾淨）或澀痛、淋瀝不斷，甚至出現小腹有拉扯感的疼痛，並擴及肚臍等部位者，皆屬淋症。

按摩方式

以中指和食指施力揉按穴道，其酸脹感會向體內和四周擴散。每次1～3分鐘。

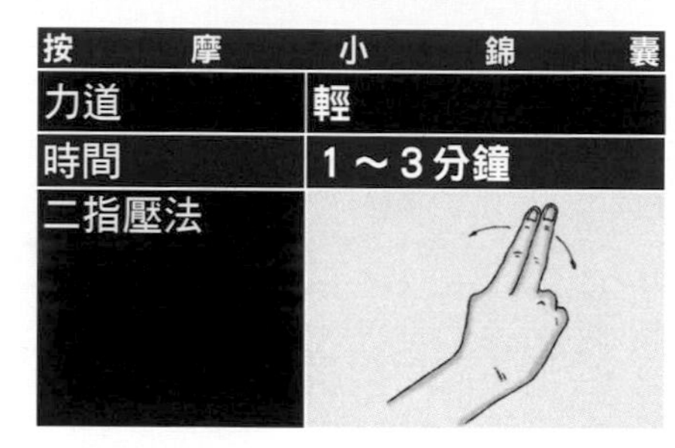

按摩小錦囊	
力道	輕
時間	1～3分鐘
二指壓法	

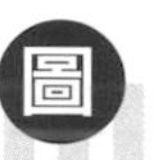

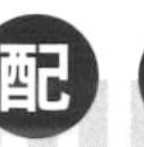
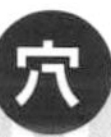

圖解配穴

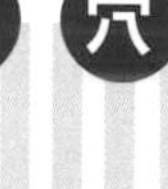

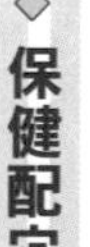

◇保健配穴

【長強穴】【小腸俞穴】

◇按摩技法

首先，按摩位於尾骨端與肛門連線中點處的長強穴5分鐘，最後再推揉位於骶部的小腸俞穴5分鐘即可。長期按摩，能有效改善尿頻、尿急等症狀。

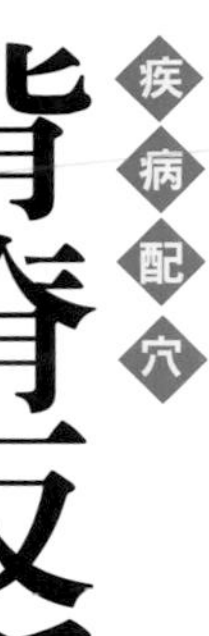

背脊反折

◇ **臨床表徵**

指背脊反張之證，意即背脊肌肉僵硬。當患者的背過度伸張時，會出現疼痛僵直之感。

◇ **保健配穴**

【長強穴】【太衝穴】

◇ **按摩技法**

首先，以中指和食指按摩長強穴約3分鐘；最後再移至足背的太衝穴，推揉3分鐘即可。

圖解配穴

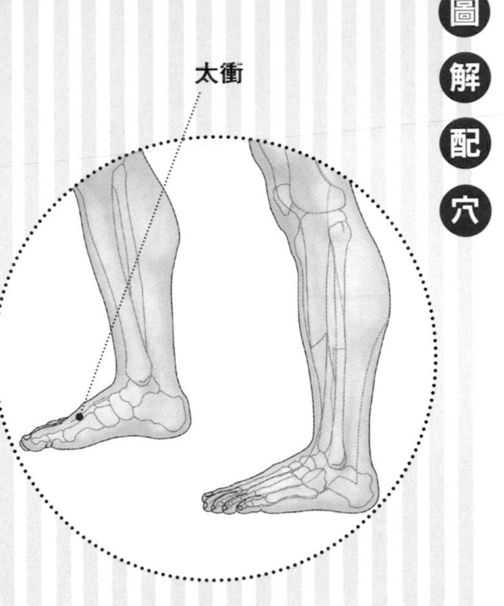

疾病配穴

脊柱背痛

◇ **臨床表徵**

大多出現在強直性脊柱炎的患者身上，而脊柱背痛會出現在腿痛之前。

◇ **保健配穴**

【長強穴】【身柱穴】

◇ **按摩技法**

先以中指和食指推揉長強穴3分鐘，力道要緩；最後，上移至身柱穴，按摩3分鐘即可。長期按壓，能改善脊柱背痛的不適。

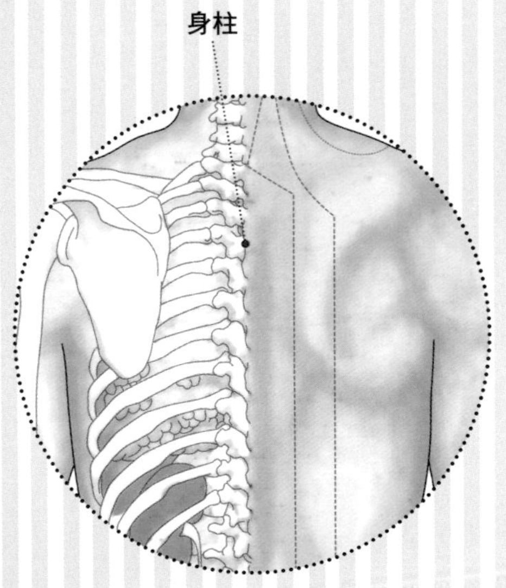

命門穴

五臟六腑本命穴

◇ **別名**

屬累穴、精宮穴。

◇ **經絡部位**

督脈經穴。

◇ **保健特效**

可改善腰痛、腰扭傷、坐骨神經痛、陽萎、遺精、頭痛、耳鳴、四肢冰冷等症。

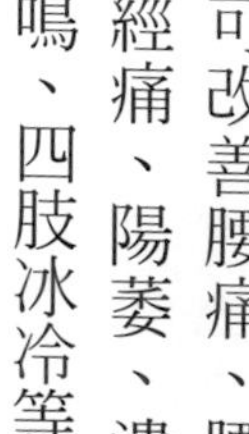

人體穴位剖析

在人體腰部，於後正中線上，第二腰椎棘突下凹陷處（即肚臍正後方），指壓時會有強烈的疼痛感。

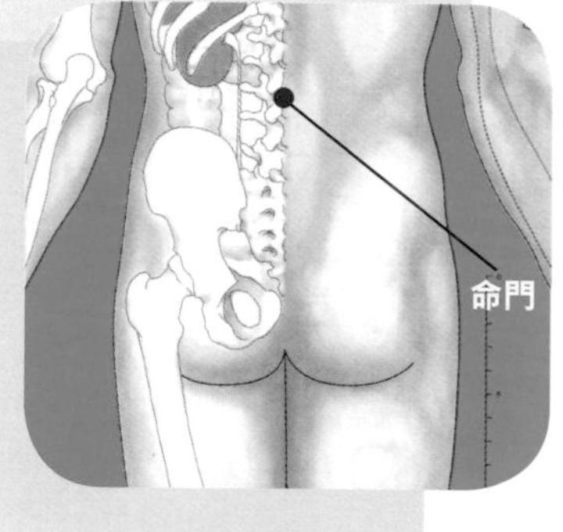

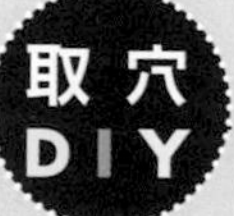

正坐，伸兩手至腰背後，大拇指在前，四指在後，左手中指指腹所在處即是。

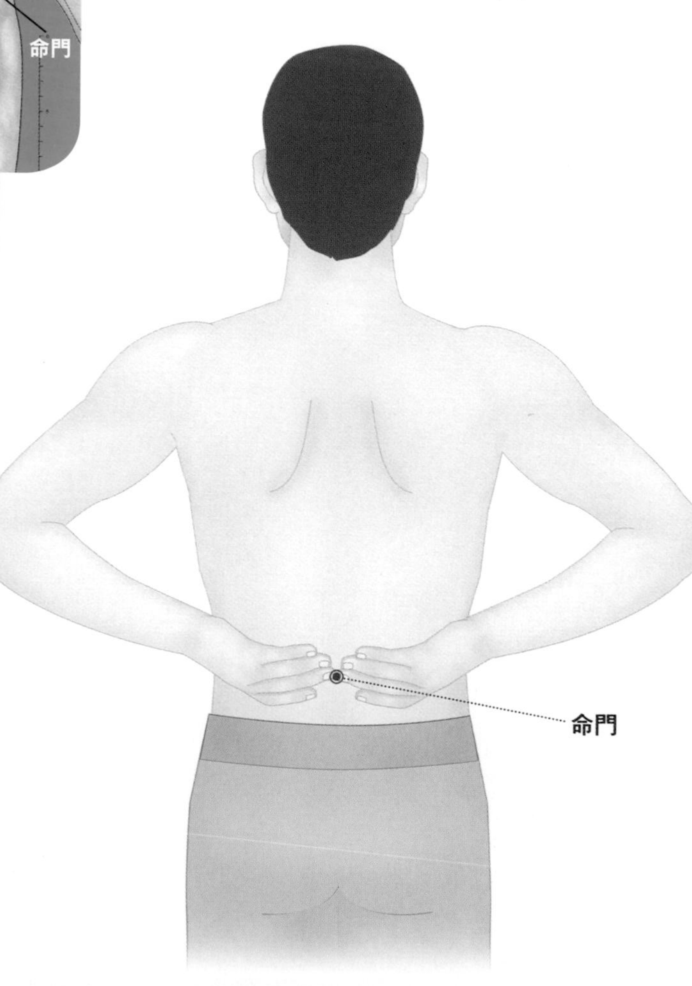

腎虛

疾病配穴

◇ **臨床表徵**

腎虛可分為腎陽虛與腎陰虛，前者症狀為腰酸、四肢發冷、畏寒，甚至還有水腫的情形，且性功能不好也會導致腎陽虛；而後者症狀主要有腰酸、燥熱、盜汗、虛汗、頭暈、耳鳴等不適。

按摩方式

雙手中指同時用力按揉穴位，有酸、脹、疼痛的感覺。每次3～5分鐘。

按摩小錦囊	
力道	輕
時間	3～5分鐘
中指折疊法	

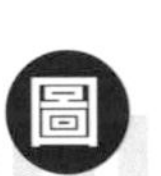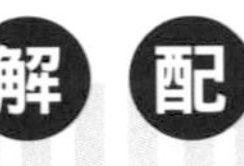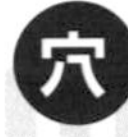

圖解配穴

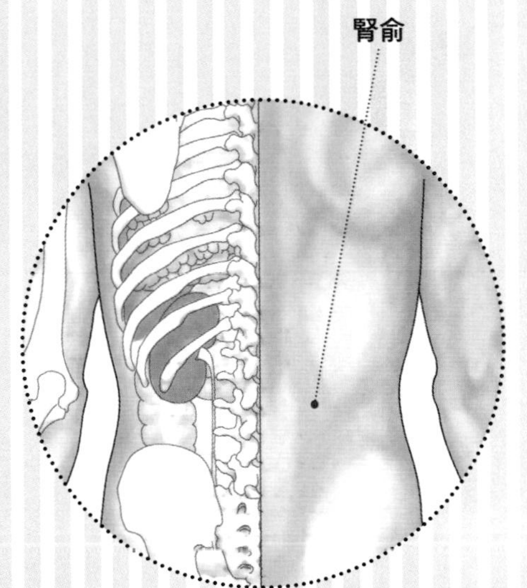

◇ **保健配穴**

【腎俞穴】【命門穴】

◇ **按摩技法**

由於此二穴都在背部，可請他人協助按摩。先讓施按者輕敲位於第二腰椎棘突旁開1.5寸處的腎俞穴2分鐘；最後用拇指指腹按壓命門穴20次即可。

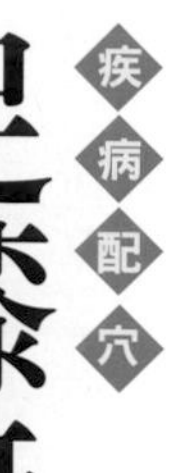

足膝無力

◇臨床表徵

指足膝軟弱無力，甚至還會出現腰軟的情形，由於兩症往往同時發生，故又稱為腰膝無力。

◇保健配穴

【命門穴】【腎俞穴】【太谿穴】

◇按摩技法

依次按摩腰背部的命門穴和腎俞穴各3分鐘；最後再以大拇指揉摩腳內踝後緣凹陷中的太谿穴5分鐘即可。

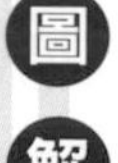

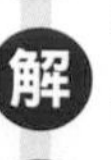
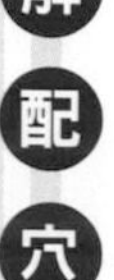
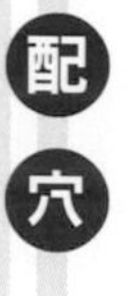

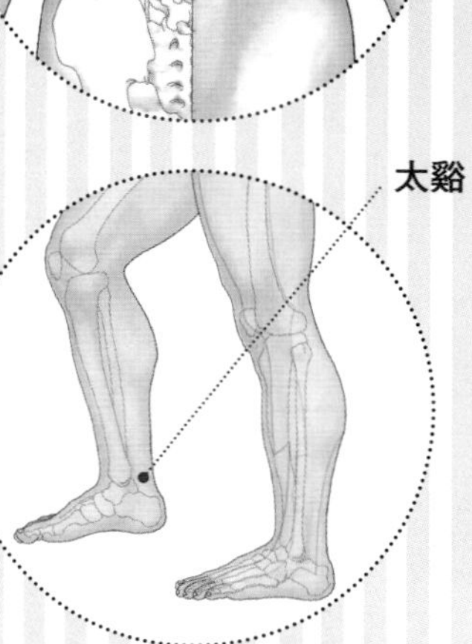

傷風抽搐

◇臨床表徵

抽搐是大腦功能暫時紊亂的表現，身體將不能自制肌肉的運動。

◇保健配穴

【百會穴】【筋縮穴】【命門穴】

◇按摩技法

首先用手掌按摩百會穴2分鐘；接著推揉位在背部，於後正中線上，第九胸椎棘突下凹陷中的筋縮穴1分鐘；最後再按摩命門穴3分鐘即可。

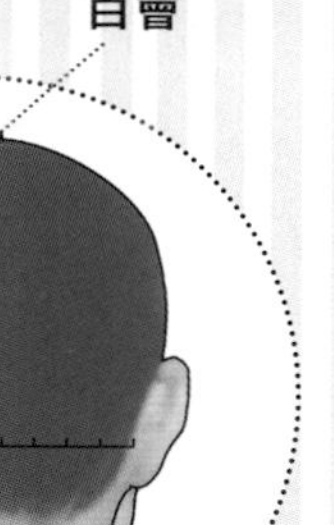

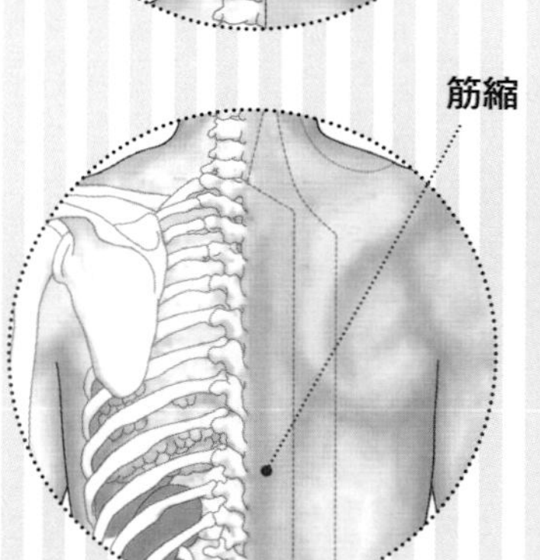

腰背部 特效穴

肩貞穴

消炎止痛按肩貞

◇**別名**

肩正穴、肩眞穴。

◇**經絡部位**

手太陽小腸經經穴。

◇**保健特效**

針對肩胛疼痛、手臂不舉、上肢麻木、耳鳴耳聾、齒疼等有調理效果。

人體穴位剖析

位在肩關節的後下方，手臂內收時，腋後縱紋上方1寸處即是。

取穴DIY

雙臂互抱，雙手伸向腋下後，中指指腹所在腋下後縱紋端上的穴位即是。

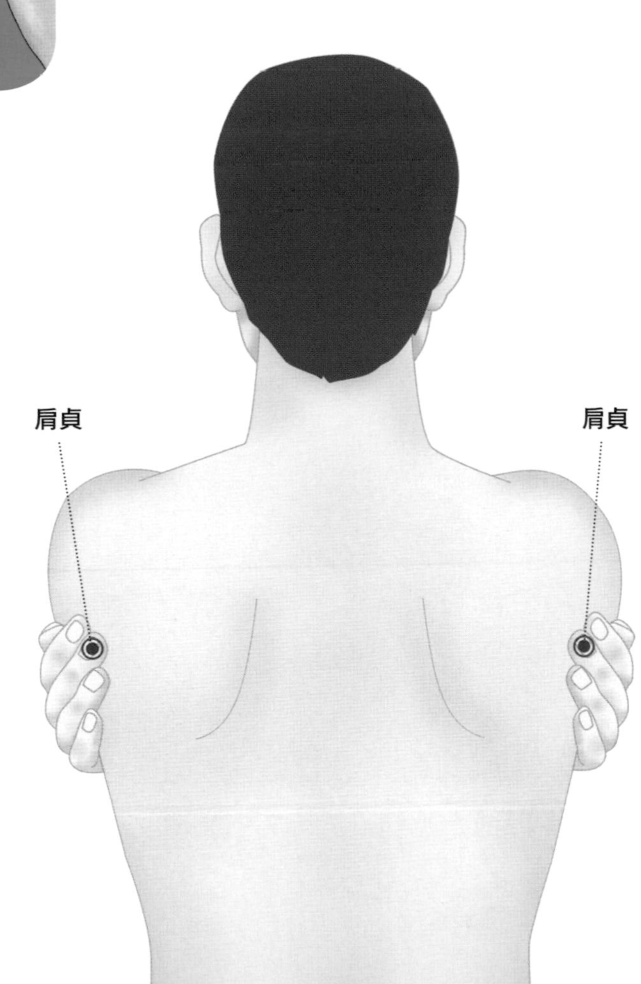

按摩方式

雙臂互抱，雙手伸向腋後，以中指指腹按壓穴位，有酸痛感，每次左右各約1～3分鐘。

按摩小錦囊	
力道	適度
時間	1～3分鐘
中指折疊法	

疾病配穴

淋巴結炎

◇**臨床表徵**

淋巴結腫大，且觸壓有疼痛感。較嚴重者，局部會出現紅腫熱痛，並伴隨畏寒發燒、頭痛等症狀，透過及時的消炎治療，紅腫即能消退，但有時炎症會使組織增生，故最後可能會留下一顆小硬結。

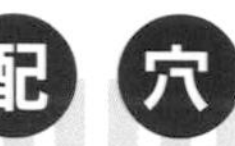

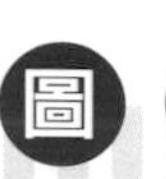

圖解配穴

◇**保健配穴**

【肩貞穴】【天井穴】

◇**按摩技法**

首先用食指指腹按壓肩貞穴3分鐘，接著再推揉近手肘處的天井穴3分鐘即可。每天持續按壓，可改善淋巴結炎的不適症狀。

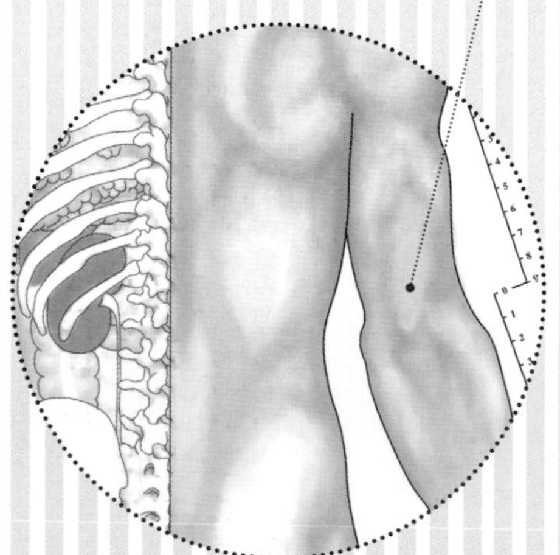

疾病配穴

肘臂攣痛

◇**臨床表徵**

指肘臂痙攣疼痛，嚴重時還會影響伸舉動作。

◇**保健配穴**

【肩貞穴】【肘髎穴】【外關穴】

◇**按摩技法**

先按揉肩關節後下方的肩貞穴3分鐘，接著按壓肘外側的肘髎穴3分鐘，力道適度即可；最後再推揉前臂掌背的外關穴2分鐘即可。

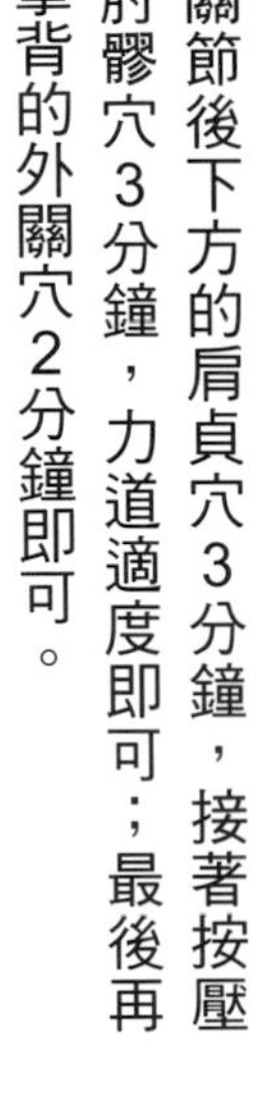

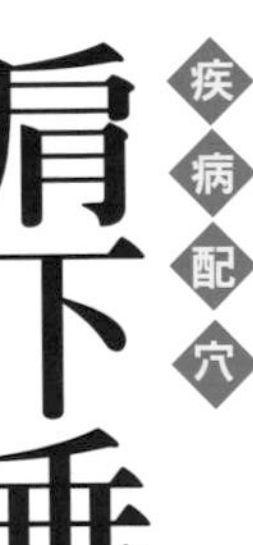

疾病配穴

肩下垂

◇**臨床表徵**

其臨床表現為上臂輕度內收，肘關節屈曲，手指強烈彎向掌側等情形。

◇**保健配穴**

【肩髎穴】【肩貞穴】【曲池穴】【合谷穴】

◇**按摩技法**

先按摩肩髎穴2分鐘；接著推揉肩貞穴2分鐘；再按壓曲池穴1分鐘；最後用大拇指推揉合谷穴30次即可。

圖解配穴

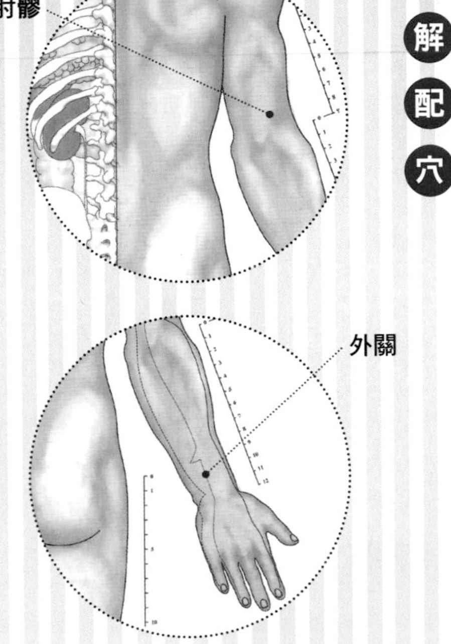

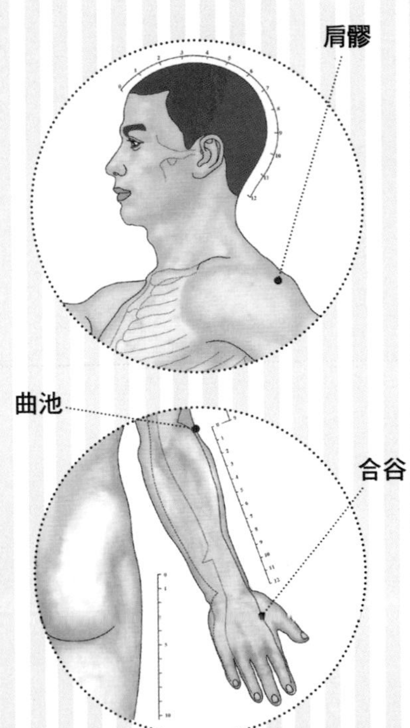

腰背部特效穴

肩井穴

乳腺炎找肩井穴

◇**別名**

肩解穴、膊井穴。

◇**經絡部位**

足少陽膽經經穴。

◇**保健特效**

長期按摩能改善手臂不舉、頸項強痛、中風、難產等症。

人體穴位剖析

位於肩部，大椎與肩峰端連線的中點，即乳頭正上方與肩線交接處。

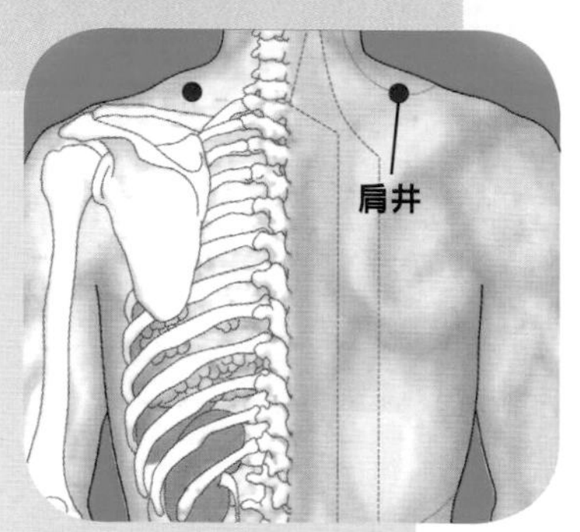

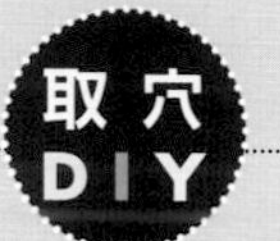

正坐，雙手環抱，掌心向下，放在肩上，中間三指放在肩頸交會處，中指指腹所在位置即是。

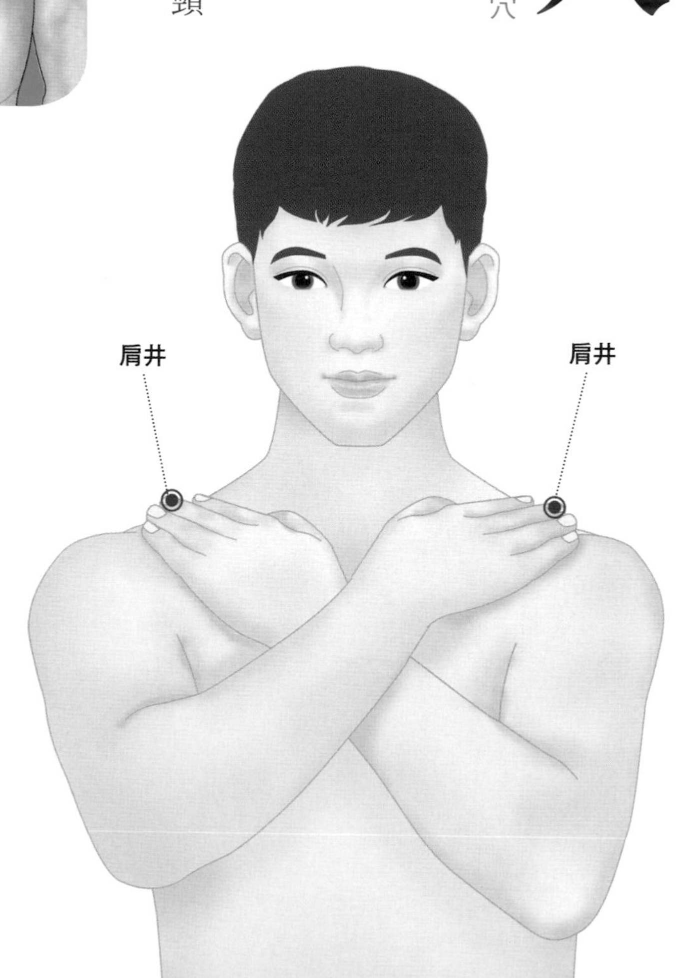

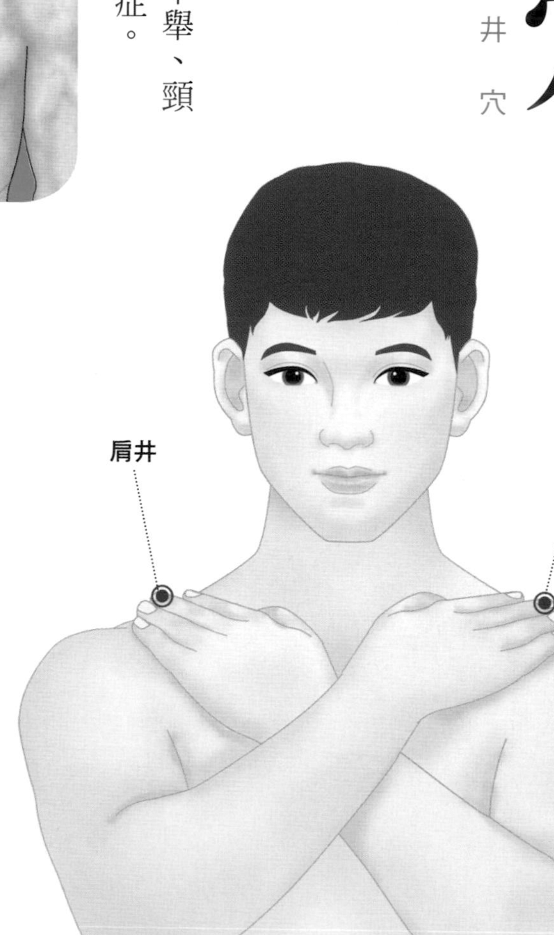

疾病配穴

肋間神經痛

按摩方式

中指指腹向下按揉有酸麻、脹痛之感，每天早晚各按壓一次，每次左右（或雙側同時）1～3分鐘。

按摩小錦囊	
力道	重
時間	1～3分鐘
中指折疊法	

◇臨床表徵

一根或數根肋間部位發生的常態性疼痛，且症狀逐漸加劇。原發性肋間神經痛極少見，但繼發性患者則多與病毒感染、毒素刺激及異物壓迫等有關；而其疼痛性質多為刺痛或灼痛，並沿肋間神經分布。

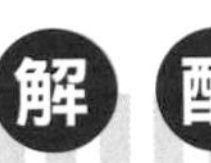

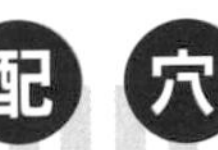

穴

◇保健配穴

【大椎穴】【肩井穴】【乳根穴】

◇按摩技法

首先將右手四指併攏，緊貼在大椎穴上，適當施力反覆推揉30秒～1分鐘，至局部發熱為佳；接著將一手中指指腹放在對側肩部的肩井穴上，用力揉按1分鐘後；將掌根緊貼乳根穴，順時針摩揉30秒～1分鐘即可。

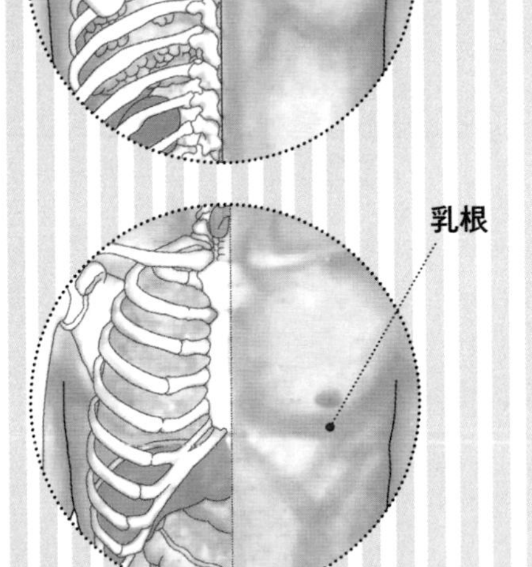

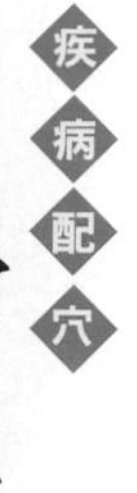

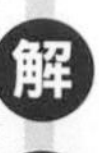

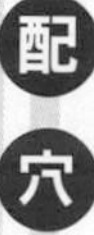

疾病配穴

肩膀僵硬、酸痛

◇ **臨床表徵**

頸部肌肉因長期姿勢不良，使頭部向前突出而引起肩膀僵硬、酸痛等症。

◇ **保健配穴**

【天柱穴】【肩井穴】【膏肓穴】

◇ **按摩技法**

能治療肩膀肌肉僵硬、酸痛的穴位有三處：「天柱」、「肩井」、「膏肓」。指壓時，可一面緩緩吐氣一面按揉穴位6秒，如此反覆10次即可。

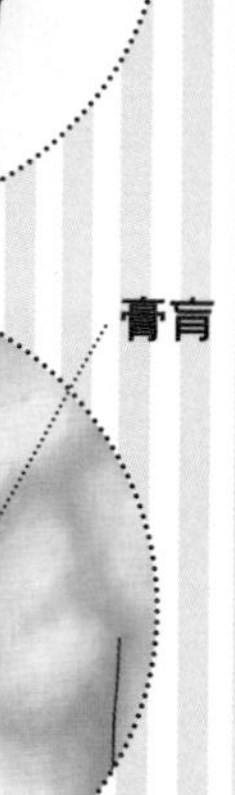

圖解配穴

疾病配穴

精神不濟

◇ **臨床表徵**

常感到精力不足、記憶力減退、腦力遲鈍，學習或注意力不集中等。

◇ **保健配穴**

【攢竹穴】【肩井穴】【百會穴】

◇ **按摩技法**

先用雙手拇指按壓攢竹穴1分鐘；接著以大魚際揉前額部2分鐘；最後雙手中指用力揉按百會穴1分鐘；最後拿捏肩井穴3分鐘即可。

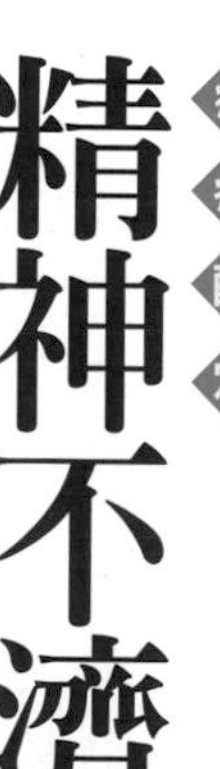

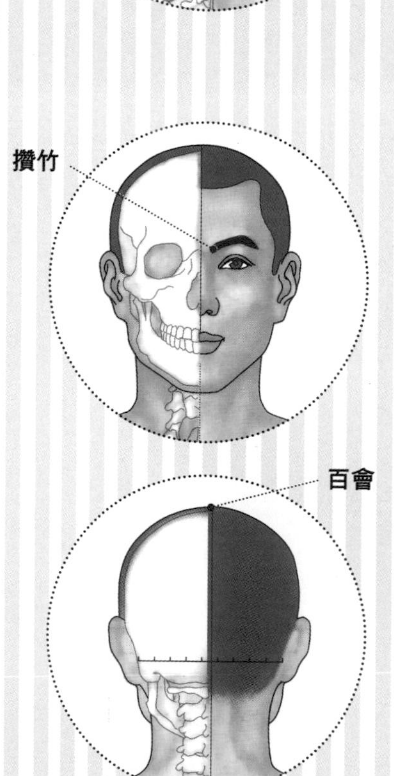

腰背部特效穴

大椎穴

感冒發燒點大椎

◇**別名**

百勞穴、上杼穴。

◇**經絡部位**

督脈經穴。

◇**保健特效**

能調理感冒、肩背痛、頭痛、咳嗽、氣喘、中暑、支氣管炎、濕疹等症。

人體穴位剖析

位於人體背部的頸脖下端，於正中線上，第七頸椎棘突下凹陷處。

大椎

取穴DIY

正坐或俯臥，左手伸到肩後反握對側頸部，虎口向下，四指扶右側頸部，指尖向前，大拇指指腹所在處即是該穴。

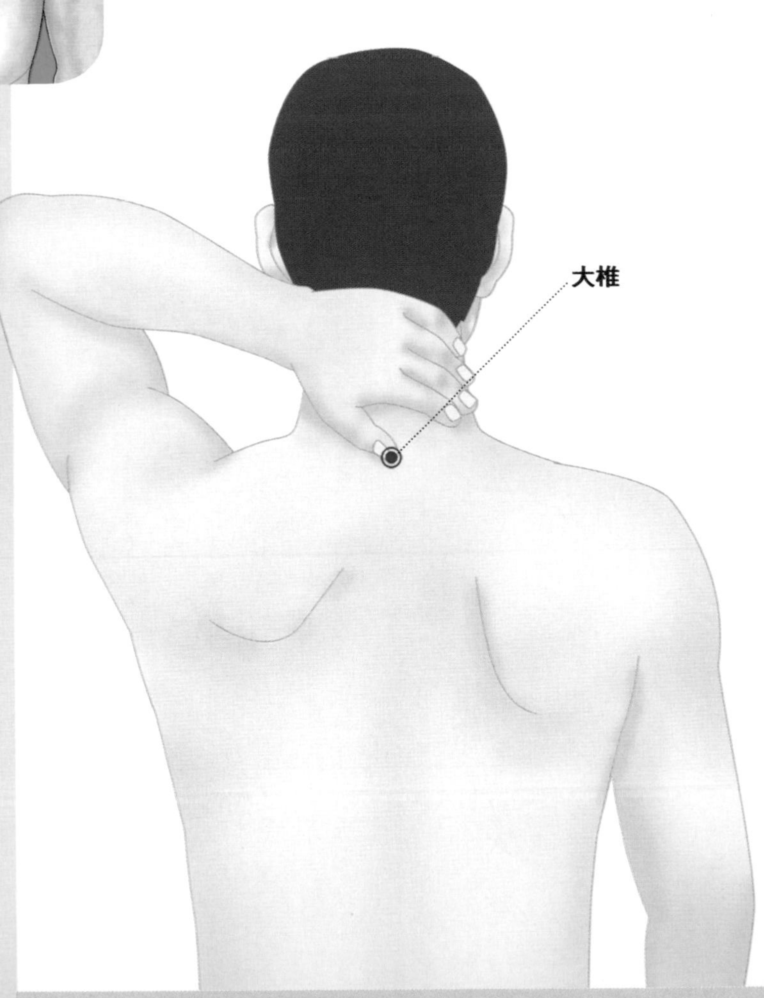

按摩方式

大拇指指尖向下，用指腹或指尖揉按穴位，有酸痛、脹麻之感。每次各1～3分鐘，先左後右。

按摩小錦囊	
力道	輕
時間	1～3分鐘
拇指壓法	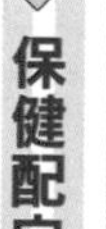

疾病配穴

瘧疾

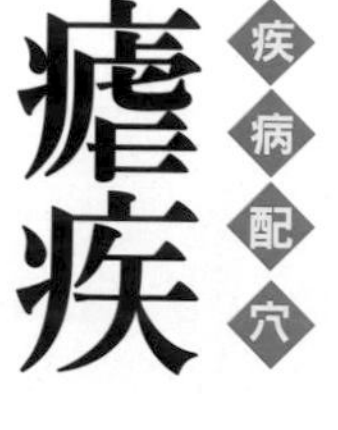

◇臨床表徵

瘧疾是經瘧蚊叮咬而感染瘧原蟲所引起的蟲媒傳染病。其症狀以週期性寒顫、發燒、頭痛、出汗和貧血、脾腫大為特徵。兒童發病率較高，大多在夏秋季節流行。

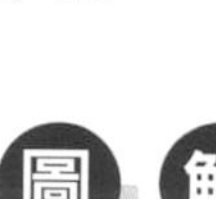
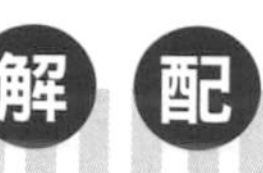

圖解配穴

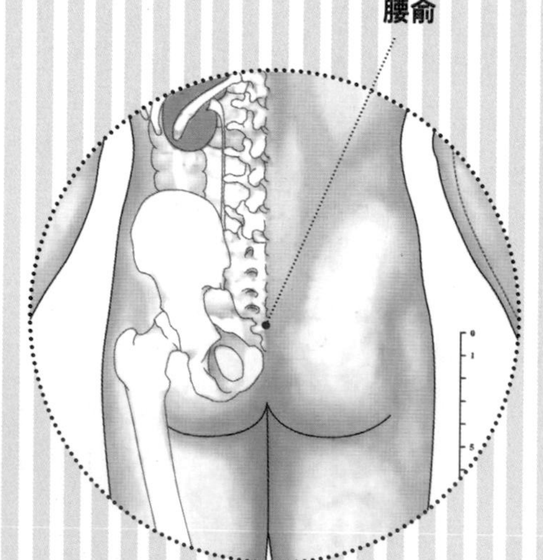

◇保健配穴

【腰俞穴】【大椎穴】

◇按摩技法

其按摩手法為：推腰俞穴和揉大椎穴。首先，找出位在骶部，於後正中線上，剛好對上骶管裂孔的腰俞穴30次。接著，再推揉大椎穴5分鐘即可。

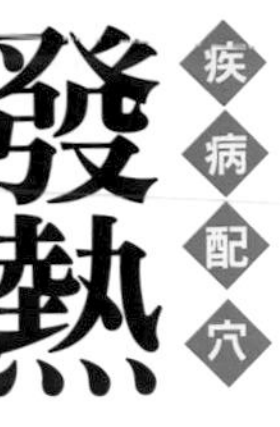

發熱

◇ **臨床表徵**

體溫高出正常標準，或有身熱不適之感。多見於感冒、傷寒、溫病、瘟疫等病症。

◇ **保健配穴**

【合谷穴】【中衝穴】【大椎穴】

◇ **按摩技法**

首先按壓手部的合谷穴30次；接著拿捏中衝穴20次；最後按摩大椎穴5分鐘即可。

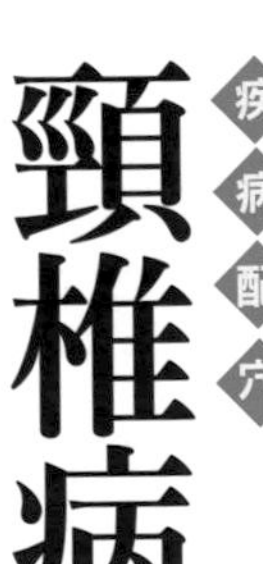

頸椎病

◇ **臨床表徵**

主要因頸椎長期勞損、骨質增生，或椎間盤突出、韌帶增厚，致使頸椎脊髓、神經根或椎動脈受壓，出現一系列功能障礙的臨床綜合症。

◇ **保健配穴**

【肩井穴】【肩中俞穴】【大椎穴】【中府穴】

◇ **按摩技法**

首先拿捏肩井穴30次，接著推壓肩中俞穴和大椎穴10分鐘；最後揉摩中府穴2分鐘即可。

圖解配穴

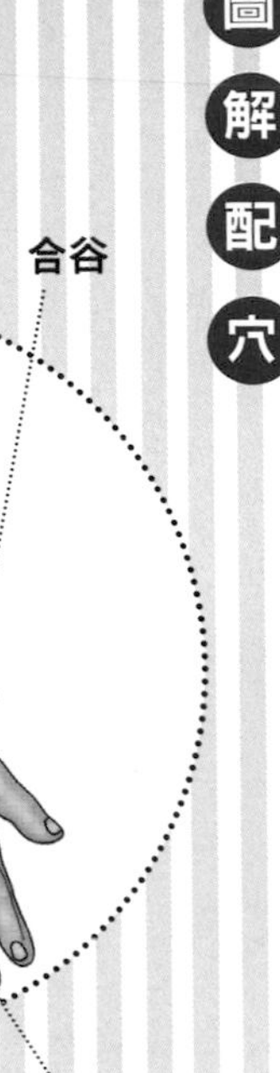

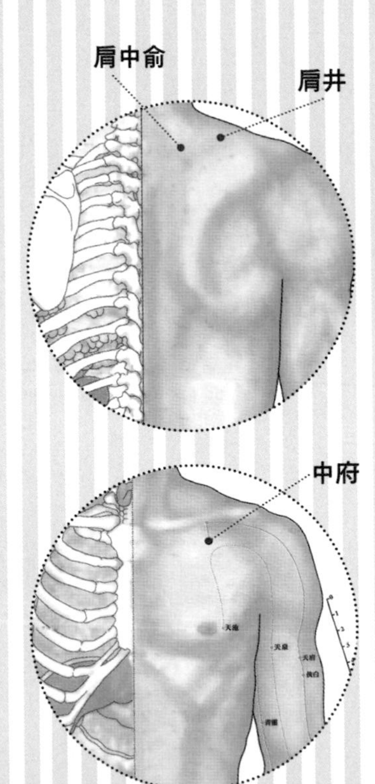

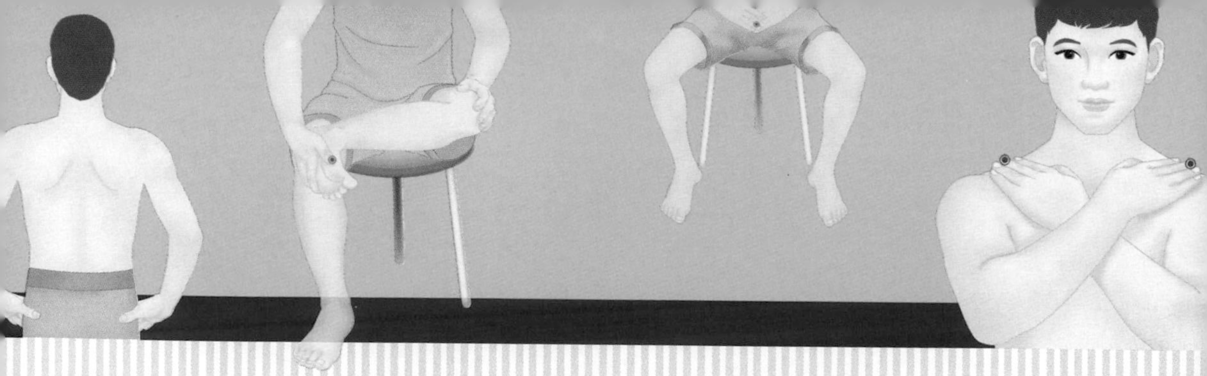

CHAPTER 4

第四章
上肢
特效養生大穴

上肢穴位意指兩手臂上的穴道。
針對上班族壓力過大、肩膀僵硬者，
按摩上肢特效穴位可舒緩其頸肩不適；
尤其按壓掌背的合谷穴，
不僅能提振精神，還可消除疲勞。
因此，上肢特效穴是上班族保養身體的關鍵大穴。

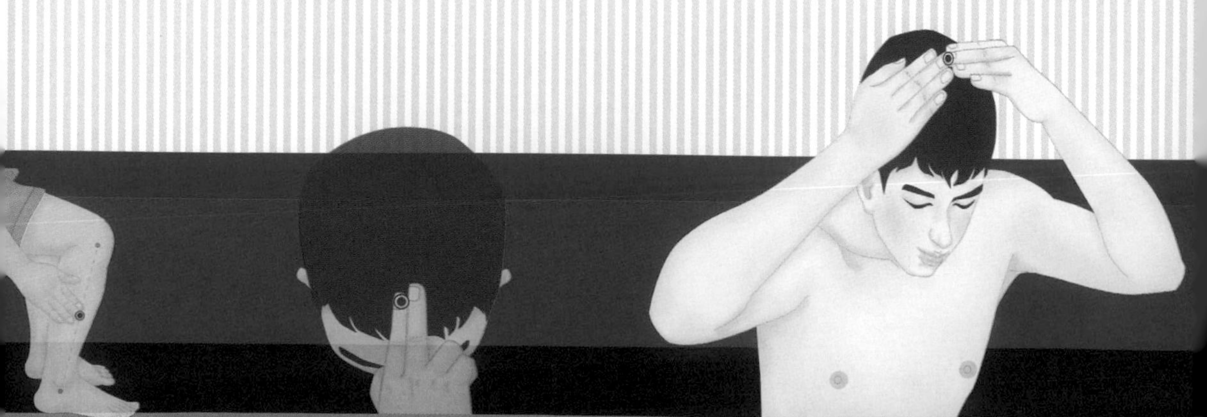

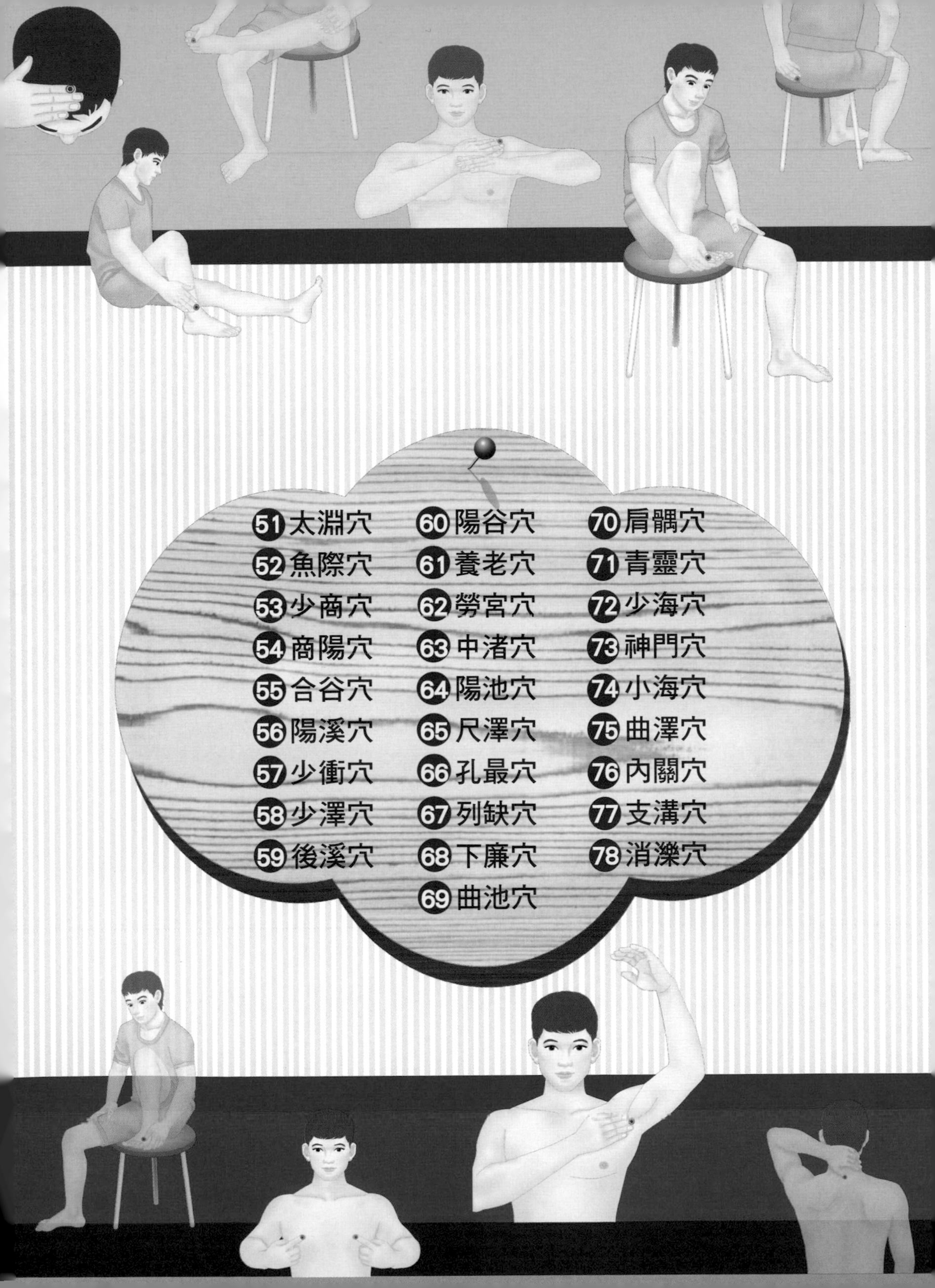

51 太淵穴
52 魚際穴
53 少商穴
54 商陽穴
55 合谷穴
56 陽溪穴
57 少衝穴
58 少澤穴
59 後溪穴
60 陽谷穴
61 養老穴
62 勞宮穴
63 中渚穴
64 陽池穴
65 尺澤穴
66 孔最穴
67 列缺穴
68 下廉穴
69 曲池穴
70 肩髃穴
71 青靈穴
72 少海穴
73 神門穴
74 小海穴
75 曲澤穴
76 內關穴
77 支溝穴
78 消濼穴

上肢特效穴

太淵穴

感冒咳嗽消緩穴

◇**別名**

太泉穴、鬼心穴。

◇**經絡部位**

手太陰肺經經穴。

◇**保健特效**

針對感冒、咳嗽、支氣管炎、氣喘、胸痛、咽喉腫痛、失眠有調理功效。

人體穴位剖析

手掌心朝上，腕橫紋的橈側凹陷處，橈動脈搏動位置即是。

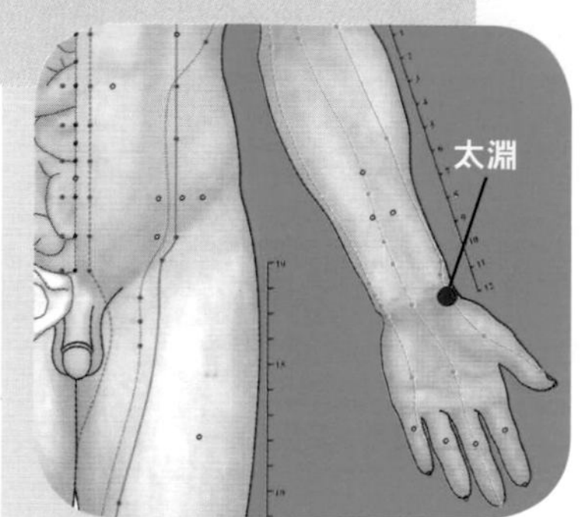

取穴DIY

一手手掌輕握另一手手背，彎曲大拇指，以大拇指指腹和指甲尖垂直按下即是。以同法取另一側穴位。

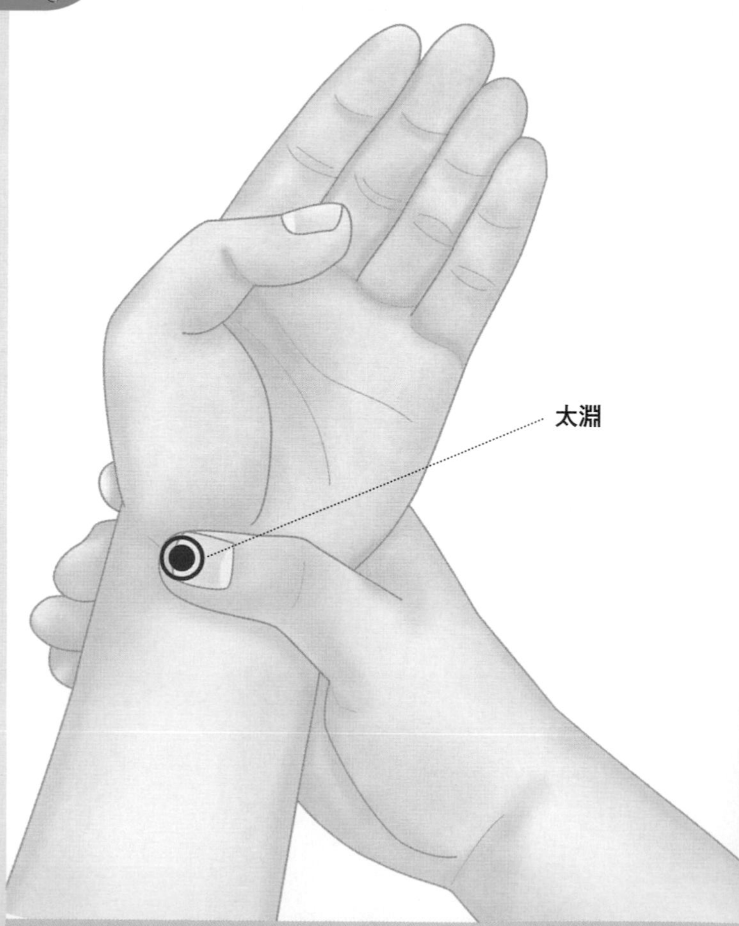

疾病配穴

支氣管炎

◇臨床表徵

支氣管炎是指氣管、支氣管黏膜及其周圍組織的慢性非特異性炎症。臨床上以長期咳痰、伴有喘息及反覆發作為特徵。

按摩方式

彎曲大拇指，以其指腹和指甲尖垂直輕輕掐按，會有酸脹感，每次分別掐按左右兩手各1～3分鐘。

按摩小錦囊	
力道	適度
時間	1～3分鐘
拇指壓法	

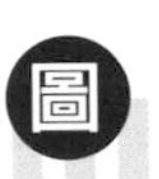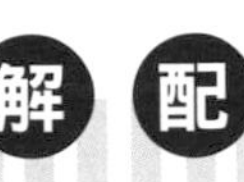圖解配穴

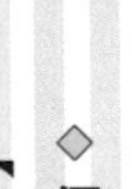

◇保健配穴

【太淵穴】【膻中穴】【豐隆穴】

◇按摩技法

首先按摩太淵穴3分鐘；接著按揉兩乳頭中間的膻中穴2分鐘，但力道不宜過大；最後，推壓小腿外側的豐隆穴20次即可。每天持續按摩，對支氣管具有保健效果。

膻中

豐隆

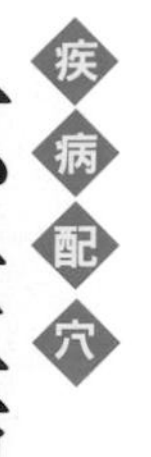

急性傳染性鼻炎

◇ **臨床表徵**

急性傳染性鼻炎是由呼吸道病毒引起，其中以冠狀病毒和鼻病毒為致病因素。

◇ **保健配穴**

【太淵穴】【大椎穴】【肩井穴】

◇ **按摩技法**

首先，按壓太淵穴3分鐘；接著，推揉大椎穴30次；再以大拇指按揉肩井穴10次；最後雙手拇指與食、中二指提拿肩井穴5次即可。

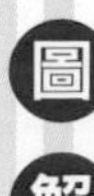
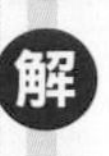

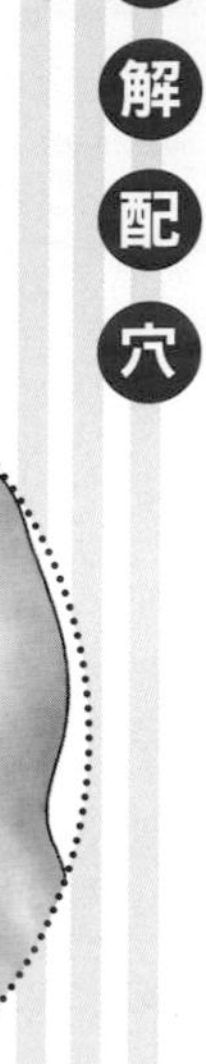

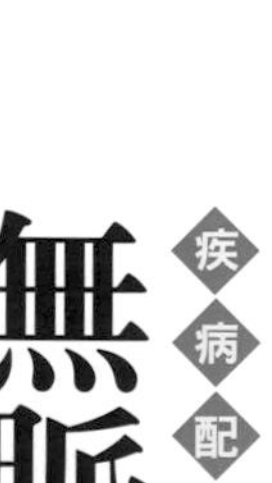

無脈症

◇ **臨床表徵**

指四肢上的脈搏明顯減弱或缺血，造成血壓降低或無法測量的現象。

◇ **保健配穴**

【太淵穴】【人迎穴】

◇ **按摩技法**

先以拇指指尖掐按太淵穴30次；接著，雙手握拳伸出大拇指，以指腹輕按喉結旁1.5寸處的人迎穴1分鐘即可。

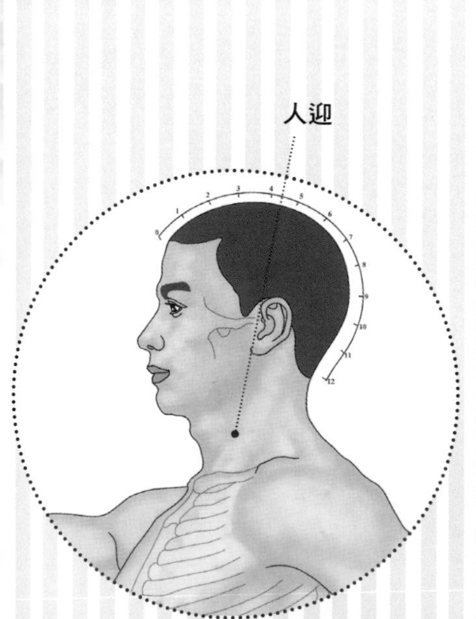

魚際穴

咽喉保養取魚際

◇別名

無其他名稱。

◇經絡部位

手太陰肺經經穴。

◇保健特效

可改善失音、頭痛、眩暈、胃出血、咽喉炎、咳嗽、汗不出、風寒等症。

人體穴位剖析

掌心朝上，在拇指本節（第一掌指關節）中點之橈側，赤白肉際處即是。

取穴DIY

一手手掌輕握另一手手背，彎曲大拇指，以指甲尖垂直掐按第一掌骨側中點的赤白肉際處即是。以同法取另一側穴道。

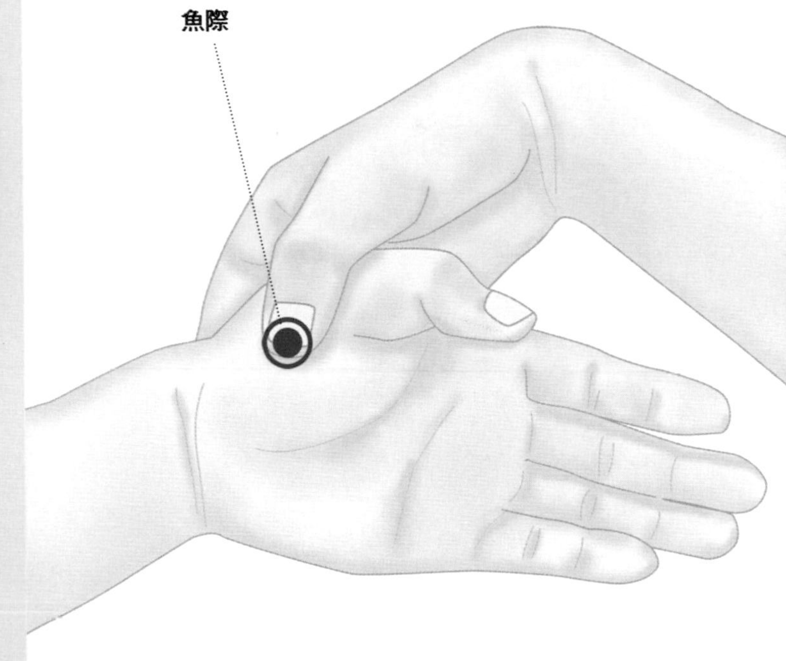

疾病配穴

咽炎

按摩方式

彎曲大拇指，以其指甲尖輕輕掐按，會有疼痛及強烈酸脹感，每次左右手各按1～3分鐘。

按摩小錦囊	
力道	輕
時間	1～3分鐘
拇指壓法	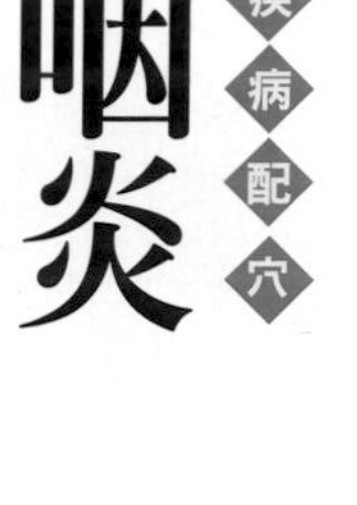

◇臨床表徵

咽炎是咽部常見疾病，即咽黏膜與其淋巴組織的炎症。而急性咽炎的病變表現為急性單純性咽炎和急性化膿性咽炎。除了反覆發作將轉為慢性外，長期菸酒過度亦將引發慢性咽炎。

圖解配穴

◇保健配穴

【天突穴】【俞府穴】【肺俞穴】【魚際穴】

◇按摩技法

首先以中指指腹按壓兩鎖骨間的天突穴1分鐘；接著按壓鎖骨正下方的俞府穴3分鐘；再輕敲背部位於第三胸椎棘突旁開1.5寸處的肺俞穴20次後；以大拇指按壓魚際穴1分鐘即可。

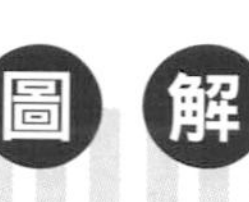
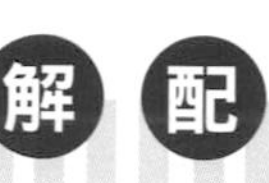
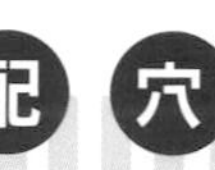

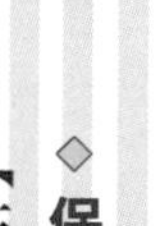

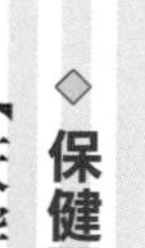
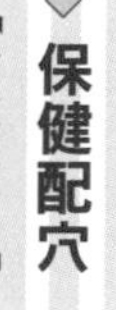

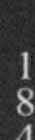

疾病配穴

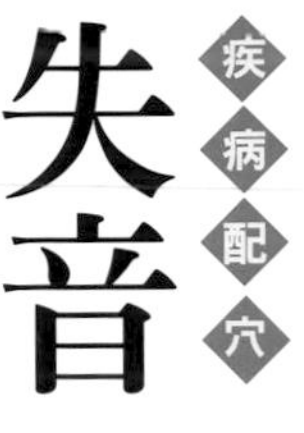

失音

◇臨床表徵

聲音嘶啞，甚至完全不能發出聲音為其表徵。

◇保健配穴

【啞門穴】【天鼎穴】【扶突穴】【魚際穴】

◇按摩技法

首先，右手大拇指指腹輕揉啞門穴，接著左手扶前額，右手指尖重取啞門穴；之後，右手拇指、食指分別捏拿頸側兩處的天鼎穴與扶突穴；最後按壓魚際穴3分鐘即可。

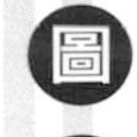
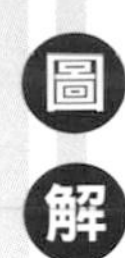
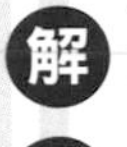
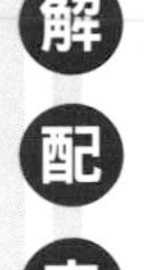
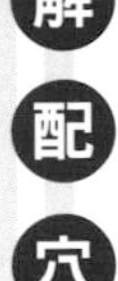

圖解配穴

啞門

扶突

天鼎

疾病配穴

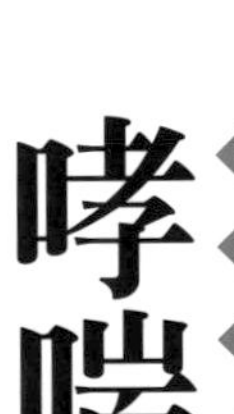
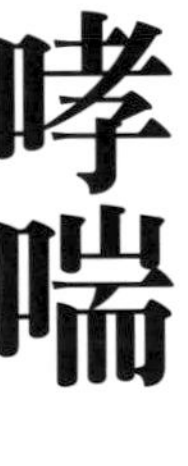

哮喘

◇臨床表徵

哮喘的表現是因支氣管間歇性地縮窄，接著又恢復正常。而其氣促為哮喘的主要症狀。

◇保健配穴

【魚際穴】【孔最穴】【天突穴】

◇按摩技法

首先，以大拇指按摩魚際穴3分鐘；接著按揉前臂掌面橈側的孔最穴2分鐘；最後，點按兩鎖骨中間的天突穴20次即可。

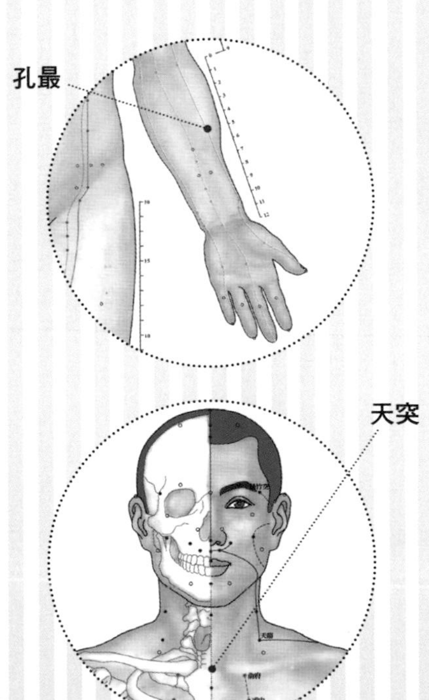

少商穴

喉嚨腫痛舒緩穴

◇**別名**

鬼信穴。

◇**經絡部位**

手太陰肺經經穴。

◇**保健特效**

對於流行性感冒、咳嗽、氣喘、發燒、腮腺炎、扁桃腺炎有改善效果。

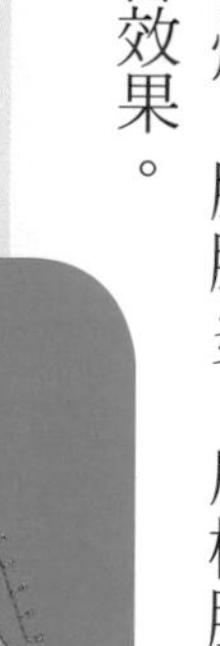

人體穴位剖析

少商穴位在大拇指橈側，距離指甲角旁約0.1寸處即是。

少商

取穴DIY

伸出左手大拇指，以右手食指、中指輕托住，彎曲大拇指，用指甲尖垂直掐按左手大拇指指甲角邊緣處即是穴位所在。

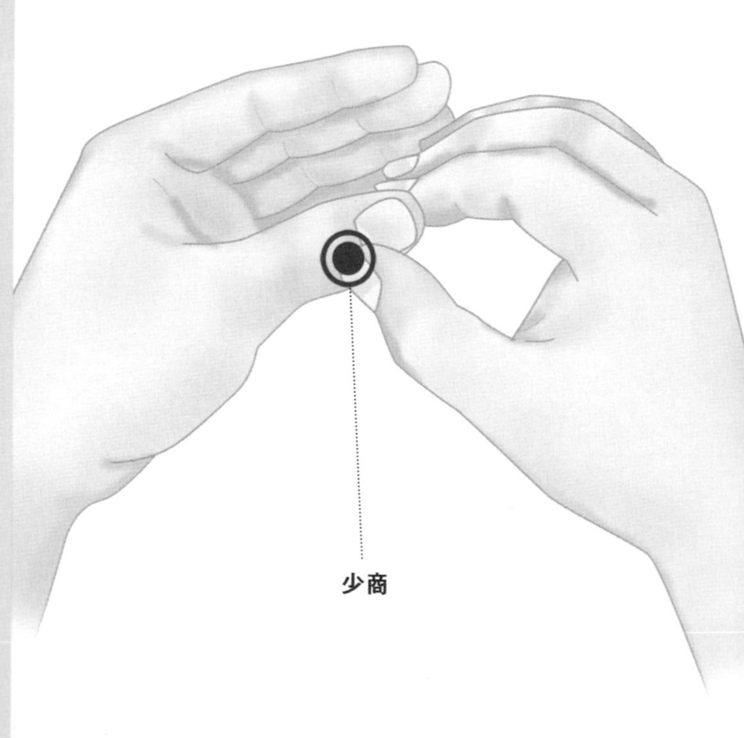

按摩方式

一手大拇指彎曲，以指甲尖輕輕垂直掐按，有刺痛感，每次掐按左右手各1～3分鐘。

按摩小錦囊	
力道	輕
時間	1～3分鐘
拇指壓法	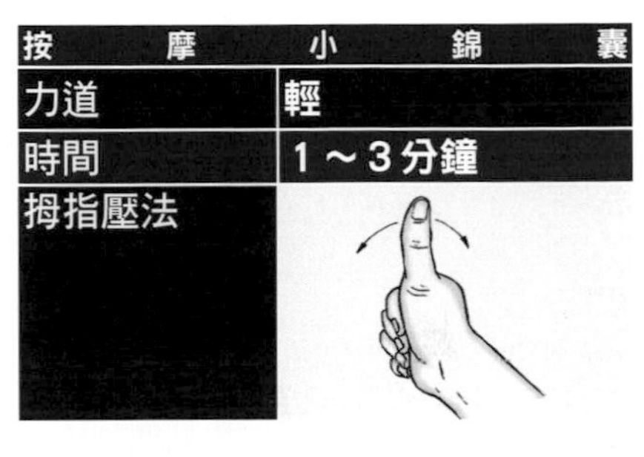

疾病配穴

流行性感冒

◇**臨床表徵**

流行性感冒是流感病毒所引起的急性呼吸道感染。其主要傳染途徑為空氣飛沫、人群接觸等。典型症狀為急起高熱、全身疼痛、明顯乏力和輕度呼吸道不適等。

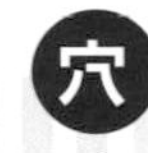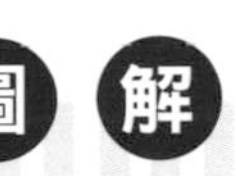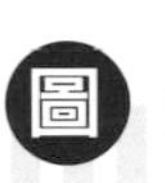

圖解配穴

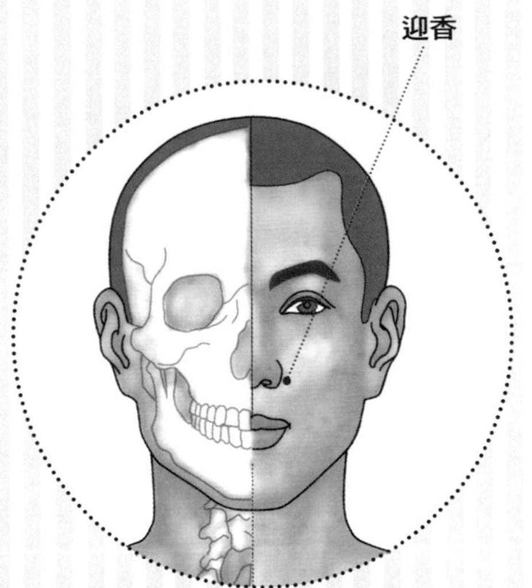

◇**保健配穴**

【迎香穴】【少商穴】

◇**按摩技法**

首先兩手微握拳，以彎曲大拇指的背面，上下往返按摩鼻翼兩側的迎香穴，直到鼻翼呈局部紅、熱為止；最後，再掐按大拇指指甲角旁的少商穴30次即可。

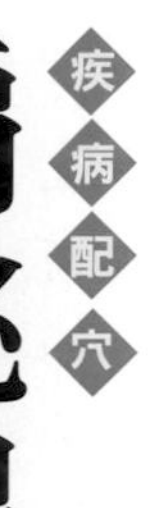

扁桃腺炎

◇ **臨床表徵**

扁桃腺發炎時會出現白色膿樣分泌物，甚至還可能連續高燒不退，喉嚨紅腫疼痛等情形。

◇ **保健配穴**

【少商穴】【合谷穴】

◇ **按摩技法**

以拇指、食指上下捏壓少商穴、合谷穴各6秒鐘，接著迅速移開，並且保持氣已吐盡的狀態。如此重複10次即可。

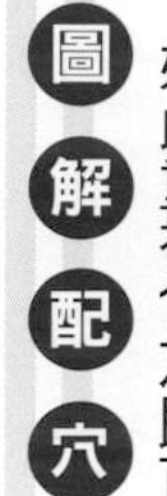

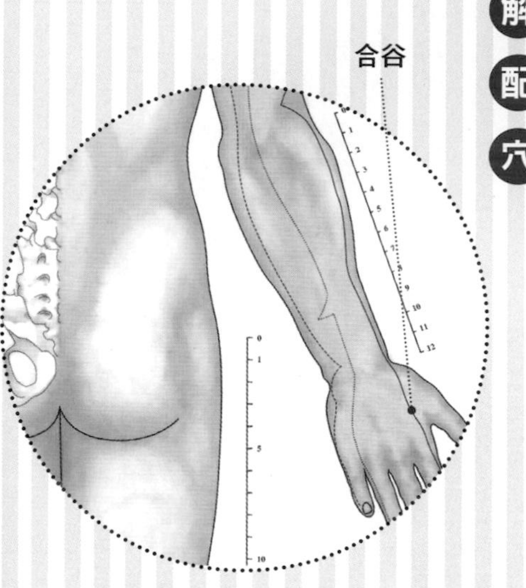

疾病配穴

小兒驚風

◇ **臨床表徵**

驚風是小兒時期常見的急重病證，會出現抽搐、昏迷等症狀。又稱「驚厥」，俗名「抽風」。

◇ **保健配穴**

【五處穴】【支溝穴】【少商穴】

◇ **按摩技法**

首先，按摩五處穴的力道務必要輕，先摩擦手掌至溫熱後，再輕輕撫揉穴位3分鐘；接著用中指指腹推揉支溝穴1分鐘，拿捏少商穴30次即可。

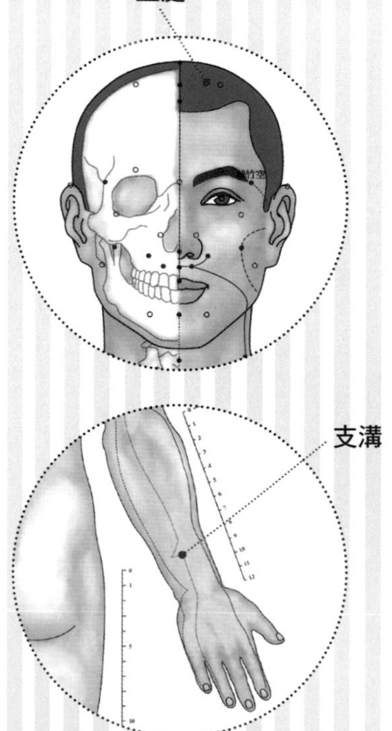

上肢特效穴

商陽穴

中風昏迷甦醒穴

◇**別名**

絕陽穴、而明穴。

◇**經絡部位**

手陽明大腸經經穴。

◇**保健特效**

可改善胸中氣悶、哮喘咳嗽、咽喉腫痛、耳鳴、耳聾、咽炎等症。

人體穴位剖析

商陽穴位在食指末節橈側，距離指甲角旁約0.1寸處即是。

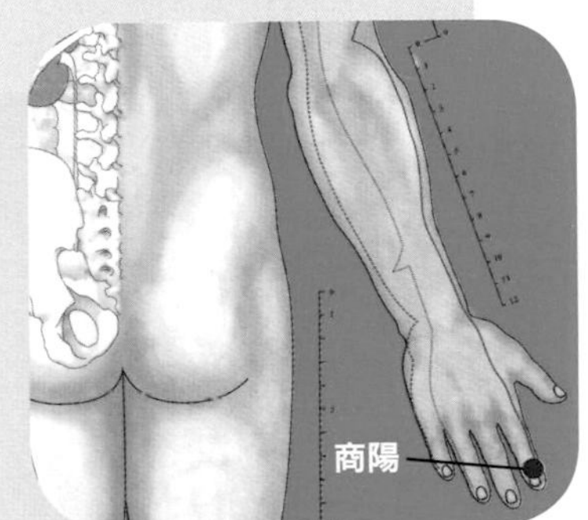

取穴DIY

左手背朝上，右手輕握左手食指。右手大拇指彎曲，以指甲尖垂直掐按靠食指側旁即是穴位所在。

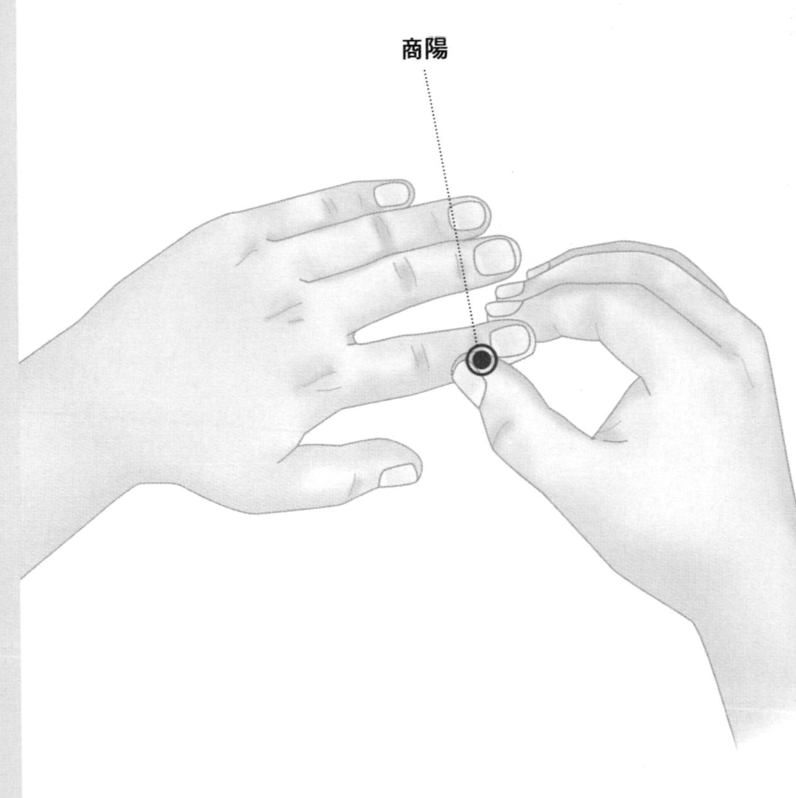

腦溢血

疾病配穴

◇臨床表徵

腦溢血是指腦內微血管破裂出血，是老年人的常見病，好發於寒冷冬季。其表現為一側肢體突然麻木、無力或癱瘓，故患者常會在毫無預警下跌倒，或手中物品突然掉地，同時伴有口角歪斜、流口水、語言含糊不清、失語等情形。

按摩方式

彎曲大拇指，以指甲尖沿垂直方向輕輕掐按穴道，有一種特殊的刺痛感。每天左右各1～3分鐘。

按摩小錦囊	
力道	輕
時間	1～3分鐘
拇指壓法	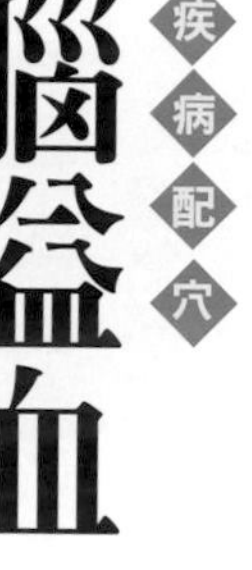

圖解配穴

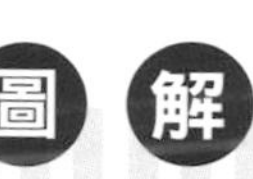

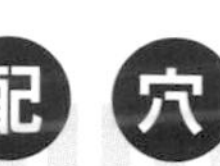
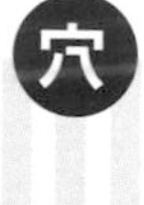
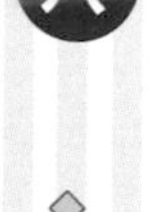
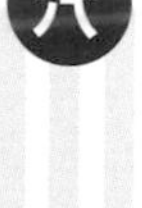
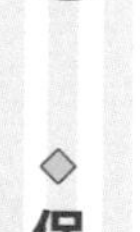
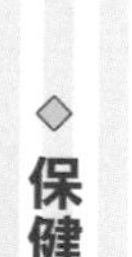
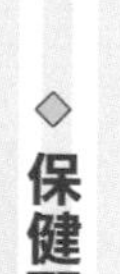
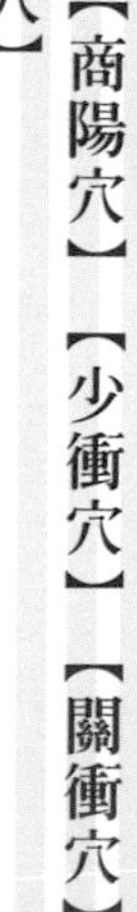

◇保健配穴

【商陽穴】【少衝穴】【關衝穴】【天柱穴】

◇按摩技法

為了預防腦溢血的發生，可每天按摩位於食指指甲靠拇指側下方（近第一關節處）約2公分的商陽穴；以及小指上的少衝穴和無名指指甲側的關衝穴，最後再按摩頸後的天柱穴即可。

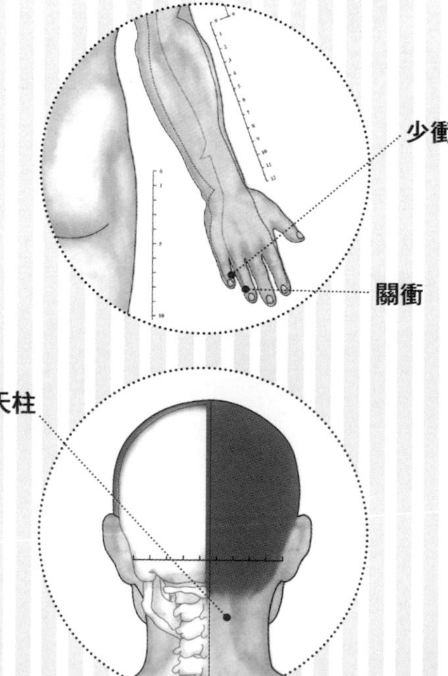

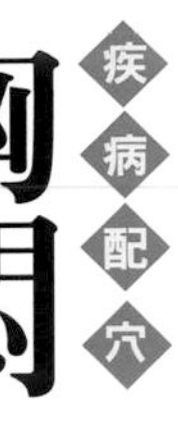

胸悶

◇ **臨床表徵**

胸悶即呼吸費力或氣不夠用者。

◇ **保健配穴**

【膻中穴】【商陽穴】

◇ **按摩技法**

沿鎖骨直下，肋間間隙，一手中指指腹由內向外、由上而下適度按揉，以酸脹為度；接著，將手掌大魚際緊貼胸部來回摩擦，以發熱為度；最後點按膻中穴、拿捏商陽穴30次即可。

圖解配穴

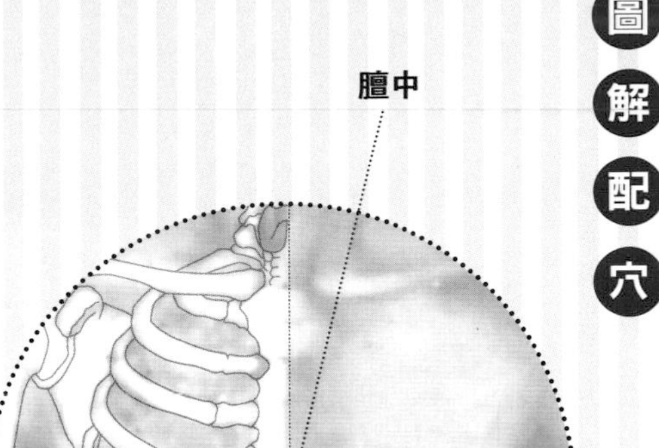

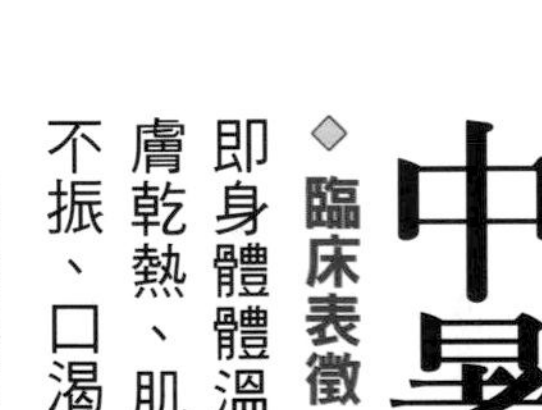

中暑

◇ **臨床表徵**

即身體體溫異常升高不降，並出現脈搏加快、皮膚乾熱、肌肉鬆軟、昏眩胸悶、心悸噁心、食慾不振、口渴虛脫，甚至昏迷等症狀。

◇ **保健配穴**

【少商穴】【中衝穴】【商陽穴】

◇ **按摩技法**

可依次拿捏在大拇指橈側的少商穴、中指末端的中衝穴，以及食指橈側旁的商陽穴各30次即可。

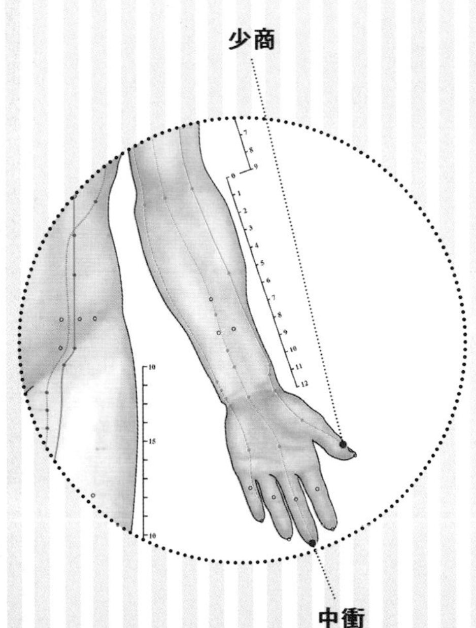

上肢特效穴

合谷穴

止疼祛痛特效穴

◇**別名**

虎口穴。

◇**經絡部位**

手陽明大腸經經穴。

◇**保健特效**

針對牙齦疼痛、耳鳴、耳聾、鼻炎、扁桃腺炎、虛脫、失眠等有舒緩效果。

人體穴位剖析

拇指、食指伸張時，在第一、二掌骨的中點，稍偏食指處即是。

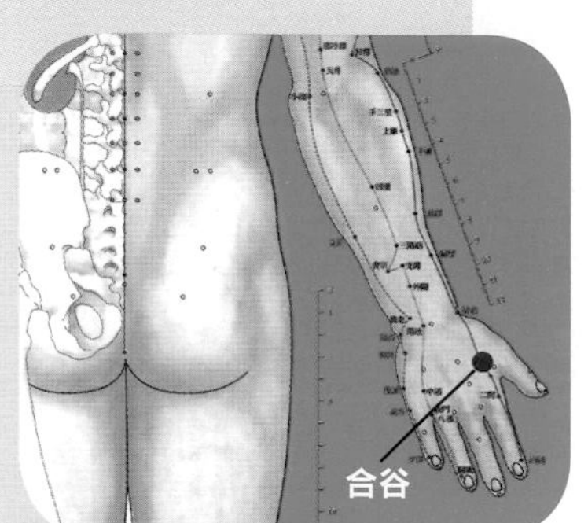

取穴DIY

左手輕握空拳，彎曲拇指和食指，兩指指尖輕觸、立拳；右手掌輕握左手，則大拇指指腹垂直下壓即是。

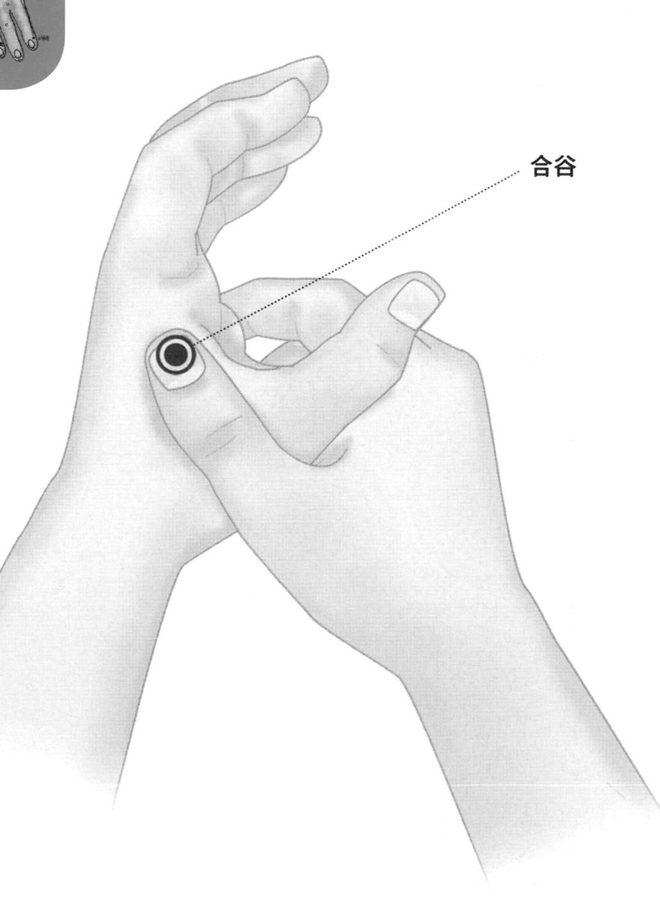

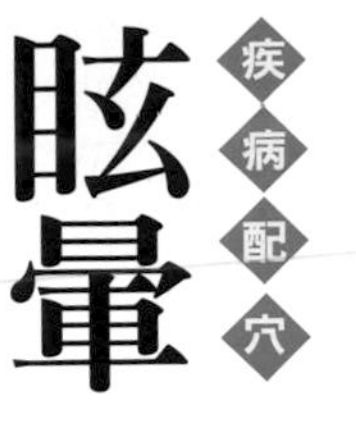

疾病配穴

眩暈

◇**臨床表徵**

眩暈是一種主觀的感覺異常。可分為兩類：一為旋轉性眩暈，多由前庭神經系統及小腦功能出現障礙所致，以傾倒感為主。二為一般性眩暈，多由某些全身性疾病引起，以頭昏、頭重腳輕的感覺為主。

按摩方式

一手掌輕握另一手拳頭，以其大拇指指腹垂直按壓穴位，有酸脹痛感，每次左右手各按1～3分鐘。

按摩小錦囊	
力道	重
時間	1～3分鐘
拇指壓法	

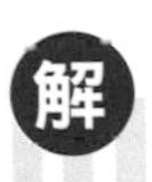
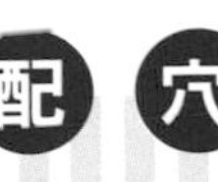
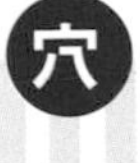

圖解配穴

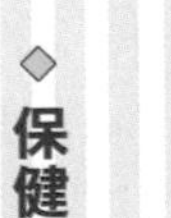
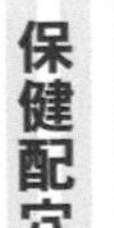

◇**保健配穴**

【太衝穴】【合谷穴】【五處穴】

◇**按摩技法**

端坐於椅子上，一腳置於另一腿的膝蓋上，用大拇指推壓腳背上的太衝穴20次；接著按壓手部合谷穴，一拿一放20次；最後以雙手食指指腹按壓頭上的五處穴3分鐘即可。

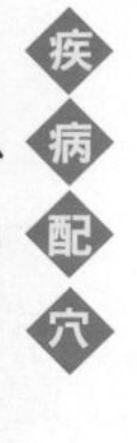

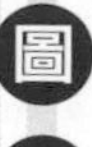
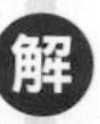
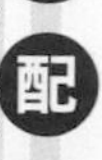
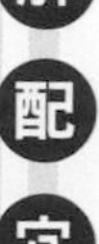

疾病配穴

鼻竇炎

◇**臨床表徵**

其臨床症狀為患者單側或雙側鼻部產生白色、黃色，甚至是綠色黏稠狀、有膿性的分泌物。

◇**保健配穴**

【通天穴】【合谷穴】【迎香穴】【上星穴】

◇**按摩技法**

首先按壓合谷穴1分鐘；接著食指指腹點按迎香穴3分鐘；最後再按壓上星穴和通天穴各3分鐘。每天早晚一次，可有效改善。

圖解配穴

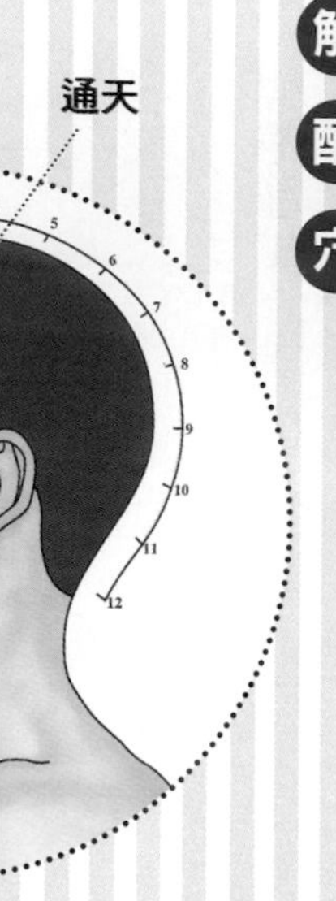

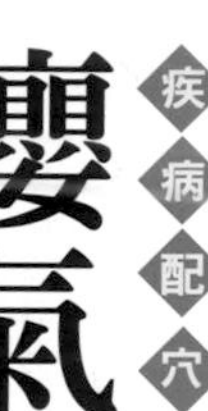
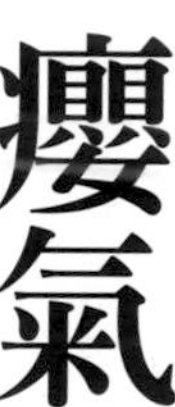

疾病配穴

癭氣

◇**臨床表徵**

頸部出現不與皮膚相連的包塊。

◇**保健配穴**

【合谷穴】【足三里穴】【氣舍穴】【天井穴】【列缺穴】【風池穴】【天衝穴】

◇**按摩技法**

用食、中指以振動法依次點揉合谷穴、天井穴、足三里穴、氣舍穴、列缺穴、風池穴、天衝穴，各一百次；症狀輕者，按壓8～10次即可。

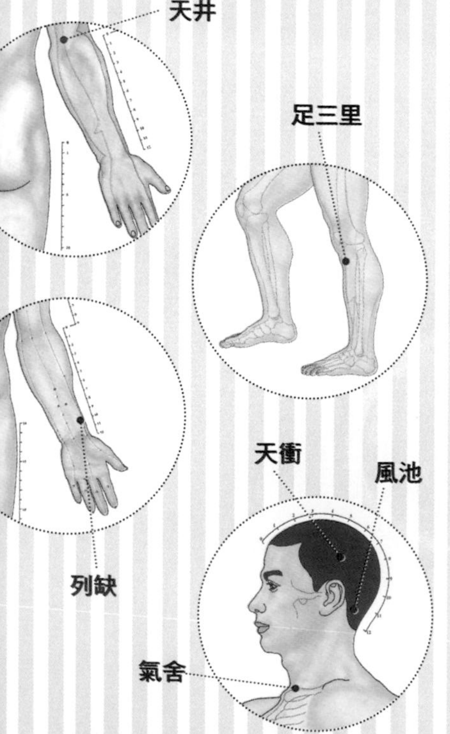

上肢特效穴

陽溪穴

半身不遂找陽溪

◇**別名**

中魁穴。

◇**經絡部位**

手陽明大腸經經穴。

◇**保健特效**

對於頭痛、耳鳴、耳聾、牙痛、結膜炎、瘧疾、腱鞘炎等有調理功效。

人體穴位剖析

手掌側放，翹起大拇指，在手腕背側，腕橫紋兩筋間的凹陷中。

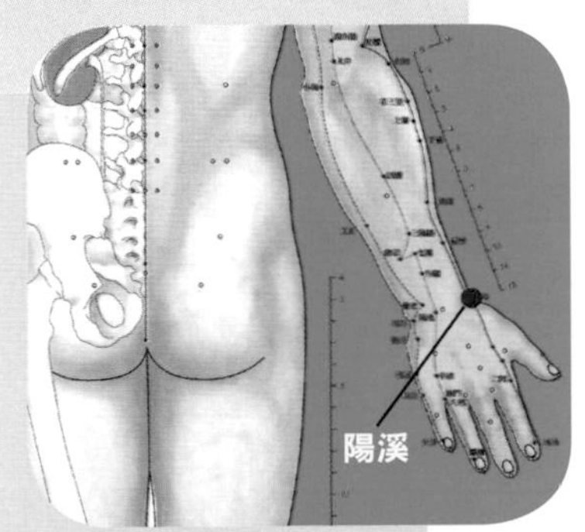

取穴DIY

將手掌側放，大拇指伸直向上翹起，在腕背橈側，手腕橫紋上側有一凹陷處；用另一手輕握其手背，大拇指彎曲，其指甲垂直下按即是穴位。

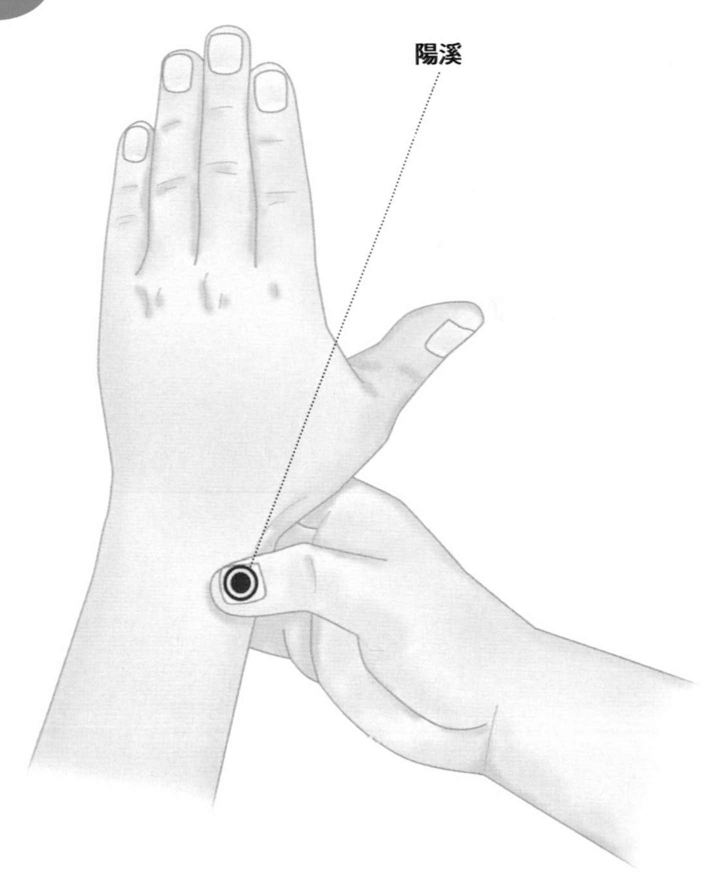

疾病配穴

腕部腱鞘囊腫

按摩方式

用一手輕握另一手手背，彎曲大拇指，以其指甲垂直掐按穴位，每次左右手各1～3分鐘。

按摩小錦囊	
力道	重
時間	1～3分鐘
拇指壓法	

◇ **臨床表徵**

腕背、腕掌側部橈側屈腕肌腱，及足背的病發機率最高。其病變部位將出現緩慢增大的腫塊，當腫塊還小時，並不會出現不適症，但當大到一定程度後，其活動關節便會出現酸脹感。

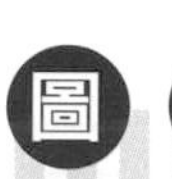

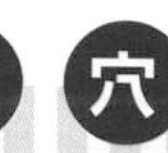
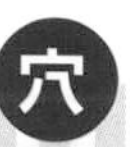

圖解配穴

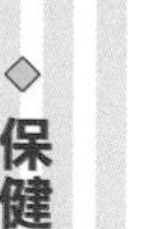

◇ **保健配穴**

【陽溪穴】【列缺穴】

◇ **按摩技法**

先以大拇指按壓手腕背側的陽溪穴3分鐘；接著，將手移至前臂掌側的列缺穴，適度推揉3分鐘即可。

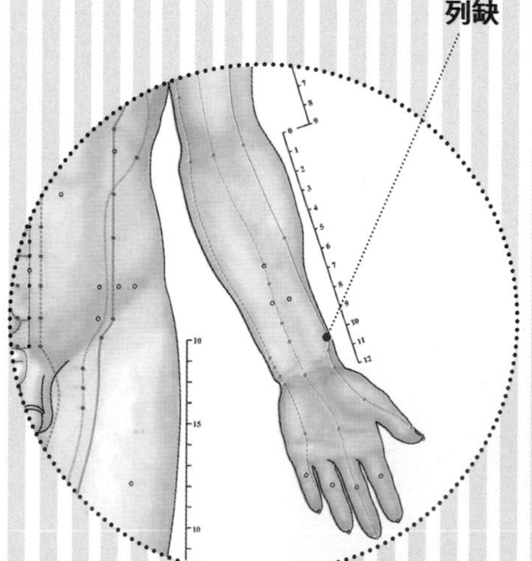

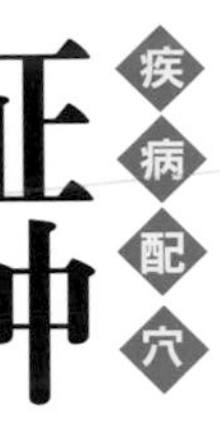

征忡

◇臨床表徵

征忡也就是驚悸。在診脈時，患者脈搏過慢、過快、不齊等均是征忡的症狀。

◇保健配穴

【陽溪穴】【解谿穴】

◇按摩技法

首先，大拇指彎曲用力按壓陽溪穴3分鐘；接著，將手下移至足背踝關節橫紋中央凹陷處的解谿穴，推揉5分鐘，即可有效緩解不適。

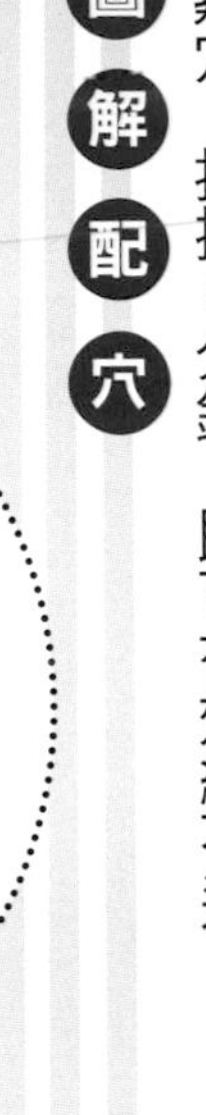

解谿

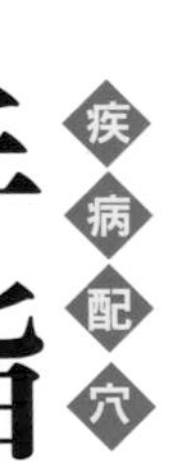

手指伸展不利

◇臨床表徵

即手指伸屈不靈活，其臨床表現為手指麻木、活動困難等。

◇保健配穴

【四瀆穴】【三陽絡穴】【陽溪穴】

◇按摩技法

先找出位於肘尖下方5寸處的四瀆穴，推揉約3分鐘；接著移至前臂掌背側的三陽絡穴，使力推揉5分鐘；最後，再按壓陽溪穴3分鐘即可。

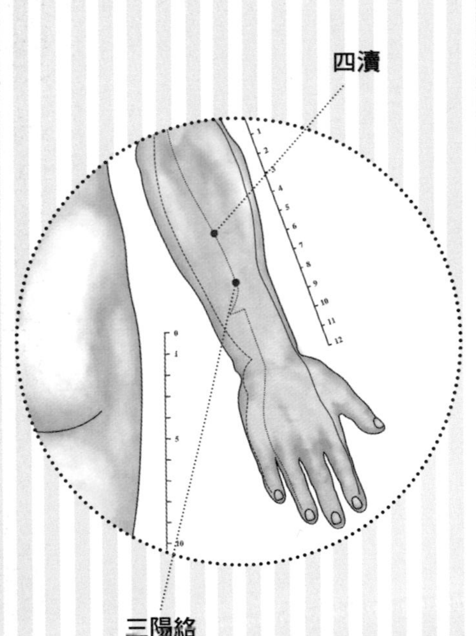

上肢特效穴

少衝穴

昏迷救治按少衝

◇**別名**

經始穴。

◇**經絡部位**

手少陰心經經穴。

◇**保健特效**

對於中風、心悸、心痛、肋間神經痛、喉頭炎、結膜炎等有改善效果。

人體穴位剖析

在手掌的小指橈側，指甲角旁約0.1寸處。

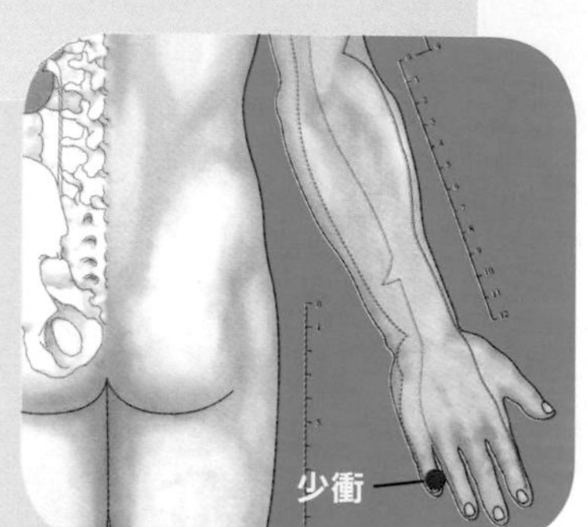

取穴DIY

手平伸，掌心向下，用另一手輕握小指，其大拇指指尖所及小指指甲下緣，靠無名指側的邊緣即是。

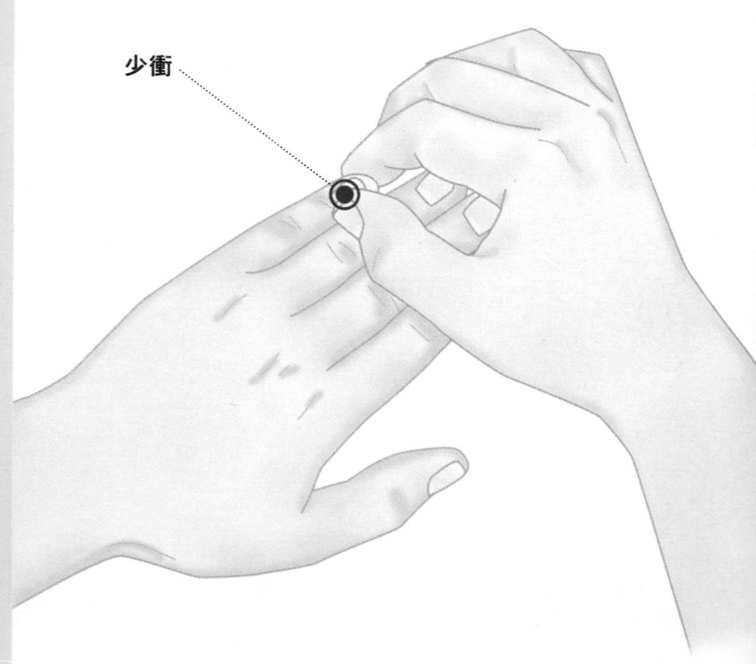

按摩方式

大拇指彎曲，用指甲尖垂直掐按穴位，有刺痛感；每日早晚，先左後右，每次3～5分鐘。

按摩小錦囊	
力道	適度
時間	3～5分鐘
拇指壓法	

疾病配穴

阻塞性黃疸

◇臨床表徵

阻塞性黃疸是指膽汁在經過膽道進入十二指腸的過程中，發生阻塞而使膽汁停滯的情形。如肝內膽管、十二指腸乳頭等出現阻塞，將使膽汁無法順利代謝，進而出現阻塞性黃疸。

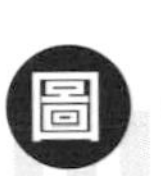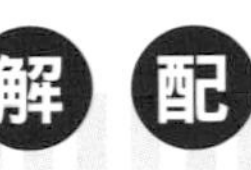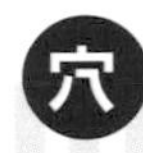圖解配穴

陽陵泉

中封

期門

◇保健配穴

【陽陵泉穴】【中封穴】【期門穴】【少衝穴】

◇按摩技法

首先按摩位於腓骨小頭前下方凹陷處的陽陵泉穴3分鐘；接著按摩位於足背側，於足內踝前，脛骨前肌腱內側凹陷處的中封穴2分鐘；最後按摩期門穴3分鐘；再拿捏少衝穴30次即可。

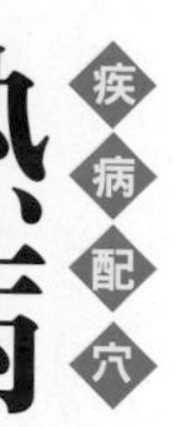

熱病

◇**臨床表徵**

指夏天暑病，或因感冒而全身發燒等情形。

◇**保健配穴**

【少衝穴】【太衝穴】【中衝穴】【大椎穴】

◇**按摩技法**

先按摩位於手部的少衝穴，約3分鐘；接著，再移至足背的太衝穴，推揉5分鐘；最後，依序按摩中指末端的中衝穴、後頸部下端的大椎穴各3分鐘即可。

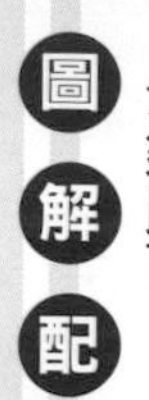

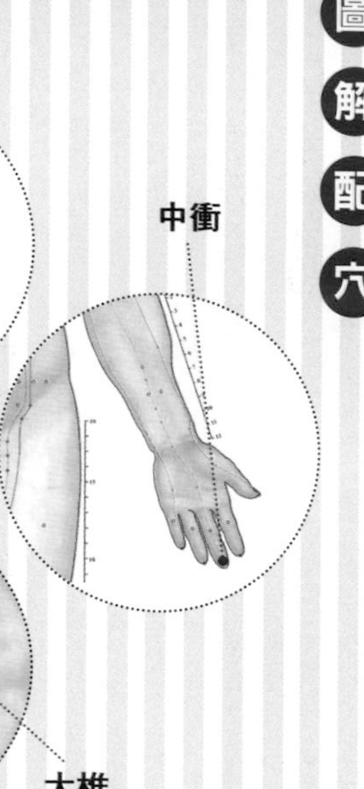

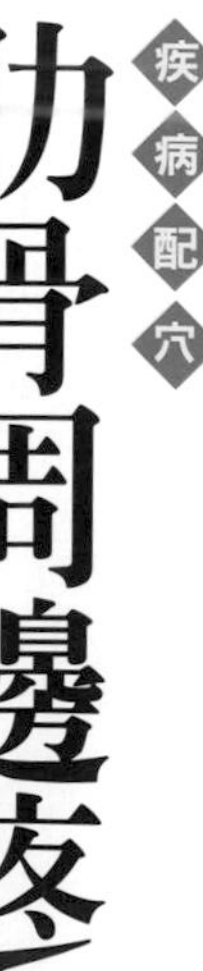

肋骨周邊疼痛

◇**臨床表徵**

在按壓肋骨下緣時，能感受到特定部位疼痛。

◇**保健配穴**

【大椎穴】【肩井穴】【乳根穴】【少衝穴】

◇**按摩技法**

首先右手四指併攏，緊貼大椎穴，適當來回推揉1分鐘；接著將中指指腹按揉肩井穴1分鐘；再將掌根緊貼乳根穴，以順時針方向摩揉1分鐘，最後以拿捏法，按摩少衝穴30次即可。

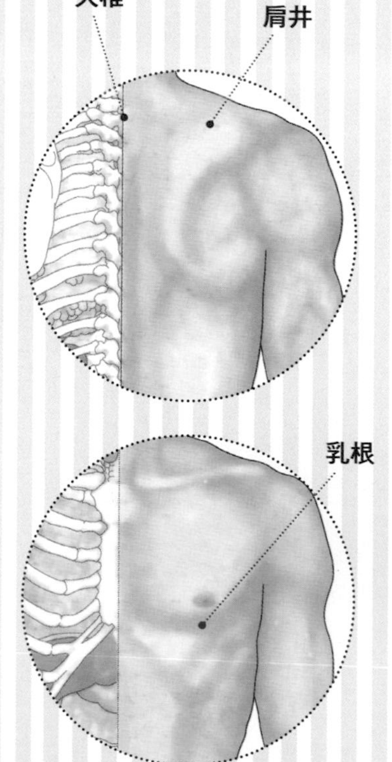

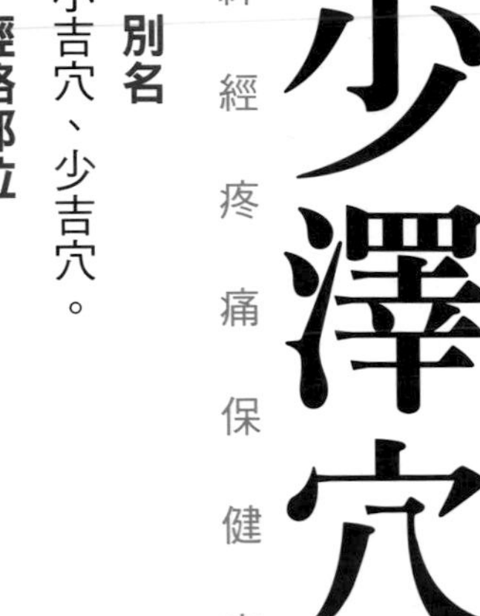

少澤穴

神經疼痛保健穴

◇**別名**

小吉穴、少吉穴。

◇**經絡部位**

手太陽小腸經經穴。

◇**保健特效**

可調理神經性頭痛、目翳、咽喉腫痛、短氣、前臂神經痛、乳腺炎等症狀。

人體穴位剖析

少澤穴位在手掌的小指末節尺側，距指甲角0.1寸處即是。

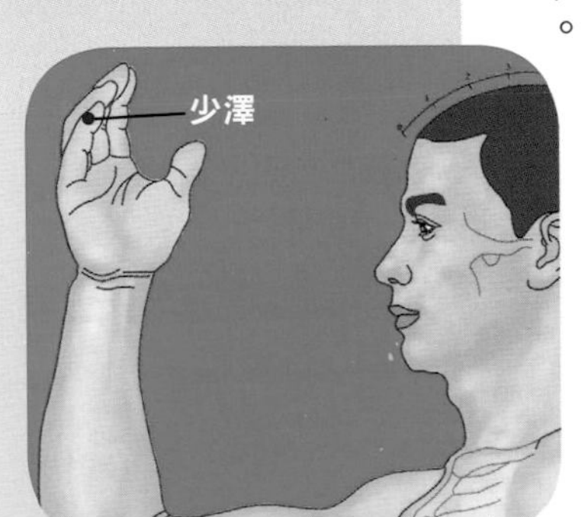

取穴DIY

掌背朝上，掌面向下，以另一手輕握小指，彎曲大拇指，則指尖所及小指指甲外側下緣處即是。

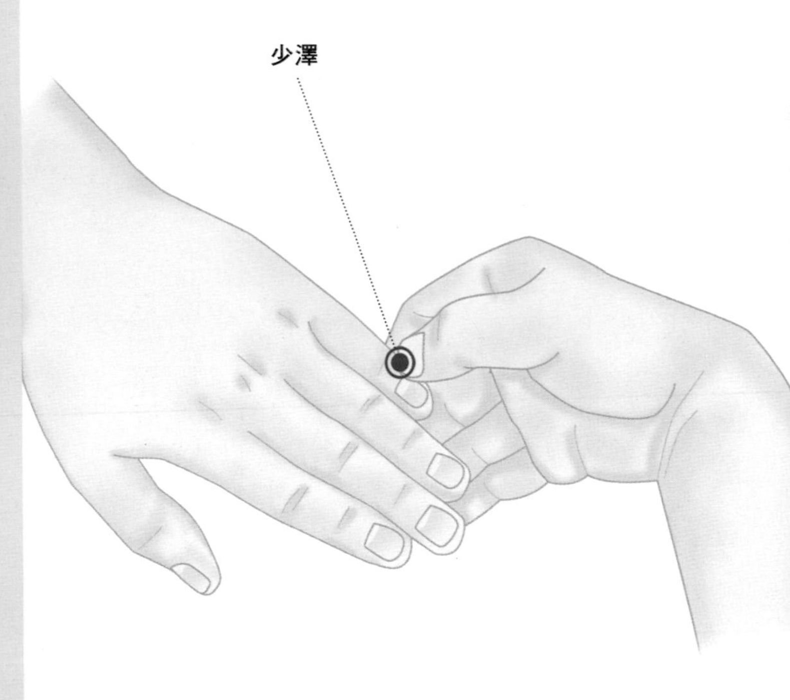

按摩方式

一手輕握另一手，彎曲大拇指，以指甲尖端垂直下壓，輕輕掐按此穴，有強烈刺痛感。每次1～3分鐘。

按摩小錦囊	
力道	輕
時間	1～3分鐘
拇指壓法	

疾病配穴

神經性頭痛

◇ **臨床表徵**

神經性頭痛主要是指緊張性頭痛、功能性頭痛及血管神經性頭痛，多由情緒緊張、生氣所引起，其症狀為持續性的頭部悶痛、壓迫感、沉重感，甚至頭部有如「緊箍」。

圖解配穴

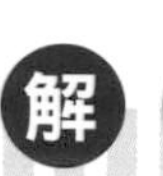
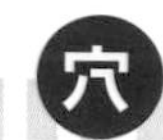
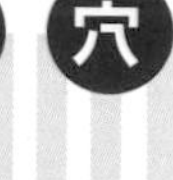

◇ **保健配穴**

【至陰穴】【後溪穴】【強間穴】【少澤穴】

◇ **按摩技法**

至陰穴位於足小趾外側趾甲角旁0.1寸處，可採取拿捏方式按摩2分鐘；接著用一手大拇指推壓另一手的後溪穴20次；最後按摩頭部強間穴2分鐘，以及少澤穴3分鐘即可。

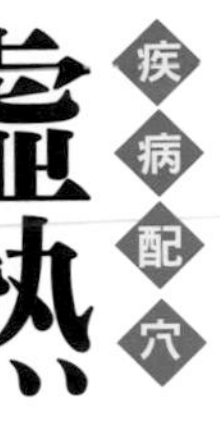

虛熱

◇臨床表徵

虛熱通常都是陰陽氣血虛虧所引起的發熱。

◇保健配穴

【太谿穴】【少澤穴】

◇按摩技法

先推揉位在腳內踝後緣凹陷處的太谿穴約３分鐘；最後再以大拇指指尖垂直按壓少澤穴３分鐘，能有效緩解虛熱症狀。

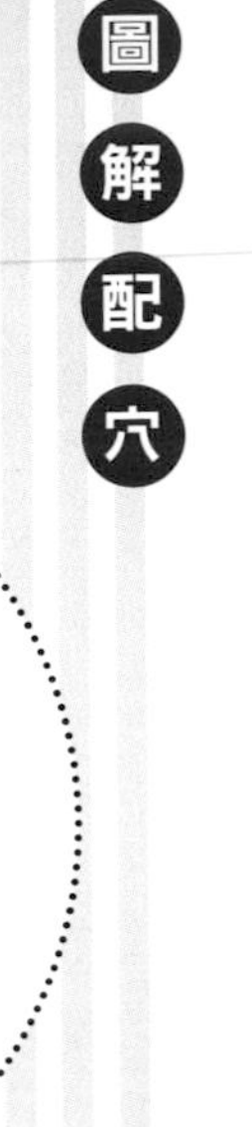

圖解配穴

太谿

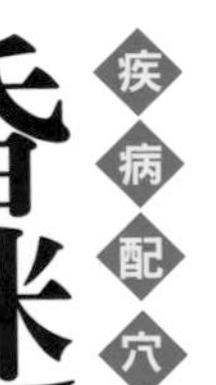

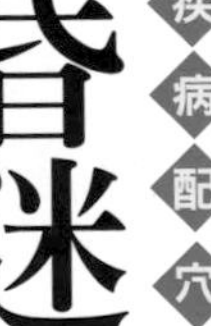

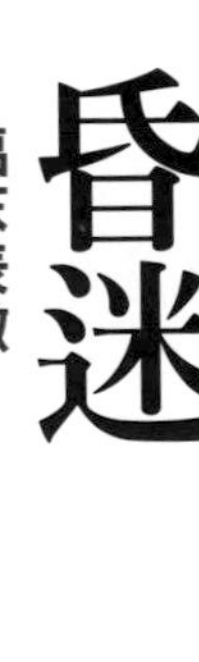

昏迷

◇臨床表徵

指患者失去意識且無法被喚醒，對外界毫無反應。

◇保健配穴

【少澤穴】【水溝穴】

◇按摩技法

先以大拇指指尖按壓少澤穴30次，再掐按水溝穴，以1分鐘掐按20～40次為佳。

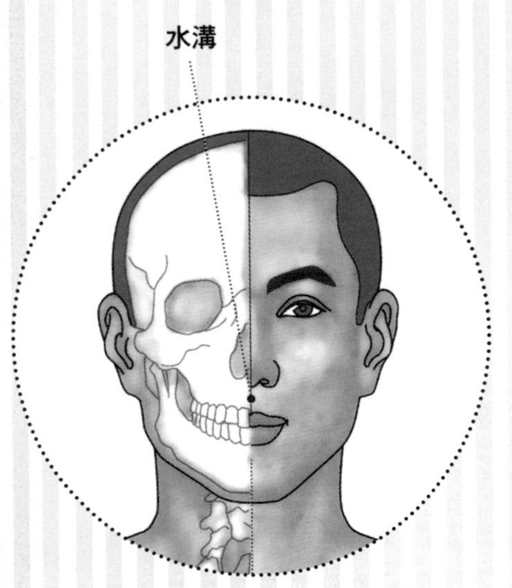

上肢特效穴

後溪穴

盜汗落枕點後溪

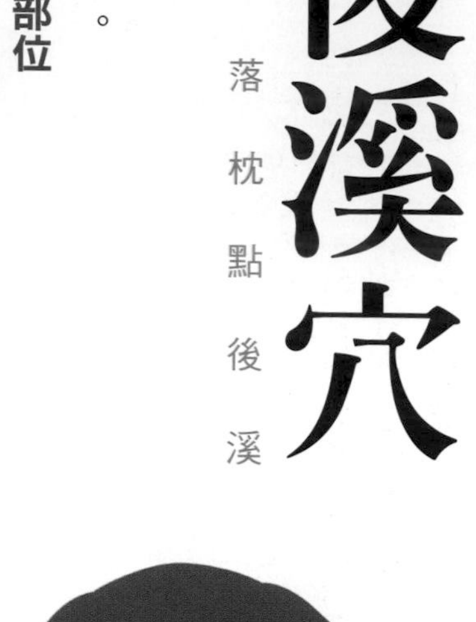

◇ **別名**

後谷穴。

◇ **經絡部位**

手太陽小腸經經穴。

◇ **保健特效**

針對腰部急性扭傷、目赤、耳聾、咽喉腫痛、手指及臂肘痙攣等有改善效果。

人體穴位剖析

在人體的手掌尺側。微微握拳，於第五指掌關節後遠側，掌橫紋頭赤白肉際處。

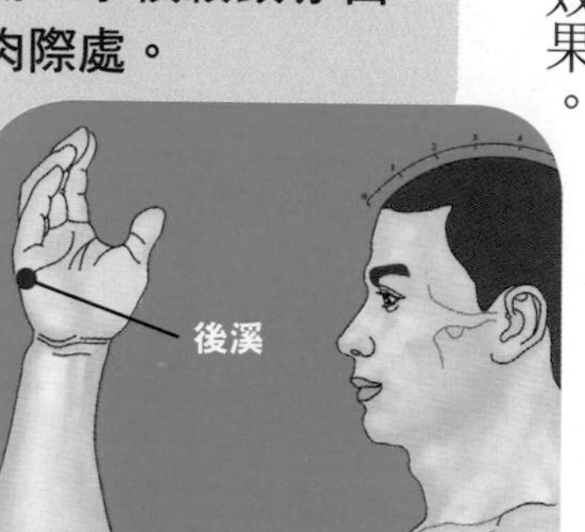

取穴DIY

伸臂屈肘，掌心向頭，上臂與下臂呈45度角。輕握拳，手掌感情線之尾端、小指下側邊凸起如一火山口狀處即是穴位。

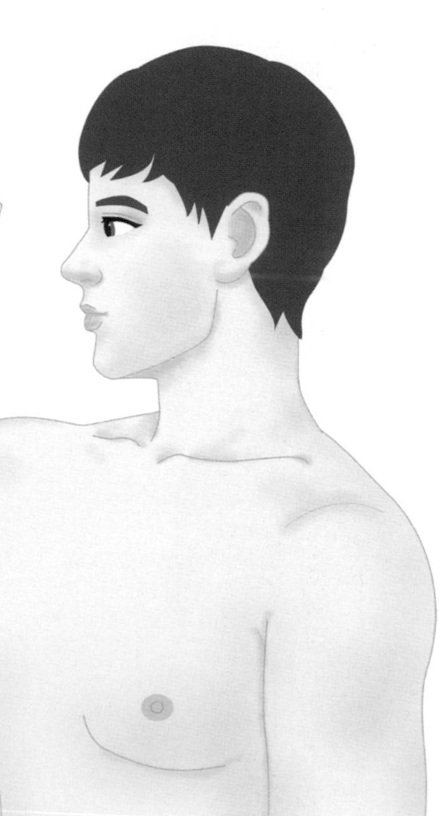

疾病配穴

落枕

◇ 臨床表徵

落枕或稱失枕，是一種常見病，好發於青壯年。在入睡前並無任何不適症狀，但在早晨起床後卻感到項背出現明顯酸痛，且頸部無法活動自如。即發病是在睡眠之後，其與枕頭及睡眠姿勢有關。

按摩方式

用大拇指指甲掐按手掌感情線之尾端、小指下側邊凸起如一火山口狀處的後溪穴，有酸脹感，每次掐按1～3分鐘。

按摩小錦囊	
力道	適度
時間	1～3分鐘
拇指壓法	

圖解配穴

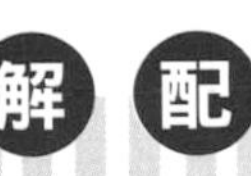
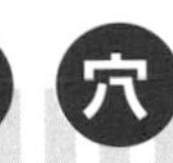

◇ 保健配穴

【肩井穴】【肩髎穴】【後溪穴】

◇ 按摩技法

先以一指輕按頸部，找出最痛點，接著大拇指從該側頸上方按摩，一直進行到肩井、肩髎穴為止，並對最痛點使力按摩，如此反覆按摩2～3遍。接著，再輕叩按摩過的部位2～3遍、按壓後溪穴3分鐘即可。

肩井

肩髎

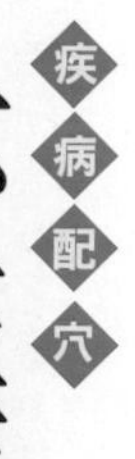

疾病配穴

急性腰扭傷

◇ **臨床表徵**

急性腰扭傷是腰部肌肉、筋膜、韌帶等軟組織，因外力作用而受到過度牽拉所引起的急性撕裂傷。

◇ **保健配穴**

【水溝穴】【後溪穴】

◇ **按摩技法**

先以大拇指指腹按壓水溝穴3分鐘，但力道不宜過大；接著再掐按後溪穴3分鐘即可。每天持續按摩，能有效緩解腰痛所出現的不適。

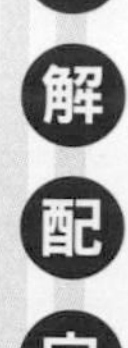

圖解配穴

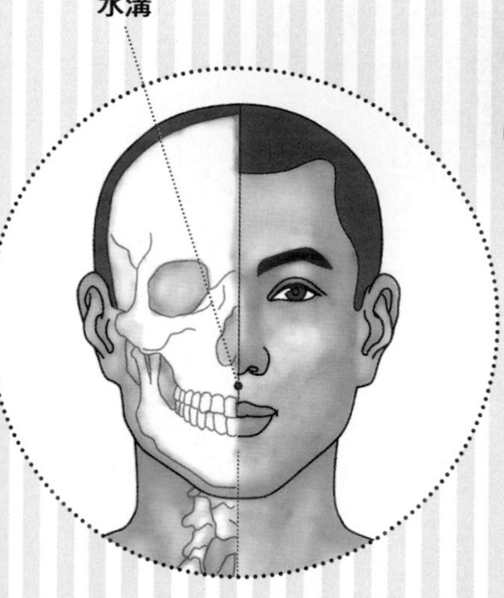

疾病配穴

盜汗不止

◇ **臨床表徵**

指入睡後出現冒汗異常的情形，但醒來後就不再大量排汗為其特徵。

◇ **保健配穴**

【復溜穴】【後溪穴】【陰郄穴】

◇ **按摩技法**

先適度出力按壓小腿裡側的復溜穴3分鐘；接著大拇指按壓小指側下方的後溪穴1分鐘；最後再按摩前臂掌側，腕橫紋上的陰郄穴1分鐘即可。

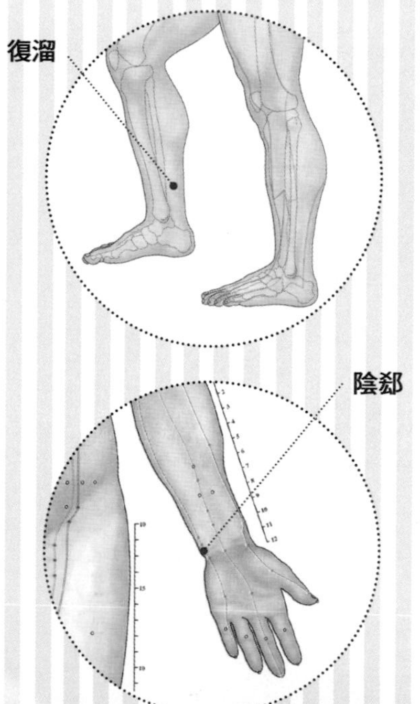

陽谷穴

明目安神揉陽谷

◇**別名**

無其他名稱。

◇**經絡部位**

手太陽小腸經經穴。

◇**保健特效**

長期按摩能改善耳聾、耳鳴、口腔炎、齒齦炎、腮腺炎、精神病等症。

人體穴位剖析

在人體手腕尺側，於尺骨莖突與三角骨之間的凹陷處。

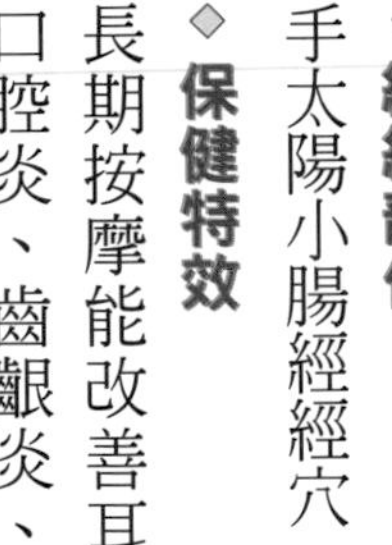

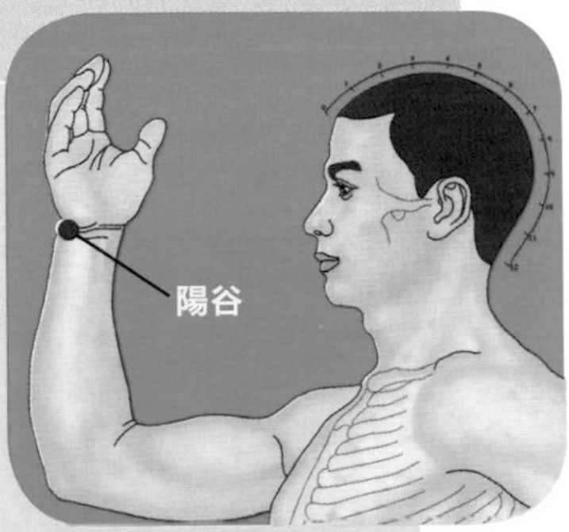

取穴DIY

屈肘，手背朝上，另一手的四指輕托手臂，大拇指放在小指側手腕附近，骨頭凸出處的前方凹陷處即是。

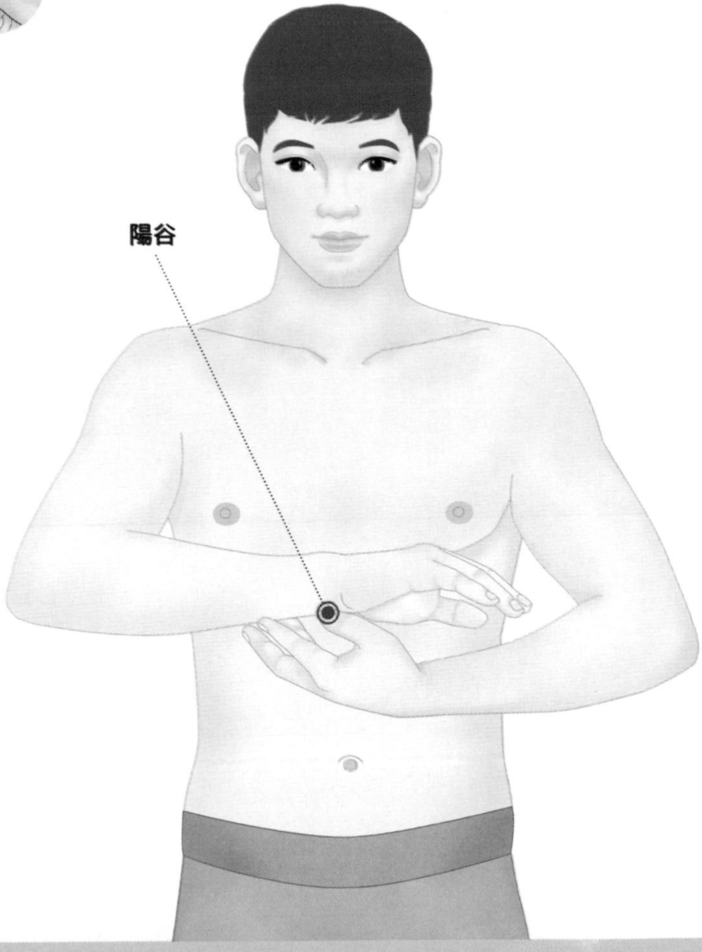

陽谷

疾病配穴

風眩

◇臨床表徵

又稱「風頭眩」，患者因感染風邪、風痰所致眩暈、頭昏的症狀。常因血氣虧虛、耗損而使風邪向上侵犯所致。中醫將「眩暈」分成風寒、風熱、風痰等病。

按摩方式

屈肘側腕，用拇指指腹做圈狀按摩，有酸脹感，每次按壓1～3分鐘。

按摩小錦囊	
力道	適度
時間	1～3分鐘
拇指壓法	

圖解配穴

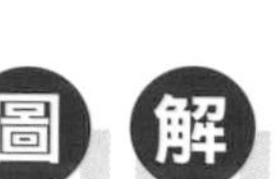
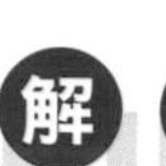
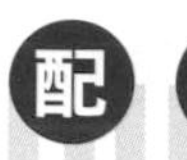

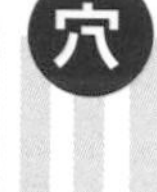
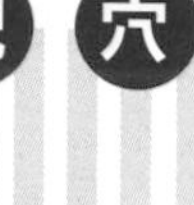
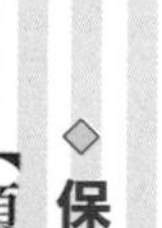
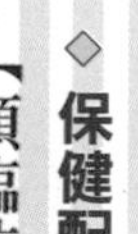
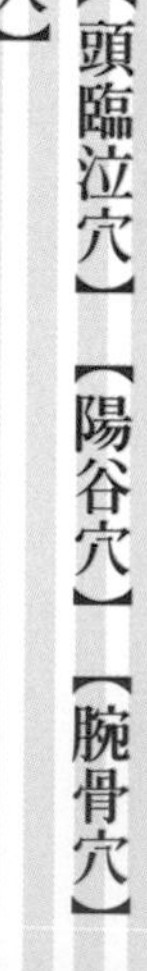

◇保健配穴

【頭臨泣穴】【陽谷穴】【腕骨穴】【申脈穴】

◇按摩技法

當出現風眩時，首先按摩陽白穴直上入髮際的頭臨泣穴3分鐘；接著，再按壓陽谷穴3分鐘；推揉手掌尺側的腕骨穴3分鐘；再將手移至足外踝下緣的申脈穴，按摩2分鐘即可。

疾病配穴

腕痛

◇ **臨床表徵**

即手腕出現疼痛而不能正常執行部分動作，例如無法握拳、扭轉毛巾或握筆等。

◇ **保健配穴**

【陽谷穴】【陽池穴】

◇ **按摩技法**

先輕輕按壓陽谷穴3分鐘；接著，再推揉腕背橫紋中的陽池穴2分鐘即可，但力道不宜過大，以免傷及筋骨。

圖解配穴

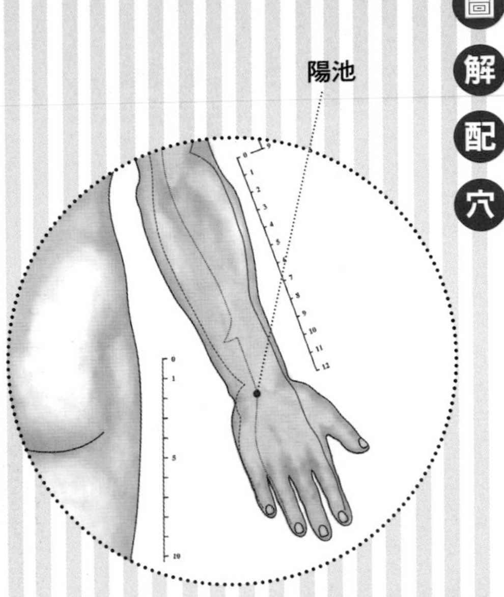

疾病配穴

精神恍惚

◇ **臨床表徵**

意即精神無法集中，神志不清，甚至無法思考。

◇ **保健配穴**

【陽谷穴】【百會穴】【湧泉穴】

◇ **按摩技法**

先按摩陽谷穴3分鐘，再將手移至頭頂的百會穴，按壓20次；最後大拇指按揉腳底的湧泉穴3分鐘即可。每天持續按摩，能改善注意力不集中的現象，並提振精神。

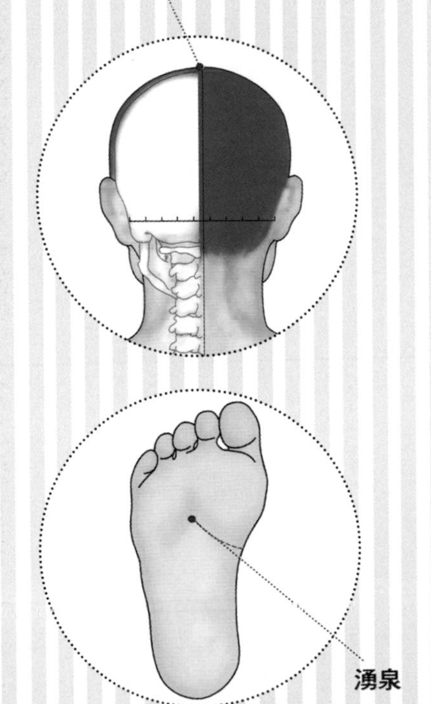

上肢特效穴

養老穴

養老保健必點穴

◇**別名**

無其他名稱。

◇**經絡部位**

手太陽小腸經經穴。

◇**保健特效**

長期按摩能改善心肌梗塞、腦血栓、呃逆、落枕、腰痛、急性腰扭傷等症。

人體穴位剖析

屈肘，手掌心向胸，尺骨小頭近端橈側緣的凹陷中即是。

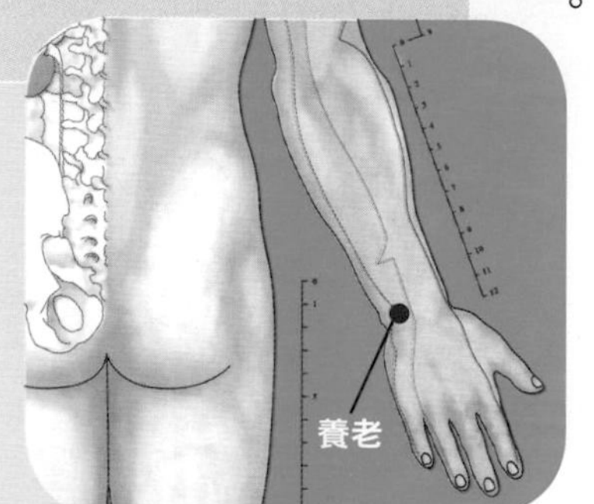

取穴DIY

掌心向下，用另一手食指按在尺骨小頭的最高點上，接著掌心轉向胸部，手指滑入的骨縫即是該穴。

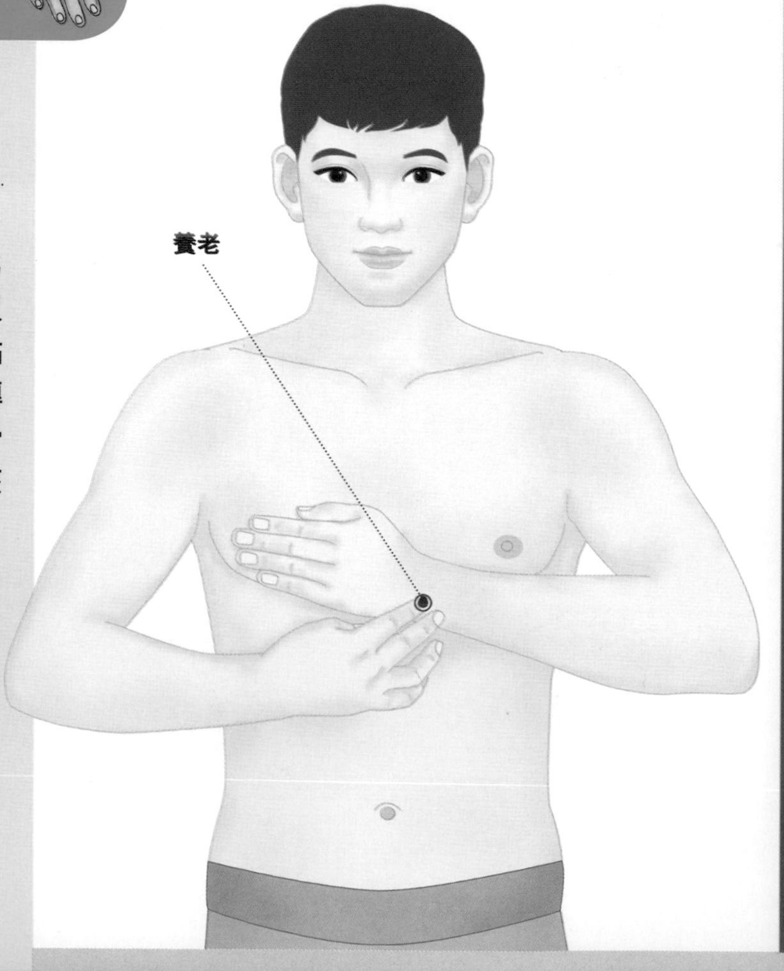

養老

老花眼

◇**臨床表徵**

意指年長者的視力逐漸出現近距離閱讀困難，而影響工作情況，此為人體機能老化的現象。在醫學上，「老花眼」又稱「老視」，多見於40歲以上者。

按摩方式

以食指指尖垂直向下揉按穴位，會出現酸脹感，每次左右兩穴各揉按1～3分鐘，兩穴同時進行亦可。

按摩小錦囊	
力道	適度
時間	1～3分鐘
食指壓法	

圖解配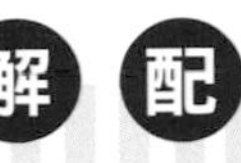穴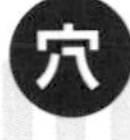

◇**保健配穴**

【太衝穴】【足三里穴】【養老穴】

◇**按摩技法**

首先推揉足部的太衝穴30次；接著刮按膝蓋下的足三里穴20次；最後，再按揉養老穴3分鐘即可。長期按摩，能緩解視力退化的情形。

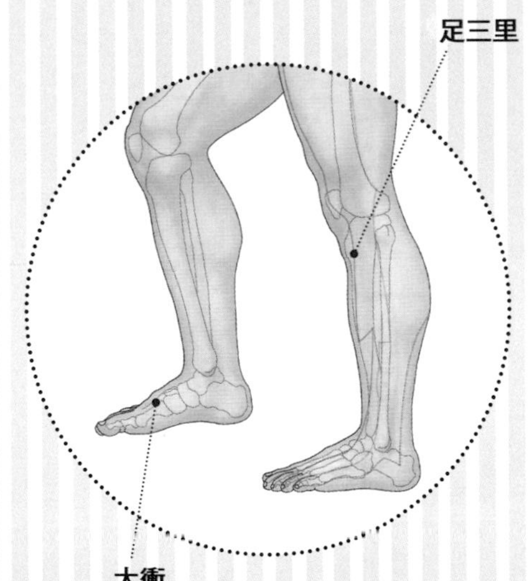

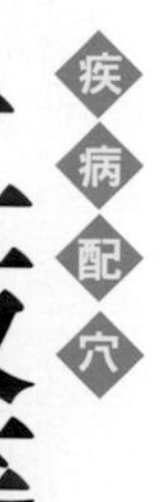

疾病配穴

上肢萎痹

◇臨床表徵

指上肢麻而疼。若不根治，則上肢力量將漸弱。

◇保健配穴

【清冷淵穴】【肩髎穴】【臑俞穴】【養老穴】【合谷穴】

◇按摩技法

先按摩清冷淵穴約3分鐘；再按壓肩髎穴2分鐘；接著，將手移至臑俞穴推揉20次；最後依序按摩養老穴、合谷穴各30秒即可。

圖解配穴

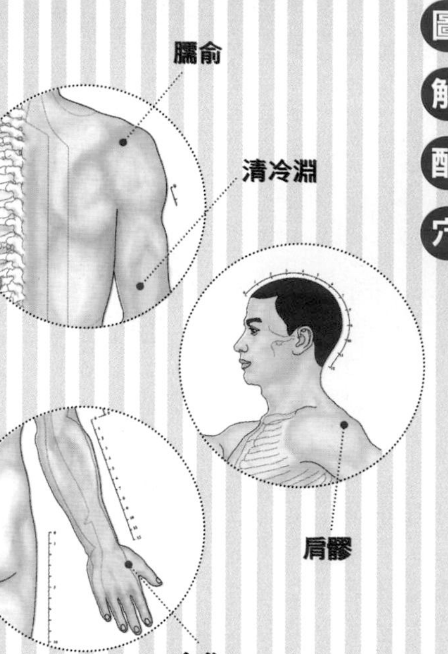

疾病配穴

膿腫消除

◇臨床表徵

在急性感染的過程中，組織或器官因病變而壞死、液化，並出現局部性膿液積聚。

◇保健配穴

【手三里穴】【養老穴】

◇按摩技法

可先以大拇指推揉位於前臂側，手肘彎曲處下方的手三里穴約3分鐘；接著，利用食指點壓養老穴3分鐘即可。

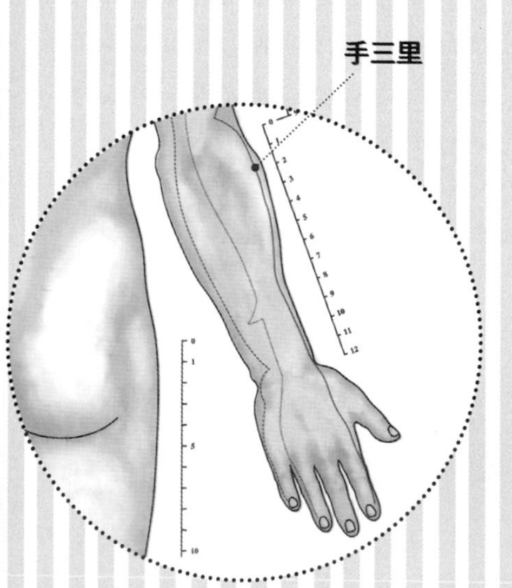

上肢特效穴

勞宮穴

口臭口窗倚勞宮

◇**別名**

五里穴、鬼路穴、掌中穴。

◇**經絡部位**

手厥陰心包經經穴。

◇**保健特效**

可改善手癬、中暑昏迷、心絞痛、嘔吐、口瘡、口臭、精神病等症。

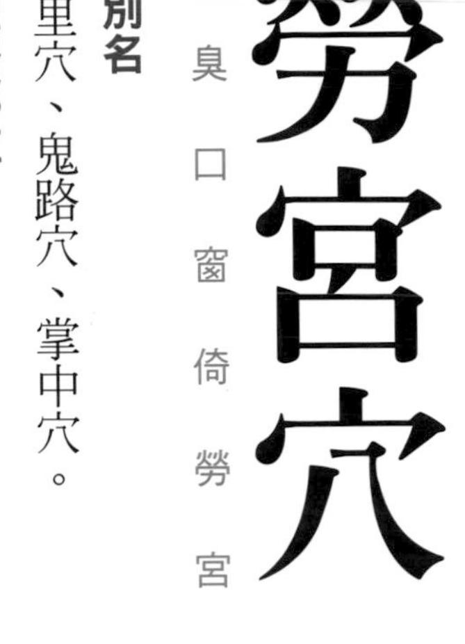

人體穴位剖析

在手掌心，第二、第三掌骨之間偏於第三掌骨，握拳屈指時，中指所對應的掌心位置即是。

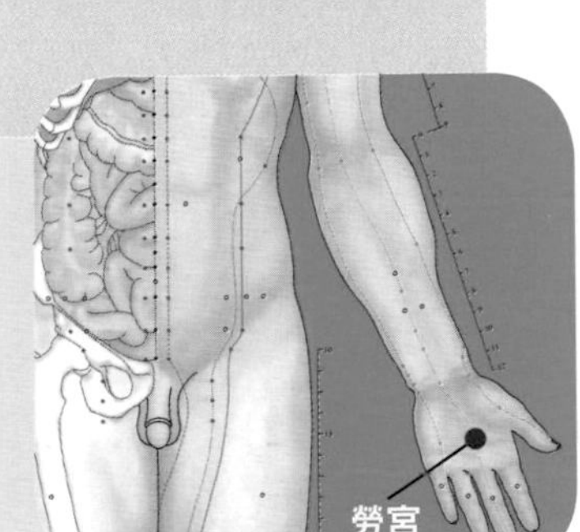

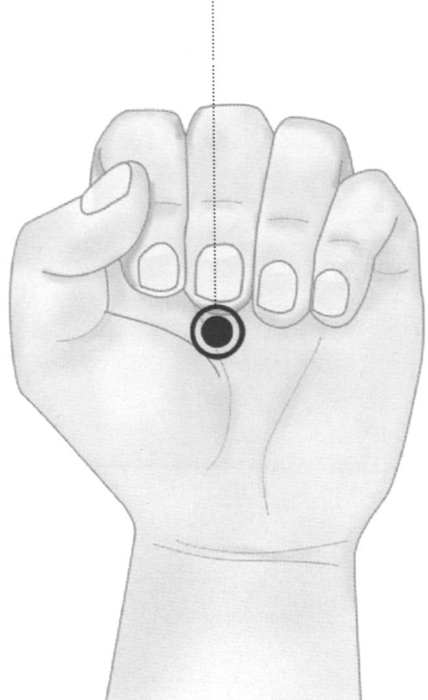

取穴DIY

手平伸，微屈約45度，掌心向上，輕握拳，四指屈向掌心，則中指對應的掌心位置即是。

按摩方式

大拇指彎曲，用指甲尖垂直掐按，有刺痛感。先左後右，每天早晚兩手各掐按一次，每次1～3分鐘。

按摩小錦囊	
力道	重
時間	1～3分鐘
拇指壓法	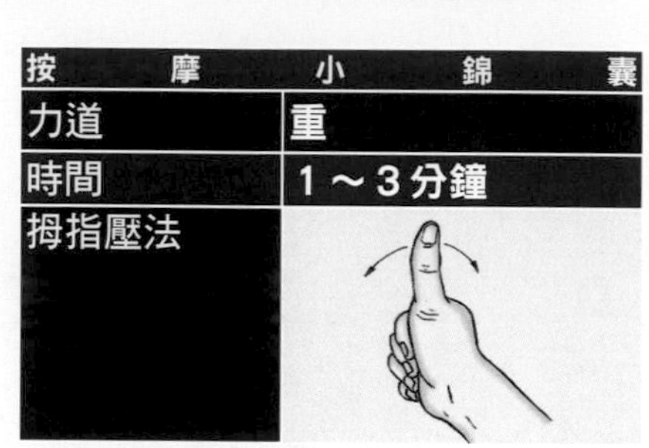

疾病配穴

糖尿病

◇ **臨床表徵**

為一種即使接受治療也無法痊癒的慢性疾病，其症狀為口渴、尿多、易疲倦、傷口不易復原、視力不良等，假使沒有控制得當，將會引起嚴重的併發症，甚至還有截肢危險。

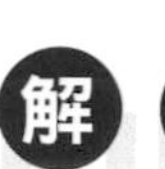
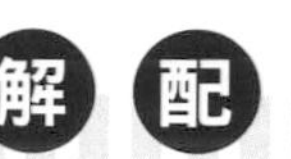

圖解配穴

◇ **保健配穴**

【勞宮穴】【足三里穴】【血海穴】【梁丘穴】【承山穴】

◇ **按摩技法**

先以大拇指掐按勞宮穴1分鐘；接著按揉雙腳足三里穴1分鐘；再以大拇指推按血海穴、梁丘穴、承山穴，各1分鐘即可。

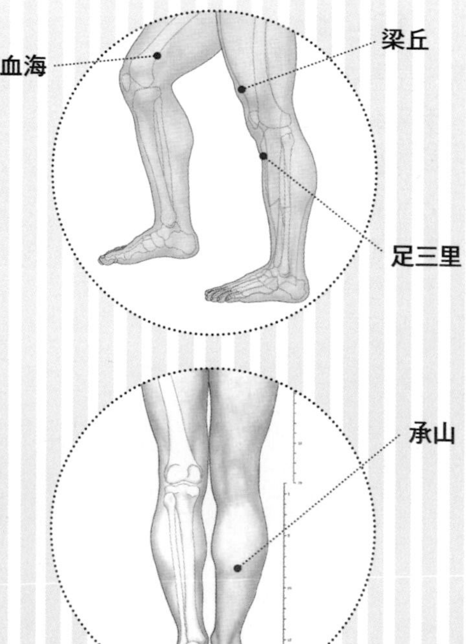

疾病配穴

手癬

◇臨床表徵

通常只有單手會受到有害真菌侵犯，常因搔抓香港腳後不洗手而感染，在手掌或手背邊緣會出現一點脫屑、脫皮、厚皮或紅斑等情形。

◇保健配穴

【勞宮穴】【合谷穴】

◇按摩技法

先以大拇指指甲垂直掐按勞宮穴約3分鐘；最後再按壓手背的合谷穴3分鐘即可。

圖解配穴

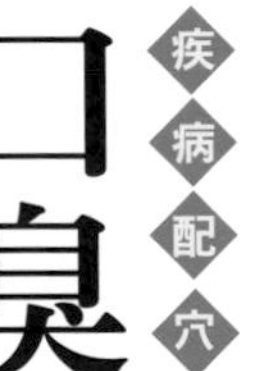

口臭

◇臨床表徵

口臭大多來自生活習慣不佳，如抽菸、口腔清潔不徹底、唾液不足而導致口乾口臭。

◇保健配穴

【水溝穴】【大陵穴】【勞宮穴】

◇按摩技法

大拇指指腹先按壓水溝穴，力道應深入4～5公分為佳，之後再慢慢放鬆指力，重新按摩；接著按壓大陵穴3分鐘後，再掐按勞宮穴3分鐘即可。

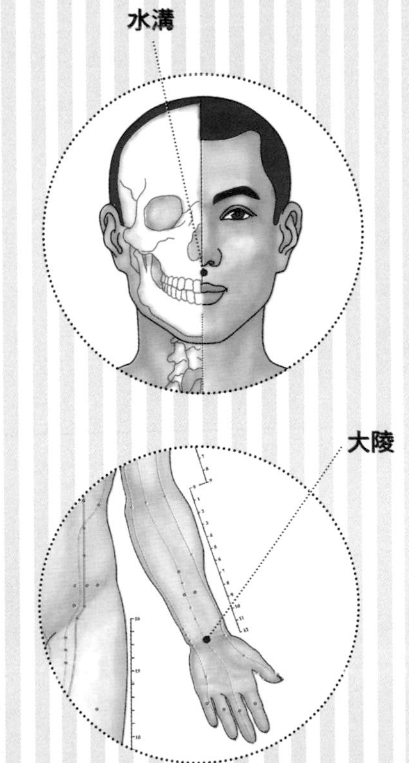

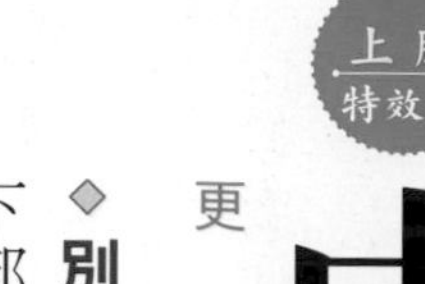

中渚穴

更年期女性福星

◇**別名**

下都穴。

◇**經絡部位**

手少陽三焦經經穴。

◇**保健特效**

能改善咽喉痛、失眠、落枕、肩背疼痛、肋間神經痛、手指不能屈伸等不適。

人體穴位剖析

在人體手背部位，液門穴後1寸，於第四、五掌骨間的凹陷處。

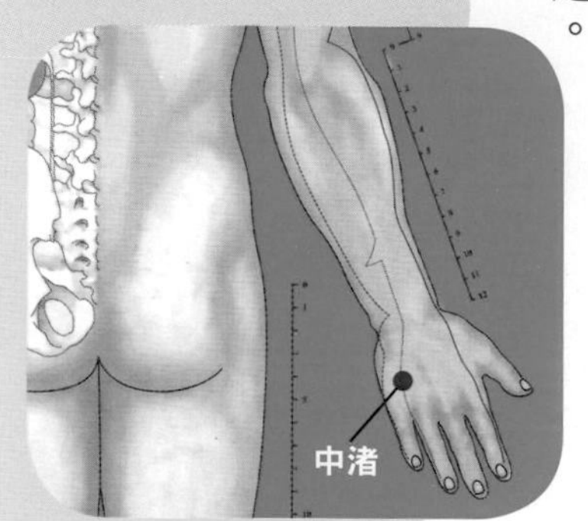

取穴DIY

正坐，手平伸內屈，肘向自己胸前，掌心向內，掌背向外。將一手四指併攏放在掌背，食指指尖置於液門穴，則無名指指尖所在位置即是。

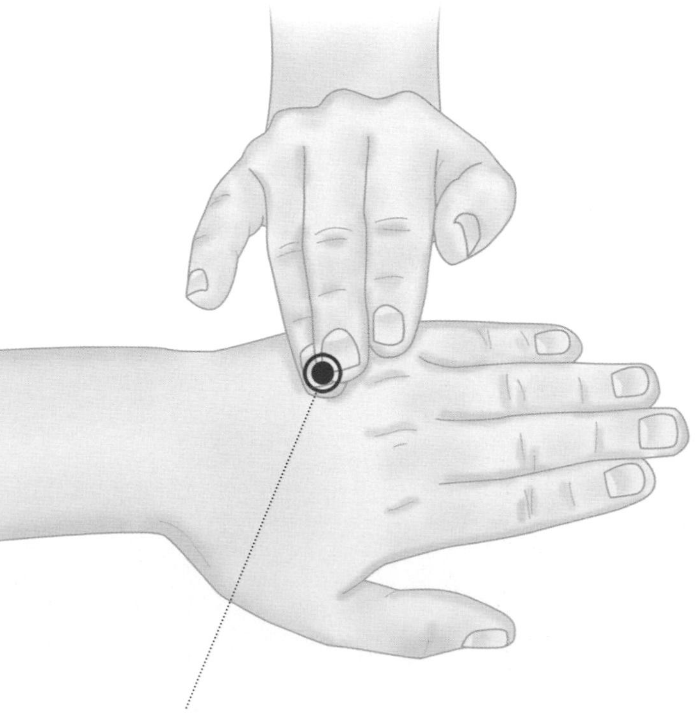

按摩方式

彎曲食指，用指頭旁側邊緣垂直揉按穴位，每天早晚各一次，每次1～3分鐘，先左後右。

按摩小錦囊	
力道	重
時間	1～3分鐘
食指揉法	

疾病配穴

尺神經麻痺

◇ **臨床表徵**

由於手部肌肉萎縮使手掌凹陷，指間關節彎曲，故手呈爪形狀，尤以無名指、小拇指最為明顯。不僅大拇指常處於外展狀態，且手指的分合動作也受到限制。

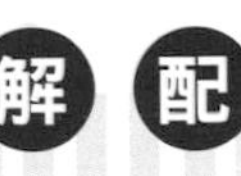

圖解配穴

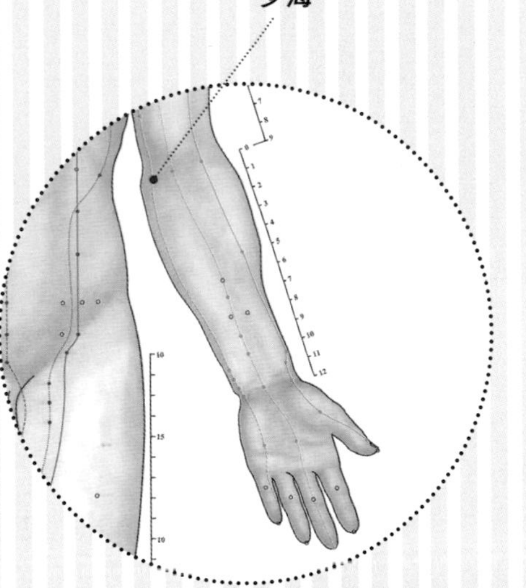

◇ **保健配穴**

【少海穴】【中渚穴】

◇ **按摩技法**

首先，適度推揉肘橫紋內側端的少海穴3分鐘；最後，再按摩位於手部的中渚穴3分鐘即可。長期按摩，能緩解手指動作不靈的情形。

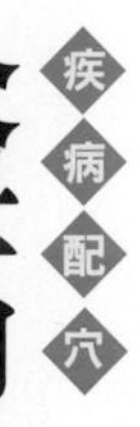

嗌痛

◇ **臨床表徵**

指咽喉部位出現疼痛，症狀為咽喉紅腫疼痛，吞咽困難，呼吸急促，咽喉有如異物般等不適。

◇ **保健配穴**

【中渚穴】【支溝穴】【內庭穴】

◇ **按摩技法**

首先，大拇指指腹按壓中渚穴30次；接著推揉手腕背橫紋上的支溝穴3分鐘；最後將手移至足背的內庭穴，適度按揉3分鐘即可。

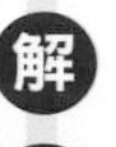

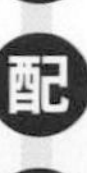

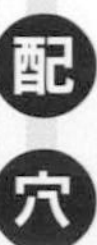

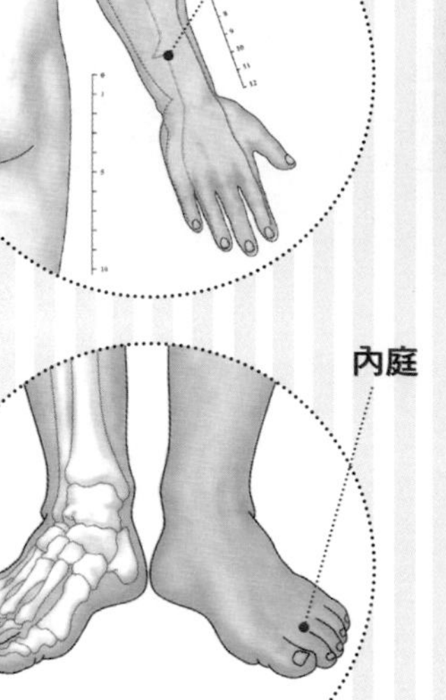

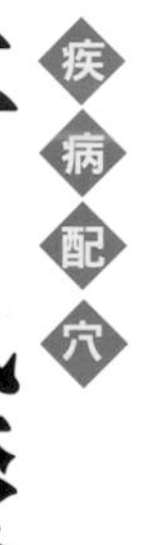

肝氣鬱結

◇ **臨床表徵**

指肝臟因情緒不佳、鬱悶、憤怒而導致疏泄受阻、氣機鬱滯。其臨床表現為精神抑鬱，大便失常，月經不調等情形。

◇ **保健配穴**

【中渚穴】【外關穴】【期門穴】

◇ **按摩技法**

首先推按中渚穴20次；接著再按摩外關穴1分鐘；最後推揉期門穴3分鐘即可。

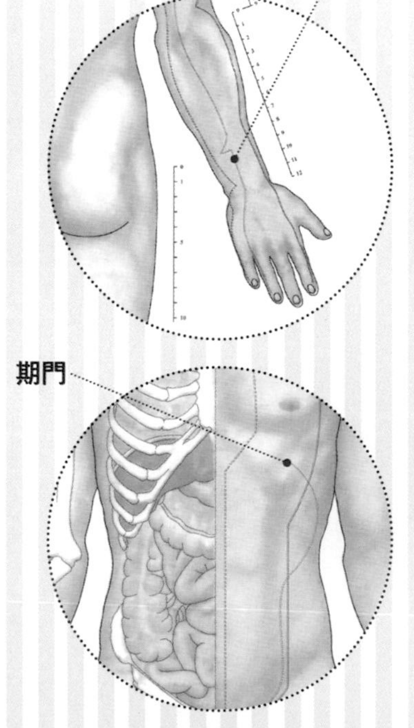

上肢
特效穴

陽池穴

降糖止嘔按陽池

◇ **別名**

別陽穴、發陽穴。

◇ **經絡部位**

手少陽三焦經經穴。

◇ **保健特效**

針對糖尿病、耳鳴、重聽、眼睛紅腫、咽喉腫痛、風濕病等有良效。

人體穴位剖析

在手腕部位，即腕背橫紋上，前對中指和無名指的指縫即是穴位所在。

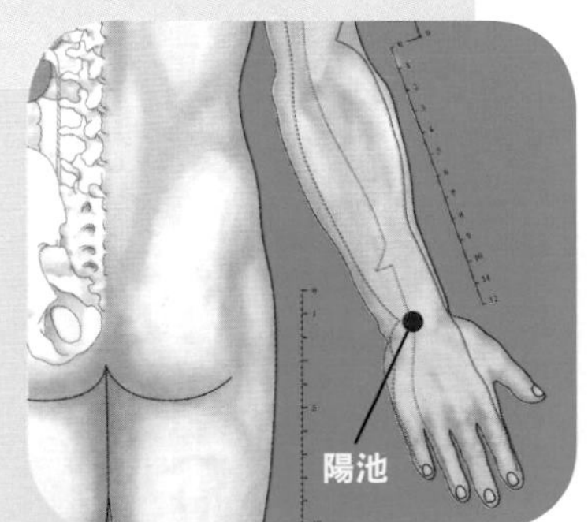

取穴DIY

正坐，手平伸，屈肘向內，翻掌，掌心向下；用另一手輕握手腕處，四指在下，大拇指在上，彎曲大拇指，以指尖垂直揉按腕橫紋中點即是。

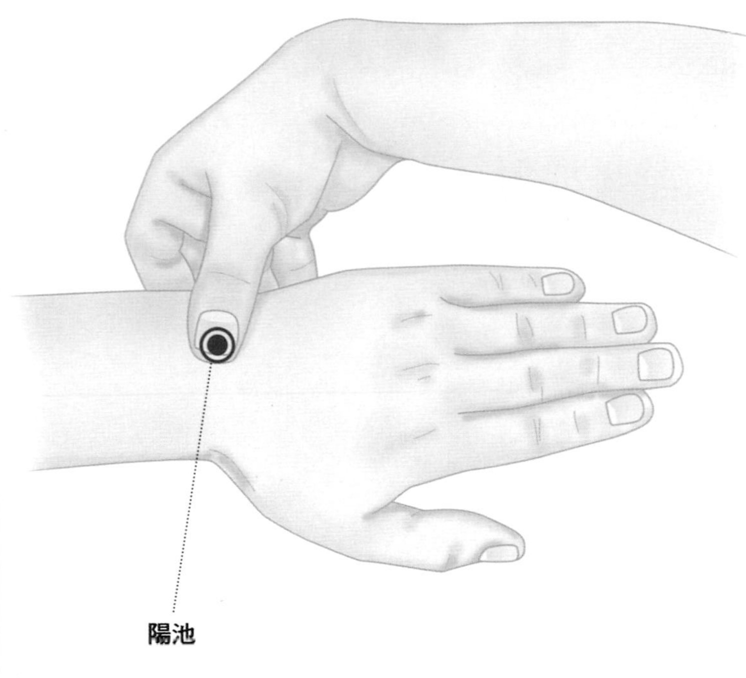

按摩方式

彎曲大拇指，以指尖垂直揉按手腕橫紋中點穴位處，有酸痛感。每天早晚各一次，每次各揉按約1～3分鐘，先左後右。

按摩小錦囊	
力道	重
時間	1～3分鐘
拇指壓法	

疾病配穴

陰虛燥熱

◇臨床表徵

主要是因體內陰虛，五臟柔弱，飲食不節，過食肥甘厚重，情志失調，勞欲過度，導致腎陰虧虛，肺胃燥熱的情形。

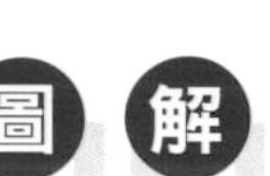
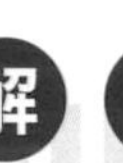
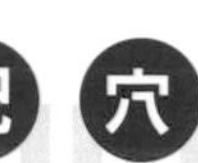

圖解配穴

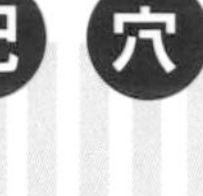

◇保健配穴

【陽池穴】【胃脘下俞穴】【脾俞穴】【太谿穴】

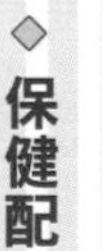

◇按摩技法

先以大拇指掐按陽池穴1分鐘後；再用手指按揉胃脘下俞穴約1分鐘；接著將手稍下移至脾俞穴，推揉2分鐘；最後，再按壓足內踝的太谿穴2分鐘即可。

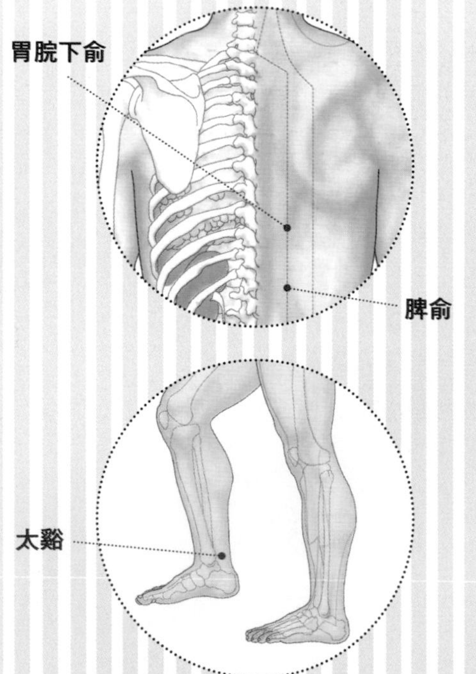

疾病配穴

前臂麻木

◇ **臨床表徵**

前臂麻木大多是頸椎病所引起，因其頸椎骨質增生壓迫到頸神經根，導致頸、肩臂及胸前區出現疼痛，手臂麻木等不適。

◇ **保健配穴**

【陽池穴】【外關穴】【曲池穴】

◇ **按摩技法**

先以大拇指按壓陽池穴30次；再以拇指推揉外關穴3分鐘後；點按曲池穴1分鐘即可。

圖解配穴

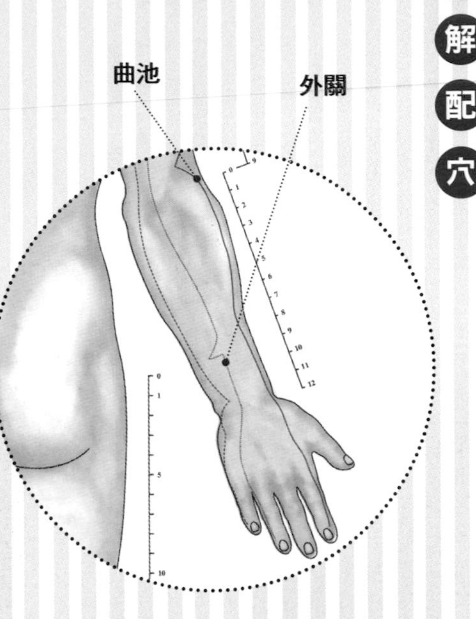

疾病配穴

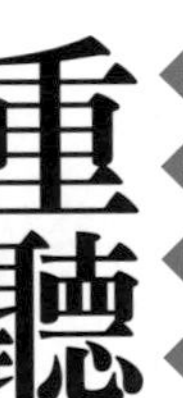

重聽

◇ **臨床表徵**

患者與他人交談時經常答非所問，且對方必須提高音量才能順利交談。

◇ **保健配穴**

【聽宮穴】【下關穴】【太衝穴】【陽池穴】

◇ **按摩技法**

先輕輕按壓聽宮穴3分鐘，接著將四指併攏，輕放於耳前的下關穴1分鐘；最後依序按摩太衝穴、陽池穴各2分鐘即可。

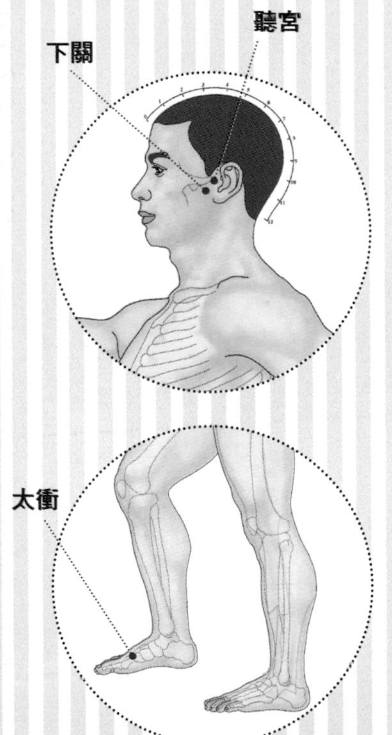

上肢特效穴

尺澤穴

平喘止吐首選穴

◇**別名**

鬼受穴、鬼堂穴。

◇**經絡部位**

手太陰肺經經穴。

◇**保健特效**

長期按摩能改善咳嗽、氣喘、肺炎、支氣管炎、咽喉腫痛、肘臂腫痛等症。

人體穴位剖析

位於手臂肘部橫紋中，肱二頭肌腱橈側凹陷處。意即取穴時先將手臂上舉，在手臂內側中央處有粗腱，腱的外側即是此穴。

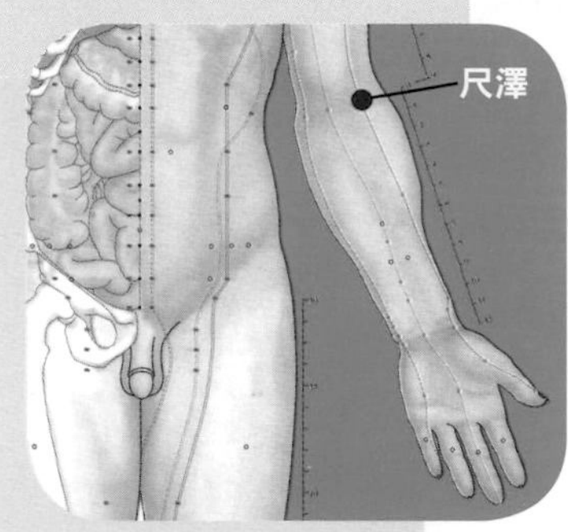

取穴DIY

伸臂向前，掌心朝上，微微彎曲約35度，以另一手手掌由下而上輕托肘部，彎曲大拇指，其指腹所在肘窩凹陷處即是。

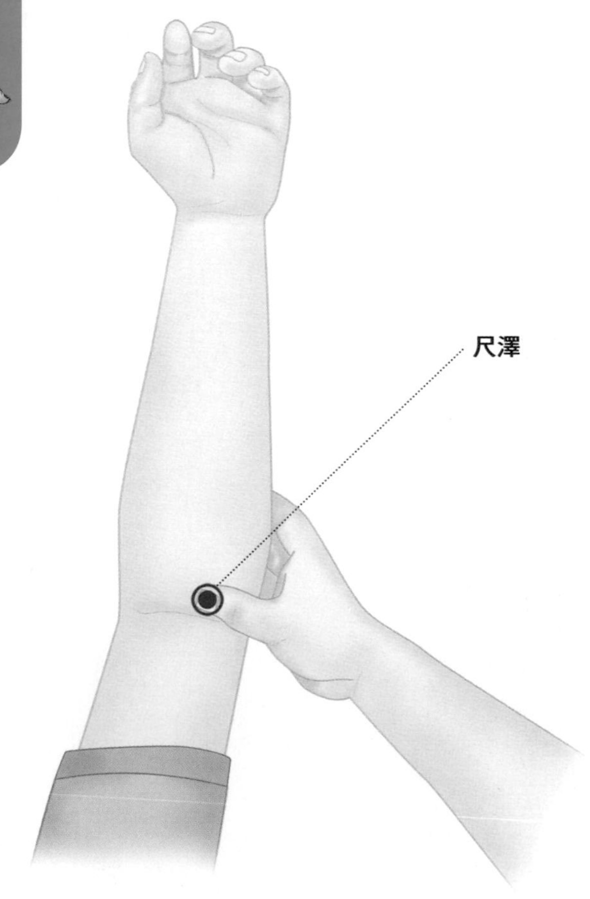

疾病配穴

慢性支氣管炎

◇臨床表徵

慢性支氣管炎會出現咳嗽、咳痰或氣喘等症狀。其特點為支氣管腺體增生、黏液分泌增多等。

按摩方式

以一手手掌由下而上輕托另一手肘部，彎曲大拇指，以指腹按壓尺澤穴，每次左右手各按壓3～5分鐘。

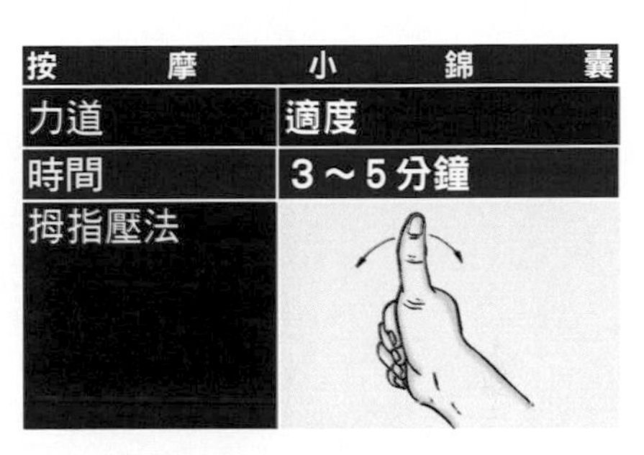

按摩小錦囊	
力道	適度
時間	3～5分鐘
拇指壓法	

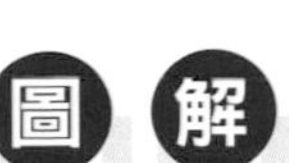

圖解配穴

◇保健配穴

【天宗穴】【雲門穴】【膻中穴】【中脘穴】【尺澤穴】【豐隆穴】

◇按摩技法

先用指面摩揉天宗穴、雲門穴各3分鐘，接著以同樣指法按摩膻中穴2分鐘，將掌根上移至中脘穴，點按3分鐘。雙手拇指沿肋骨間隙自上而下，向兩側反覆推揉2～3遍；最後拇指按揉尺澤穴、豐隆穴各2分鐘即可。

天宗

膻中

雲門

豐隆

中脘

疾病配穴

急性吐瀉

◇ **臨床表徵**

指同時出現上吐下瀉的胃腸功能紊亂疾病，好發於夏秋時節。

◇ **保健配穴**

【豐隆穴】【強間穴】【尺澤穴】【列缺穴】

◇ **按摩技法**

首先，由上到下推壓豐隆穴20次；接著按摩強間穴3分鐘；再用大拇指按壓尺澤穴3分鐘；最後按揉列缺穴1分鐘即可。

圖解配穴

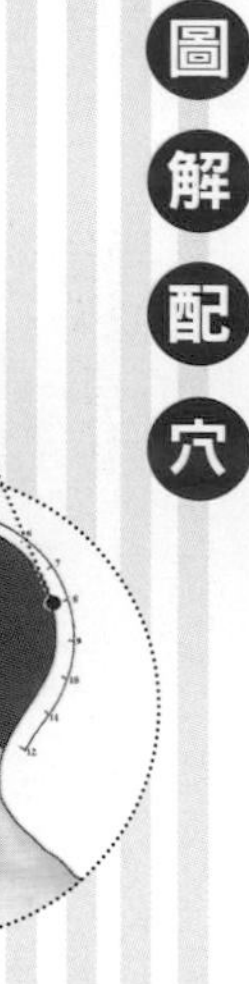

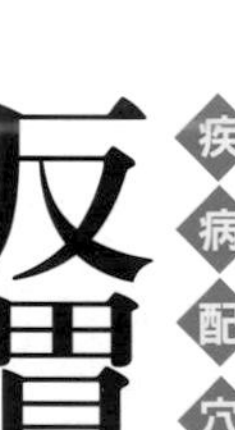

疾病配穴

反胃

◇ **臨床表徵**

食物進入胃中後，停滯而不消化，最後反胃吐出。其特點包括進食後立刻嘔吐、暮食朝吐、朝食暮吐等情形。

◇ **保健配穴**

【間使穴】【尺澤穴】

◇ **按摩技法**

首先按壓位在前臂掌側，腕橫紋上的間使穴3分鐘；最後再以大拇指點壓尺澤穴30次即可。

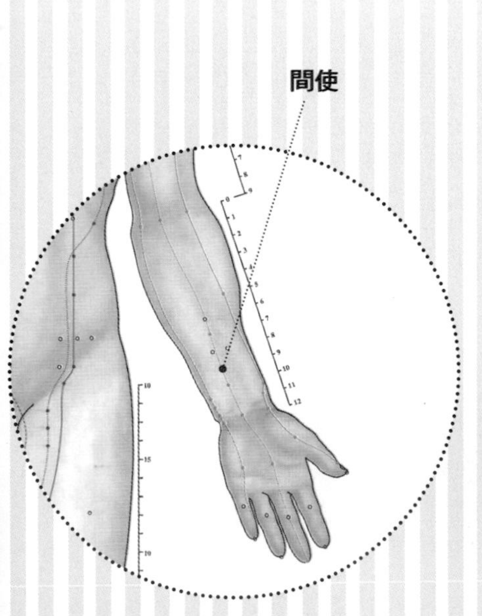

孔最穴

久坐不痔的祕訣

◇ **別名**

無其他名稱。

◇ **經絡部位**

手太陰肺經經穴。

◇ **保健特效**

能改善痔瘡、熱病、頭痛、吐血、肺結核、手指關節炎、咳嗽、肺炎等症。

人體穴位剖析

位於前臂掌面彎曲側，尺澤穴與太淵穴連線上，腕橫紋上7寸處即是。

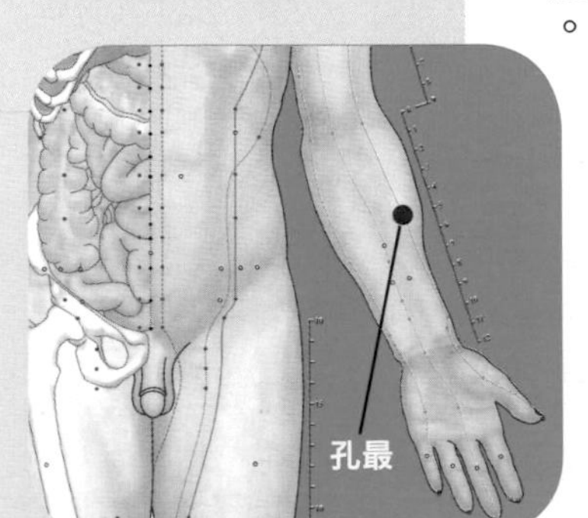

取穴DIY

手臂向前，仰掌向上，以另一手握住手臂中段處。用拇指指甲垂直下壓即是該穴。左右手各有一穴，以同法取對側穴位。

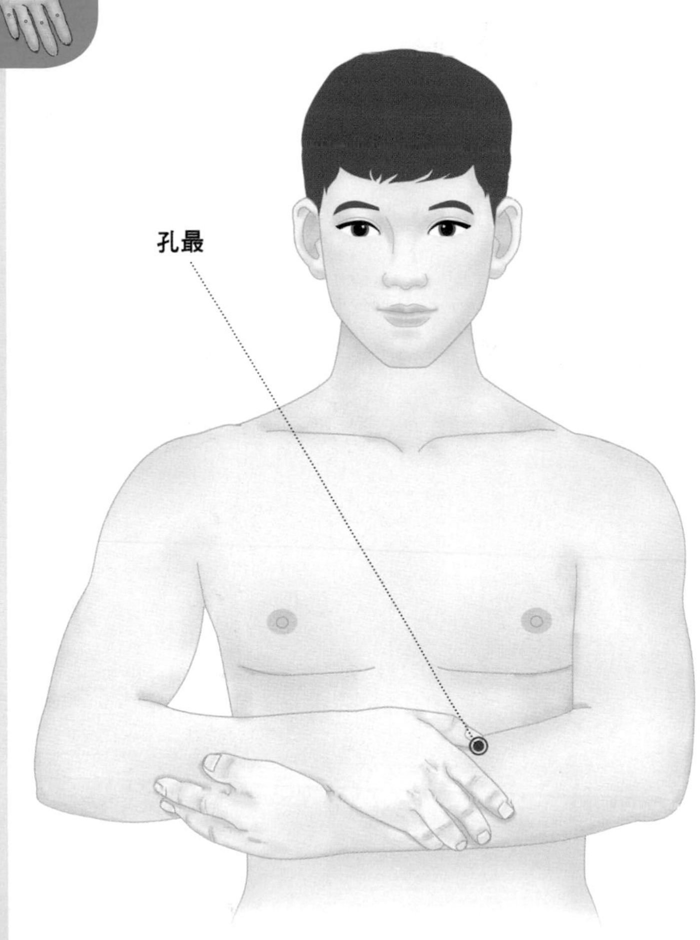

按摩方式

以一手握住另一手臂中段處，用拇指指甲垂直下壓揉按穴位，先左臂，後右臂，每次各1～3分鐘。

按摩小錦囊	
力道	適度
時間	1～3分鐘
拇指壓法	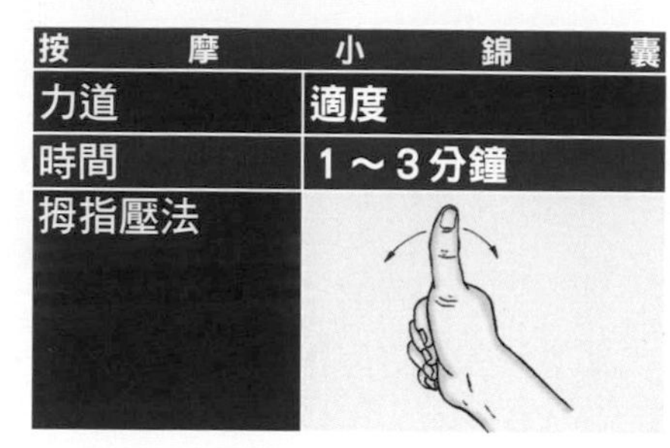

疾病配穴

咳血

◇臨床表徵

咳血是血液由氣管、支氣管或肺泡而出的。其嚴重程度與血量多寡及出血速度有關。而吐血與咳血的差別在於，咳血時多混雜著黃綠色的膿痰；而吐血則是含有食物殘渣等。

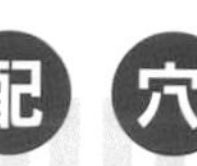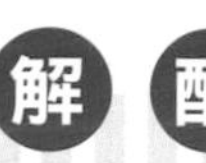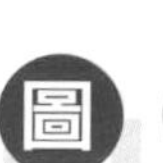

圖解配穴

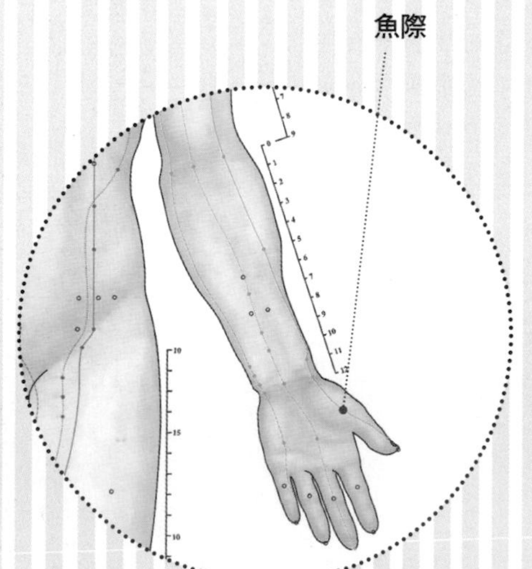

◇保健配穴

【孔最穴】【魚際穴】

◇按摩技法

首先，按壓前臂掌側的孔最穴30次，力道宜適度；接著，將手移至掌面魚際穴，用大拇指推揉3分鐘。長期按摩，不僅能保健身體，還可有效緩解咳血情況。

疾病配穴

潮熱

◇ **臨床表徵**

潮熱是指發熱的盛衰起伏有固定時間，有如潮汐一般，故稱。

◇ **保健配穴**

【尺澤穴】【孔最穴】

◇ **按摩技法**

首先，找到位於肘內側橫紋上的尺澤穴，以大拇指推揉2分鐘，兩側輪流按摩2～3遍；最後，再按壓孔最穴30次即可。

圖解配穴

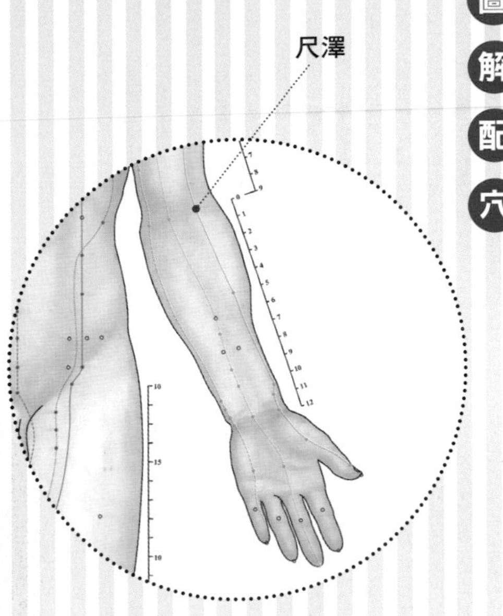

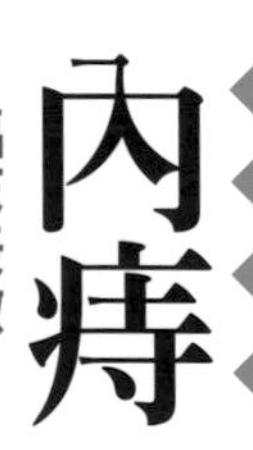

疾病配穴

內痔

◇ **臨床表徵**

好發於肛門齒線以上，其主要症狀為便血、腫脹癢痛、便祕，以及排便時內痔脫出等。

◇ **保健配穴**

【承山穴】【會陽穴】【孔最穴】

◇ **按摩技法**

首先，以大拇指按壓承山穴2分鐘；接著用中指指腹按揉尾椎下端的會陽穴，左右兩側各約3分鐘；最後再推按孔最穴30次即可。

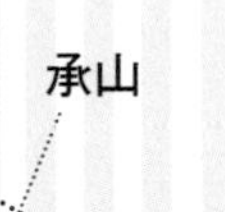

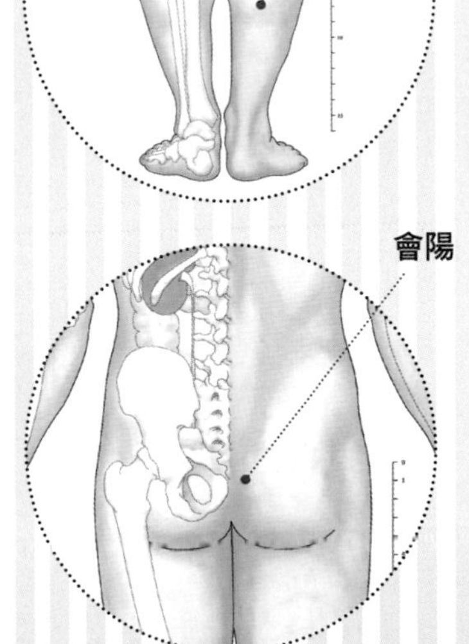

上肢特效穴

列缺穴

情緒煩悶列缺解

◇**別名**

童玄穴、腕勞穴。

◇**經絡部位**

手太陰肺經經穴。

◇**保健特效**

能改善顏面神經麻痹、腦貧血、健忘、腕關節及周圍軟組織疾患等症。

人體穴位剖析

位於腕橫紋上1.5寸處，在肱橈肌與拇長展肌腱之間即是。

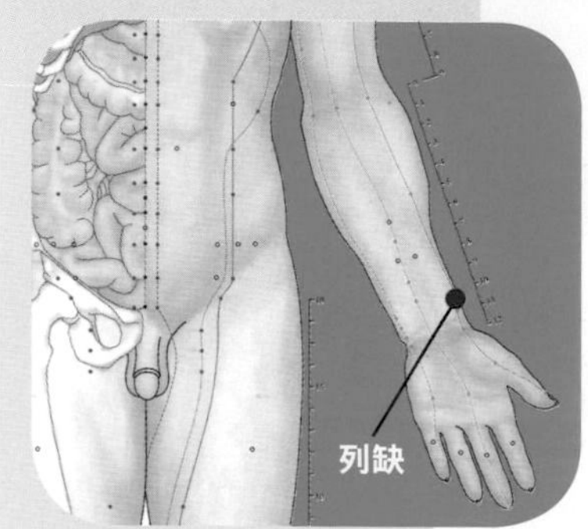

取穴DIY

雙手大拇指張開，其兩虎口接合成交叉形；再用右手食指壓在左手橈骨莖突之上部，則食指指尖所及處即是。

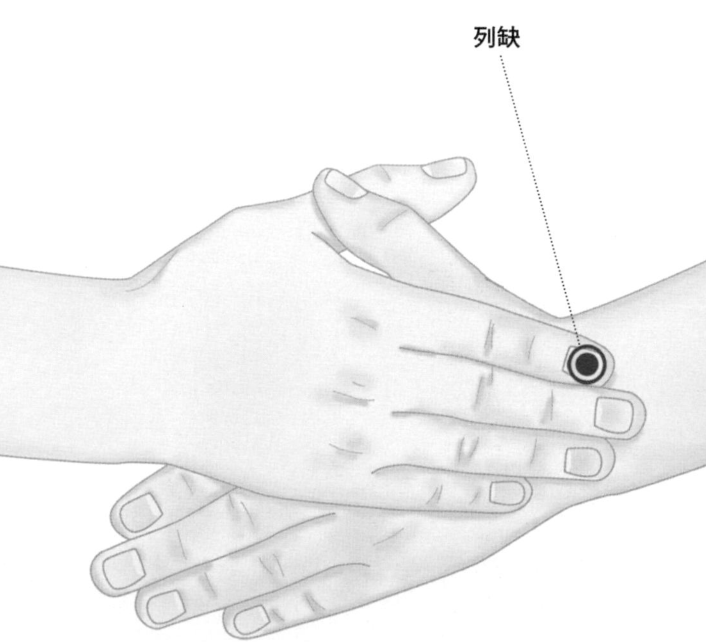

疾病配穴

腕下垂

◇臨床表徵

讓患者雙手伸直，手掌併攏，接著請他將兩腕相貼並分開雙手，可見其一側手指不能向外分開，並沿著對側手掌向下「滑落」，此即腕下垂；而當患者握拳時，其腕下垂的情況更為明顯。

按摩方式

用食指指腹揉按，或用食指指甲尖掐按穴位，先左後右，每次各揉（掐）按約1～3分鐘。

按摩小錦囊	
力道	適度
時間	1～3分鐘
食指揉法	

圖解配穴

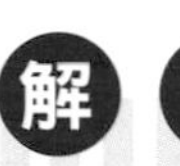
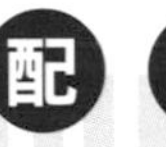
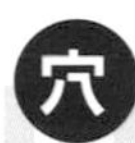

◇保健配穴

【大陵穴】【神門穴】【列缺穴】

◇按摩技法

首先按壓腕橫紋內正中央的大陵穴20次；接著，刮按腕橫紋外側，屈腕凹陷處的神門穴20次；最後，再推揉列缺穴3分鐘即可改善。

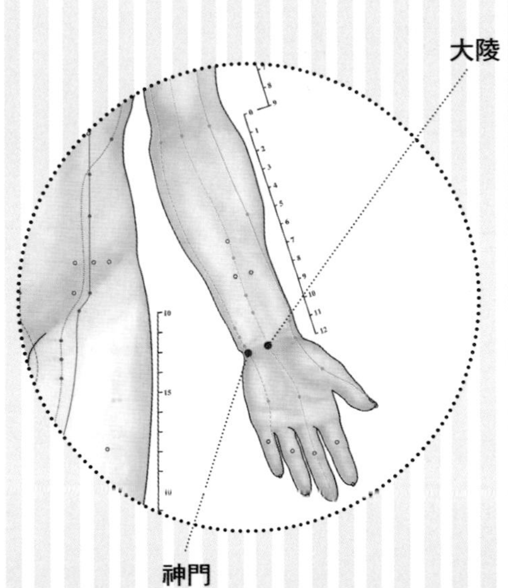

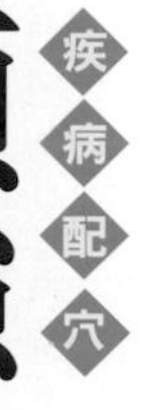

疾病配穴

項強

◇ **臨床表徵**

項強指頭部後頸的肌肉筋脈牽引不舒的症狀。

◇ **保健配穴**

【列缺穴】【角孫穴】

◇ **按摩技法**

雙手交叉，使一手食指剛好落於另一手的列缺穴，先順時針按摩20次，再逆時針按摩20次；接著大拇指放在角孫穴上，按摩3分鐘即可。

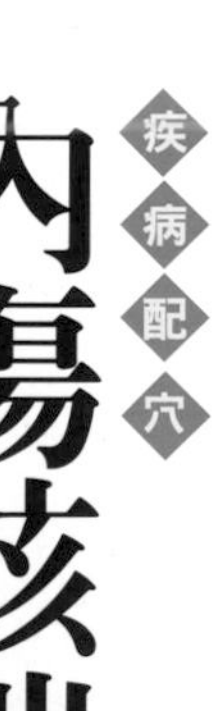

疾病配穴

內傷咳喘

◇ **臨床表徵**

因肺臟虛弱或其他臟腑出現異狀而出現的咳嗽。

◇ **保健配穴**

【步廊穴】【定喘穴】【列缺穴】

◇ **按摩技法**

先找到位在人體胸部，於第五肋間隙處，前正中線旁開2寸的步廊穴，並適度按揉2分鐘；接著，用大拇指點壓定喘穴2分鐘後，再按揉列缺穴一百次即可。

圖解配穴

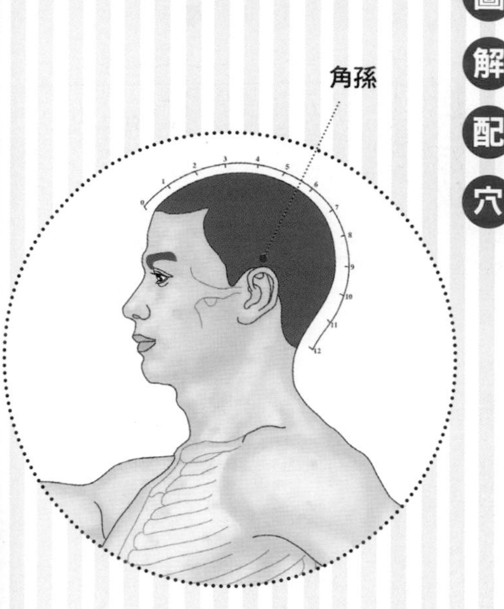

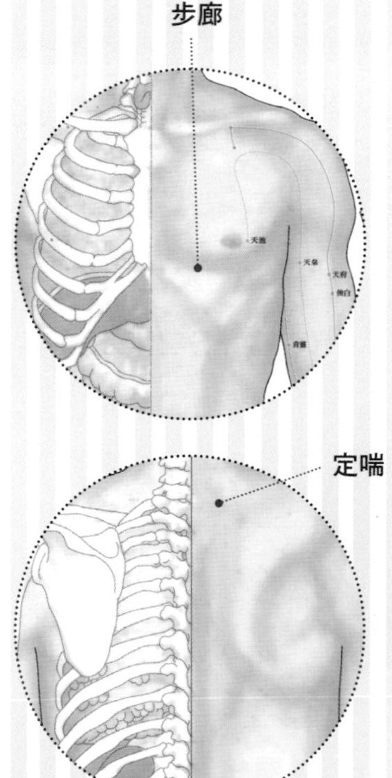

上肢特效穴

下廉穴

清熱止痛循下廉

◇**別名**

手下廉穴。

◇**經絡部位**

手陽明大腸經經穴。

◇**保健特效**

針對腹痛、腹脹、腸鳴音亢進、頭痛、眩暈、目痛、肘臂痛有改善效果。

人體穴位剖析

在前臂背面橈側，於陽溪與曲池連線上，肘橫紋下4寸處即是。

下廉

取穴DIY

側腕屈肘，以一手掌按另一手臂，大拇指位於肘彎處，則小拇指所在位置即是。

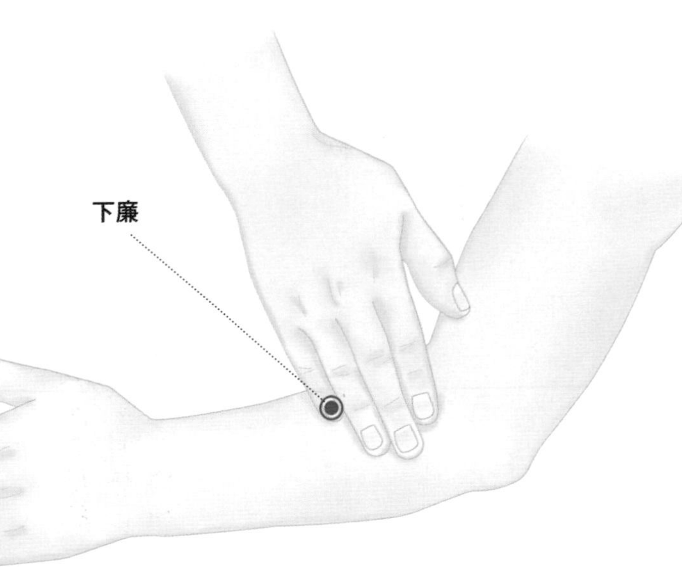

按摩方式

側腕屈肘，以一手掌按另一手臂，將食指與中指併攏，以指腹垂直按壓穴位，會出現酸脹感，每次左右臂各按摩1～3分鐘。

按摩小錦囊	
力道	適度
時間	1～3分鐘
二指壓法	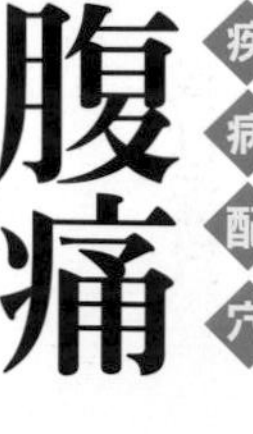

腹痛

疾病配穴

◇臨床表徵

腹痛多因腹內組織或體內器官遭受強烈刺激、損傷所致，疼痛亦可由胸部疾病，甚至是全身性疾病所引起。諸如脹痛、絞痛、隱痛及燒灼痛等，均屬於腹痛的範圍。

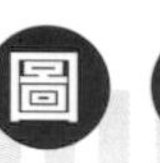
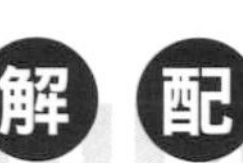
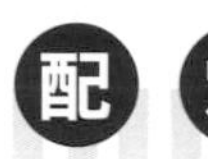
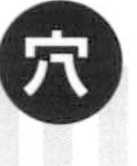

圖解配穴

◇保健配穴

【天樞穴】【中脘穴】【足三里穴】【下廉穴】

◇按摩技法

先按摩肚臍中，旁開2寸的天樞穴2分鐘；接著按摩前正中線上，臍中上4寸的中脘穴1分鐘後；再推刮足三里穴1分鐘；最後揉摩下廉穴1分鐘即可。

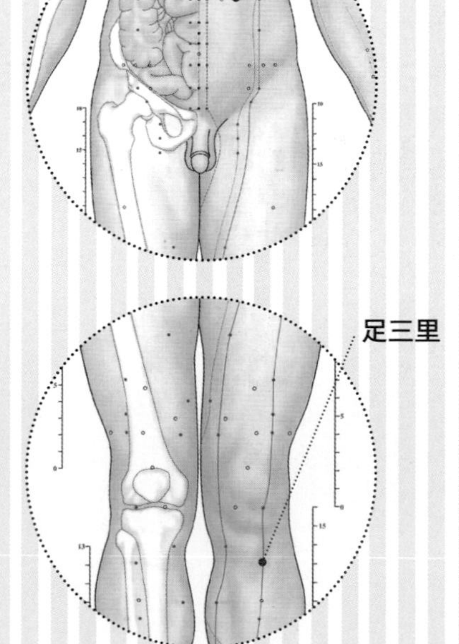

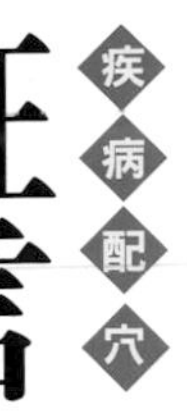

狂言

◇ **臨床表徵**

患者多因熱擾心包或痰蔽心竅所致的心神迷亂，其不僅狂言妄語，語無倫次，甚至還有精神錯亂與狂妄的行為。

◇ **保健配穴**

【下廉穴】【丘墟穴】

◇ **按摩技法**

首先按壓下廉穴30次；最後，推揉足外踝下方的丘墟穴3分鐘即可。

圖解配穴

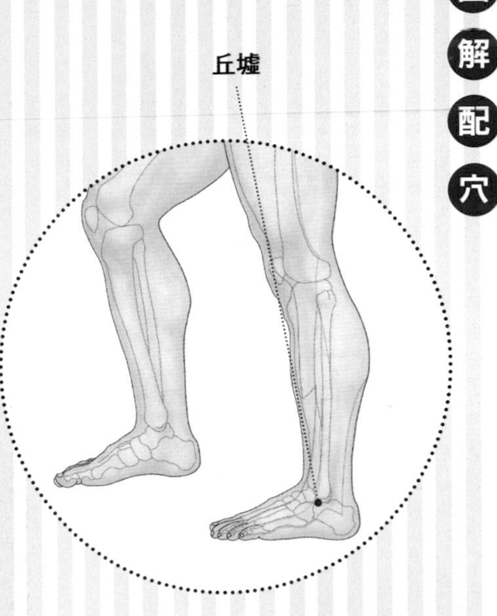

疾病配穴

頭重目眩

◇ **臨床表徵**

患者若有貧血或罹患相關慢性血管等疾病，便會經常出現暈眩、頭重的情形。

◇ **保健配穴**

【下廉穴】【頭維穴】【神庭穴】

◇ **按摩技法**

首先，以食、中二指輕揉下廉穴5分鐘；接著，點壓頭側髮際裡的頭維穴3分鐘；最後，按壓神庭穴3分鐘即可。

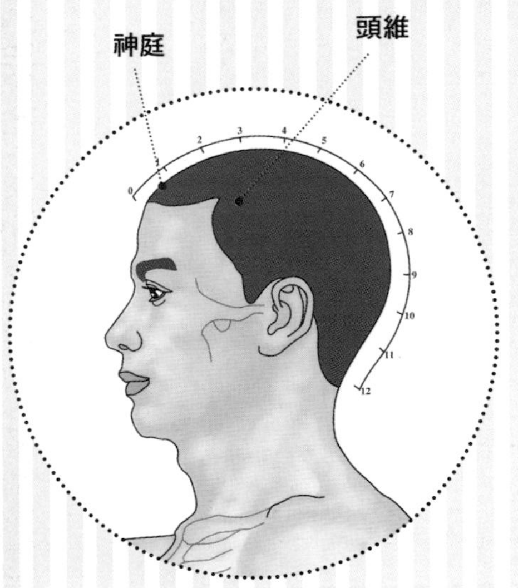

曲池穴

緩解感冒特效穴

◇**別名**
鬼臣穴、洪池穴、陽澤穴。

◇**經絡部位**
手陽明大腸經經穴。

◇**保健特效**
對於流行性感冒、腸炎、腹絞痛、皮膚搔癢、結膜炎等有改善效果。

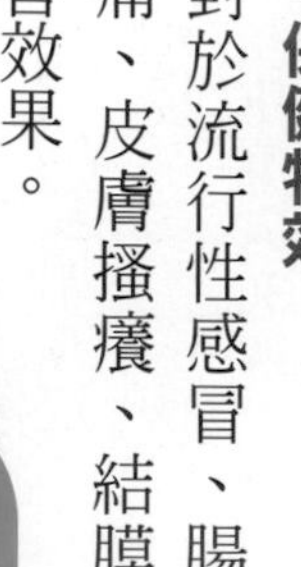

人體穴位剖析

屈肘成直角，在肘彎橫紋的盡頭筋骨間之凹陷處即是。

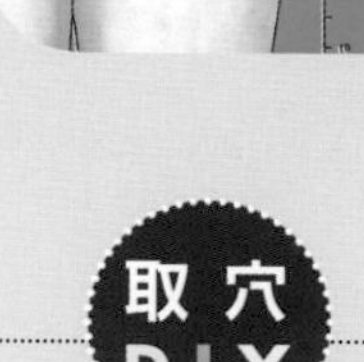

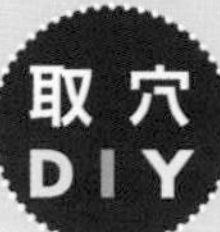

取穴DIY

正坐，輕抬左臂，屈肘，將手肘內彎，用另一手拇指下壓肘彎凹陷處即是。以同法取另一側穴位。

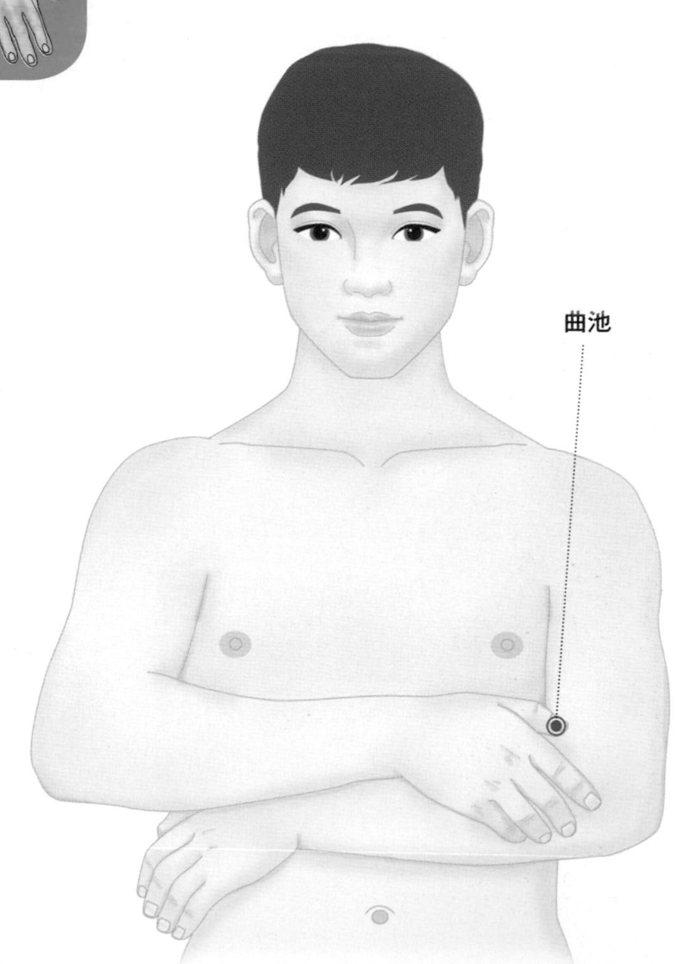

高血壓

疾病配穴

按摩方式

一手輕握另一手肘，彎曲大拇指，以指腹垂直掐按穴位。先左手後右手，每天早晚各一次，每次約1～3分鐘。

按摩小錦囊	
力道	適度
時間	1～3分鐘
拇指壓法	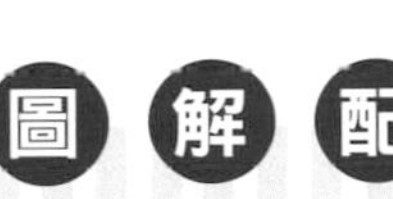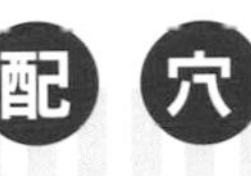

◇臨床表徵

高血壓是指在靜息狀態下，動脈收縮壓和舒張壓大於140/90mmHg。而患者會出現嚴重頭昏嘔吐、眩暈、視力模糊、抽搐、痙攣、知覺及運動障礙等情形。

圖解配穴

◇保健配穴

【人迎穴】【大椎穴】【太衝穴】【曲池穴】

◇按摩技法

遵循如下按摩法則：揉人迎、按大椎、推太衝、按曲池。首先，揉人迎穴時，力道要盡量放輕，時間在1分鐘左右；按大椎則至少要20次以上；推太衝的時間和力道可自行控制；曲池則應以按摩3分鐘為佳。

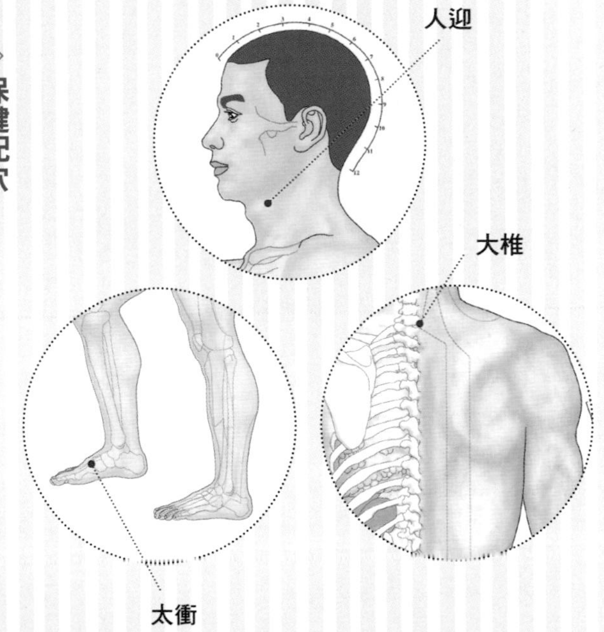

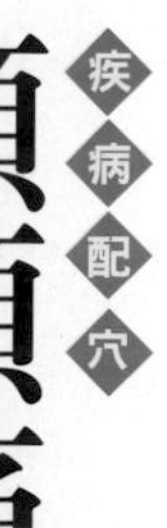

疾病配穴

頭頂痛

◇臨床表徵

頭頂痛通常是指局限在頭顱上半部的疼痛。

◇保健配穴

【懸顱穴】【曲池穴】【合谷穴】

◇按摩技法

正坐，中指放在額角髮際懸顱穴上輕輕按揉3分鐘；接著，將一手手臂彎曲成直角，用另一手按壓位於手臂橫紋上的曲池穴3分鐘；最後再按壓合谷穴3分鐘即可。

圖解配穴

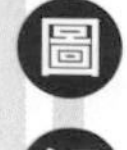
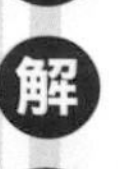
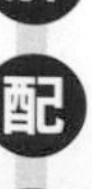
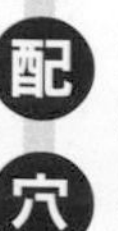
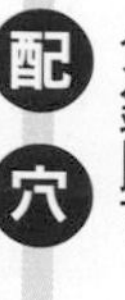

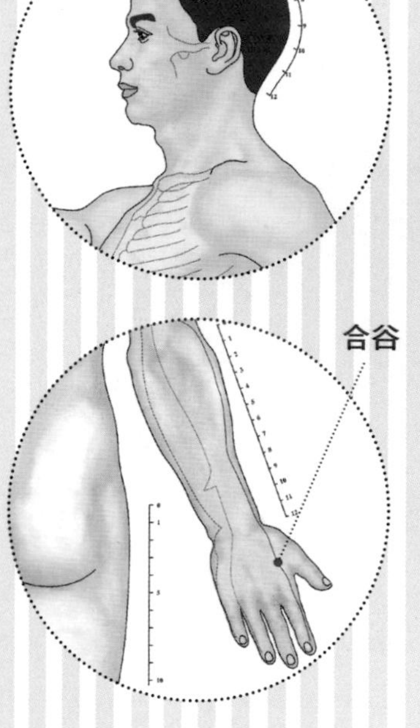

疾病配穴

蕁麻疹

◇臨床表徵

為一種常見皮膚病。其皮膚會出現如蚊子叮的極癢腫塊，有自行消退、反覆發生的特性。

◇保健配穴

【章門穴】【足三里穴】【曲池穴】

◇按摩技法

正坐或仰臥，用大拇指的魚際按揉章門穴2分鐘；接著推揉足三里穴1分鐘後；再按壓曲池穴3分鐘即可。

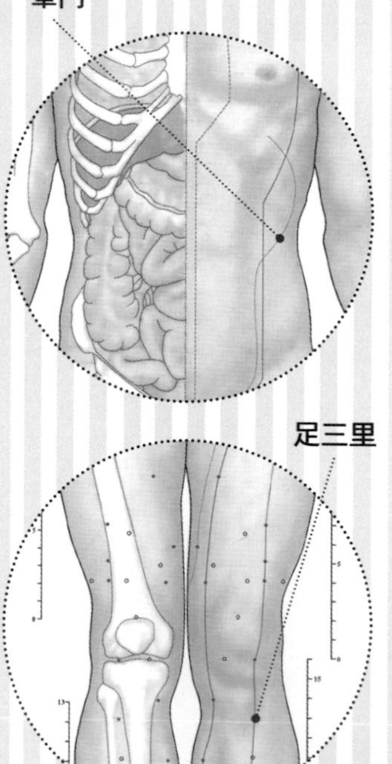

上肢特效穴

肩髃穴

肩膀的保健醫生

◇**別名**
髃骨穴、中骨井穴、扁骨穴。

◇**經絡部位**
手陽明大腸經經穴。

◇**保健特效**
能改善肩周炎、中風、偏癱、高血壓、多汗症、手臂無力等症。

人體穴位剖析

屈肘，抬臂平肩，在肩端關節間有兩個凹陷；其中，前方小凹陷就是穴位所在位置。

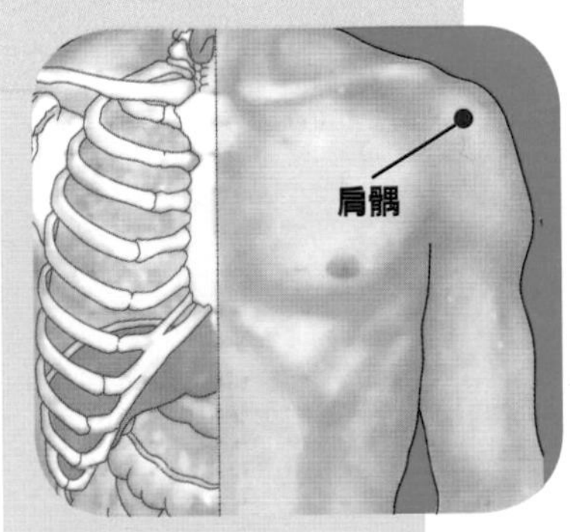

取穴DIY

正坐，屈肘抬臂，約與肩同高，以另一手中指按壓肩頭下，其肩前呈現的凹陷處即是穴位所在。以同法取另一側穴位。

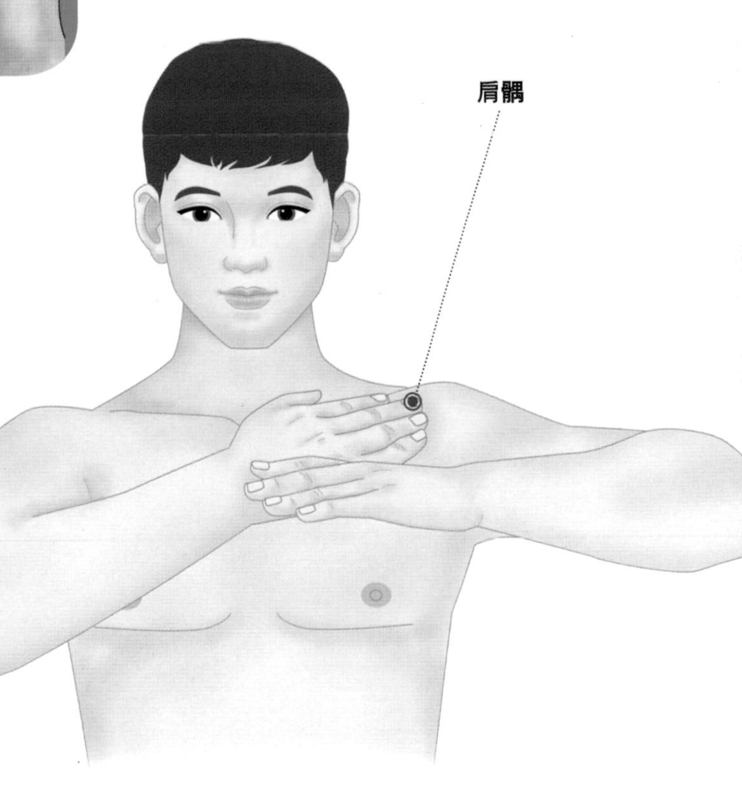

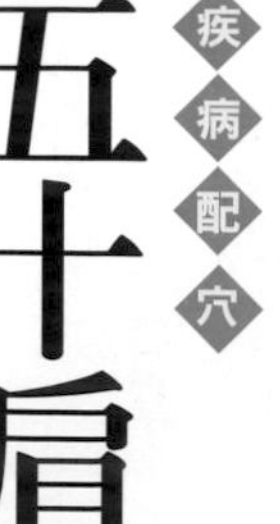

疾病配穴

五十肩

◇臨床表徵

因外傷或勞動損傷致使肩關節出現疼痛，而無法自主或被動地向外伸展、彎曲或旋轉的動作。此病好發於45歲以上的中老年人，故又稱「五十肩」。剛開始發作時，常感到肩膀酸楚難忍。

按摩方式

中指和食指併攏，以指腹垂直按壓穴位，兩肩按摩方法相同，會出現酸痛感，每日早晚，左右各約1～3分鐘。

按摩小錦囊	
力道	適度
時間	1～3分鐘
二指壓法	

圖解配穴

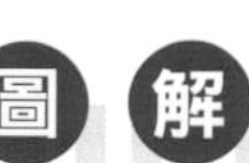
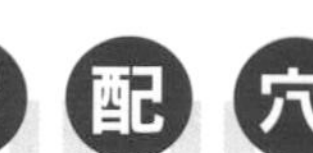
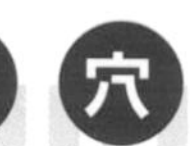

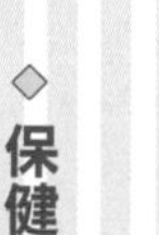

◇保健配穴

【肩髃穴】【風池穴】【肩井穴】

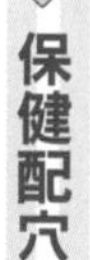

◇按摩技法

首先，推揉肩髃穴1分鐘；接著將大拇指移到頭後靠頸部的風池穴，按揉1分鐘；最後，以大拇指推揉肩井穴3分鐘，亦可利用器具輔助按摩。

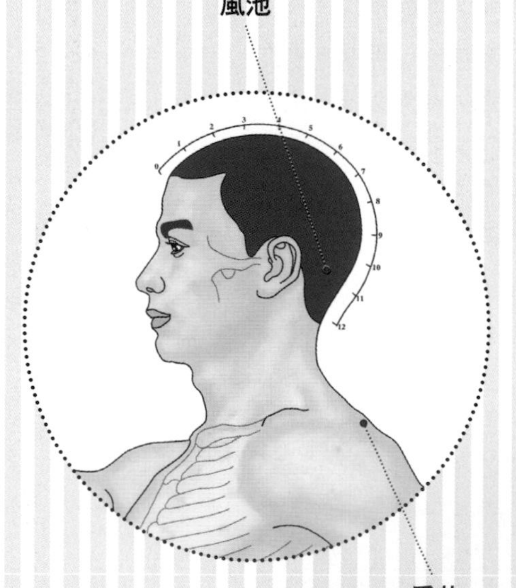

疾病配穴

肩痛

◇臨床表徵

肩痛是常見疾病，而疼痛原因可從最輕微的肌肉發炎到最嚴重的肌腱斷裂、關節面毀損等。

◇保健配穴

【肩髃穴】【肩髎穴】

◇按摩技法

依次推揉肩髃穴、肩髎穴，並按揉30～50次。每天持續按摩，可減緩肩部疼痛的情形。

圖解配穴

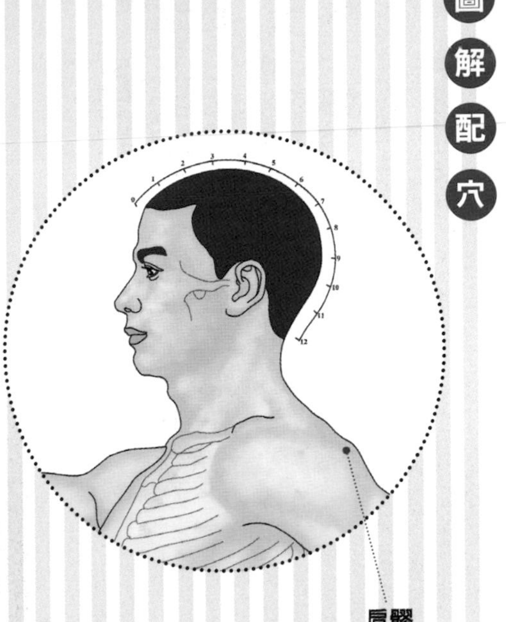

疾病配穴

肩臂疼痛

◇臨床表徵

肩臂疼痛泛指肩胛帶、上臂至整個上肢出現不適，為人體經常酸痛之處。

◇保健配穴

【肩髃穴】【曲池穴】

◇按摩技法

先以食、中二指推揉肩髃穴3分鐘；最後再點按兩側肘部橫紋外側的曲池穴2分鐘。長期按壓，可改善肩臂疼痛的情形。

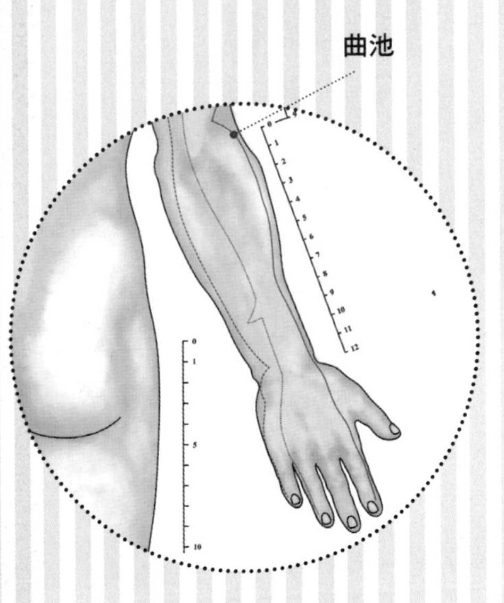

上肢特效穴

青靈穴

祛除疼痛無煩惱

◇**別名**

青靈泉穴。

◇**經絡部位**

手少陽心經經穴。

◇**保健特效**

長期按摩能改善頭痛、目黃、肋痛、肩臂疼痛、肩胛及前臂肌肉痙攣等不適。

人體穴位剖析

在人體手臂內側，於極泉穴與少海穴的連線上，肘橫紋上3寸處，肱二頭肌的內側溝中。

青靈

取穴DIY

正坐，抬右臂與肩膀齊平，肘彎曲，前臂向上。左手五指併攏，將小指放於手臂內側肘橫紋處，則拇指所在位置即是。

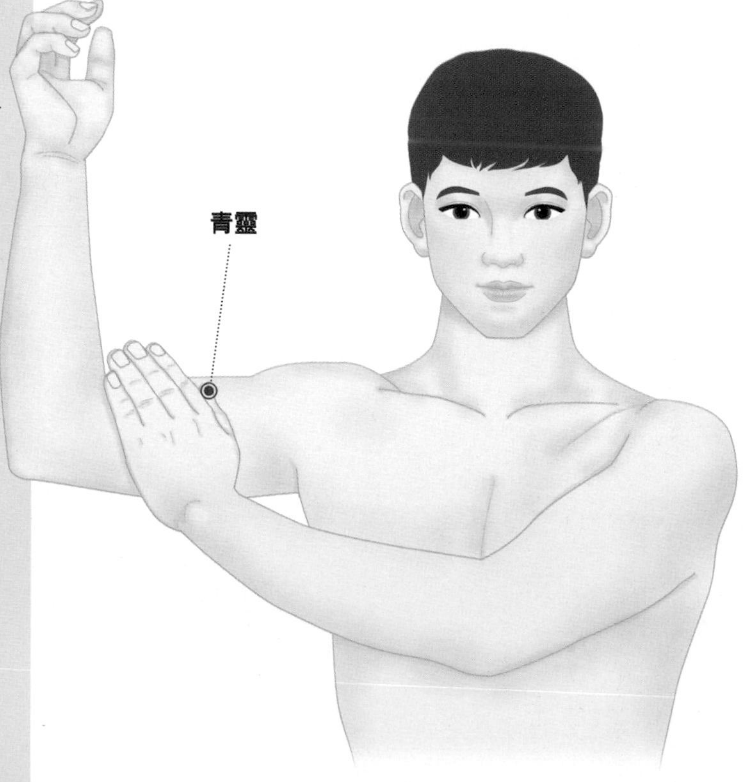

按摩方式

抬一手臂與肩膀齊平，其四指輕托另一手臂，以大拇指指腹揉按穴位，會出現酸痛感。每次早晚、左右各揉按1～3分鐘。

按摩小錦囊	
力道	適度
時間	1～3分鐘
拇指壓法	

疾病配穴

肩臂部肌筋膜炎

◇臨床表徵

此病多見於肩背部因受風著涼，或經常在陰暗、潮濕的環境裡工作，或婦女分娩後未適當休息而著涼等情形。本病多好發於女性，輕者僅感患側肩臂酸痛，嚴重者則疼痛劇烈並影響情緒。

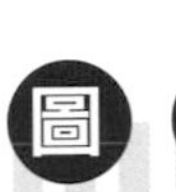
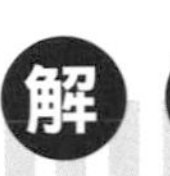
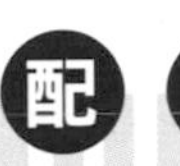

圖解配穴

◇保健配穴

【肩髃穴】【青靈穴】【曲池穴】

◇按摩技法

用一手大拇指指腹依次按壓另一手的肩髃穴、青靈穴和手臂近肘處的曲池穴各3分鐘即可。長期按摩，能有效改善肩頸不適；並可緩解僵硬、酸痛的情形。

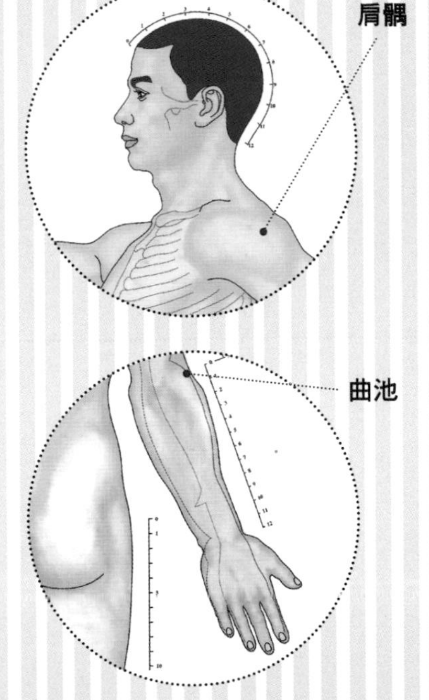

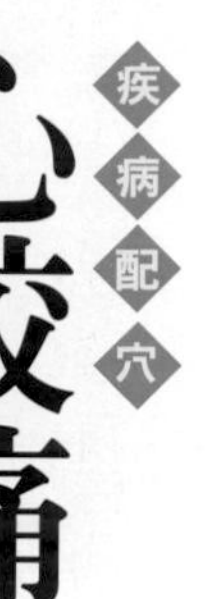

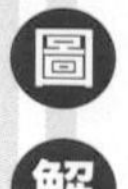
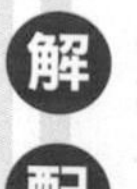
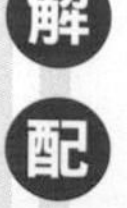
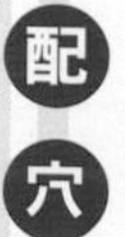

疾病配穴

心絞痛

◇ **臨床表徵**

心絞痛是突然發生在位於胸骨體上段或中段之後的壓榨性、悶脹性或窒息性疼痛。

◇ **保健配穴**

【心俞穴】【神堂穴】【大杼穴】【風門穴】

【中衝穴】【青靈穴】

◇ **按摩技法**

以手掌依次揉按心俞、神堂、大杼、風門、中衝和青靈穴，各15～20次。

圖解配穴

大杼
風門
心俞
神堂
中衝

疾病配穴

肋間刺痛

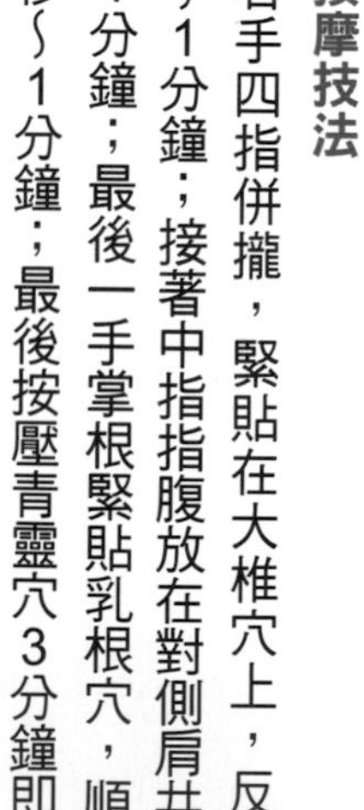

◇ **臨床表徵**

其疼痛多沿肋間神經分佈，以刺痛或灼痛為主。

◇ **保健配穴**

【大椎穴】【肩井穴】【乳根穴】【青靈穴】

◇ **按摩技法**

將右手四指併攏，緊貼在大椎穴上，反覆推擦30秒～1分鐘；接著中指指腹放在對側肩井穴上，揉按1分鐘；最後一手掌根緊貼乳根穴，順時針摩揉30秒～1分鐘；最後按壓青靈穴3分鐘即可。

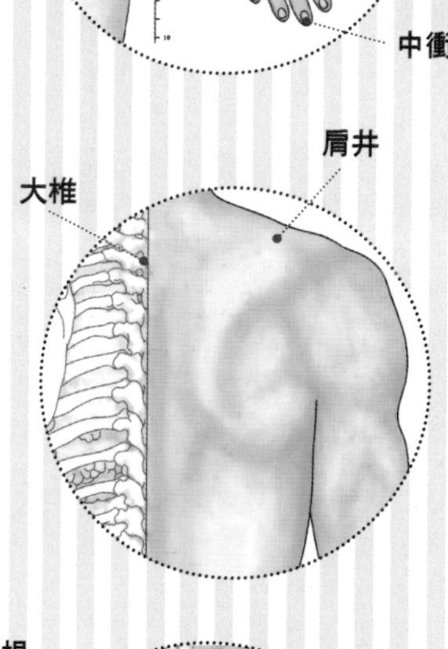

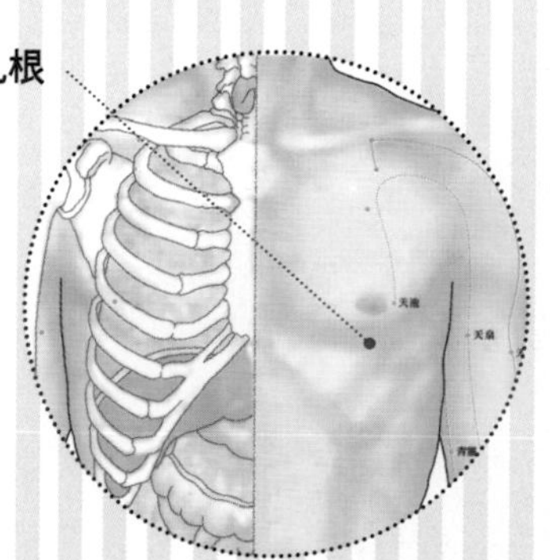

上肢 特效穴

少海穴

精神疾病找少海

◇**別名**

曲節穴。

◇**經絡部位**

手少陰心經經穴。

◇**保健特效**

針對神經衰弱、頭痛目眩、心痛、牙痛、前臂麻木、肘關節痛有改善效果。

人體穴位剖析

位於肘橫紋內側端與肱骨內上髁連線中點之凹陷處。

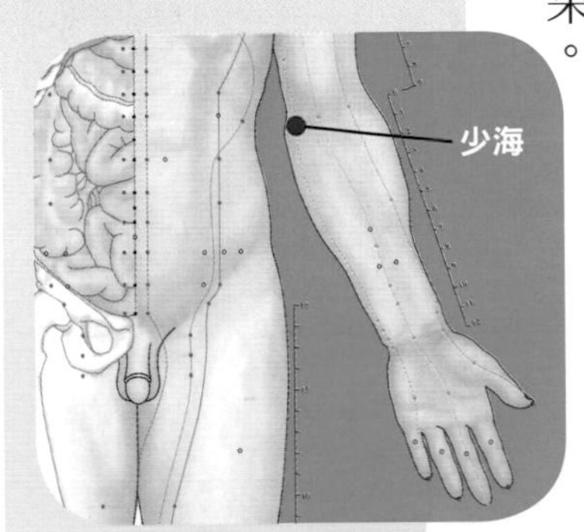

取穴DIY

正坐，抬手，手肘略彎，手掌向上。用另一手輕握其肘尖，四指在外，以大拇指指腹所在內肘間的內下側，橫紋內側端凹陷處即是。

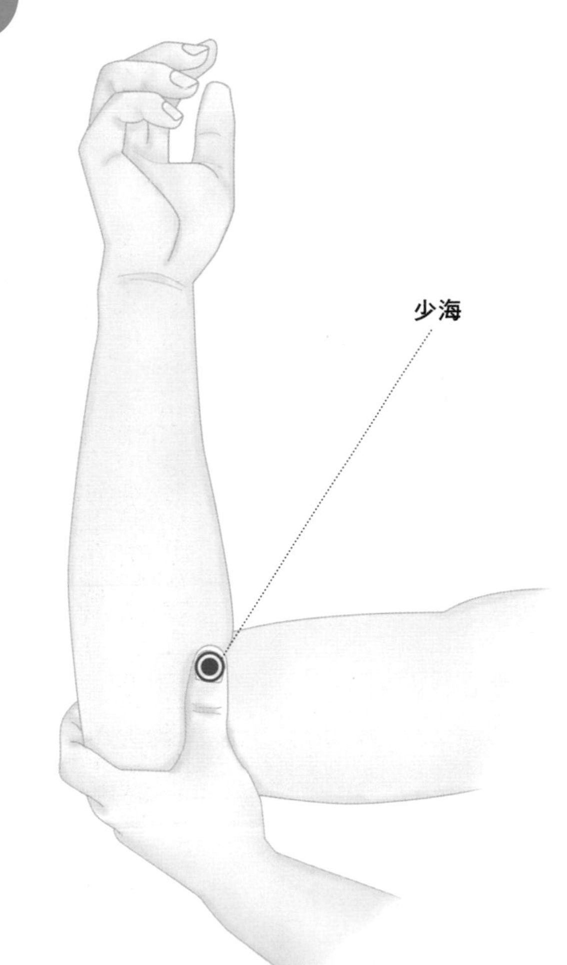

疾病配穴

精神官能症

◇ **臨床表徵**

指患者腦部活動過度緊張，進而降低精神活動能力的病症。其表現為失眠、哈欠連連、注意力不集中、免疫力降低、心跳加速，甚至出現腹瀉、便祕、噁心嘔吐等不適感。

按摩方式

一手肘尖，四指在外，以其大拇指指腹按壓穴位，會出現酸痛感，每天早晚各按一次，每次左右穴位各1～3分鐘。

按摩小錦囊	
力道	適度
時間	1～3分鐘
拇指壓法	

圖解配穴

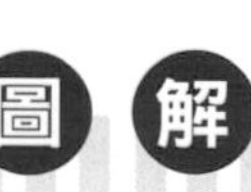
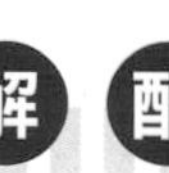
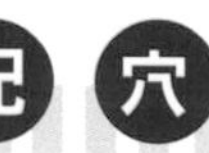
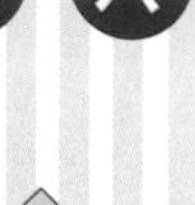

◇ **保健配穴**

【攢竹穴】【神庭穴】【印堂穴】【百會穴】【少海穴】

◇ **按摩技法**

取坐位或臥位，先用雙手拇指抵住攢竹穴，慢慢施力1分鐘；接著以掌根摩揉神庭穴和印堂穴2分鐘後；再用雙手中指揉按百會穴1分鐘、少海穴3分鐘即可。

神庭
攢竹
印堂
百會

疾病配穴

肩關節發炎

◇ **臨床表徵**

與肩膀酸痛不同。患者會感到肩膀稍微活動就出現不適，嚴重者甚至無法舉起手臂。

◇ **保健配穴**

【肩井穴】【肩髃穴】【少海穴】

◇ **按摩技法**

針對肩井穴先由抓捏法進行按摩，約3～5分鐘；再以單一大拇指按摩位於肩膀尖端凹陷的肩髃穴3分鐘，最後再按摩少海穴3分鐘即可。

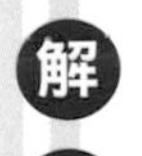
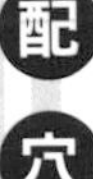

圖解配穴

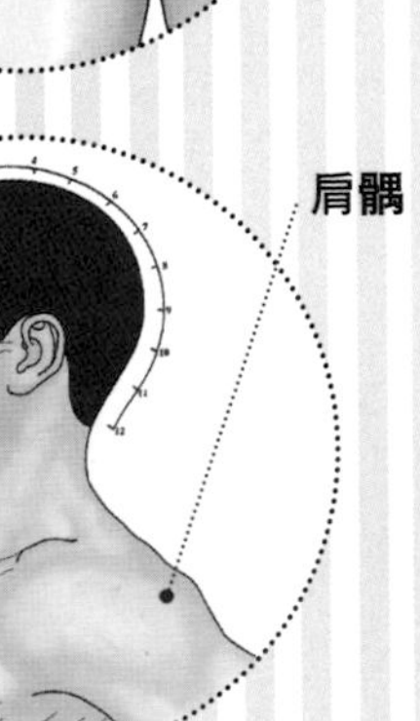

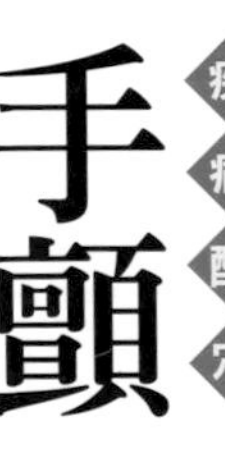
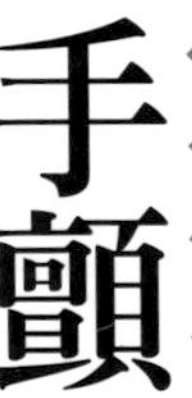

疾病配穴

手顫

◇ **臨床表徵**

凡是手震顫動搖，或一手獨發，或兩手併發者，都屬於手顫。可因情緒激動、過度勞累所引起；而動脈硬化也會出現手顫的臨床表現。

◇ **保健配穴**

【少海穴】【後溪穴】

◇ **按摩技法**

先以大拇指按壓少海穴3分鐘；接著，再將大拇指移到小指外側按壓後溪穴3分鐘即可。

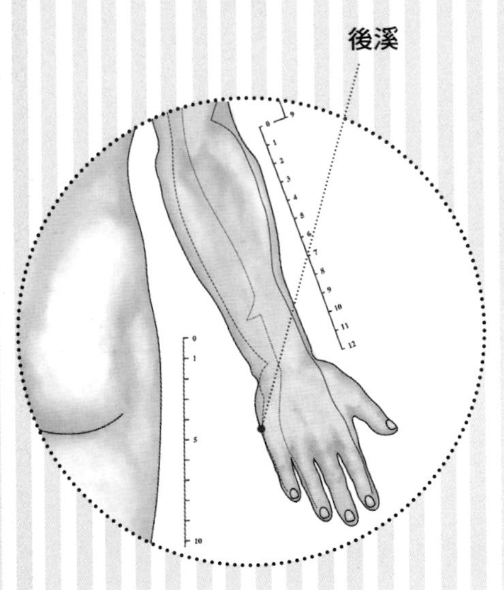

上肢特效穴

神門穴

健忘提神點神門

◇**別名**

兌沖穴、中都穴、銳中穴。

◇**經絡部位**

手少陰心經經穴。

◇**保健特效**

可調理心悸、心絞痛、多夢、健忘等症。

人體穴位剖析

位在手腕關節的手掌側，尺側腕屈肌腱的橈側凹陷處。

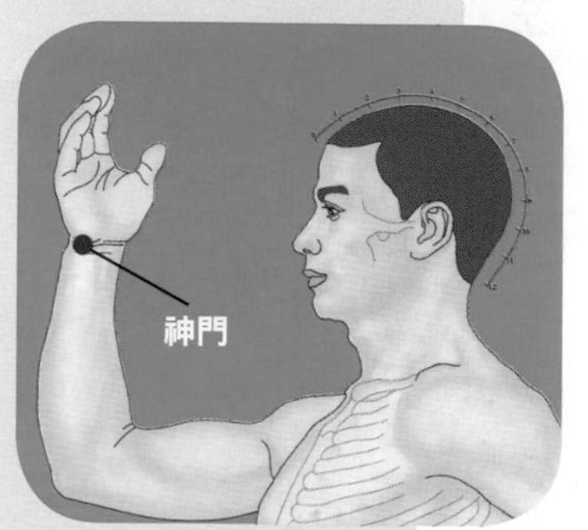

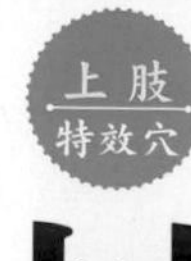

取穴DIY

正坐，伸手仰掌，屈肘向上約45度，用另一手四指握住手腕，彎曲大拇指，其指甲尖所觸及的腕豆骨下、尺骨端凹陷處即是。

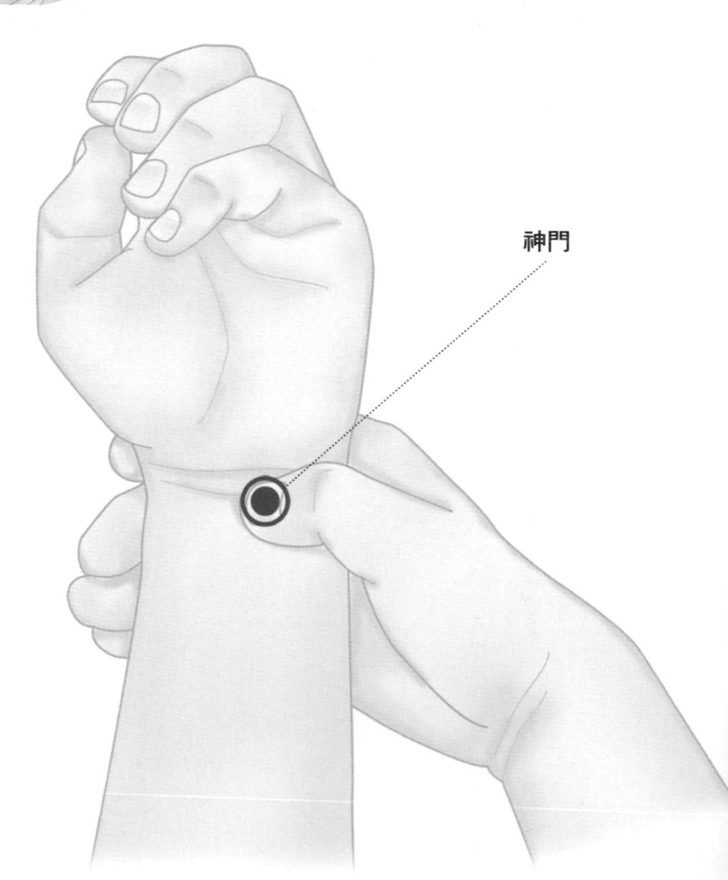

按摩方式

正坐，伸手，掌心向上，彎曲大拇指，以指甲尖垂直掐按穴位，會出現酸脹感，每日早晚，左右手各3～5分鐘，先左後右。

按摩小錦囊	
力道	適度
時間	3～5分鐘
拇指壓法	

疾病配穴

心腎不交之心悸

◇臨床表徵

心腎不交的原因可見於先天不足，或久病虛勞、或縱慾、勞心過度等致使腎水虧虛於下，不能上濟心火，導致心火上亢而不能下交於腎，因此引起心悸、失眠等症狀。

圖解

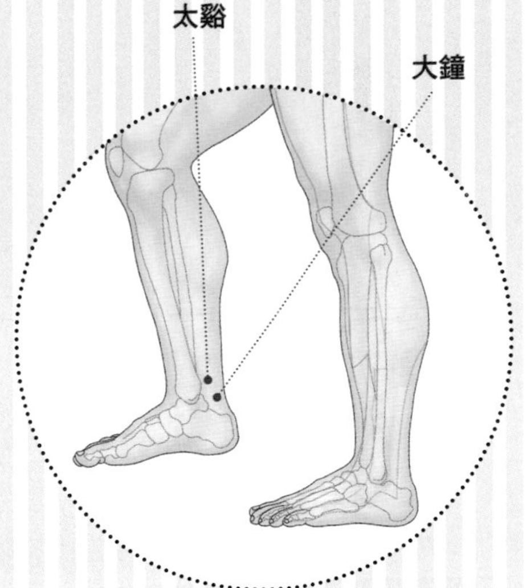

◇保健配穴

【大鐘穴】【太谿穴】【神門穴】

◇按摩技法

首先推揉足內踝下方的大鐘穴3分鐘；接著，再往斜上方移至太谿穴，按摩1分鐘；最後再按壓神門穴30次即可。

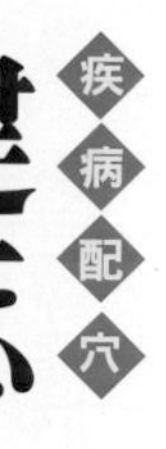

疾病配穴

健忘

◇臨床表徵

健忘是指記憶力差、遇事易忘的症狀。

◇保健配穴

【支正穴】【神門穴】

◇按摩技法

首先按摩位於人體前臂背面尺側，於陽谷穴與小海穴的連線上，腕背橫紋上5寸的支正穴3分鐘；最後再按壓神門穴30次即可。

疾病配穴

預防癡呆

◇臨床表徵

為腦功能退化的現象，常伴隨人格大幅改變，情緒不穩，記憶力障礙等。

◇保健配穴

【百會穴】【腎俞穴】【神門穴】

◇按摩技法

首先推按頭頂的百會穴20次；接著按摩後背部的腎俞穴1分鐘；最後按壓神門穴30次，可達到預防癡呆的效果。

圖解配穴

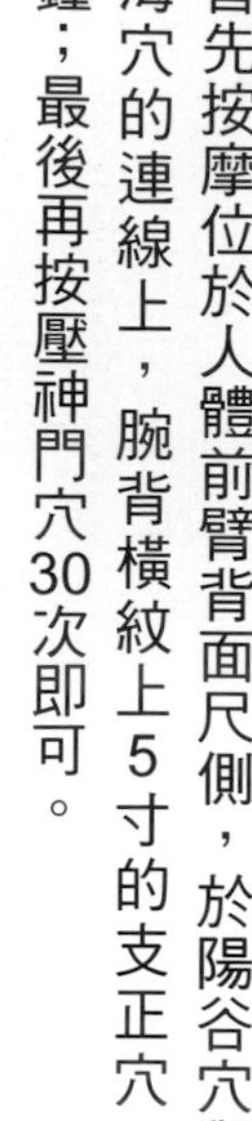

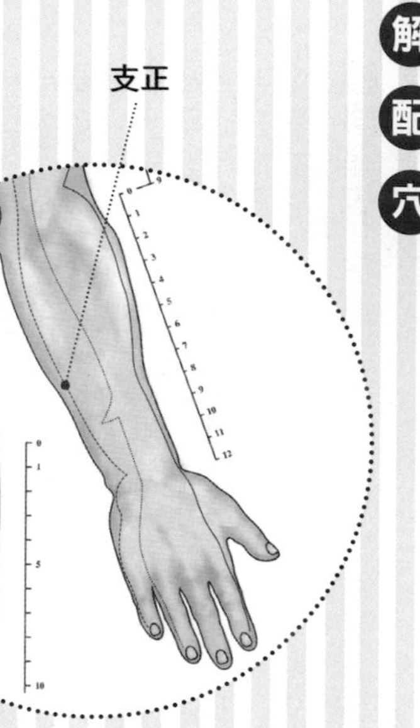

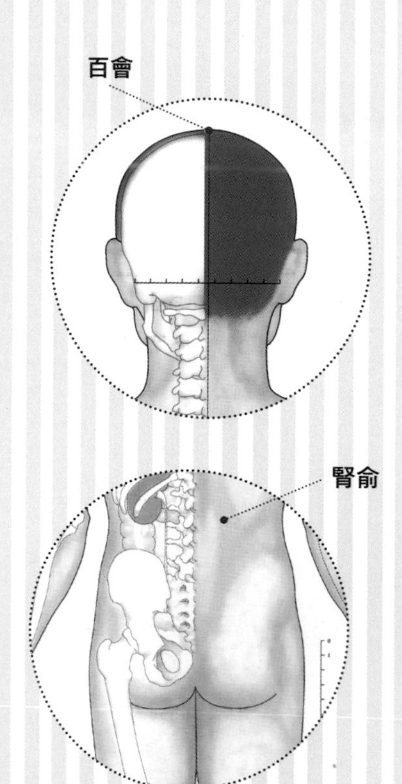

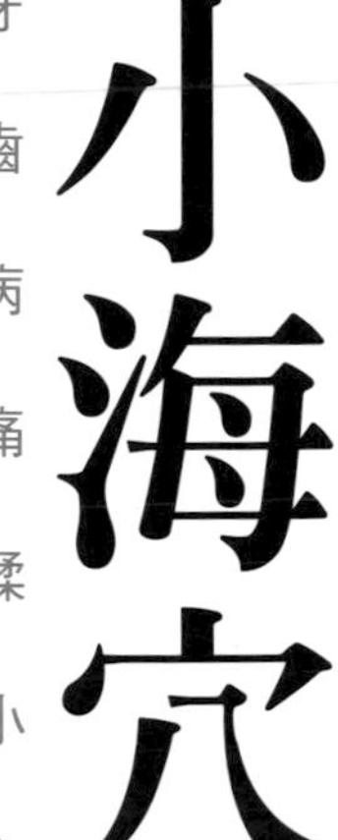

小海穴

牙齒病痛揉小海

◇**別名**

肘曲泉穴。

◇**經絡部位**

手太陽小腸經經穴。

◇**保健特效**

針對肘臂痛、尺神經痛、頭痛、四肢無力、腦癇、精神分裂症等有調理功效。

人體穴位剖析

位在人體肘內側，於尺骨鷹嘴與肱骨內上髁之間凹陷處即是。

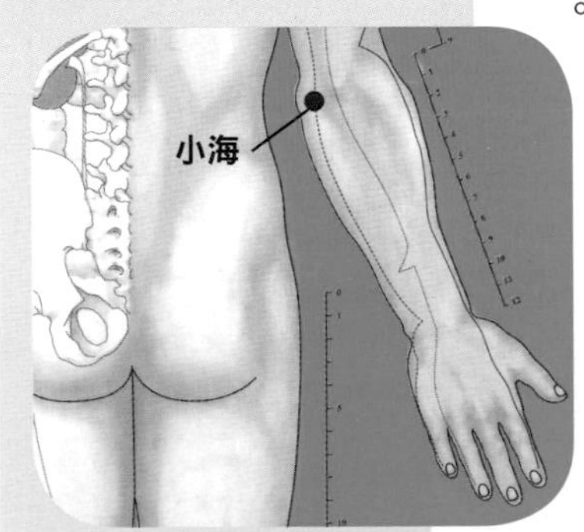

取穴DIY

伸臂屈肘，掌心向頭，上臂與前臂約呈90度，另一手輕握肘尖，大拇指指腹所在兩骨間即是。

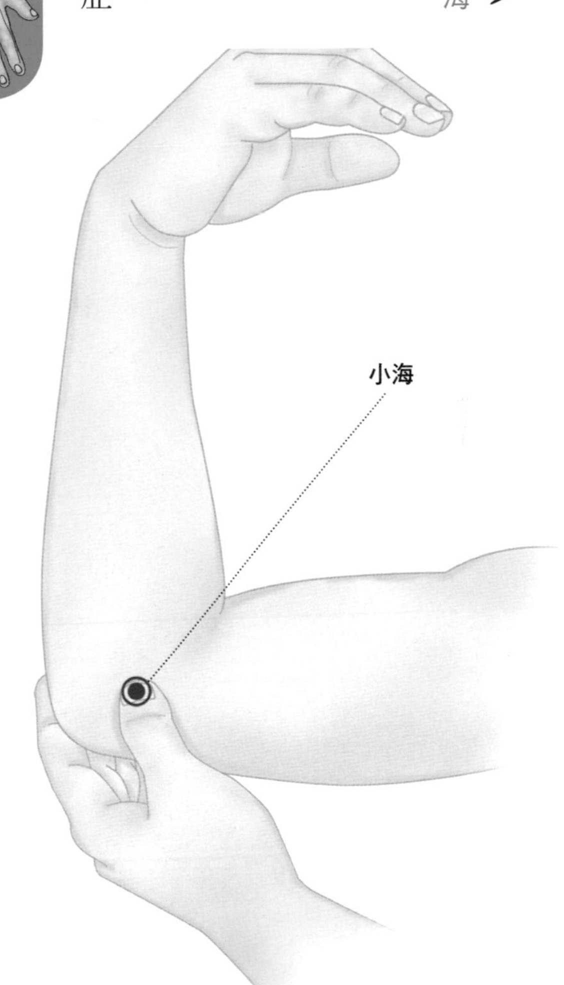

按摩方式

伸臂屈肘向頭，另一手輕握肘尖，以大拇指指腹垂直觸壓、揉按穴位，會出現酸痛感，每次左右各1～3分鐘。

按摩小錦囊	
力道	適度
時間	1～3分鐘
拇指壓法	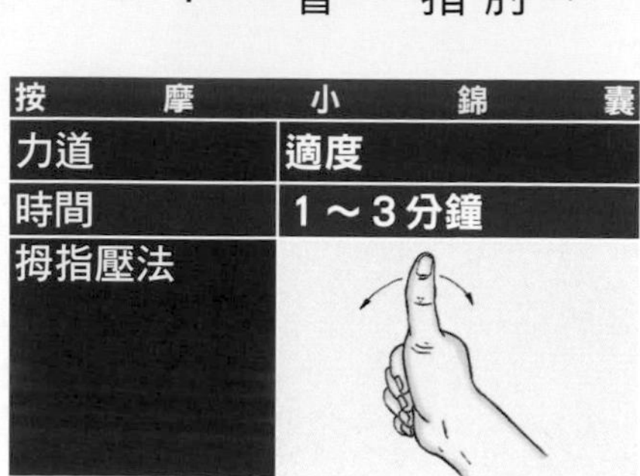

疾病配穴

牙齦炎

◇臨床表徵

牙齦炎是由細菌入侵所造成，其症狀為牙齦出血、紅腫、脹痛、刷牙時出血等。

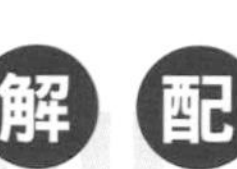
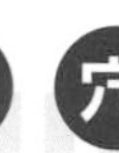
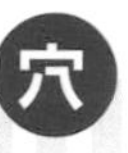

圖解配穴

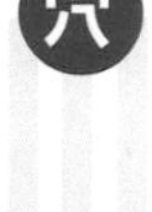
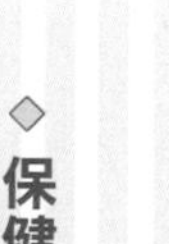
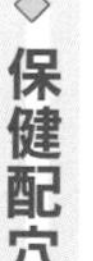

◇保健配穴

【頰車穴】【合谷穴】【小海穴】

◇按摩技法

首先按壓位於人體頭部側面下頷骨邊角上，向鼻子斜方向約1公分處凹陷中的頰車穴3分鐘；接著按壓手部合谷穴30次；最後以大拇指指腹垂直揉按小海穴3分鐘即可。

頰車

合谷

疾病配穴

腦癇

◇臨床表徵

痙攣是典型的腦癇症狀之一，甚至還可能出現突然性的記憶喪失、突然暈倒等情形。

◇保健配穴

【足通谷穴】【太衝穴】【小海穴】

◇按摩技法

首先按摩小腳趾頭上的足通谷穴3分鐘；接著按壓腳上的太衝穴3分鐘後；再按壓小海穴3分鐘即可。

圖解配穴

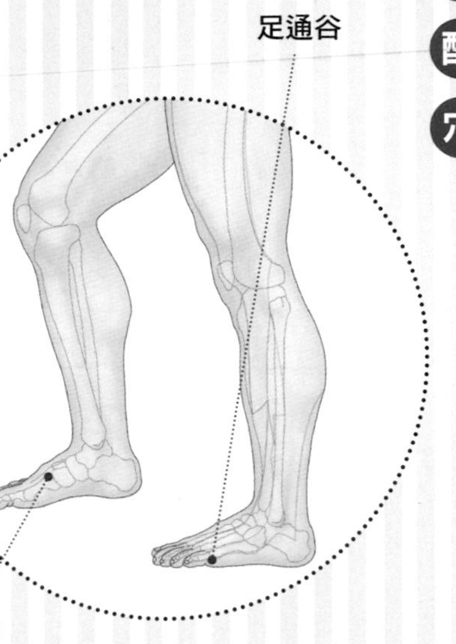

疾病配穴

頰腫

◇臨床表徵

指因牙痛、腮腺炎而使臉頰出現腫脹，有時甚至會出現疼痛感。

◇保健配穴

【合谷穴】【頰車穴】【小海穴】

◇按摩技法

首先，以大拇指按壓合谷穴20次，具有止痛效果；接著，再點壓雙頰頰車穴1分鐘後；以大拇指指腹垂直按摩小海穴3分鐘即可。

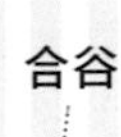

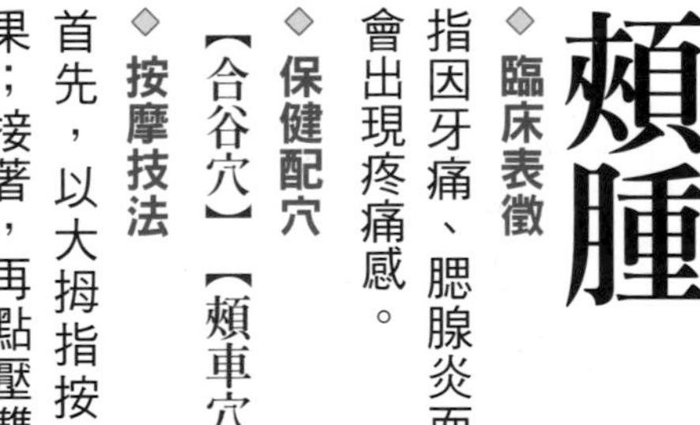

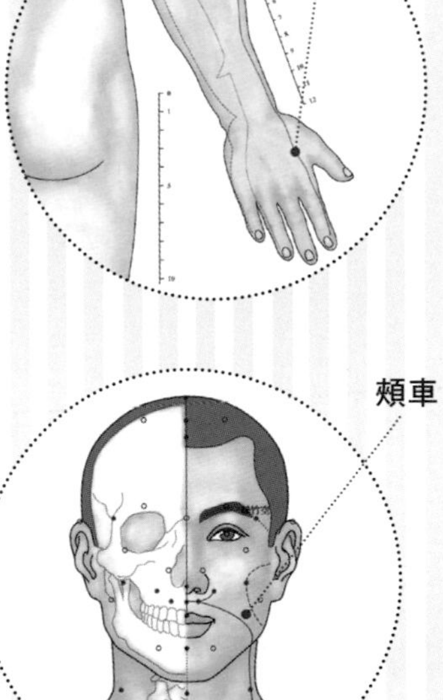

曲澤穴

胃痛嘔吐曲澤醫

◇**別名**

無其他名稱。

◇**經絡部位**

手厥陰心包經經穴。

◇**保健特效**

針對心痛、身熱、煩渴口乾、心悸、中暑、胃痛等有調理效果。

人體穴位剖析

位於肘橫紋中，在肱二頭肌腱的尺側緣。

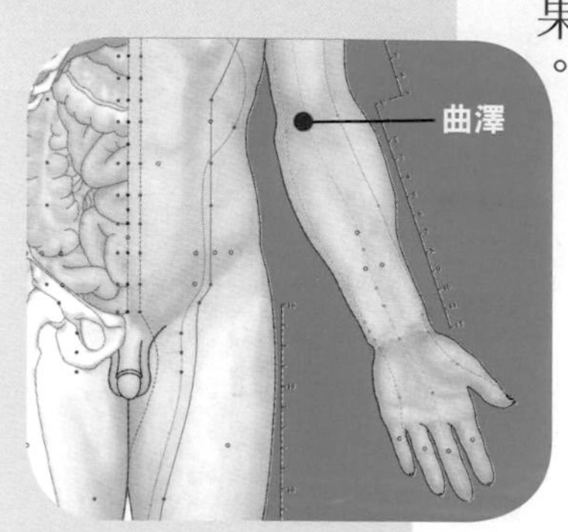

取穴DIY

正坐伸肘，掌心向上，微屈約45度。以另一手輕握肘尖，四指在外，彎曲大拇指，用指尖垂直按壓穴位即是。

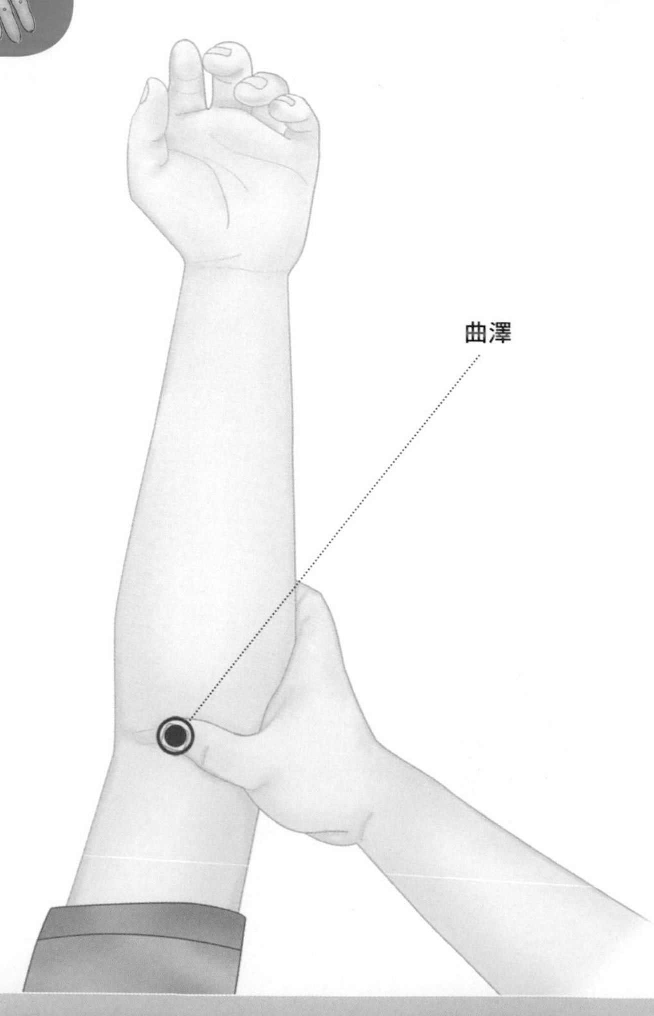

胃痛

疾病配穴

按摩方式

用大拇指指尖垂直按壓穴位，有酸、脹、痛的感覺。每天早晚，左右各按壓一次，每次1～3分鐘。

按摩小錦囊	
力道	重
時間	1～3分鐘
拇指壓法	

◇ **臨床表徵**

胃痛的症狀大多有噁心、欲嘔吐感、胃部脹大疼痛、怕冷、嘔吐酸水等情形，亦可能因飲食不當或是精神壓力過大所致。中醫認為脾胃受損、胃氣阻滯或情志失調，都有可能引發胃痛。

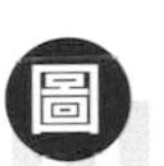
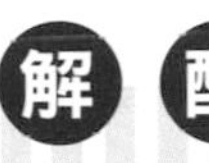
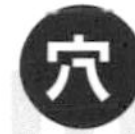

圖解配穴

◇ **保健配穴**

【內關穴】【中脘穴】【曲澤穴】

◇ **按摩技法**

首先，用大拇指指腹按壓前臂掌面內關穴3～5分鐘；接著按壓肚臍以上的中脘穴5分鐘後；再按壓曲澤穴約3分鐘即可。

中脘

內關

疾病配穴

高熱中暑

◇**臨床表徵**

當體內產熱高於散熱或者是散熱受阻，則熱能將過量蓄積，進而出現高熱中暑。

◇**保健配穴**

【曲澤穴】【委中穴】【曲池穴】

◇**按摩技法**

先以大拇指按壓曲澤穴3分鐘；接著，再推揉小腿後的委中穴2分鐘；最後，再適度按壓曲池穴5分鐘即可。

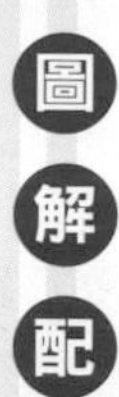

委中

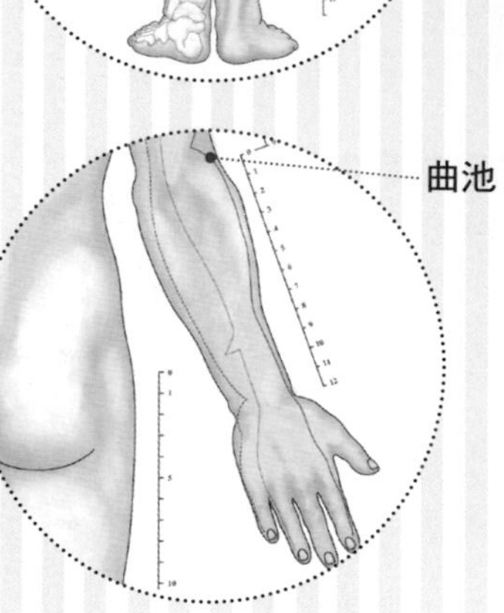

疾病配穴

血虛口渴

◇**臨床表徵**

由於「血為氣之母」，且「血能載氣」，但若血虛就不能承載氣運行，因此陽氣便會外浮而發熱，導致人體發熱煩躁，口渴喜飲。

◇**保健配穴**

【少商穴】【曲澤穴】

◇**按摩技法**

先以另一手大拇指指尖下壓對側大拇指末側的少商穴3分鐘；最後，再按壓曲澤穴1分鐘即可。

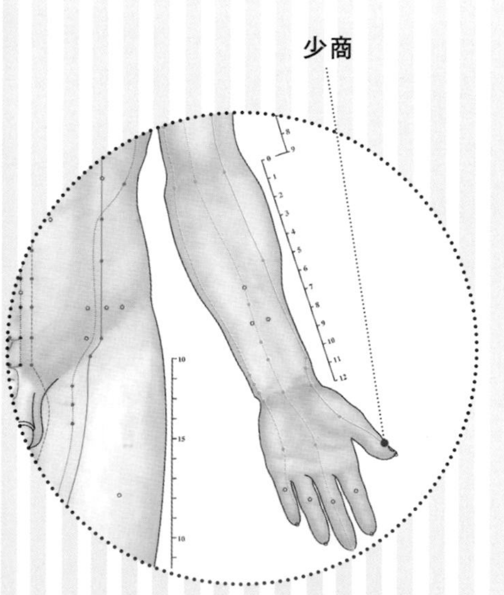

內關穴

女性健康必按穴

◇**別名**

陰維穴。

◇**經絡部位**

手厥陰心包經經穴。

◇**保健特效**

針對害喜、暈車、手臂疼痛、頭痛、眼睛充血、上腹痛、痛經等有改善效果。

人體穴位剖析

位於前臂掌側，腕橫紋上2寸，在橈側腕屈肌腱與掌長肌鍵之間。

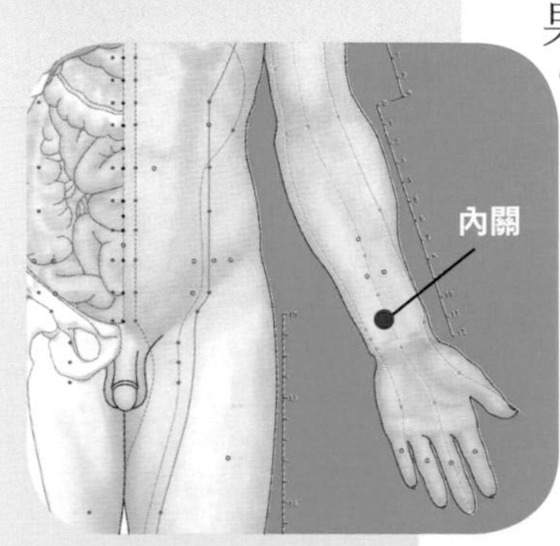

取穴DIY

將右手三個手指頭併攏，無名指放在左手腕橫紋上，這時右手食指和左手手腕交叉點的中點即是。

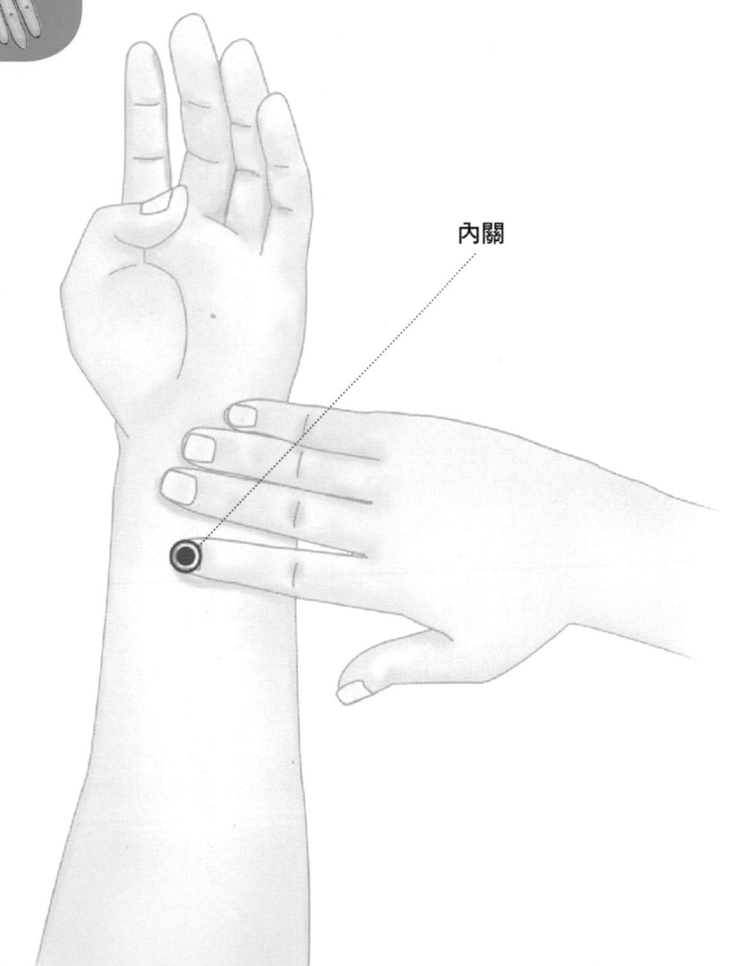

疾病配穴

孕吐

◇ 臨床表徵

孕吐是指孕婦懷孕初期出現噁心、嘔吐等現象，通常在清晨起床時最為嚴重。由於女性在懷孕後，體內的荷爾蒙分泌增加，因此容易引起噁心、嘔吐的發生；甚至也會出現消化不良、反胃、嘔酸水等情形。

按摩方式

用拇指指尖或指甲尖垂直掐按穴位，有酸、脹、微痛的感覺。每天早晚掐按1～3分鐘，先左後右。

按摩小錦囊	
力道	重
時間	1～3分鐘
拇指壓法	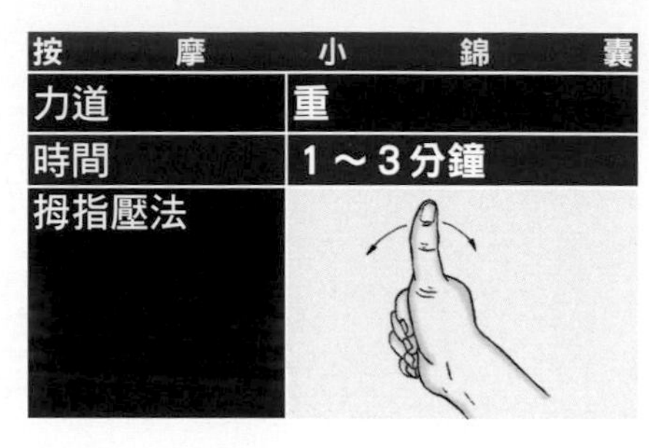

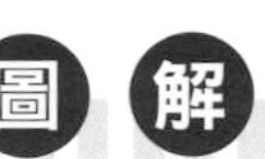
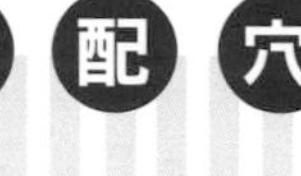

圖解配穴

◇ 保健配穴

【中脘穴】【足三里穴】【內關穴】

◇ 按摩技法

首先用溫熱的手掌輕輕撫摸位於前正中線上，臍中上4寸的中脘穴3分鐘；接著用大拇指指腹推壓足三里穴30次後；再按摩內關穴3分鐘即可。

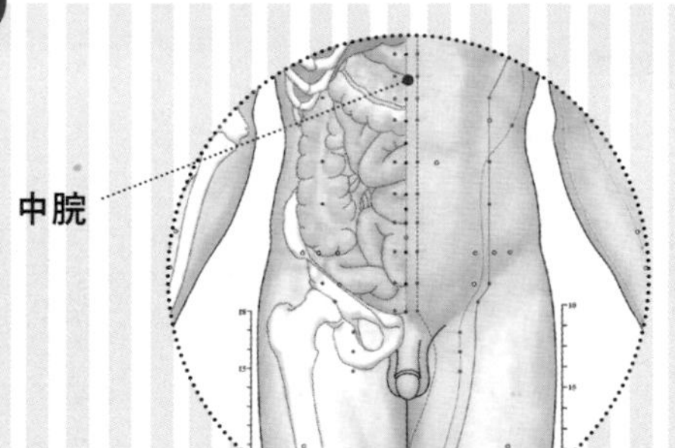

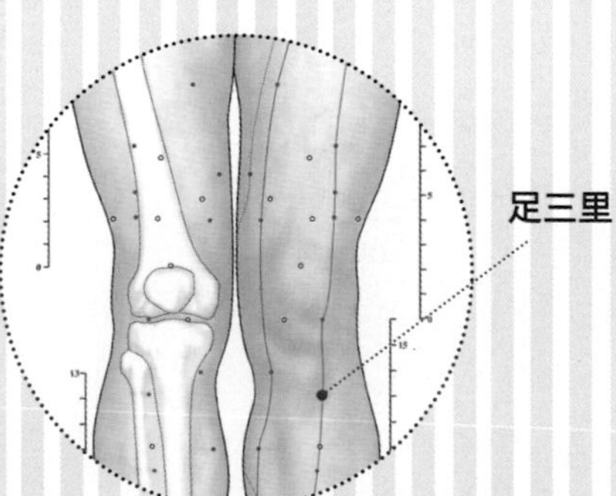

疾病配穴

痛經

◇臨床表徵

痛經是指經期前後或行經期間，出現下腹部痙攣性疼痛；甚至有全身不適，嚴重影響日常生活者。

◇保健配穴

【素髎穴】【內關穴】【三陰交穴】

◇按摩技法

首先用食指指腹輕輕按摩位於面部，在鼻尖正中央的素髎穴2分鐘；接著按壓手部內關穴3分鐘；最後再刮按三陰交穴3分鐘即可。

圖解配穴

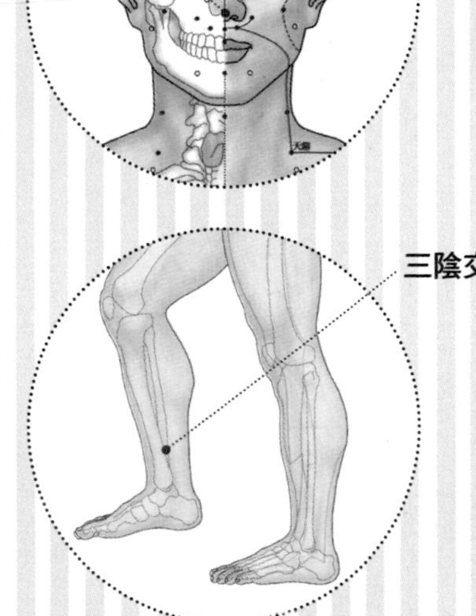

疾病配穴

虛脫

◇臨床表徵

患者突然出現噁心頭暈、面色蒼白、呼吸表淺、全身冒冷汗、肌肉鬆弛、無力等情形，甚至還會突然癱倒在地，並伴有意識不清的表現。

◇保健配穴

【水溝穴】【內關穴】【通天穴】

◇按摩技法

首先，以手指掐壓水溝穴、內關穴、通天穴等各30次，可改善虛脫所引起的不適症狀。

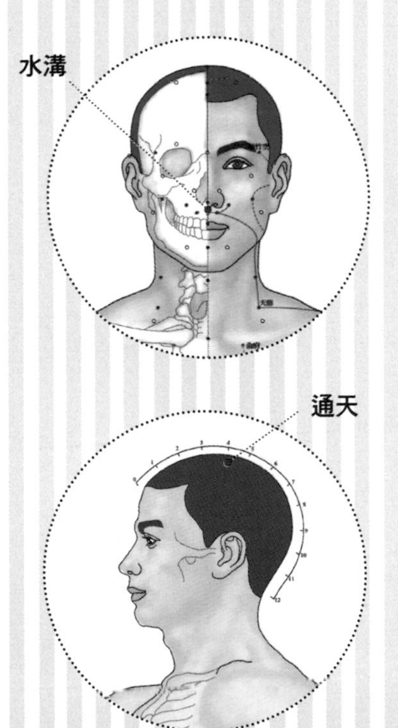

上肢
特效穴

支溝穴

擺脫便祕的祕密

◇**別名**

飛虎穴、飛處穴。

◇**經絡部位**

手少陽三焦經經穴。

◇**保健特效**

可改善胸脅脹滿、肋間神經痛、乳汁分泌不足、產後血暈等不適。

人體穴位剖析

位於前臂背側，於陽池穴與肘間的連線上，腕背橫紋上3寸，尺骨與橈骨之間。

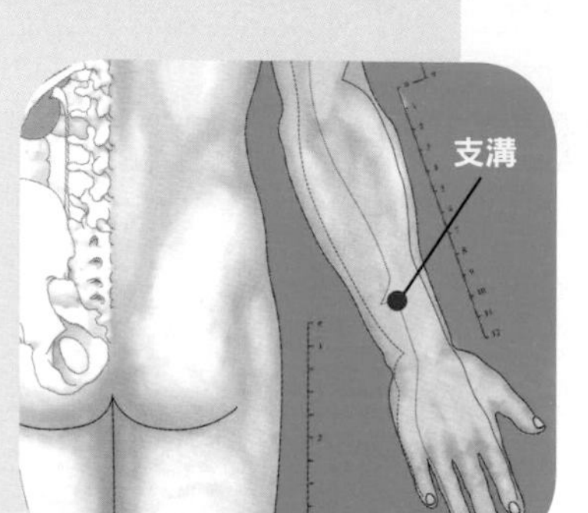

取穴DIY

正坐，手平伸，屈肘，掌心向面部，肘臂彎曲成90度。用另一手輕握手腕下，大拇指在內側，四指彎曲置於外側，食指指尖在陽池穴上，則小指指尖所在處即是。

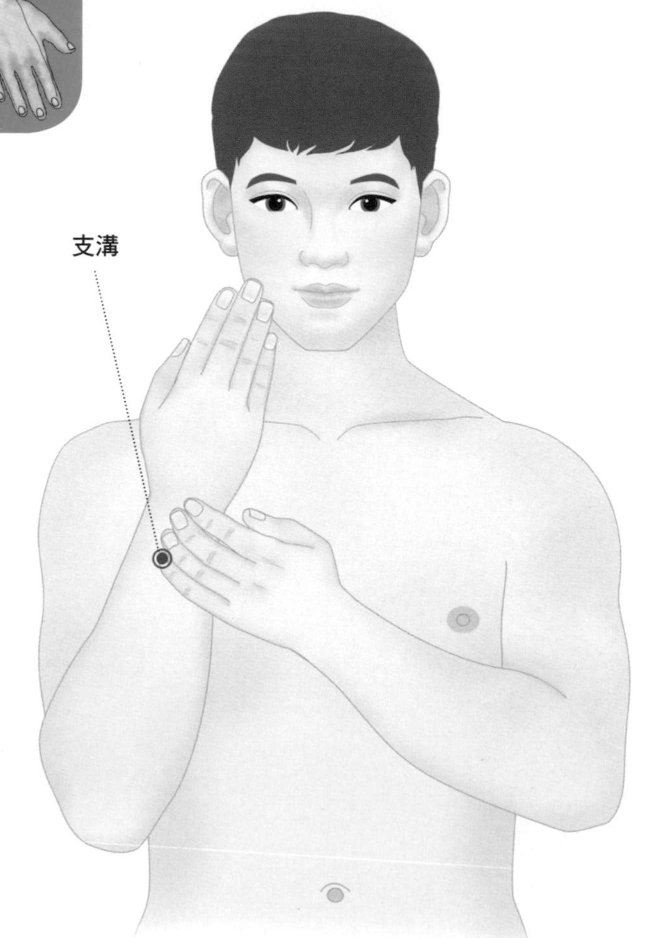

疾病配穴

排便不暢

◇ **臨床表徵**

患者每日排便雖多次，但排便困難，且每次時間皆會長達30分鐘以上；其糞便形狀硬如顆粒狀的羊屎，數量較少。

按摩方式

一手輕握另一手腕，大拇指在內側，以中指指尖垂直下壓揉按，會有酸痛感。每天早晚各按一次，每次各1～3分鐘，先左後右。

按摩小錦囊	
力道	重
時間	1～3分鐘
中指折疊法	

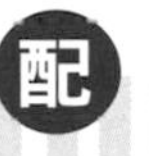
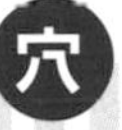

圖解配穴

◇ **保健配穴**

【支溝穴】【大橫穴】

◇ **按摩技法**

支溝穴位於前臂背側，於陽池穴與肘尖的連線上，腕背橫紋上3寸處，可與大拇指指腹按壓20次；接著按摩大橫穴3分鐘即可。每天持續按摩，可促進腸胃蠕動。

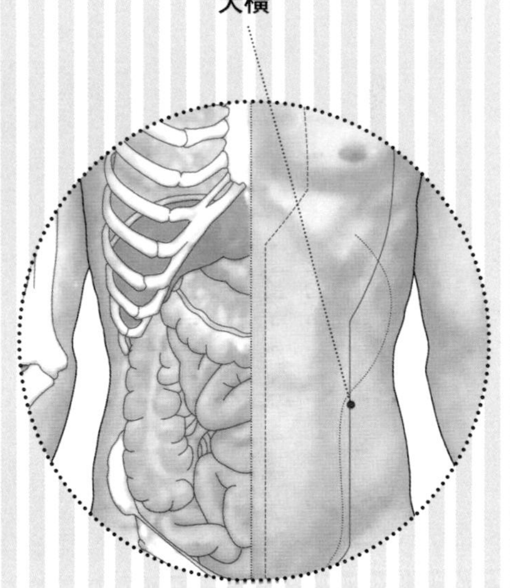

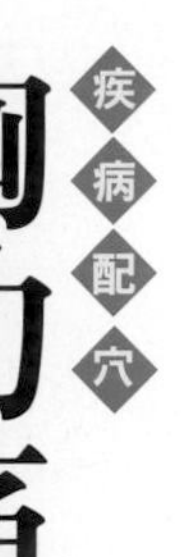

疾病配穴

胸肋痛

◇**臨床表徵**

當人體肋間肌出現痙攣時，兩側胸部便會開始疼痛。

◇**保健配穴**

【淵腋穴】【大包穴】【支溝穴】

◇**按摩技法**

首先將大拇指置於腋下的淵腋穴，並按摩30次；接著再點按大包穴3分鐘；最後以大拇指按壓支溝穴3分鐘即可。

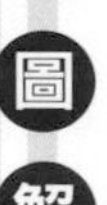

圖解配穴

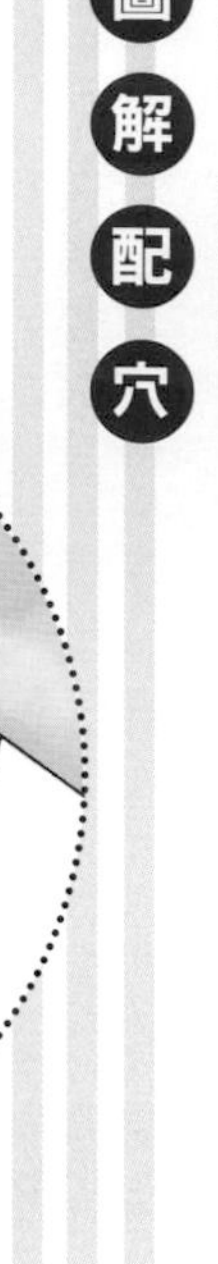

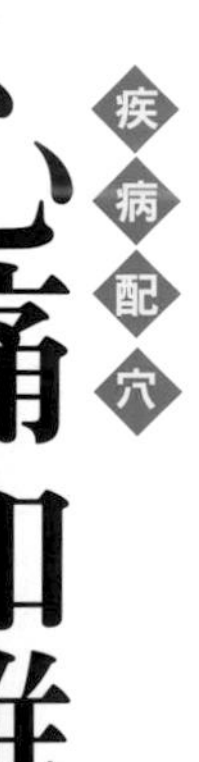

疾病配穴

心痛如錐刺

◇**臨床表徵**

胸脘部疼痛的統稱，嚴重者會出現如錐刺的痛感，故應多加注意。

◇**保健配穴**

【太谿穴】【支溝穴】【然谷穴】

◇**按摩技法**

大拇指先放在足內踝的太谿穴，按摩約3分鐘；接著移至手背腕處的支溝穴2分鐘；最後推揉足內側緣的然谷穴3分鐘即可。

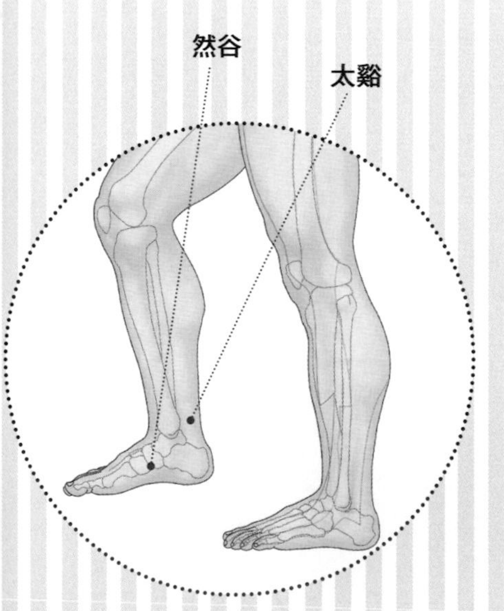

上肢特效穴

消濼穴

減肥瘦身特效穴

◇**別名**

臑穴、臑交穴、臑俞穴。

◇**經絡部位**

手少陽三焦經經穴。

◇**保健特效**

針對肥胖、頭痛、頸部僵硬、臂痛、齒痛、癲癇等有改善功效。

人體穴位剖析

在臂外側，於清冷淵與臑會連線中點處。

消濼

取穴DIY

正立，雙手下垂，先用左手手掌置於右手臂中間位置，再將右手掌置於左手臂中間位置，左右手四指向手臂施壓，則中指所在處即是。

消濼

消濼

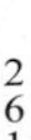

肥胖

疾病配穴

◇臨床表徵

肥胖是指明顯超重與脂肪層過厚，尤其是三酸甘油酯積聚過多而成。

按摩方式

雙手交叉，一手掌心置於另一手手臂上，四指併攏向消濼穴施壓，一壓一放，每次3～5分鐘，早晚各一次。

按摩小錦囊	
力道	重
時間	3～5分鐘
四指摩揉法	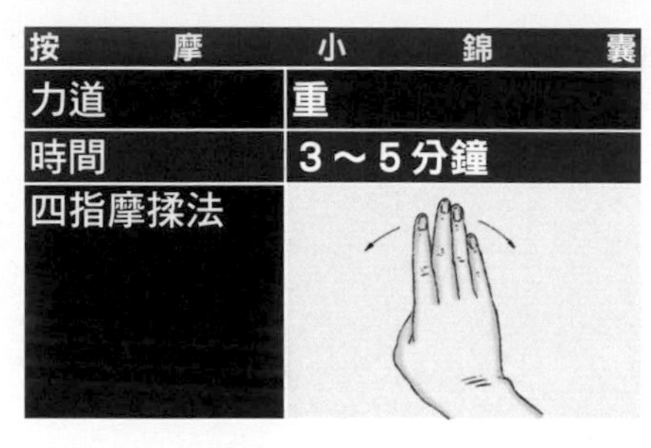

圖解配穴

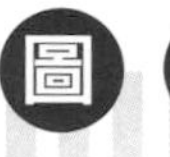
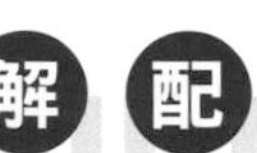
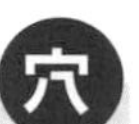

◇保健配穴

【中脘穴】【神闕穴】【消濼穴】【氣海穴】【關元穴】【脾俞穴】

◇按摩技法

先用雙手手掌反覆推揉腹部，以中脘、神闕穴為中心，自上而下做順時針按摩約5分鐘，每日一次；以腸鳴、失氣、消脹為佳。接著點按消濼、氣海、關元等穴，各1分鐘。最後再換成俯臥位，按摩膀胱經經絡，再點按脾俞穴。每日一次，每7日為一療程。

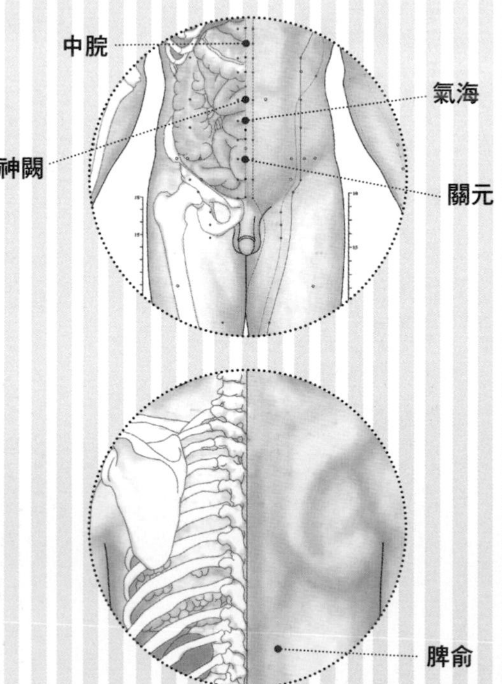

疾病配穴

肩關節活動不便

◇ **臨床表徵**

發病初期，肩關節會呈現陣發性疼痛，並常因天氣多變及勞累而誘發。

◇ **保健配穴**

【合谷穴】【經渠穴】【中府穴】【內關穴】【消濼穴】【肩髎穴】

◇ **按摩技法**

依次按摩合谷、經渠、中府穴30～50次；最後再以內關、消濼、肩髎的順序按摩30～50次。

圖解配穴

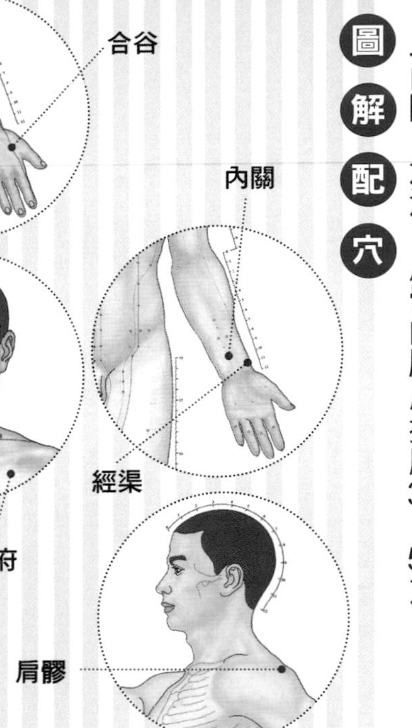

疾病配穴

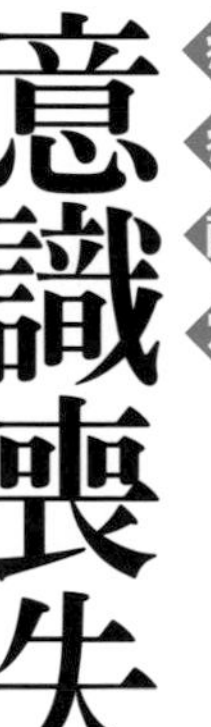

意識喪失

◇ **臨床表徵**

意即患者突然喪失意識並暈倒在地。

◇ **保健配穴**

【足通谷穴】【太衝穴】【絲竹空穴】【消濼穴】

◇ **按摩技法**

首先，按摩患者小腳趾頭上的足通谷穴3分鐘；接著按壓腳上的太衝穴3分鐘後；再按壓眉尾附近的絲竹空穴，以及消濼穴各3分鐘即可。

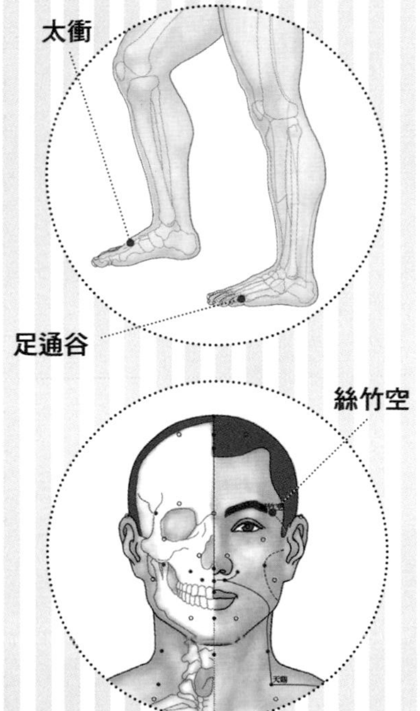

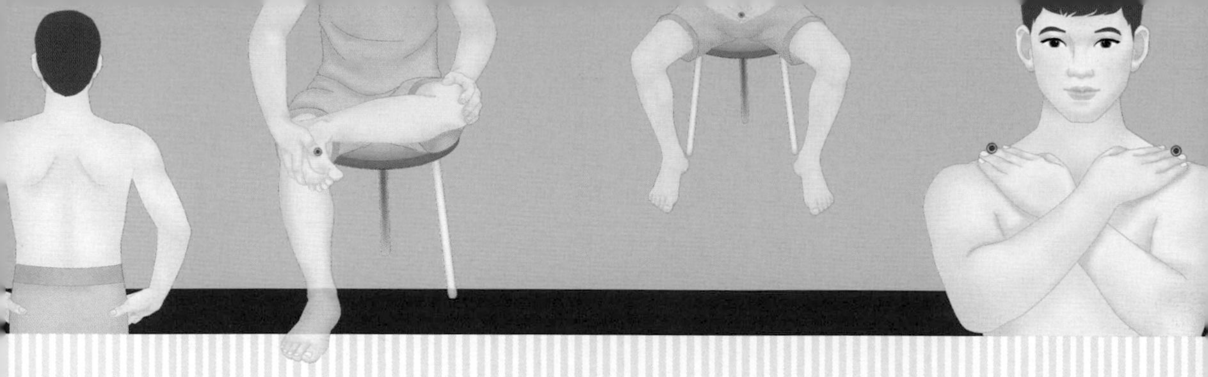

CHAPTER 5

第五章

下肢 特效養生大穴

下肢穴位意指兩腿上的穴道，
對女性保養身體的效果，尤為顯著。
如足三里穴不僅能調理女性生理期，
還具有養顏美容的效果。
因此，若談到保健養生大穴，
足三里可謂是女性不可或缺的重要功臣。

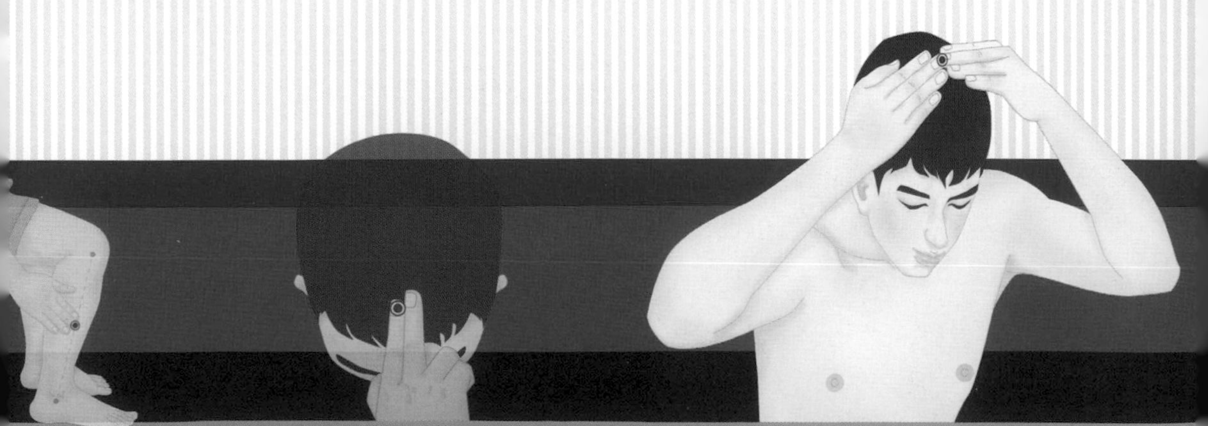

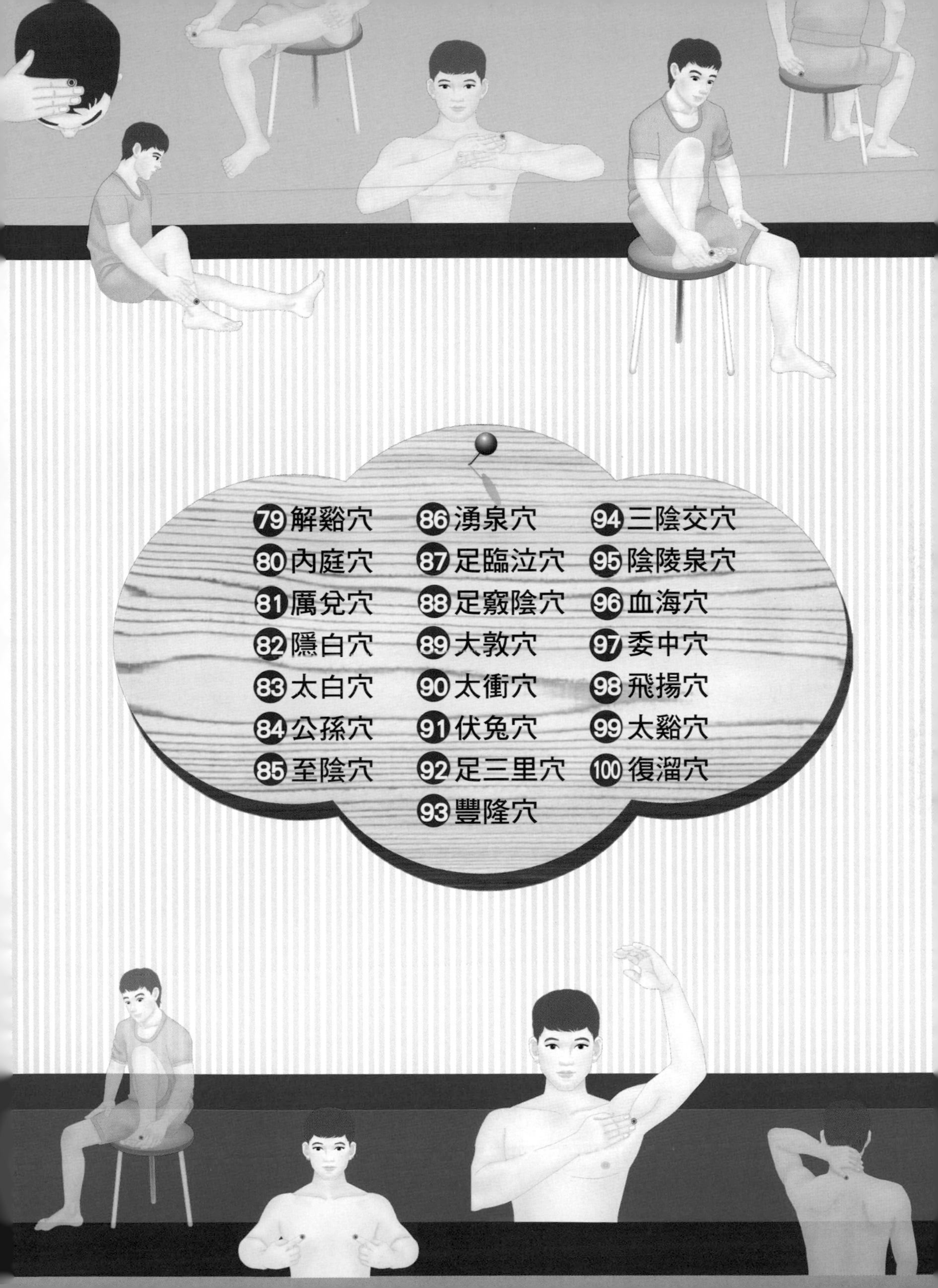

79 解谿穴
80 內庭穴
81 厲兌穴
82 隱白穴
83 太白穴
84 公孫穴
85 至陰穴
86 湧泉穴
87 足臨泣穴
88 足竅陰穴
89 大敦穴
90 太衝穴
91 伏兔穴
92 足三里穴
93 豐隆穴
94 三陰交穴
95 陰陵泉穴
96 血海穴
97 委中穴
98 飛揚穴
99 太谿穴
100 復溜穴

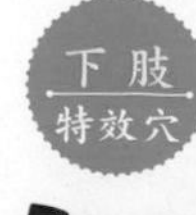

解谿穴

下肢疼痛按解谿

◇**別名**

草鞋帶穴、鞋帶穴。

◇**經絡部位**

足陽明胃經經脈穴。

◇**保健特效**

針對腳踝疼痛、目赤眩暈、腹脹、便祕、足踝痛、下肢痺痛等有調理效果。

人體穴位剖析

位在足背踝關節橫紋的中點，兩筋之間的凹陷處即是。

解谿

取穴DIY

正坐，一腿屈膝，腳放平，用同側手掌撫膝蓋處，大拇指在上，四指指腹循脛骨直下置足踝，在繫鞋帶處，兩筋間的凹陷即是。

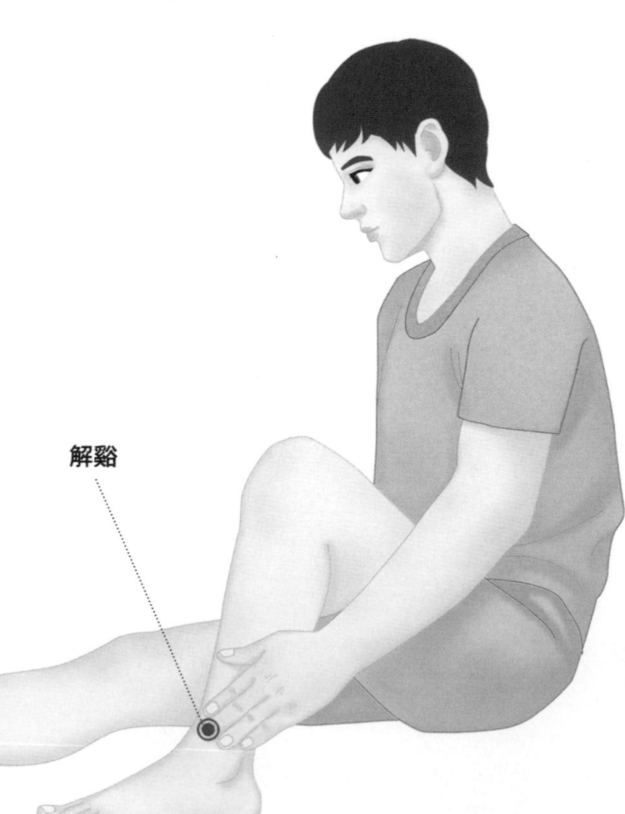

按摩方式

正坐，一腿屈膝，以中指指腹向內用力按壓穴位，會出現酸痛感，每天早晚各按一次，每次約1～3分鐘。

按摩小錦囊	
力道	重
時間	1～3分鐘
中指折疊法	

疾病配穴

胃腸炎

◇ **臨床表徵**

胃腸炎可分為慢性胃腸炎和急性胃腸炎兩種。胃腸炎是胃腸黏膜及其深層組織出血或壞死。其臨床表現以嚴重的胃腸功能障礙和不同程度的自體中毒為特徵。

圖解配穴

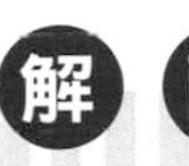
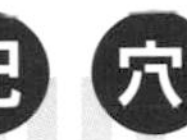
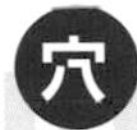

內關

足三里

外關

◇ **保健配穴**

【內關穴】【外關穴】【足三里穴】【解谿穴】

◇ **按摩技法**

先揉按位於手臂內側腕橫紋上三橫指的內關穴，接著揉按手臂外側和內關相對應的外關穴各2分鐘後；再揉按膝蓋下的足三里穴3分鐘；最後推揉解谿穴3分鐘即可。

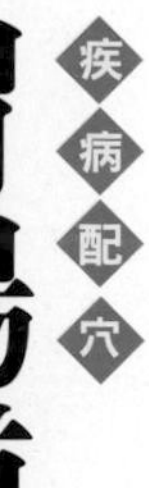

胃腸道脹氣

◇ **臨床表徵**

臨床上常見的胃腸道脹氣疾病有吞氣症、急性胃擴張、幽門梗阻、腸梗阻等疾病。

◇ **保健配穴**

【天樞穴】【中脘穴】【足三里穴】【章門穴】【解谿穴】

◇ **按摩技法**

點壓天樞穴2分鐘；按摩中脘穴、足三里穴、章門穴各1分鐘；最後按揉解谿穴3分鐘即可。

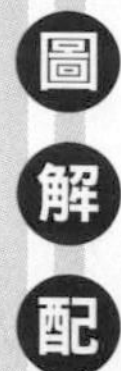

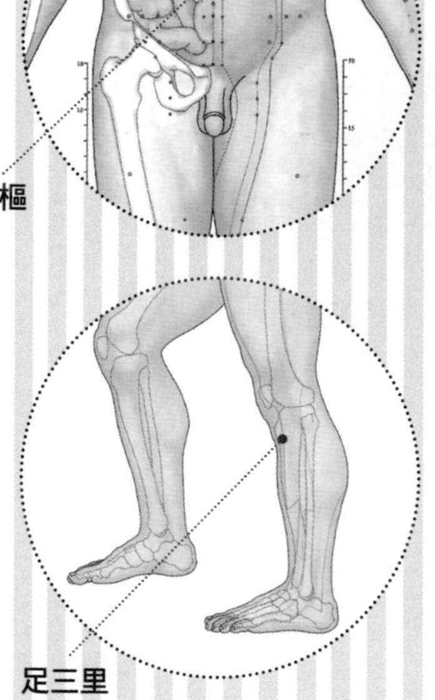

疾病配穴

腳踝疼痛

◇ **臨床表徵**

晨起時突然發現腳踝疼痛，只能勉強走路。此為缺鈣現象，再加上夜間受寒造成腳踝疼痛。

◇ **保健配穴**

【解谿穴】【崑崙穴】【太谿穴】

◇ **按摩技法**

首先以中指指腹向內用力按壓解谿穴約3分鐘；接著輕輕推刮崑崙穴30次；最後按壓太谿穴1分鐘即可。

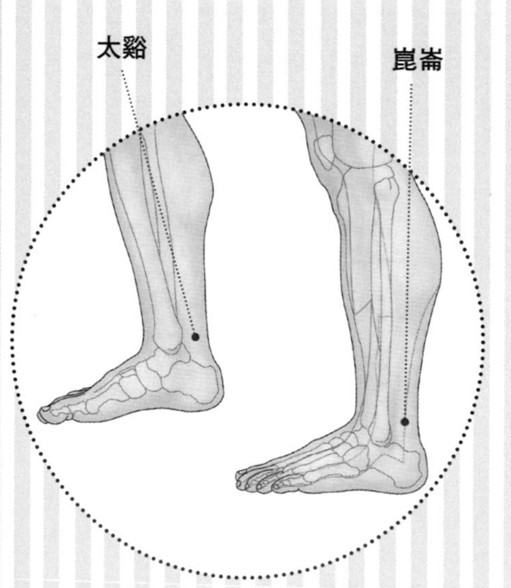

內庭穴

牙齦腫痛找內庭

◇**別名**
無其他名稱。

◇**經絡部位**
足陽明胃經經穴。

◇**保健特效**
可改善牙齦腫痛、扁桃腺炎、胃痛、急性腸胃炎、便祕、足背腫痛等症。

人體穴位剖析

位在腳部次趾與中趾間，腳趾縫盡頭的凹陷中。

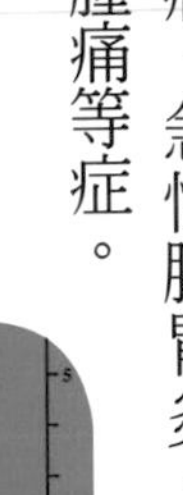

取穴DIY

正坐屈膝，抬腳置另一腿上，將對側手之四指置腳底托著，大拇指放在腳背，並移動到次趾與中趾之間，腳趾縫盡頭的凹陷中即是穴位所在。

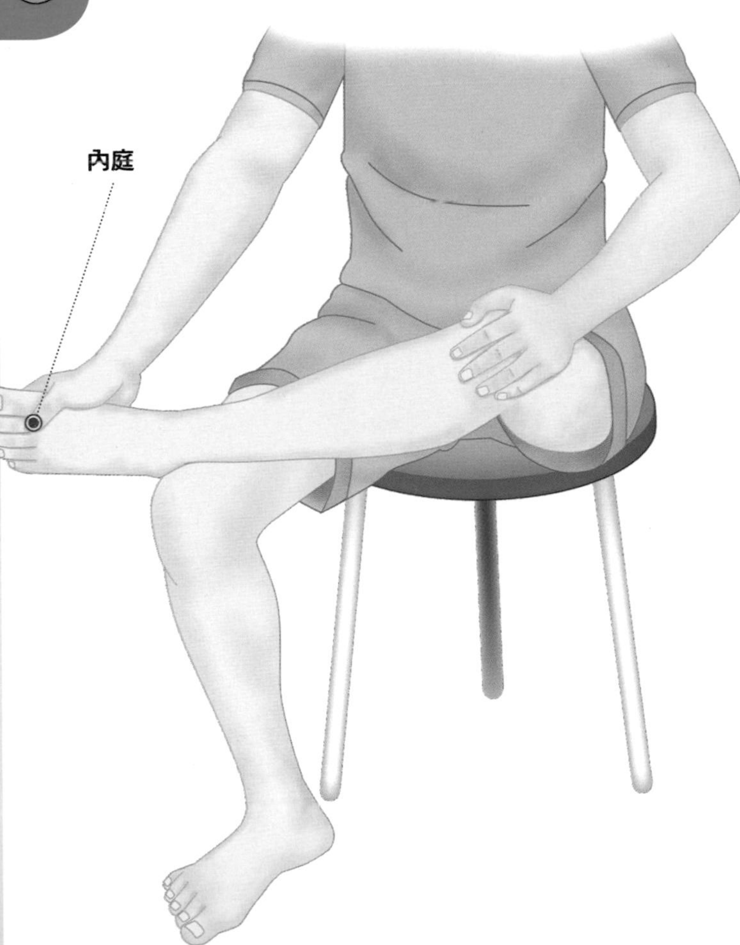

疾病配穴

牙齦腫痛

◇臨床表徵

即牙齒根部疼痛，且其周圍齒肉腫脹，故稱。主要是因牙齦出現發炎情形，透過齒縫、牙結石、口腔死角進行擴散，導致牙齦附著牙菌斑而使其腫痛。

按摩方式

彎曲大拇指，用指尖下壓揉按穴位，會有刺痛感，早晚各一次，先左後右，各約1～3分鐘。

按摩小錦囊	
力道	適度
時間	1～3分鐘
拇指壓法	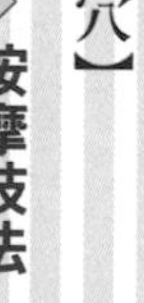

圖解配穴

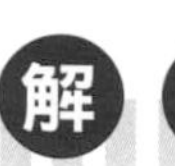
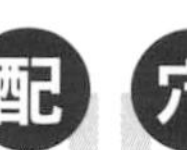

◇保健配穴

【天衝穴】【大迎穴】【合谷穴】【內庭穴】

◇按摩技法

併攏四指置於頭部的天衝穴按摩3分鐘；接著大拇指分別置於臉頰兩側的大迎穴按壓20次後；再推揉合谷穴20次；最後再點壓內庭穴約3分鐘即可。

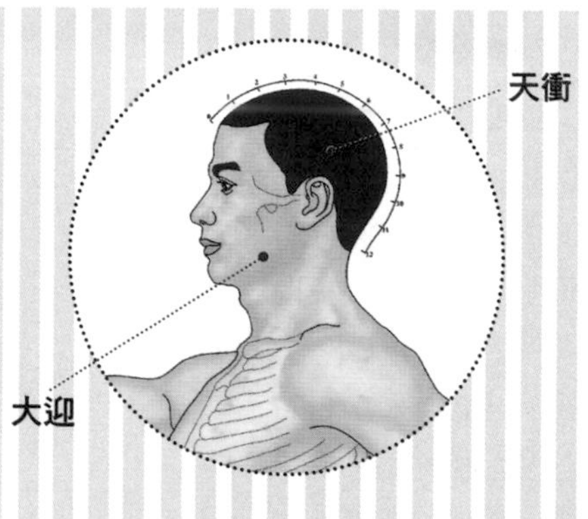

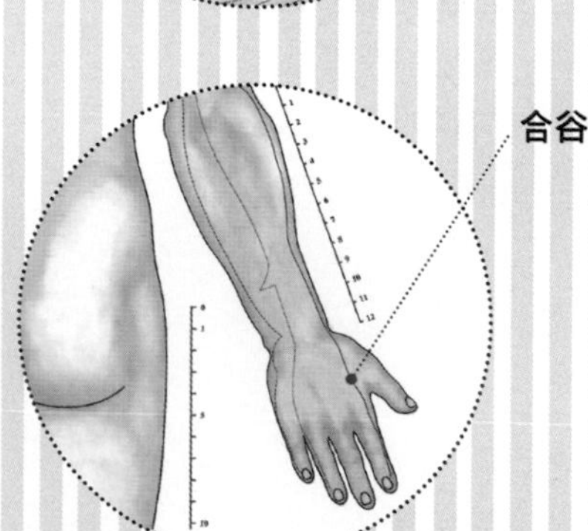

疾病配穴

心腹脹滿

◇**臨床表徵**

意即心腹部出現脹滿情形，嚴重者甚至感到呼吸不順且兩脅疼痛。

◇**保健配穴**

【懸鐘穴】【內庭穴】

◇**按摩技法**

首先，找到小腿外側，外踝尖上3寸的懸鐘穴，推揉5分鐘；再按壓腳次趾上的內庭穴3分鐘即可。

疾病配穴

橫逆犯胃

◇**臨床表徵**

因情緒過於憂思惱怒，導致肝氣失調，進而引起胸肋、胃脘脹滿疼痛的情形。

◇**保健配穴**

【中脘穴】【肓俞穴】【天樞穴】【足三里穴】【內庭穴】

◇**按摩技法**

依次按摩中脘穴、肓俞穴、天樞穴，以及膝蓋下的足三里穴和內庭穴各3分鐘即可。

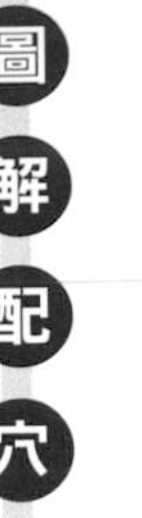
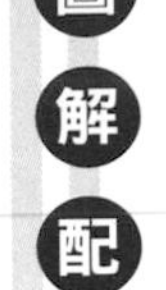
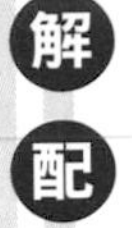
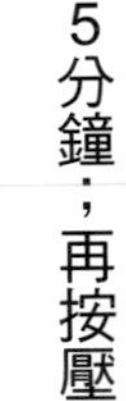

圖解配穴

懸鐘

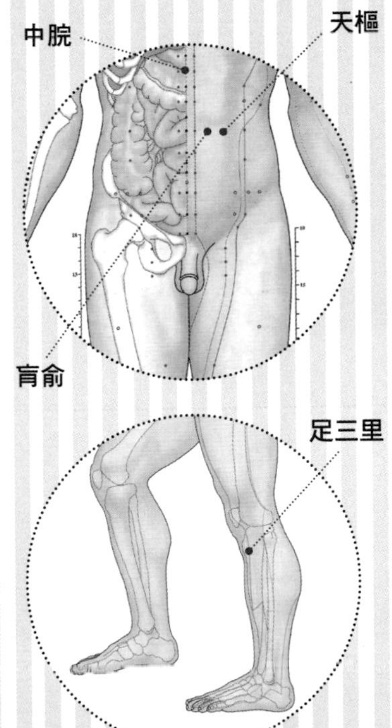

厲兌穴

失眠肝炎關鍵穴

◇**別名**

無其他名稱。

◇**經絡部位**

足陽明胃經經穴。

◇**保健特效**

長期按摩可改善失眠、口噤不能食、口歪、口肌痲痹及萎縮、足冷等症。

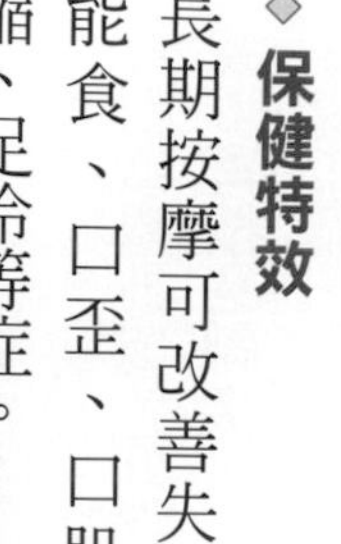

人體穴位剖析

位於足部第二趾末節外側，距趾甲角0.1寸處即是。

厲兌

正坐屈膝，把腳抬起放在另一腿上。用對側手四指托住腳底，大拇指放在腳背，彎曲大拇指下壓，其手指甲所在第二趾外側趾甲角處即是。

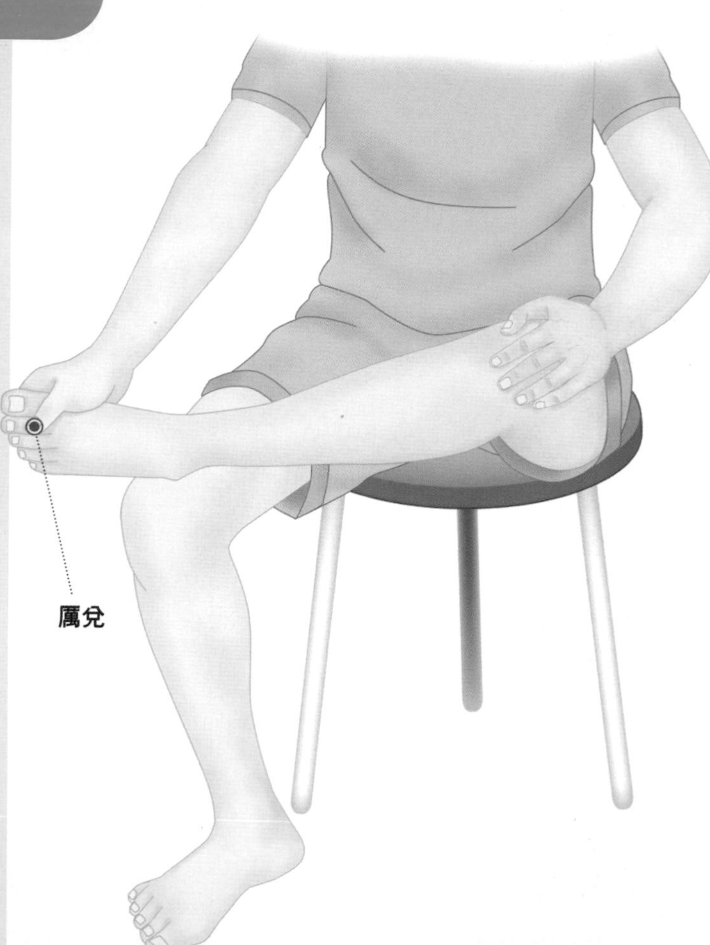

肝炎

疾病配穴

◇ 臨床表徵

即肝臟因病毒、藥物、酒精或是代謝異常所引起的發炎症狀，其表現為倦怠乏力、食慾不佳、噁心嘔吐、低熱發燒、腹脹腹痛等。

按摩方式

用對側手托住腳底，以大拇指指甲垂直掐按穴位，會出現刺痛感。每日早晚各按摩1～3分鐘，先左後右。

按摩小錦囊	
力道	適度
時間	1～3分鐘
拇指壓法	

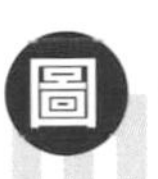

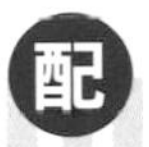

圖解配穴

◇ **保健配穴**

【太陽穴】【百會穴】【足三里穴】【厲兌穴】

◇ **按摩技法**

首先用雙手大拇指指腹揉按兩側太陽穴2分鐘；接著用掌心摩揉頭頂百會穴20次；再推刮足三里穴30次；最後再掐按厲兌穴3分鐘即可。

太陽

百會

足三里

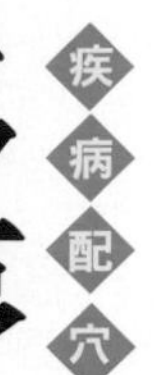

多夢

◇**臨床表徵**

指睡眠品質不佳，睡眠中夢擾紛亂，常在睡醒後感到頭昏神疲。

◇**保健配穴**

【神門穴】【內關穴】【厲兌穴】

◇**按摩技法**

首先用大拇指指腹按壓位於腕橫紋尺側端，尺側腕屈肌腱之橈側凹陷處的神門穴1分鐘；接著按壓內關穴3分鐘後；按壓厲兌穴3分鐘即可。

圖解配穴

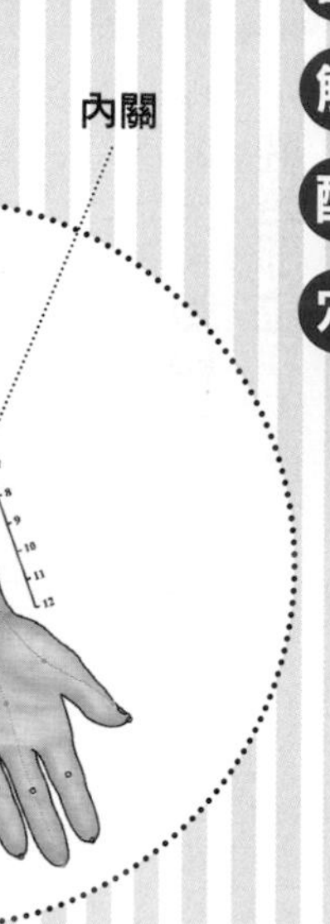

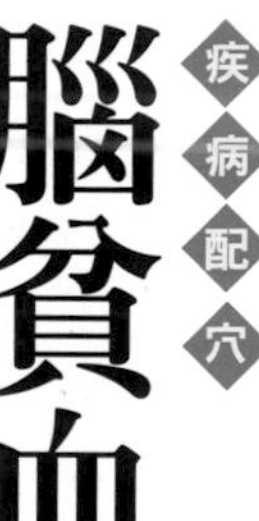

腦貧血

◇**臨床表徵**

即腦部血管血液過少的病症，多因失血或營養不良所引起。患者會出現面色蒼白、四肢無力、噁心、頭痛耳鳴等症狀。

◇**保健配穴**

【厲兌穴】【太陽穴】

◇**按摩技法**

以大拇指指甲垂直掐按厲兌穴3分鐘；接著揉按太陽穴3分鐘，每日早晚各一次即可。

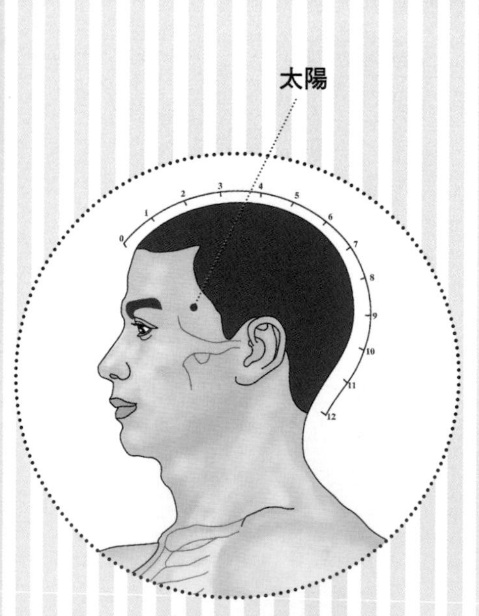

下肢特效穴

隱白穴

止血要快按隱白

◇**別名**

鬼壘穴、鬼眼穴、陰白穴。

◇**經絡部位**

足太陰脾經經穴。

◇**保健特效**

長期按摩可改善月經崩漏、痛經、腸炎、腹瀉、便血等情形。

人體穴位剖析

位在足大趾末節內側，距離趾甲角約0.1寸處即是。

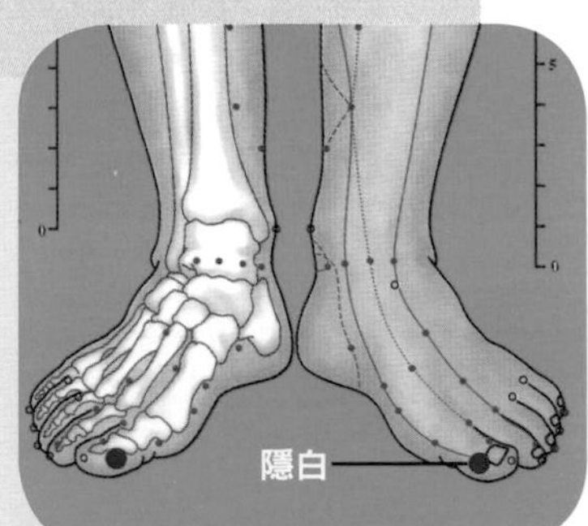

取穴DIY

正坐，把腳抬起，放置另一大腿上；用另一手大拇指按壓足大趾內側趾甲角旁即是。

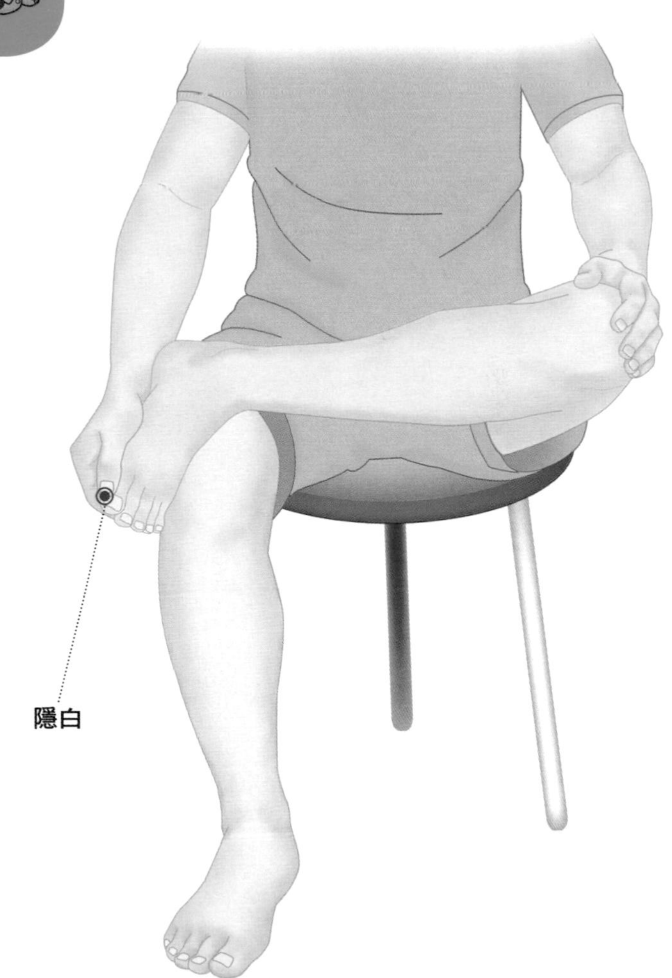

疾病配穴

出血症

◇ **臨床表徵**

指因凝血系統出現障礙而無法止血的情形，嚴重者還會有昏迷的表現。凡如便血、尿血、傷口流血不止等，都可透過掐按隱白穴得以緩解，其有快速止血的功效。

按摩方式

正坐，把腳抬起，用大拇指指甲垂直掐按穴位，會有刺痛感。每日早晚各按一次，每次左右各約1～3分鐘。

按摩小錦囊	
力道	適度
時間	1～3分鐘
拇指壓法	

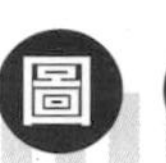

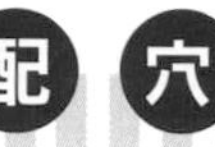

◇ **保健配穴**

【隱白穴】【地機穴】【三陰交穴】

◇ **按摩技法**

用大拇指指甲垂直掐按隱白穴3分鐘；接著配合按壓位於小腿內側的地機穴；最後再下移至近足踝處的三陰交穴，按壓3分鐘即可。

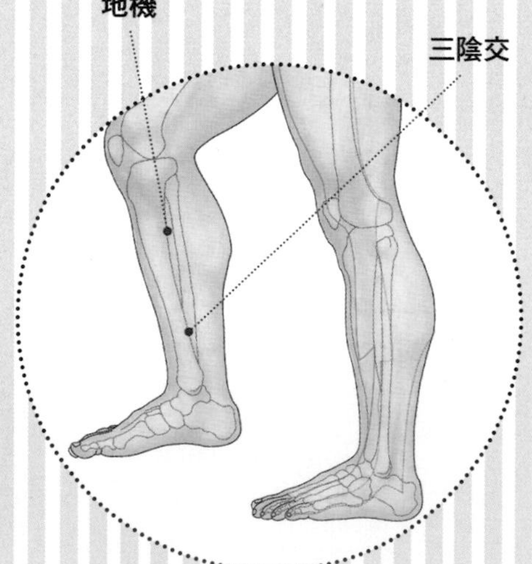

疾病配穴

月經過多

◇**臨床表徵**

指月經量超過正常值，或行經時間過長等。

◇**保健配穴**

【隱白穴】【氣海穴】【血海穴】【三陰交穴】

◇**按摩技法**

首先以大拇指按壓隱白穴3分鐘；接著，推揉下腹部的氣海穴3分鐘；再將手移至血海穴，按摩2分鐘；最後大拇指按壓近足踝處的三陰交穴2分鐘即可。

圖解配穴

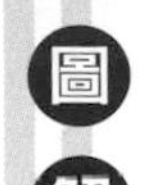

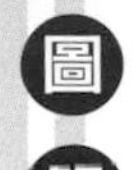

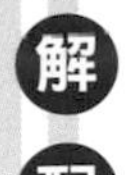
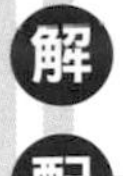
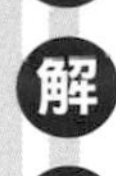
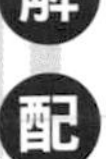
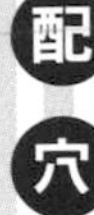

氣海

血海

三陰交

疾病配穴

吐血

◇**臨床表徵**

指由嘴巴吐出血液，通常是食道、胃、小腸出現病變所造成。

◇**保健配穴**

【隱白穴】【地機穴】【三陰交穴】

◇**按摩技法**

先推按近足部大拇趾處的隱白穴20次；接著，再按壓小腿內側的地機穴3分鐘；最後再下移到三陰交穴，按摩3分鐘即可。

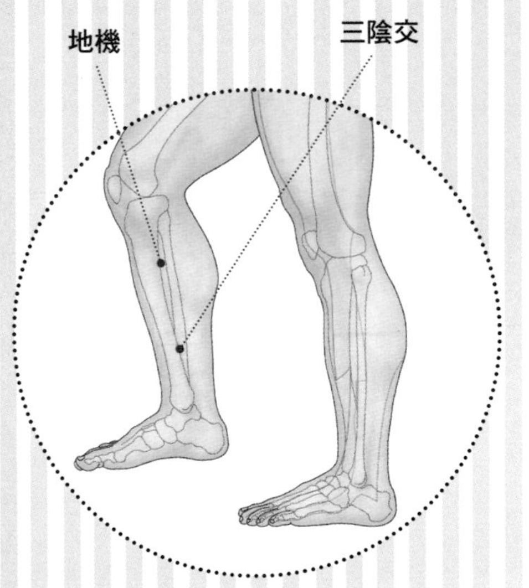

太白穴

健脾強胃有太白

◇**別名**

大白穴。

◇**經絡部位**

足太陰脾經。

◇**保健特效**

針對胃痛、腹脹、嘔吐、呃逆、腸鳴、泄瀉、細菌性痢疾、便祕、腳氣等有調理功效。

人體穴位剖析

位在足內側緣，於足大趾第一蹠骨關節後下方赤白肉凹陷位置，即腳的內側緣靠近足大趾處。

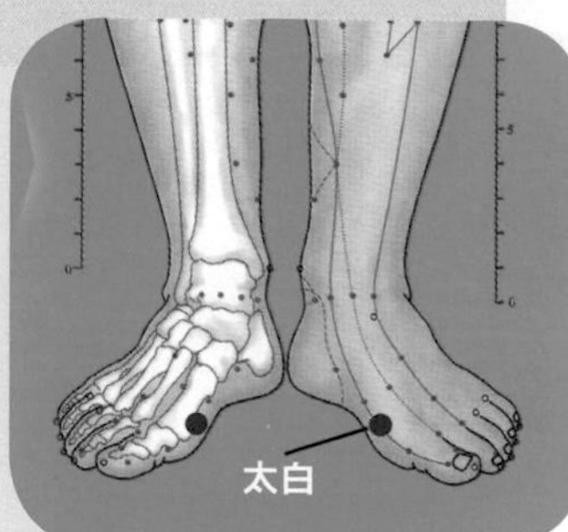

取穴DIY

正坐，把腳抬起放置另一大腿上，以另一手的大拇指按壓腳內側緣，靠近足大趾凹陷處即是穴位所在。

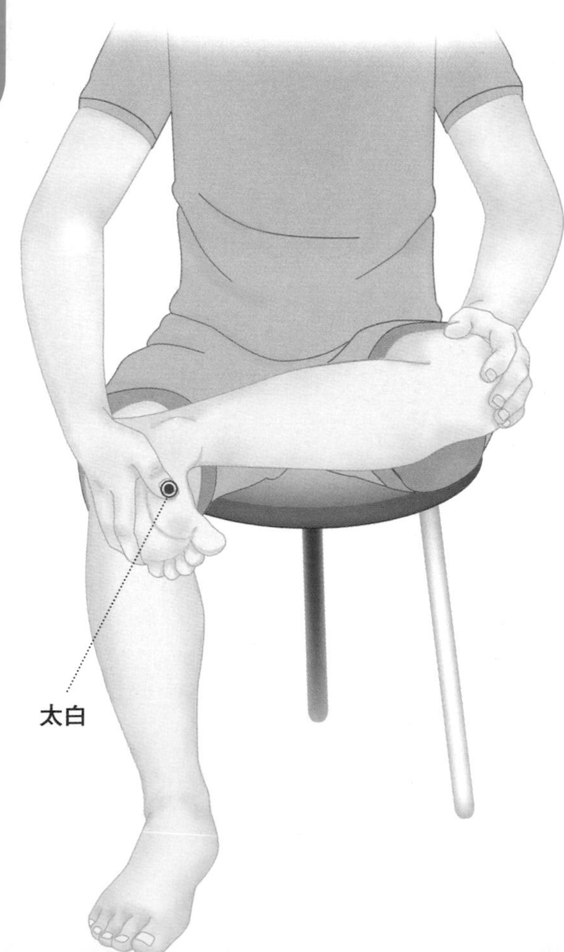

按摩方式

把腳抬起放置另一大腿上，以大拇指指腹垂直按壓穴位，會出現刺痛感。每日早晚各一次，每次按壓約1～3分鐘。

按摩小錦囊	
力道	適度
時間	1～3分鐘
拇指壓法	

疾病配穴

下肢水瀦留

◇ **臨床表徵**

指人體組織間隙裡積存過多的水，因無法經由排尿代謝出去，因而導致身體某個部位腫脹。一般來說以心臟以下的部位較為嚴重。水瀦留的常見原因為腎功能受損、高血壓及高血鉀所引起。

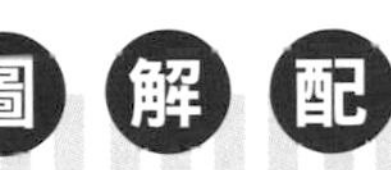
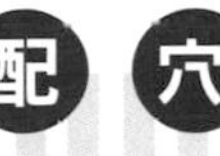

圖解配穴

◇ **保健配穴**

【環跳穴】【太白穴】【足三里穴】【陽陵泉穴】【豐隆穴】【飛揚穴】

◇ **按摩技法**

首先，用大拇指施力推揉近臀側的環跳穴5分鐘；接著，下移至足大趾側邊的太白穴，推刮3分鐘；再以大拇指點壓膝下的足三里穴2分鐘後；按摩膝蓋側邊的陽陵泉穴、豐隆穴、飛揚穴各3分鐘即可。

環跳
足三里
陽陵泉
飛揚
豐隆

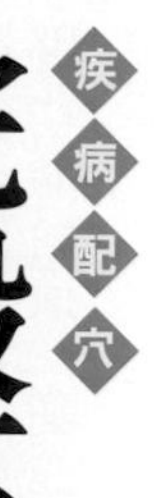

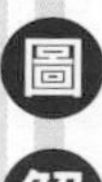

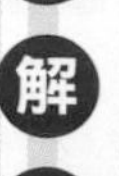

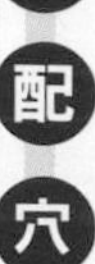

疾病配穴

完穀不化

◇臨床表徵

指糞便中夾雜大量未消化的食物，並有腹瀉的情形發生。

◇保健配穴

【懸樞穴】【足三里穴】【太白穴】

◇按摩技法

首先，按壓位於人體背部腰後的懸樞穴20次；接著，推揉膝下的足三里穴3分鐘；最後，再用大拇指點按太白穴3分鐘即可。

圖解配穴

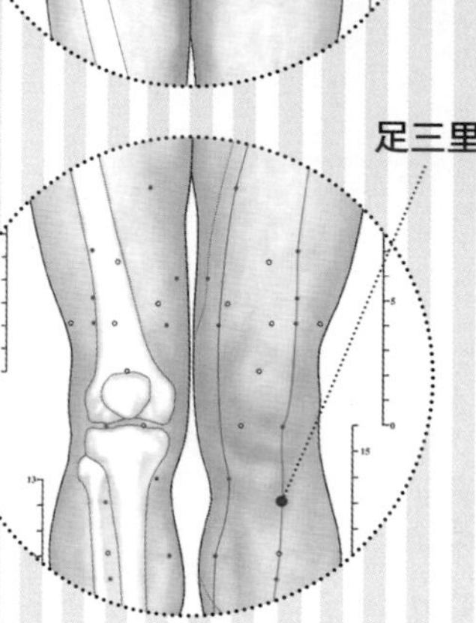

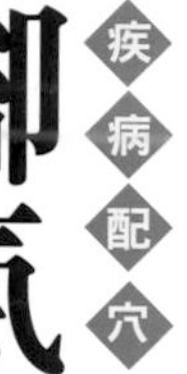

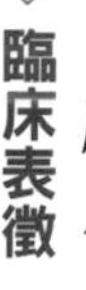

疾病配穴

腳氣

◇臨床表徵

由真菌感染引起手癬和甲癬，甚至會因太癢抓破皮，而出現嚴重的併發症。

◇保健配穴

【環跳穴】【太衝穴】【太白穴】

◇按摩技法

將雙手置於環跳穴上，用力摩揉3分鐘；接著再將手移至足背的太衝穴推揉3分鐘；最後再按壓太白穴5分鐘即可。

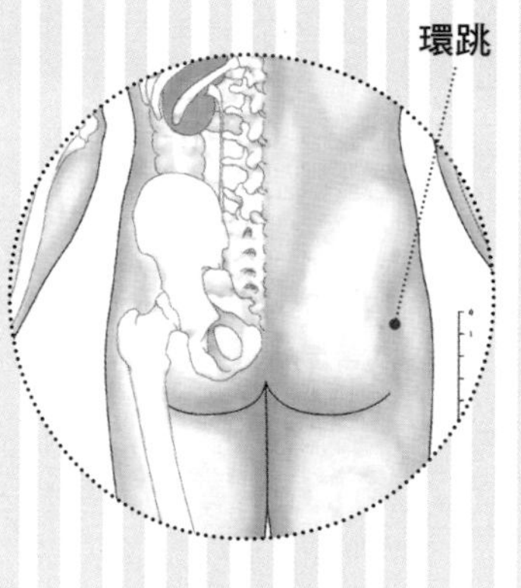

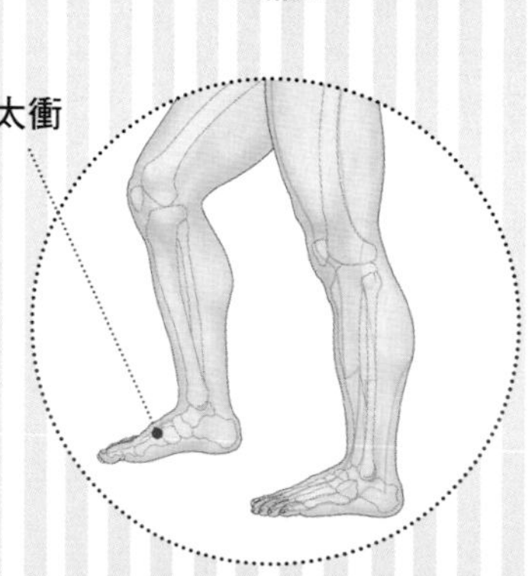

公孫穴

調理脾胃保健師

◇ **別名**

無其他名稱。

◇ **經絡部位**

足太陰脾經經穴。

◇ **保健特效**

能改善胃痛、嘔吐、痢疾、風濕性心臟病、月經不調、食慾不振等病症。

人體穴位剖析

位於人體足內側緣，於第一蹠骨基底部的前下方，第一指關節後1寸處。

公孫

取穴DIY

正坐，將左足翹起放在右腿上，將對側手的食指與中指併攏，中指位於足內側大趾關節後，其食指所在處即是穴位。

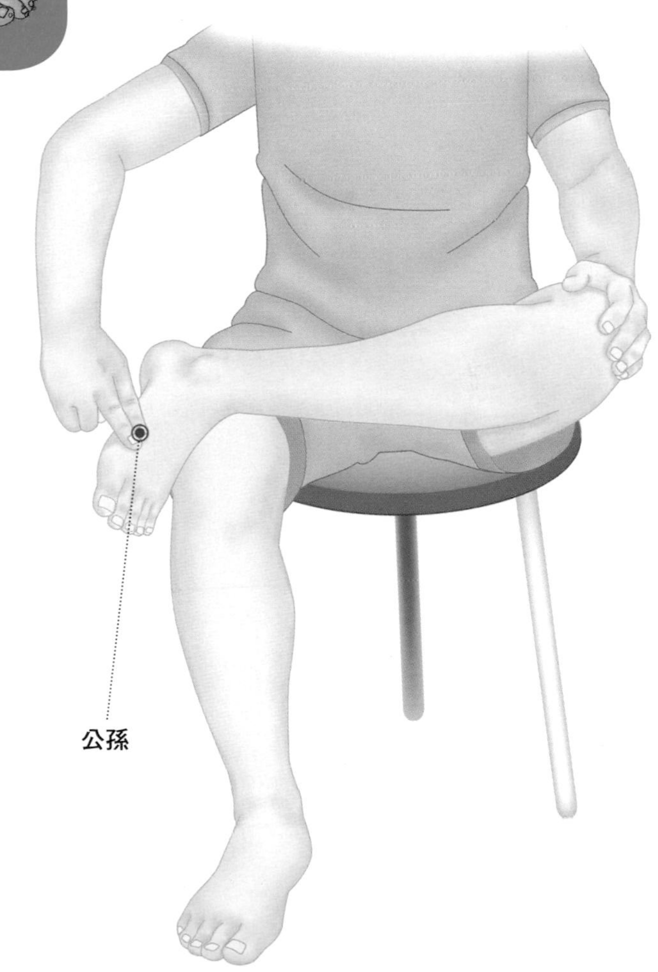

疾病配穴

風濕性心臟病

按摩方式

大拇指彎曲，以其指尖垂直揉按穴位，有酸脹感。每天早晚各一次，每次左右腳各按摩約1～3分鐘。

按摩小錦囊	
力道	適度
時間	1～3分鐘
拇指壓法	

◇ **臨床表徵**

中醫認為，風濕性心臟病多屬於「喘證、水腫、心痹」等範疇。其病機是因風寒濕邪入侵體內，久而化熱或風濕熱邪直犯，滯留於心，乃致心脈閉阻，血脈不暢，進而心失所養導致。

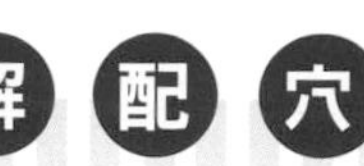
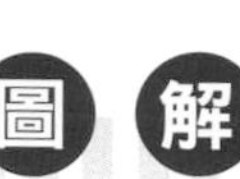

圖解配穴

◇ **保健配穴**

【少府穴】【內關穴】【大陵穴】【公孫穴】【三陰交穴】

◇ **按摩技法**

依次按壓掌面的少府穴、前臂近腕側的內關穴、腕橫紋上的大陵穴各5分鐘；接著按壓足內側的公孫穴和小腿內側的三陰交穴各5分鐘即可。

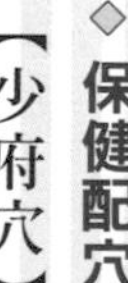

疾病配穴

飲食停滯

◇**臨床表徵**

胃腹脹滿、阻滯不舒，用手按壓後會更不舒服。

◇**保健配穴**

【公孫穴】【解谿穴】【中脘穴】【足三里穴】

◇**按摩技法**

首先點壓公孫穴1分鐘；接著推揉解谿穴2分鐘；再以中指指尖點按中脘穴1分鐘；最後按摩足三里穴1～2分鐘即可。手法以輕揉為主，每日一次，持續按摩將有效改善。

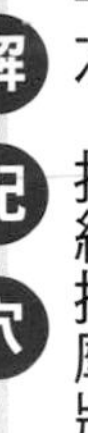

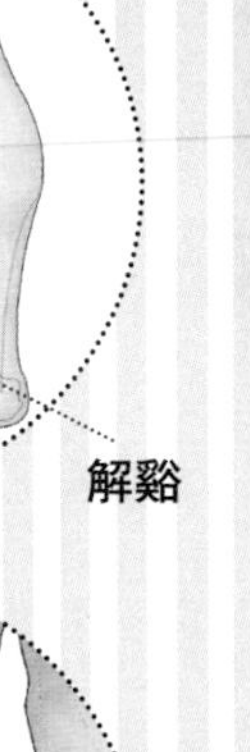

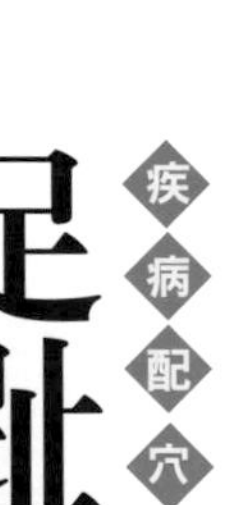

足趾麻痛

◇**臨床表徵**

通常足趾麻痛在短時間內就會消除，但若超過一天以上未緩解，請速至神經內科就醫。

◇**保健配穴**

【公孫穴】【束骨穴】【八風穴】

◇**按摩技法**

先推揉公孫穴3分鐘後；再按壓束骨穴3分鐘；最後，再以大拇指下壓足背的八風穴30～50次即可。

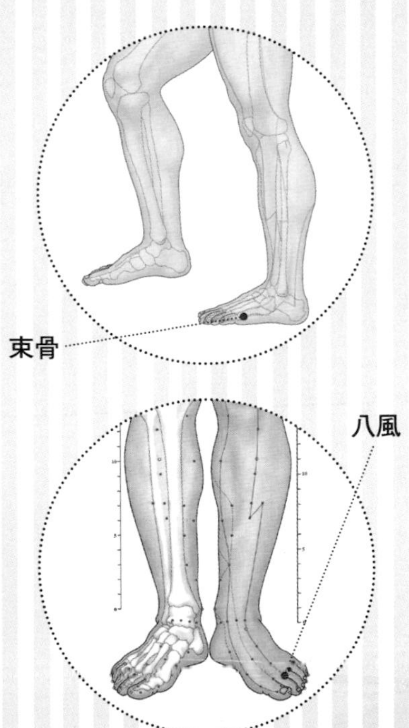

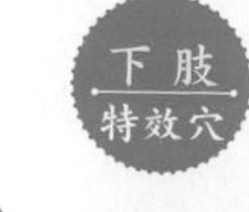

至陰穴

胎位不正找至陰

◇**別名**
無其他名稱。

◇**經絡部位**
足太陽膀胱經經穴。

◇**保健特效**
按摩此穴，可調理半身不遂、足關節炎、月經不調、更年期綜合症等。

人體穴位剖析

位在足小趾末節外側，距趾甲角約0.1寸。

至陰

取穴DIY

正坐於椅子上，抬起一腳，腳趾斜向外側翹起，俯身彎腰，同側手的末四指托住腳底，掌心朝上，大拇指彎曲，置於足小趾端外側的趾甲角旁，則拇指指尖下壓之處即是。

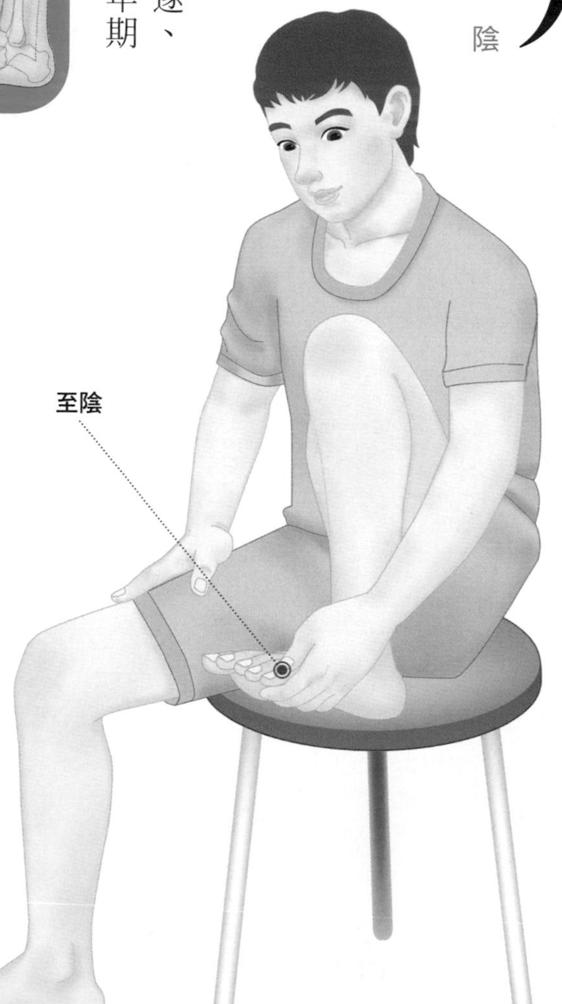

疾病配穴

胎位不正

◇臨床表徵

胎位不正是指胎兒在子宮內位置異常，常見於腹壁鬆弛的孕婦和產婦。最常見到的胎位不正為臀位，即胎兒頭部位於子宮底附近，而胎臀位於下端靠近陰道，但在懷孕三十周後通常會轉為正常。

按摩方式

大拇指彎曲，以指甲垂直下壓掐按穴位，會出現刺痛感。每次左右（或雙側同時）各1～3分鐘即可。

按摩小錦囊	
力道	輕
時間	1～3分鐘
拇指壓法	

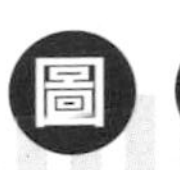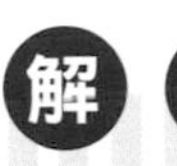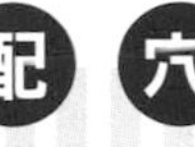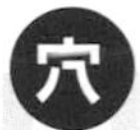

圖解配穴

◇保健配穴

【至陰穴】【隱白穴】【三陰交穴】【京門穴】

◇按摩技法

彎曲大拇指，指甲尖垂直掐按至陰穴3分鐘，雙側同時亦可；接著按壓隱白穴3分鐘；再推揉三陰交穴1分鐘、京門穴3分鐘即可。

隱白

京門

三陰交

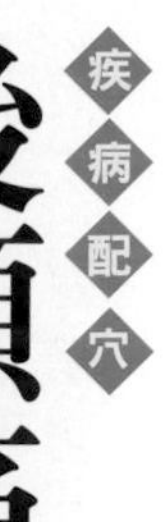

疾病配穴

後頭痛

◇ **臨床表徵**

外感風寒常引起頭後部疼痛，並伴隨頸背僵硬、骨節酸楚等不適。

◇ **保健配穴**

【後溪穴】【至陰穴】

◇ **按摩技法**

首先推揉手背小指側邊的後溪穴30次；接著，揉摩至陰穴3分鐘，將可有效舒緩後頭部疼痛。

圖解配穴

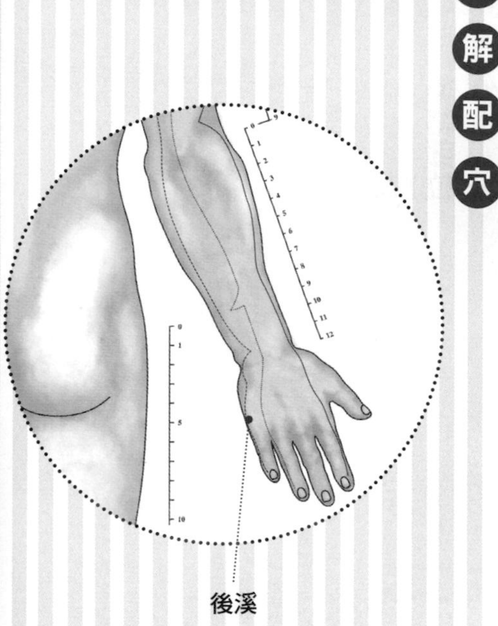

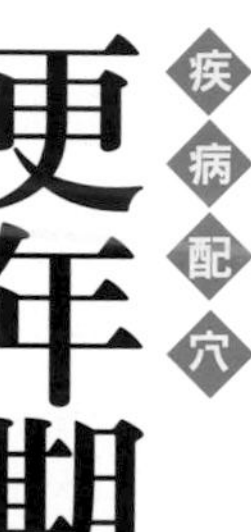

疾病配穴

更年期症候群

◇ **臨床表徵**

將出現面色潮紅、心悸失眠、情緒不穩等症。

◇ **保健配穴**

【至陰穴】【腎俞穴】【三陰交穴】【神門穴】【足三里穴】

◇ **按摩技法**

先推揉至陰穴3分鐘；再按壓腎俞穴20次；接著，大拇指推揉三陰交穴、神門穴、足三里穴各3分鐘即可。

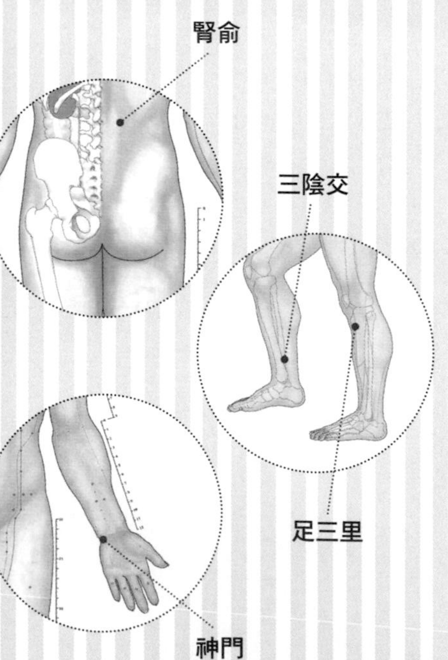

湧泉穴

按壓腳心身體健

◇**別名**

地衝穴、蹶心穴、地衢穴。

◇**經絡部位**

足少陰腎經經穴。

◇**保健特效**

針對精神分裂、精力減退、倦怠感、婦女病、陽萎、失眠等有改善功效。

人體穴位剖析

在足底前部凹陷處，第二、三趾的趾縫紋頭端和足跟連線的前1/3處。

取穴DIY

正坐，翹一足於另一膝上，腳掌朝上，用另一手輕握，四指置於足背，彎曲大拇指下壓之處即是。

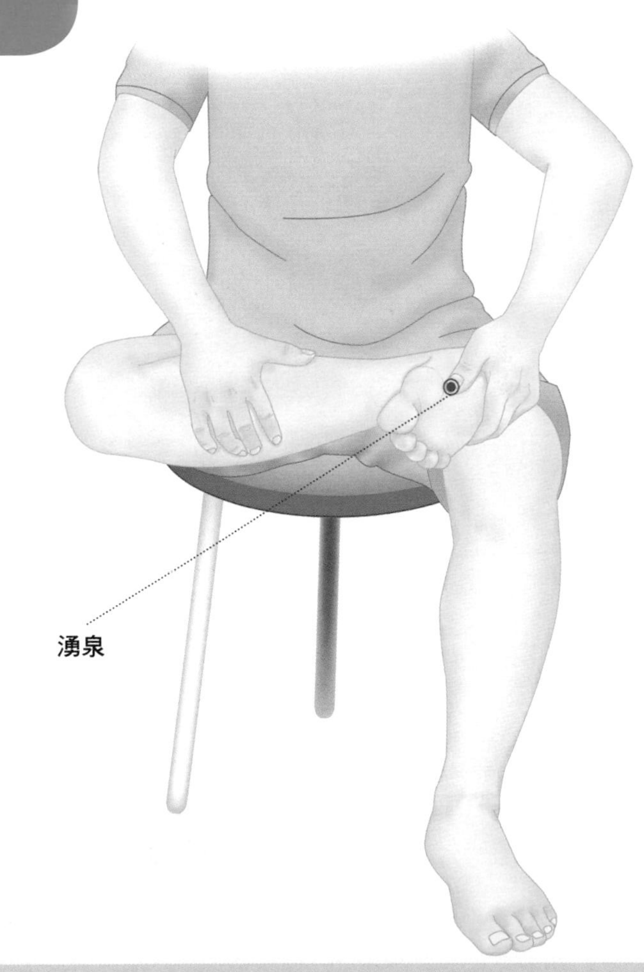

按摩方式

正坐，翹一足於另一膝上，以大拇指指腹由下往上推按，有脹痛感。每日早晚，左右腳心各推按約1～3分鐘。

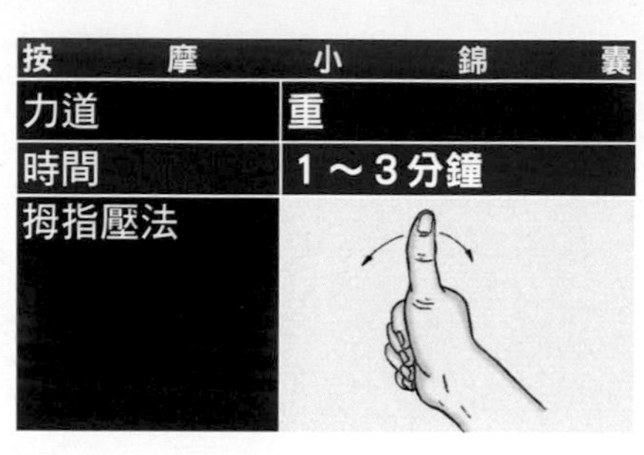

按摩小錦囊	
力道	重
時間	1～3分鐘
拇指壓法	

疾病配穴

輕度中暑

◇臨床表徵

除了出現頭暈、口渴的症狀外，其體溫將升高到攝氏38度以上，且有皮膚灼熱、面色潮紅或蒼白、嘔吐、皮膚濕冷，脈搏微弱等循環不良的表現。

圖解配穴

◇保健配穴

【少商穴】【中衝穴】【商陽穴】【尺澤穴】【湧泉穴】

◇按摩技法

可依次拿捏掌面近大拇指甲處的少商穴、中指尖端的中衝穴和食指末節橈側的商陽穴各30次；接著按壓尺澤穴3分鐘、腳心的湧泉穴3分鐘即可。

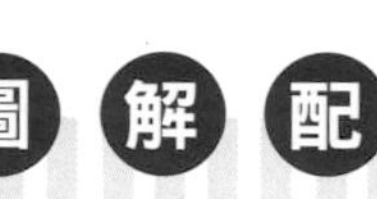
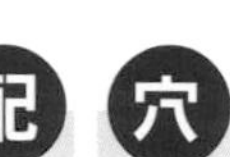

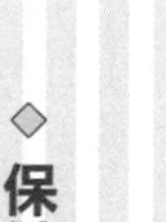
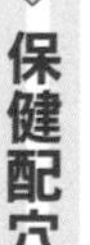

疾病配穴

性功能不良

◇ **臨床表徵**

指進行性交時，無法達到愉快、滿意的經驗。

◇ **保健配穴**

【湧泉穴】【歸來穴】

◇ **按摩技法**

以左手按摩右足心湧泉穴一百次，再以右手推揉左足心湧泉穴一百次，若每晚先以熱水泡腳再進行按摩，療效會更好；最後推揉歸來穴3分鐘即可。

疾病配穴

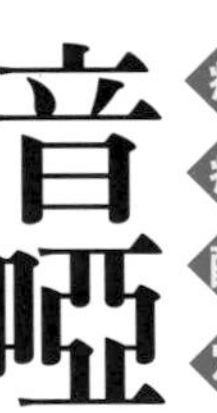

音啞

◇ **臨床表徵**

多因感冒、咽喉發炎所引起，並伴有口乾、咽乾、咽喉發癢等症。

◇ **保健配穴**

【中府穴】【大杼穴】【勞宮穴】【湧泉穴】【腎俞穴】

◇ **按摩技法**

先拿捏中府穴和大杼穴30次；推揉勞宮穴50次；再按壓湧泉穴兩百次；最後摩揉腎俞穴1分鐘即可。

圖解配穴

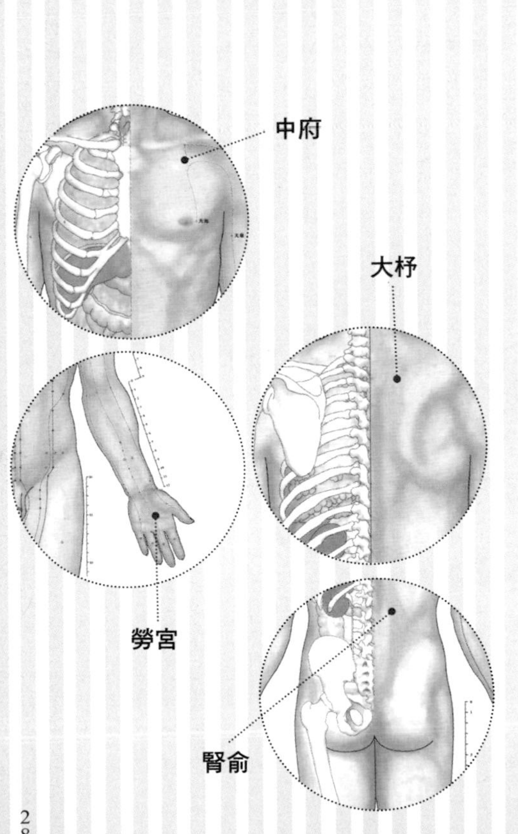

下肢特效穴

足臨泣穴

頭足疼痛特效穴

◇**別名**

無其他名稱。

◇**經絡部位**

足少陽膽經經穴。

◇**保健特效**

能改善頭痛、目外眥痛、目眩、足跗腫痛、膽經頭痛、腰痛等症。

人體穴位剖析

位於足背外側，第四趾和小趾蹠骨的夾縫中。

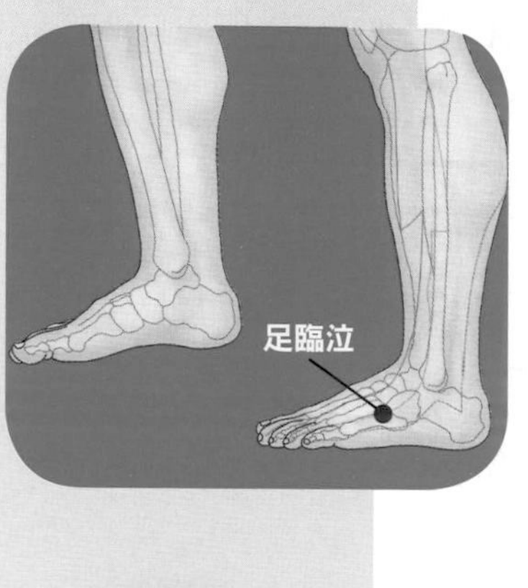

取穴DIY

正坐，垂足，抬左足翹置於座椅上，伸左手輕握左腳趾，四指在下，彎曲大拇指，其指甲尖垂直輕輕下壓即是穴位所在。

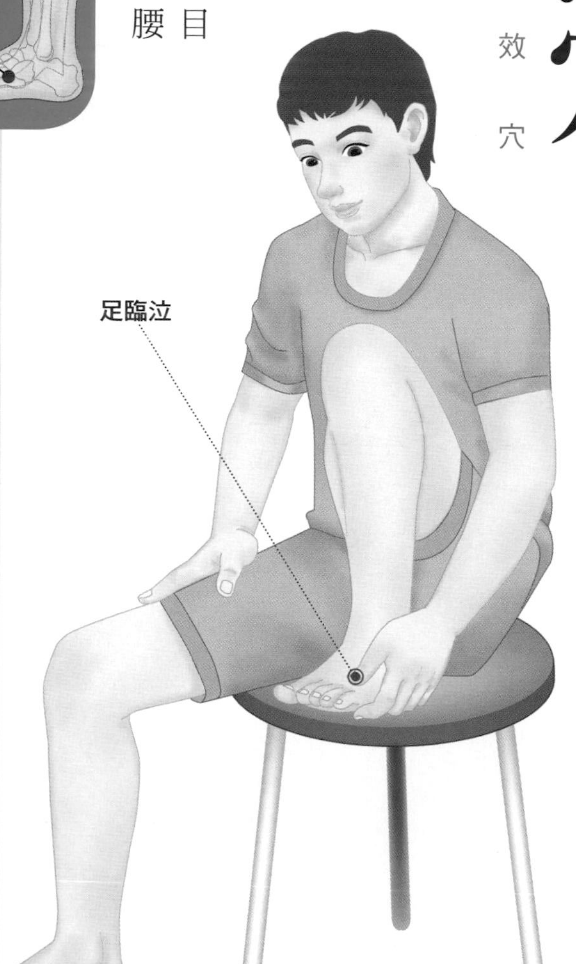

疾病配穴

足痛

◇**臨床表徵**

腳是人體酸毒囤積最多之處。由於酸毒多，人體使會釋放鈣來中和，再加上腳趾的部位最近，故容易導致足部疼痛。

按摩方式

用大拇指指腹按揉穴位，有酸、脹、痛的感覺；先左後右，或兩側穴位同時。每次按摩大約1～3分鐘。

按摩小錦囊	
力道	重
時間	1～3分鐘
拇指壓法	

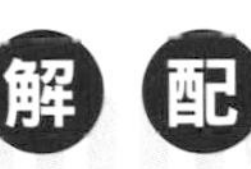

圖解配穴

◇**保健配穴**

【崑崙穴】【丘墟穴】【解谿穴】【足臨泣穴】

◇**按摩技法**

首先，按壓腳部的崑崙穴和丘墟穴各3分鐘；接著來回推按解谿穴和足臨泣穴各30次。每天睡前持續按摩，將能減輕足痛不適。

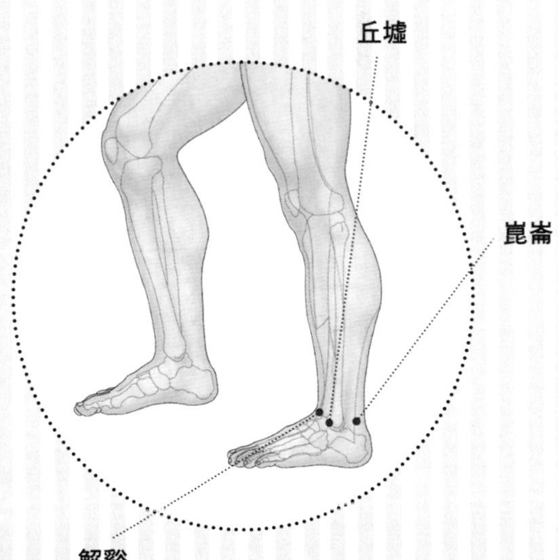

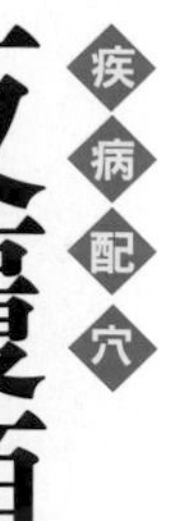

反覆頭痛

◇ **臨床表徵**

患者會出現有如抽痛或脹痛般的頭痛，並且怕光怕吵；嚴重者甚至會感到噁心等不適。

◇ **保健配穴**

【絲竹空穴】【太陽穴】【外關穴】【足臨泣穴】

◇ **按摩技法**

首先，按壓絲竹空穴1分鐘；再摩揉太陽穴2分鐘；接著按壓外關穴、推揉足臨泣穴各3分鐘即可。

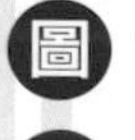
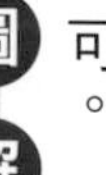
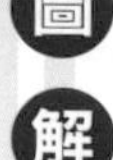
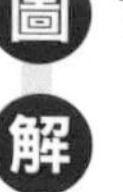
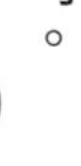
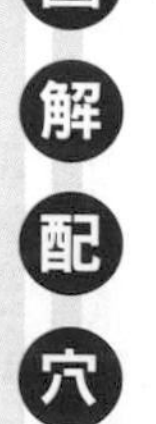

太陽
絲竹空

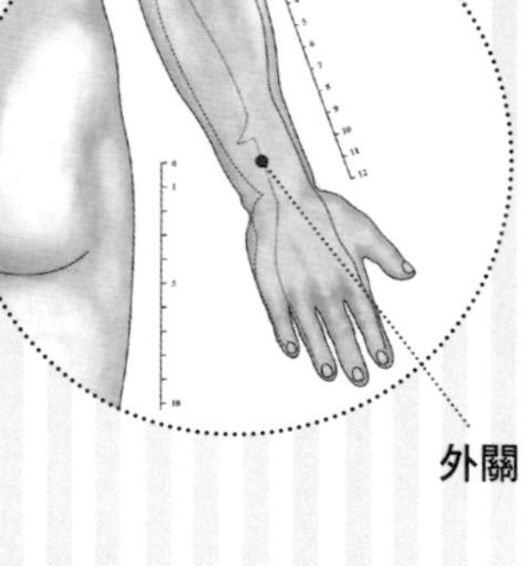

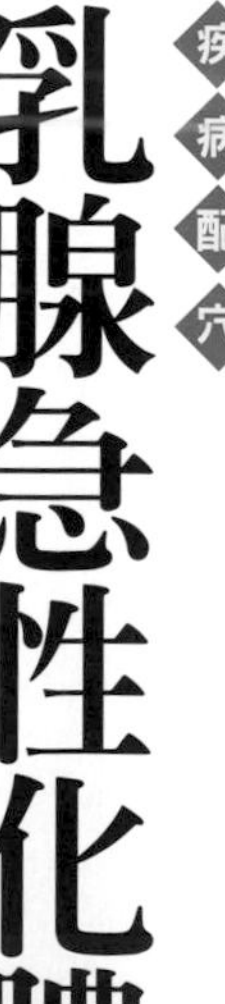

乳腺急性化膿

◇ **臨床表徵**

患者會出現乳房腫脹疼痛，並有壓痛性的硬塊且表皮紅熱；同時還可出現全身發熱等症狀。

◇ **保健配穴**

【膻中穴】【曲池穴】【合谷穴】【足臨泣穴】

◇ **按摩技法**

用雙手中指使力按壓膻中穴3分鐘；接著以拇指指腹按壓曲池穴1分鐘；最後再揉按合谷穴1分鐘、足臨泣穴3分鐘即可。

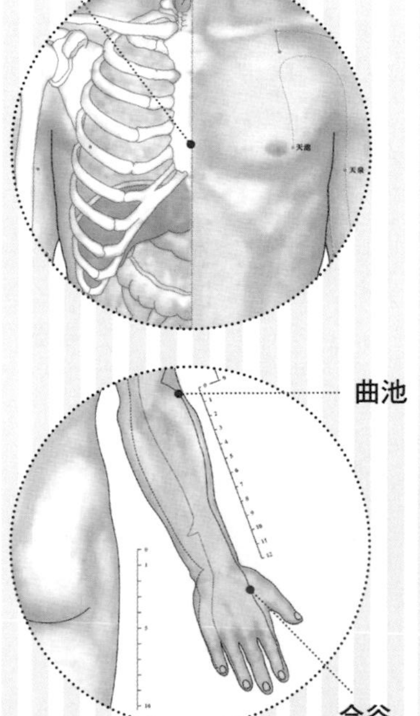

下肢特效穴

足竅陰穴

定咳順氣必點穴

◇**別名**

竅陰穴。

◇**經絡部位**

足少陽膽經經穴。

◇**保健特效**

可改善偏頭痛、耳聾、耳鳴、喉痹、胸脅痛、足跗腫痛、膽道蛔蟲症等不適。

人體穴位剖析

位於人體的第四趾末節外側，距趾甲角0.1寸處即是。

足竅陰

取穴DIY

正坐，垂足，抬左足翹置於座椅上，伸左手輕握左腳趾，四指在下，彎曲大拇指，指甲垂直下按即是穴位所在。

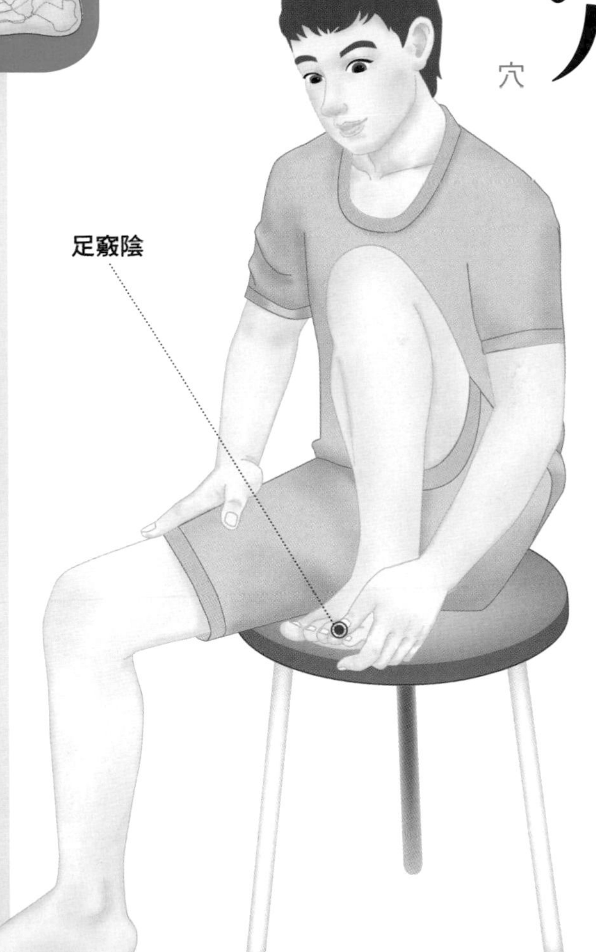

疾病配穴

膽道蛔蟲症

◇**臨床表徵**

其患者的腸道蛔蟲運動活躍，能侵入膽道而出現急性上腹痛或膽道感染。發作時，將出現難以忍受的疼痛，甚至痛到令人大聲哭喊，十分痛苦。

按摩方式

用大拇指指腹揉按穴位，有酸、脹、痛的感覺。每次各按摩1～3分鐘，先左後右或可雙側同時。

按摩小錦囊	
力道	重
時間	1～3分鐘
拇指壓法	

圖解配穴

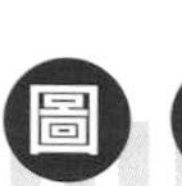
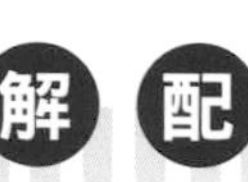
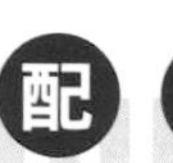
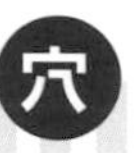

◇**保健配穴**

【丘墟穴】【足竅陰穴】【陽陵泉穴】【迎香穴】

◇**按摩技法**

先將肌肉放鬆，一邊緩緩吐氣一邊強壓丘墟穴6秒鐘，如此重複10次；接著按壓足竅陰穴3分鐘；左手再握右腳膝蓋，用大拇指按壓陽陵泉穴1分鐘；最後輕輕揉摩迎香穴3～5分鐘即可。

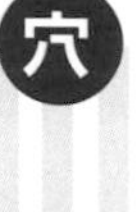
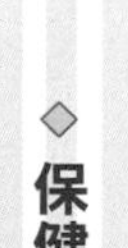
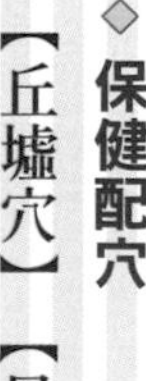
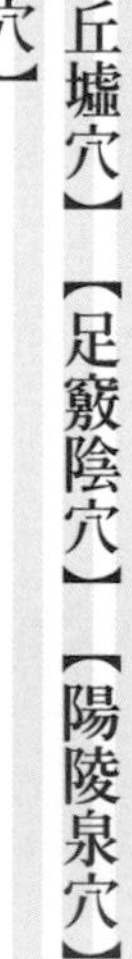

疾病配穴

第二期高血壓

◇臨床表徵

其收縮壓高於160mmHg 或舒張壓高於100 mmHg以上者，且會出現視網膜動脈中度硬化的徵兆。

◇保健配穴

【人迎穴】【大椎穴】【足竅陰穴】

◇按摩技法

首先推揉人迎穴，但力道要輕，以1分鐘左右為佳；接著，按壓大椎穴20次以上；最後推揉足竅陰穴，其時間和力道可自行控制。

圖解配穴

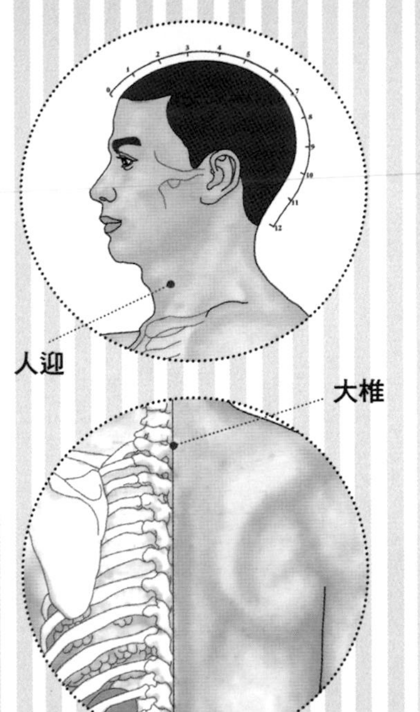

疾病配穴

腦血管意外

◇臨床表徵

因腦部供血受阻而迅速發展成腦功能損失。

◇保健配穴

【水溝穴】【百會穴】【風池穴】【十宣穴】【足竅陰穴】

◇按摩技法

因腦血管意外而昏迷者可按壓水溝穴，使其恢復意識；接著推揉百會穴、風池穴各1分鐘；再依次拿捏患者的十宣穴、足竅陰穴1分鐘即可。

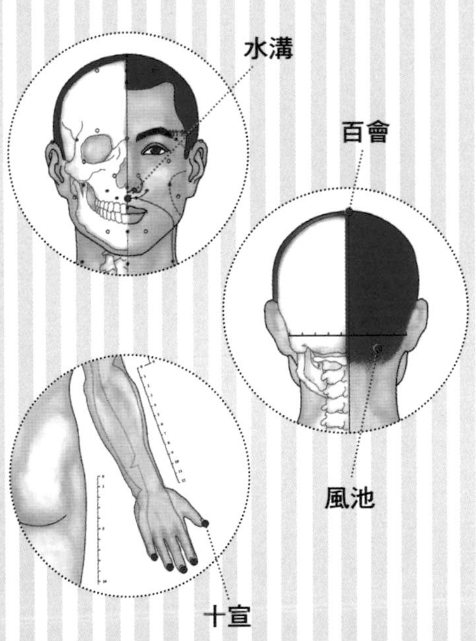

下肢特效穴

大敦穴

緩解焦躁按大敦

◇**別名**

水泉穴、大訓穴、大順穴。

◇**經絡部位**

足厥陰肝經經穴。

◇**保健特效**

可改善疝氣、縮陰、月經不調、帶下、尿血、遺尿、小腹疼痛等症。

人體穴位剖析

位在人體足部，大拇趾（靠第二趾一側）甲根邊緣約2公分處。

大敦

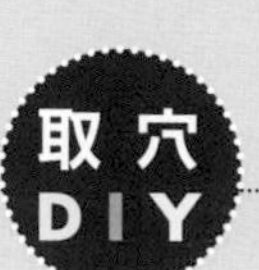

正坐垂足，抬左足置於椅子上，左手輕放在左腳背上，中指置於足大趾甲根邊緣，其中指指甲尖垂直下按之處即是穴位所在。

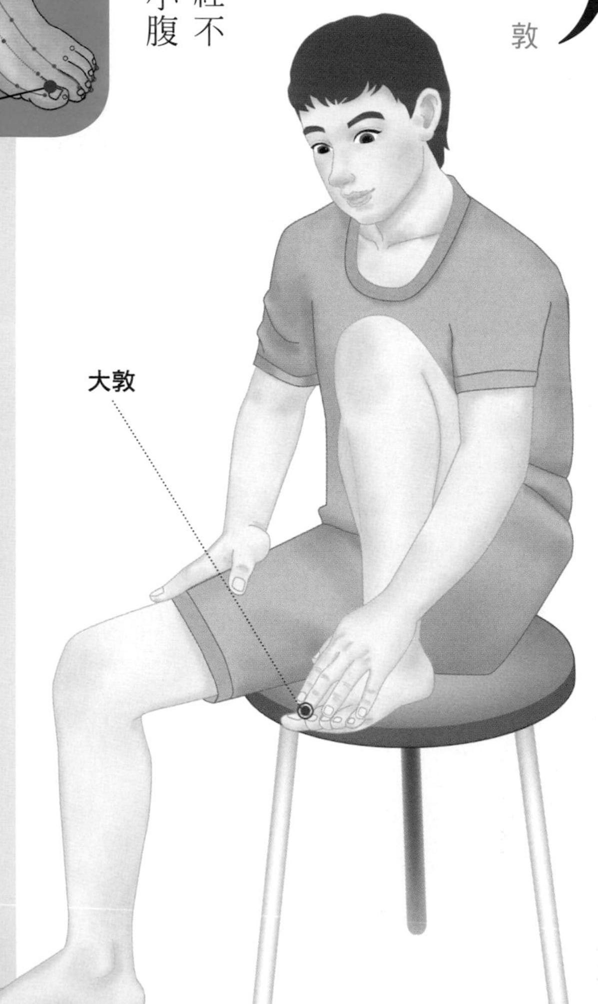

白帶異常

按摩方式

用大拇指指腹揉按穴位，有酸、脹、痛的感覺。每次左右各揉按約3～5分鐘，先左後右。

按摩小錦囊	
力道	重
時間	3～5分鐘
拇指壓法	

疾病配穴

◇ **臨床表徵**

會分泌出無色透明黏性白帶、白色或灰黃色泡沫狀白帶、凝乳狀白帶、水樣白帶等。其白帶異常大多是黴菌性陰道炎、滴蟲性陰道炎、子宮頸糜爛、淋病所造成。

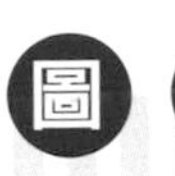
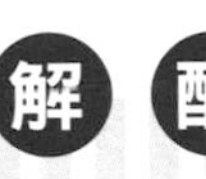
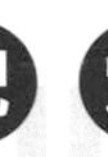

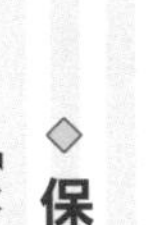

圖解配穴

◇ **保健配穴**

【中極穴】【大敦穴】【帶脈穴】【腎俞穴】【大赫穴】

◇ **按摩技法**

首先按摩位於第二腰椎棘突旁開1.5寸處的腎俞穴2分鐘；接著按摩位在側腹部，於第十一肋骨游離端下方垂線與肚臍水平線交點上的帶脈穴3分鐘後；拿捏大敦穴30次；最後按摩中極穴和大赫穴各3分鐘即可。

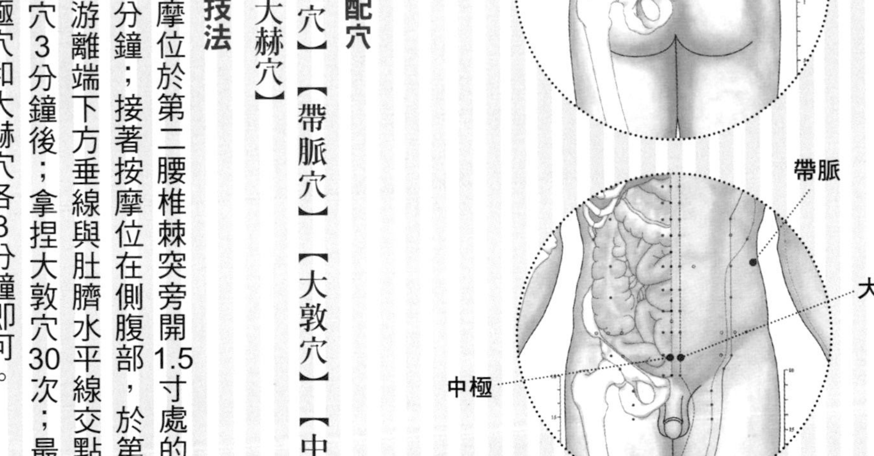

疾病配穴

狂症

◇ **臨床表徵**

患者會出現喧擾不寧、歌笑不休、多怒等情形。

◇ **保健配穴**

【水溝穴】【百會穴】【啞門穴】【豐隆穴】【大敦穴】

◇ **按摩技法**

首先掐按水溝穴10次；接著撫摸頭頂的百會穴1分鐘；跟著按摩啞門穴2分鐘；推壓豐隆穴20次；最後拿捏大敦穴30次即可。

圖解配穴

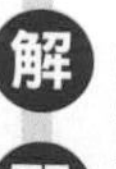
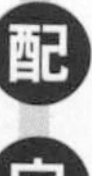
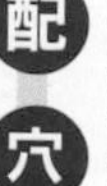
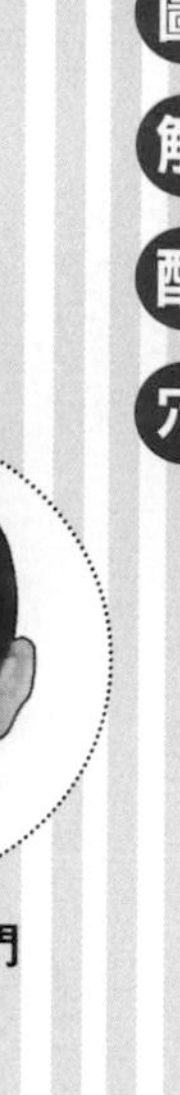

疾病配穴

梅核氣

◇ **臨床表徵**

患者咽喉內出現異物感，或如梅核堵塞般吞之不下，吐之不出的情形。

◇ **保健配穴**

【大敦穴】【膻中穴】【天突穴】【間使穴】

◇ **按摩技法**

首先，大拇指按壓大敦穴2分鐘；再點揉兩乳頭中間的膻中穴3分鐘；最後點按天突穴、間使穴各1分鐘即可。

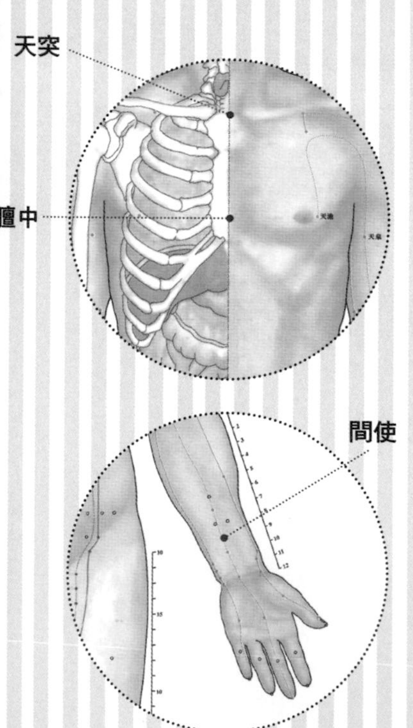

下肢特效穴

太衝穴

降壓安眠關鍵穴

◇**別名**

大衝穴。

◇**經絡部位**

足厥陰肝經經穴。

◇**保健特效**

可改善高血壓、失眠、肝炎、月經不調、耳聾、子宮出血、乳腺炎等症。

人體穴位剖析

位於足背第一、二趾蹠骨連接部位之前的凹陷處即是。

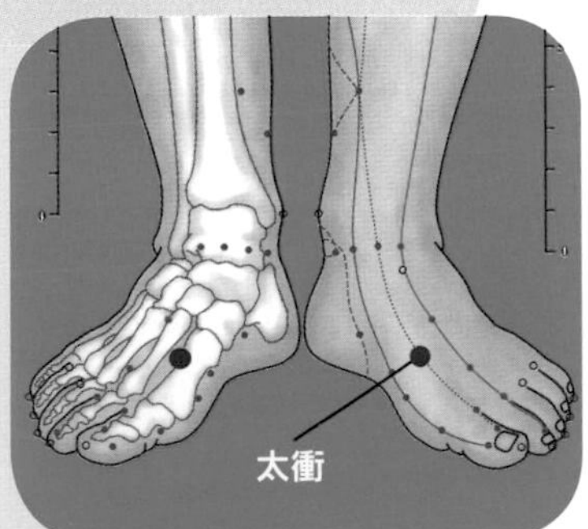

取穴DIY

正坐垂足，舉腳置於另一膝上，掌心朝下置於腳背，彎曲食、中二指，其食指指尖所在處即是。

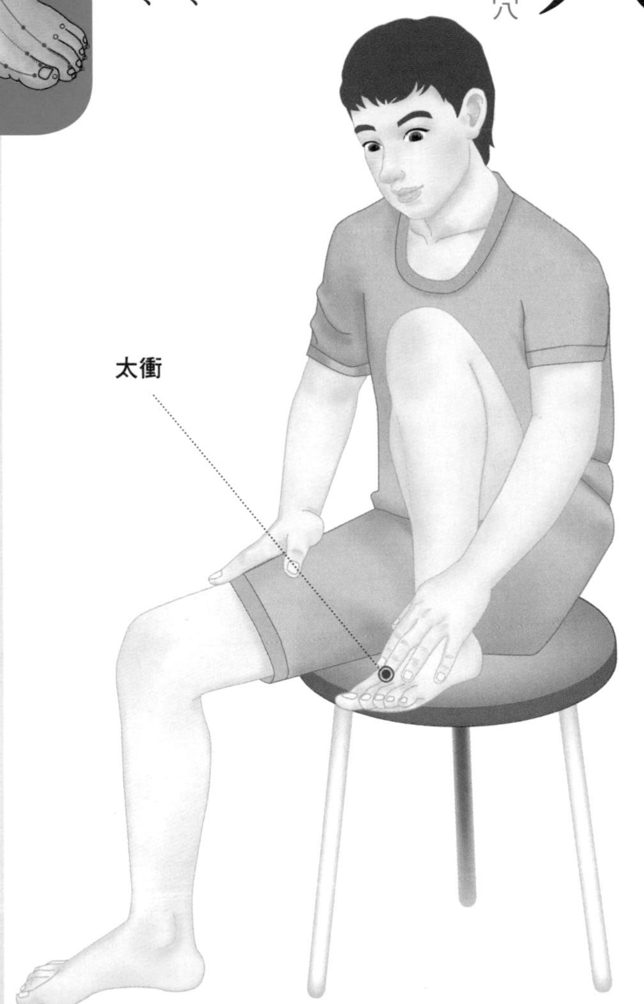

疾病配穴

腦昏

按摩方式

以食指和中指指尖垂直由下往上揉按，有特殊酸、脹、疼痛的感覺。每次左右各按揉3～5分鐘，先左後右。

按摩小錦囊	
力道	輕
時間	3～5分鐘
二指壓法	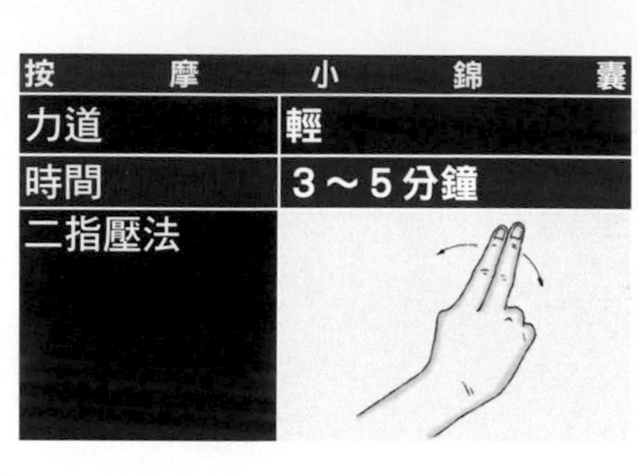

◇**臨床表徵**

除了神經衰弱的患者會出現腦昏的症狀外，長時間用腦將使大腦過於疲勞，促使腦供血不足而引起腦血管擴張，感到腦昏不適。

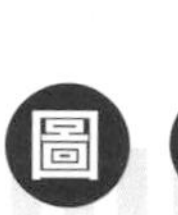
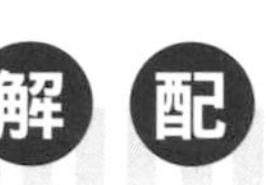
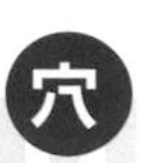

圖解配穴

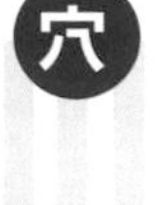
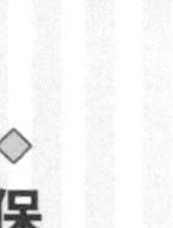
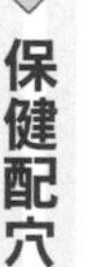

◇**保健配穴**

【太衝穴】【合谷穴】【五處穴】

◇**按摩技法**

端坐於椅子上，一腳置於另一腿的膝蓋上，用大拇指推壓腳背上的太衝穴20次；接著按壓手部合谷穴，一拿一放20次；最後雙手食指指腹按壓頭上的五處穴3分鐘即可。

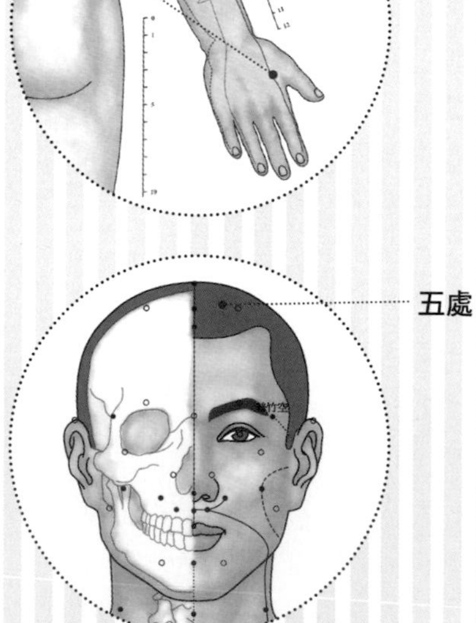

疾病配穴

肝火上炎

◇**臨床表徵**

指肝氣鬱結化火，致使火氣上逆。

◇**保健配穴**

【行間穴】【太衝穴】【合谷穴】【風池穴】【百會穴】

◇**按摩技法**

輕輕按壓行間穴、推揉太衝穴各3分鐘；再移至合谷穴揉按5分鐘；最後點壓風池穴、百會穴各1分鐘即可。

圖解配穴

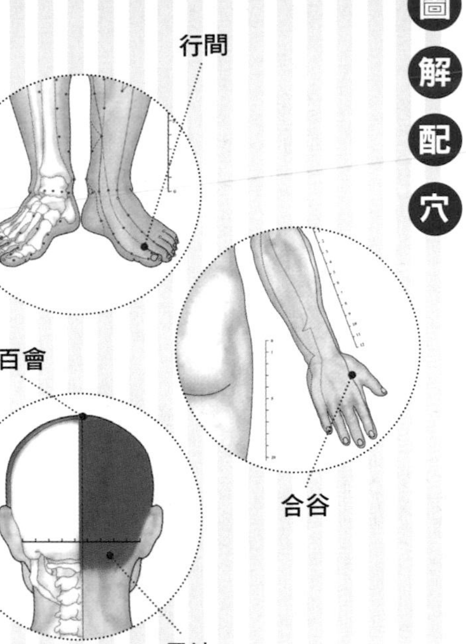

疾病配穴

脫陽

◇**臨床表徵**

指部分內臟（小腸出現最多），經由腹壁肌肉或筋膜的破損向外出現不正常突出的情形。

◇**保健配穴**

【曲泉穴】【太衝穴】【橫骨穴】

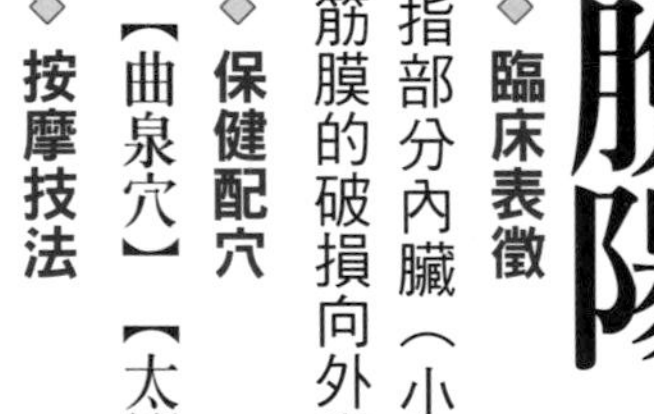

◇**按摩技法**

中指先按壓曲泉穴2分鐘；接著，推揉足背的太衝穴5分鐘；再按壓下腹部的橫骨穴3分鐘即可。

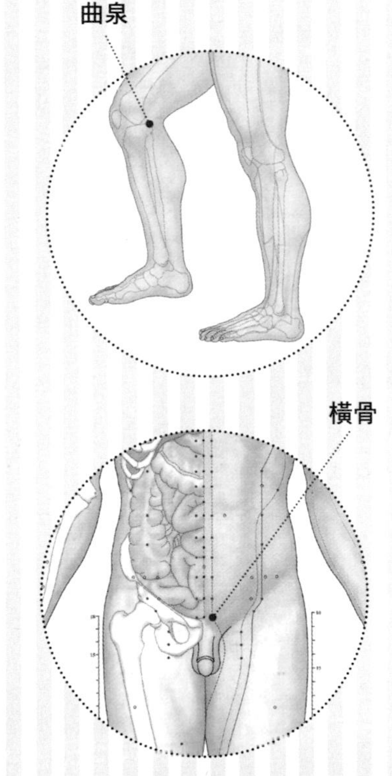

伏兔穴

腰膝痠軟伏兔治

◇**別名**

外溝穴、外丘穴。

◇**經絡部位**

足陽明胃經經穴。

◇**保健特效**

長期按摩可改善腰痛、膝冷、下肢神經痛、下肢麻痹癱瘓、膝關節炎等不適。

人體穴位剖析

在人體的大腿正面，膝蓋骨外上緣直上6寸處即是。

取穴DIY

正坐，雙手食、中、無名指三指放在大腿的前外側，從膝蓋上線往上1/3處，其餘兩指翹起，則中指所在處即是。

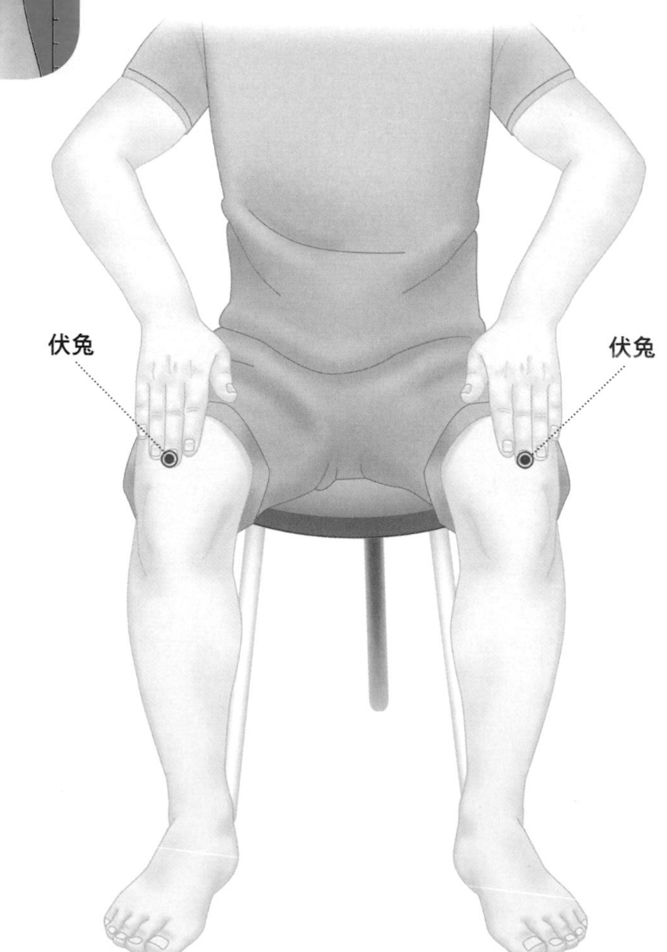

下肢麻痺

疾病配穴

◇臨床表徵

從臀部至大腿、膝蓋、小腿、足部、腳趾端等出現麻痺、酸痛或腫脹感，而部分患者會因天氣轉換而加重症狀；甚至出現足部冰冷、皮膚呈黑紫色等情形。

按摩方式

用雙手食、中、無名三指垂直揉按，或者輕握拳，用手背指節突起處揉按。每天早晚各一次，每次約1～3分鐘。

按摩小錦囊	
力道	適度
時間	1～3分鐘
三指摩揉法	

圖解配穴

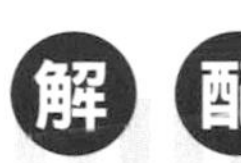
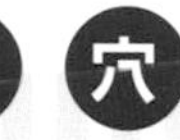

◇保健配穴

【委中穴】【湧泉穴】【伏兔穴】

◇按摩技法

首先按摩位於膝蓋後側的委中穴3分鐘；接著按壓腳底的湧泉穴2分鐘；最後再用雙手食、中、無名三指垂直揉按伏兔穴3分鐘即可。

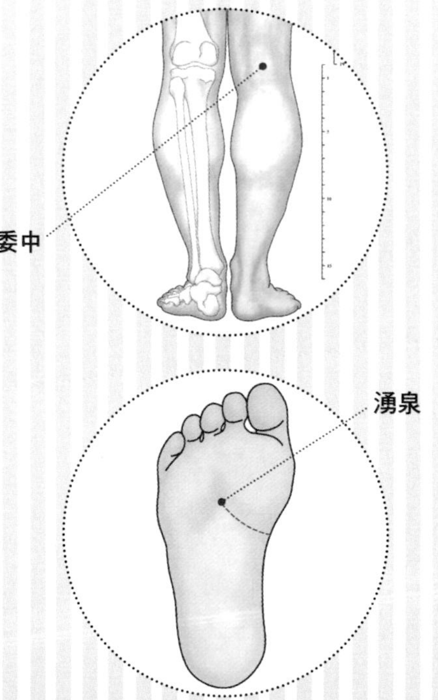

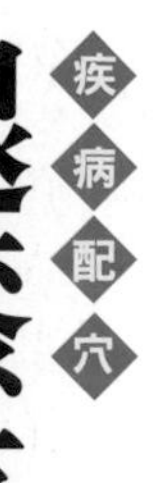

腿膝疼

◇ **臨床表徵**

每逢季節交替或是天氣變化大時，腿膝關節處便會出現隱隱作痛的不適。

◇ **保健配穴**

【髀關穴】【犢鼻穴】【伏兔穴】

◇ **按摩技法**

首先按摩位於大腿前的髀關穴3分鐘；接著按壓犢鼻穴2分鐘；最後再以雙手食、中、無名三指垂直揉按伏兔穴3分鐘即可。

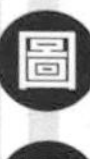
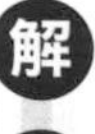
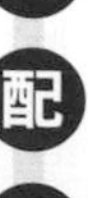
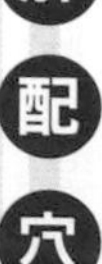

圖解配穴

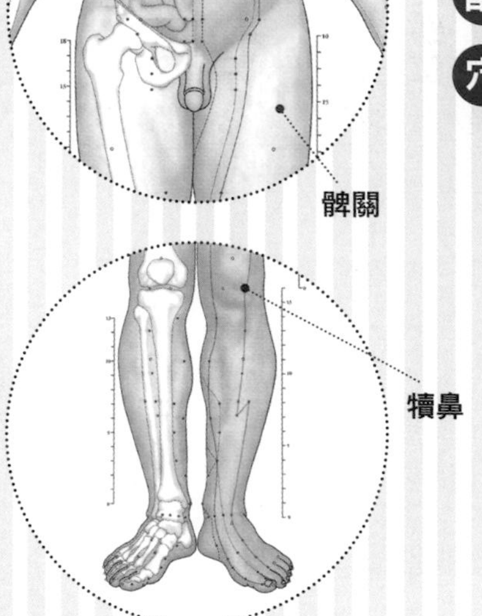

小兒麻痹

◇ **臨床表徵**

其症狀會出現發燒頭痛、倦怠、嘔吐等情形。

◇ **保健配穴**

【膝關穴】【足三里穴】【血海穴】【陰市穴】【陽陵泉穴】【髀關穴】【伏兔穴】【豐隆穴】

◇ **按摩技法**

首先用大拇指按壓膝關穴20次；接著再推揉足三里、血海穴、陰市穴與陽陵泉各3分鐘；最後，按摩髀關穴、伏兔穴與豐隆穴各2分鐘即可。

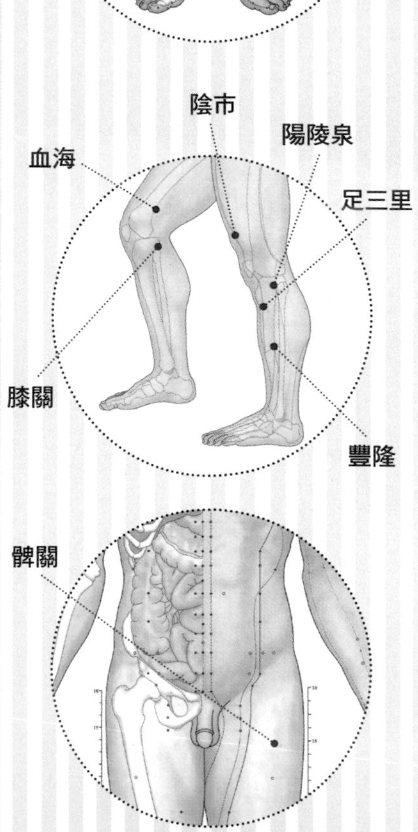

下肢特效穴

足三里穴

降壓整腸關鍵穴

◇**別名**

三里穴、下陵穴、胃管穴。

◇**經絡部位**

足陽明胃經經穴。

◇**保健特效**

可改善結核病、傷風感冒、高血壓、低血壓、動脈硬化、冠心病等病症。

人體穴位剖析

位於小腿前外側，於犢鼻穴下3寸，距脛骨前脊一橫指（中指）處。

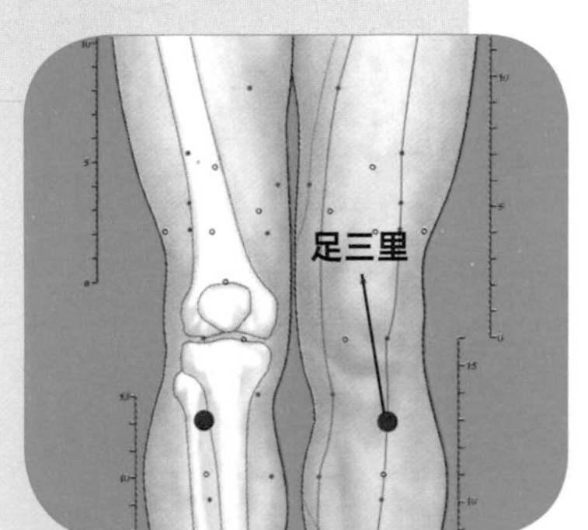

取穴DIY

正坐，屈膝90度，手心對髕骨（左手對左腿，右手對右腿），手指朝向下，則無名指指端所在位置即是。

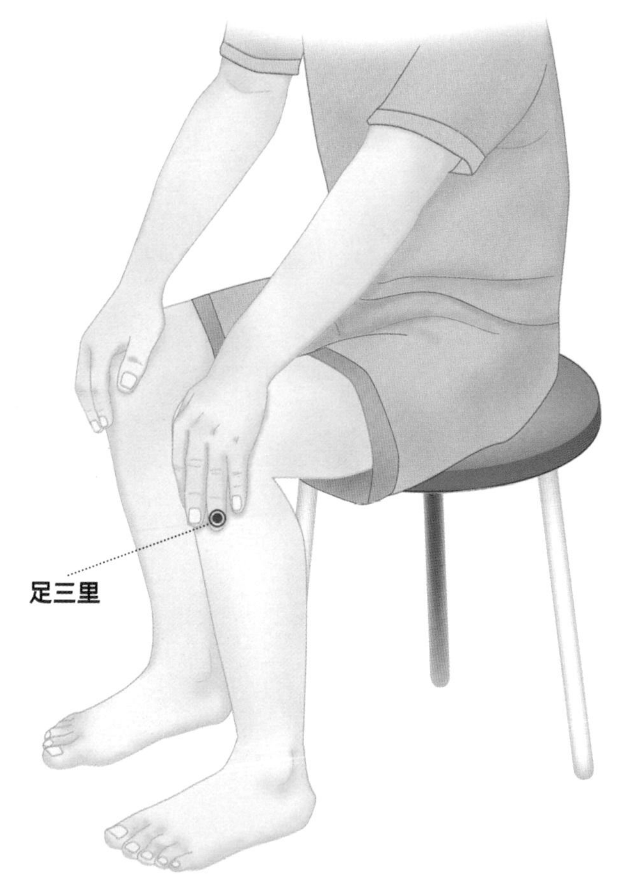

按摩方式

用中指指腹垂直用力按壓穴位，有酸痛、脹麻的感覺。每天早晚各揉按一次，每次1～3分鐘。

按摩小錦囊	
力道	重
時間	1～3分鐘
中指壓法	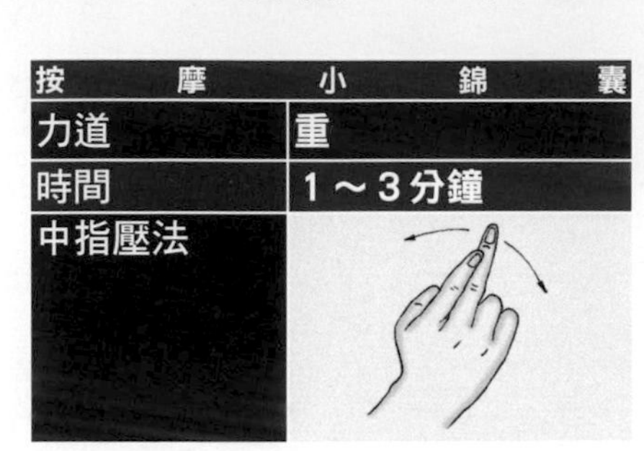

疾病配穴

青春痘

◇臨床表徵

因毛囊及皮脂腺阻塞、發炎所導致的皮膚病，尤以青春期最易發生。由於體內荷爾蒙會刺激毛髮生長，因而促進皮脂腺分泌更多油脂，致使毛髮和皮脂腺阻塞，故使皮膚出現紅腫反應。

圖解配穴

◇保健配穴

【足三里穴】【肺俞穴】【胃俞穴】【三焦俞穴】【小腸俞穴】

◇按摩技法

用手掌或毛刷沿足部的足陽明胃經，由上而下推揉10遍，並在足三里穴按揉30秒後，手指從腕部至指端，沿手大腸經、手三焦經、手小腸經摩擦5～10遍。最後，自上而下揉擦肺俞、胃俞、三焦俞、小腸俞穴即可。

肺俞
胃俞
三焦俞
小腸俞

疾病配穴

胃下垂胃痛

◇**臨床表徵**

可因久病體虛、內分泌失調等引起胃下垂，其臨床症狀為胃痛、食慾不振、容易疲倦等。

◇**保健配穴**

【足三里穴】【滑肉門穴】

◇**按摩技法**

首先，採取坐姿按壓足三里穴1分鐘；最後按摩滑肉門穴3分鐘。按摩時，若出現打嗝、放屁，以及腸胃蠕動或輕瀉等現象，皆屬正常反應。

圖解配穴

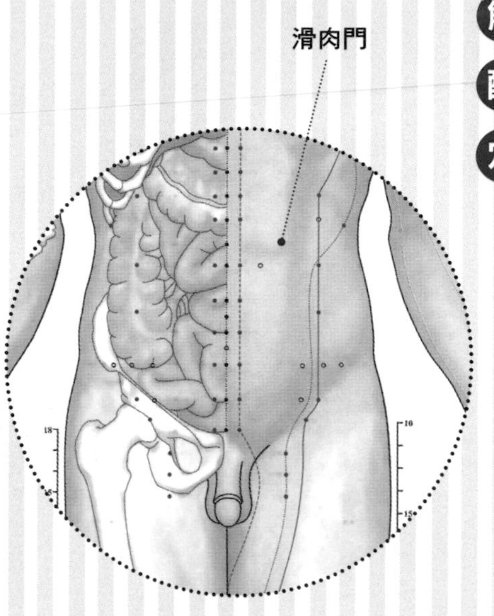

疾病配穴

癮疹

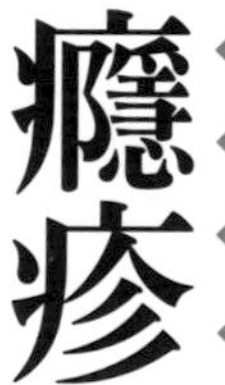

◇**臨床表徵**

皮膚出現異常搔癢，且有成塊、成片狀風團為主症的疾病。

◇**保健配穴**

【曲池穴】【血海穴】【足三里穴】

◇**按摩技法**

首先，以大拇指按壓肘橫紋外側的曲池穴1分鐘；接著，再移至大腿內側的血海穴揉按3分鐘；最後再按摩足三里穴5分鐘即可。

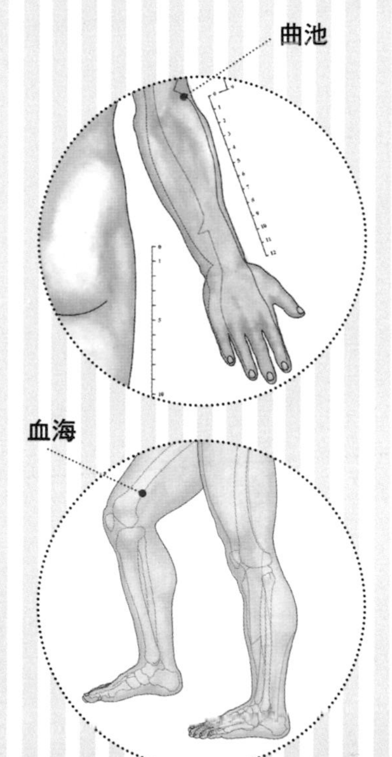

下肢
特效穴

豐隆穴

祛痰止咳按豐隆

◇ **別名**

無其他名稱。

◇ **經絡部位**

足陽明胃經經穴。

◇ **保健特效**

長期按摩能改善頭痛、眩暈、下肢神經痙攣與麻痹、便祕、尿閉等症。

人體穴位剖析

位於足外踝上 8 寸（約在外膝眼與外踝尖的連線中點）處。

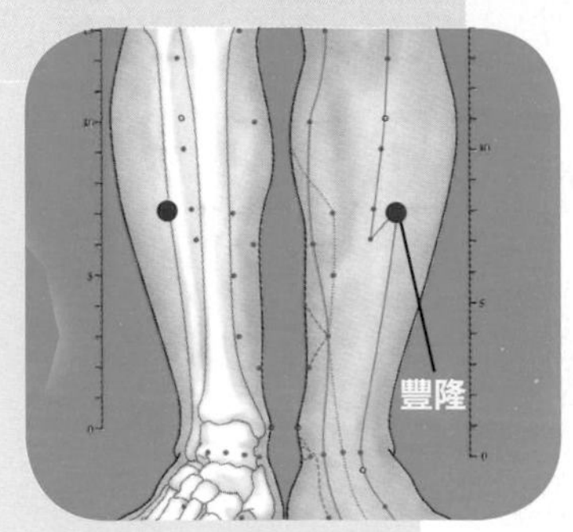

取穴 DIY

正坐屈膝，垂足，一手手指放在同側腿的側部，其中指位於外膝眼到外踝尖連線的中點處即是穴位位置。

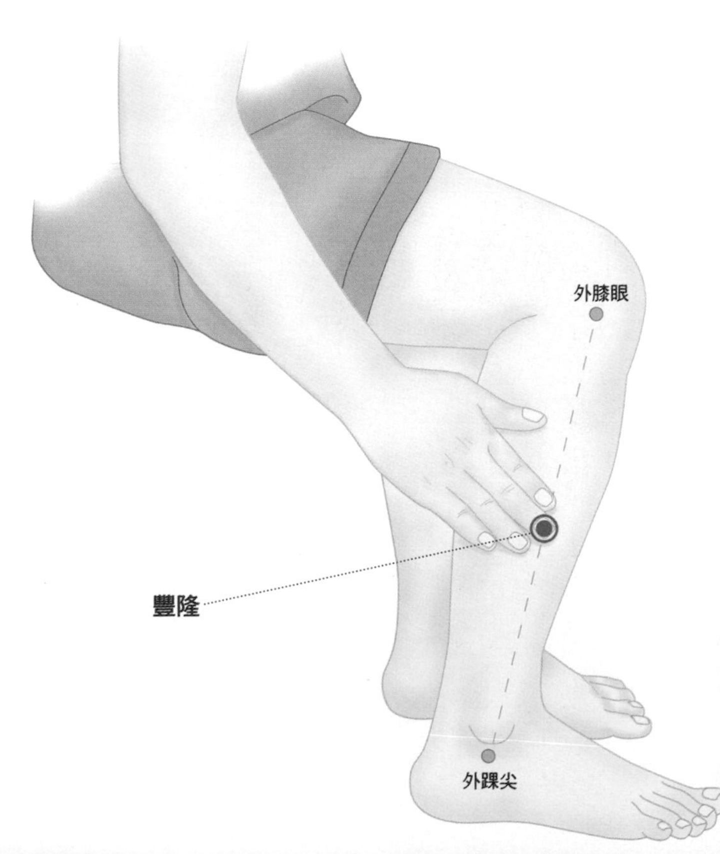

疾病配穴

咳嗽痰多

◇臨床表徵

痰多是由於氣管分泌增多而成，咳嗽可把人體的痰及異物排出肺外，是一種防禦反射。但咳嗽痰多的成因很多，多數與咽喉、氣管的炎症，如上呼吸道感染、感冒等有密切關係。

按摩方式

用食、中、無名指三指指腹按壓（中指用力）穴位，有酸痛感。每天早晚各一次，每次1～3分鐘。

按摩小錦囊	
力道	適度
時間	1～3分鐘
三指摩揉法	

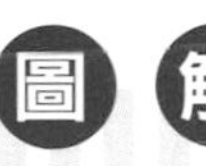
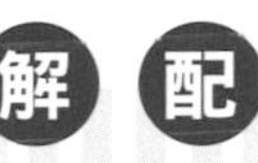

圖解配穴

◇保健配穴

【豐隆穴】【肺俞穴】【膻中穴】

◇按摩技法

患者呈俯臥位，分別推揉肩胛骨一百次，再按揉豐隆穴2分鐘；接著再移至後背的肺俞穴，按摩1分鐘；最後，再按揉兩乳頭中間的膻中穴2分鐘即可。

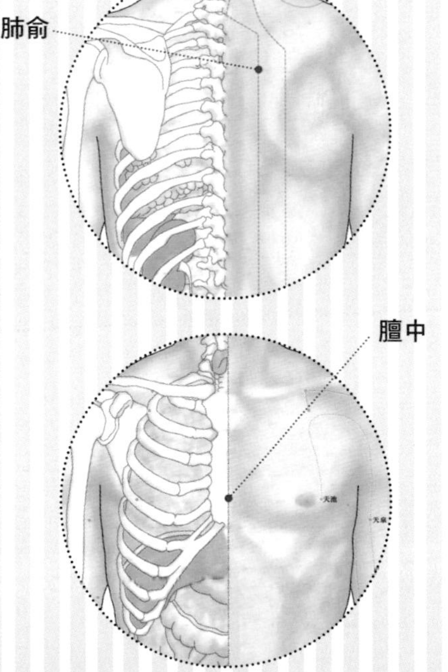

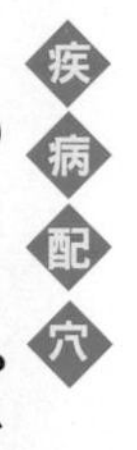

小兒支氣管肺炎

◇臨床表徵

為下呼吸道遭受感染，從X光照射來看，氣管及肺泡出現發炎且肺部有浸潤的情形。

◇保健配穴

【肺俞穴】【大包穴】【膻中穴】【豐隆穴】

◇按摩技法

讓患者後背朝上、臉朝下，分別推揉肩胛骨一百次；接著，再按揉肺俞穴、大包穴各1分鐘。最後按揉膻中穴、豐隆穴各2分鐘即可。

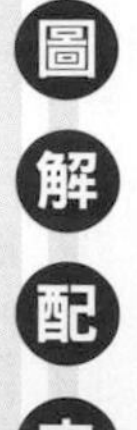

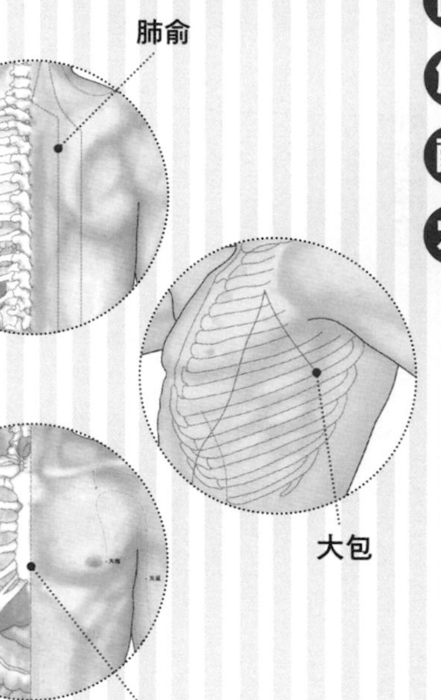

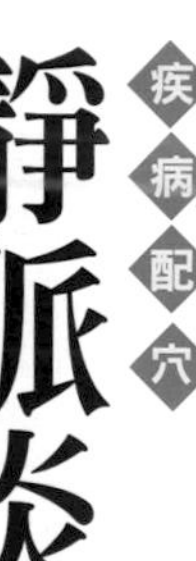

靜脈炎

◇臨床表徵

由於血管內壁的刺激，所造成的血管壁發炎。

◇保健配穴

【環跳穴】【太白穴】【足三里穴】【陽陵泉穴】【豐隆穴】【飛揚穴】

◇按摩技法

首先，按摩環跳穴2分鐘；再將手移至太白穴，點揉3分鐘；接著，找到足三里穴、陽陵泉穴、豐隆穴、飛揚穴，各推揉3分鐘即可。

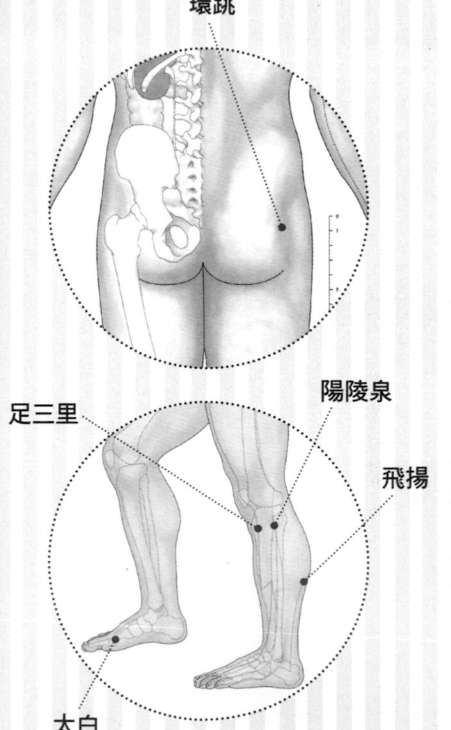

下肢
特效穴

三陰交穴

泌尿系統保健穴

◇ **別名**

承命穴、太陰穴、下三里穴。

◇ **經絡部位**

足太陰脾經經穴。

◇ **保健特效**

針對月經不調、經痛、帶下、不孕、遺精、遺尿、消化不良等有不錯功效。

人體穴位剖析

在人體小腿內側，足內踝上緣三指寬，踝尖正上方脛骨邊緣凹陷中。

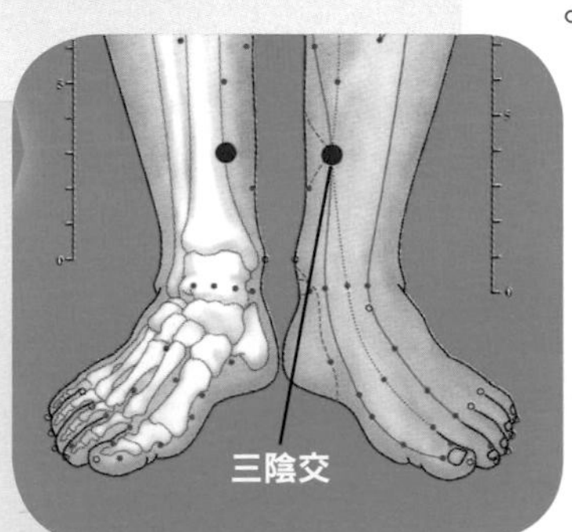

取穴 DIY

正坐，抬腿置另一腿上，另一手的四指（除大拇指外）併攏伸直，並將小指置於足內踝上緣處，則食指下、踝尖正上方脛骨邊緣凹陷處即是。

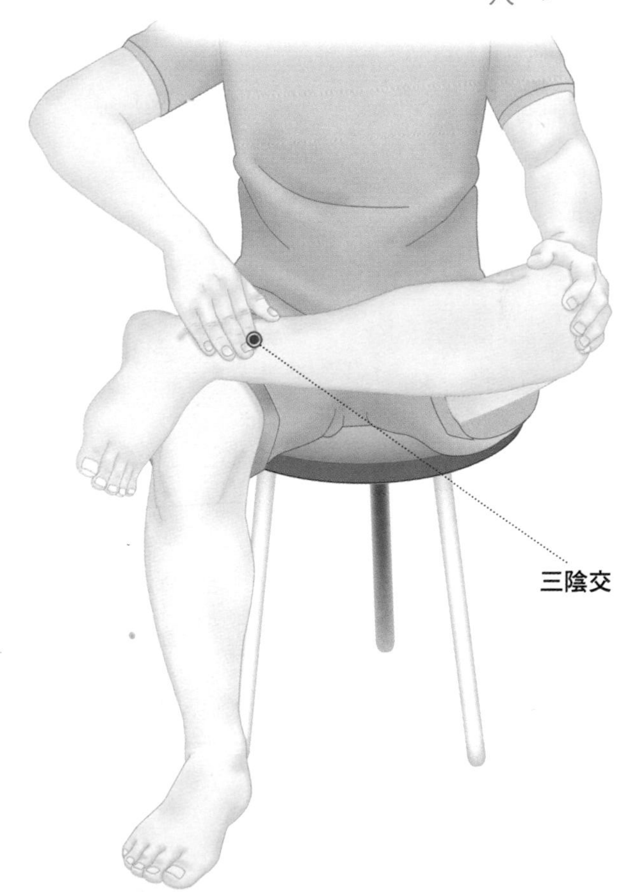

按摩方式

彎曲大拇指，用指尖垂直按壓脛骨後緣，有強烈酸痛感。每天早晚各按一次，每次1～3分鐘。同時進行雙側按摩亦可。

按摩小錦囊	
力道	適度
時間	1～3分鐘
拇指壓法	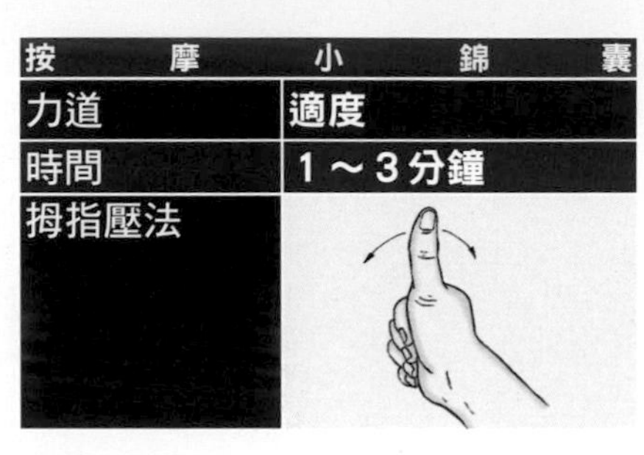

疾病配穴

癃閉

◇ **臨床表徵**

以小便量少，點滴而出，甚則閉塞不通為主的一種疾患。病情輕者涓滴不利為「癃」，重者點滴皆無稱為「閉」。

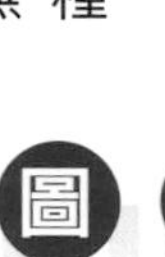
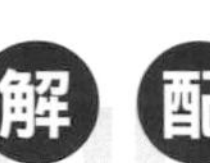

圖解配穴

中極

橫骨

◇ **保健配穴**

【橫骨穴】【中極穴】【三陰交穴】

◇ **按摩技法**

用雙手四指輕輕壓揉下腹部的橫骨穴20次；接著按摩位於體前正中線，臍下4寸的中極穴2分鐘；最後拇指指腹再按壓位於小腿上的三陰交穴3分鐘即可。

疾病配穴

腎炎

◇ **臨床表徵**

指一顆或兩顆腎臟發炎，可從糞便中的細菌直接進入尿道口，再經由膀胱而到達腎臟，引起感染。

◇ **保健配穴**

【腎俞穴】【肝俞穴】【水道穴】【京門穴】【陰陵泉穴】【三陰交穴】【陽谷穴】【氣海穴】

◇ **按摩技法**

依次按摩腎俞、肝俞、水道、京門、陰陵泉、三陰交、陽谷、氣海和章門各3分鐘即可。

圖解配穴

腎俞
京門
陽谷
肝俞
氣海
水道
陰陵泉

疾病配穴

小兒遺尿

◇ **臨床表徵**

好發於3歲以上兒童，多在睡眠時不自主排尿。

◇ **保健配穴**

【氣海穴】【關元穴】【少府穴】【太谿穴】【三陰交穴】

◇ **按摩技法**

用掌心逆時針按揉氣海、關元穴5分鐘，再以拇指點揉中極穴1分鐘。接著推揉少府穴、太谿穴、三陰交穴各1分鐘即可。

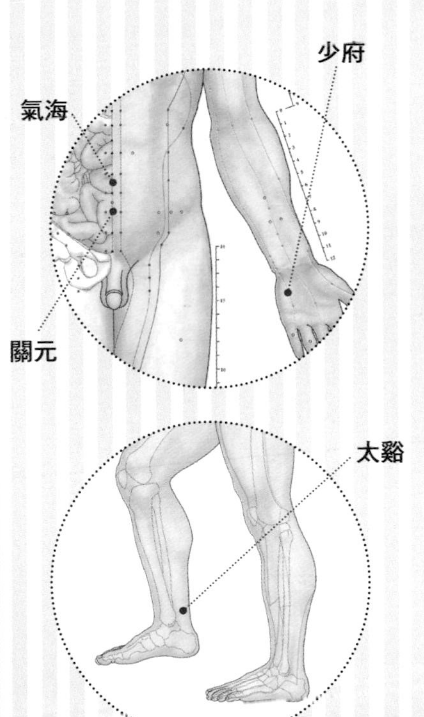

陰陵泉穴

腹部保養特效穴

◇ **別名**

陰陵穴。

◇ **經絡部位**

足太陰脾經經穴。

◇ **保健特效**

針對腎炎、尿瀦留、腹脹、腹絞痛、腸炎痢疾、尿失禁、尿路感染有療效。

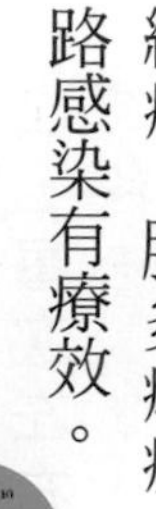

人體穴位剖析

在人體小腿內側，膝下脛骨內側凹陷處，與陽陵泉相對。

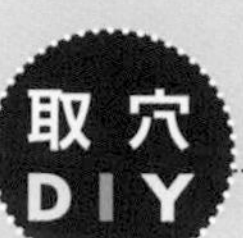

取穴DIY

正坐，將一腳翹起置於另一腿膝蓋上，另一側手輕握膝下處，拇指指尖所在的膝下內側凹陷處即是。

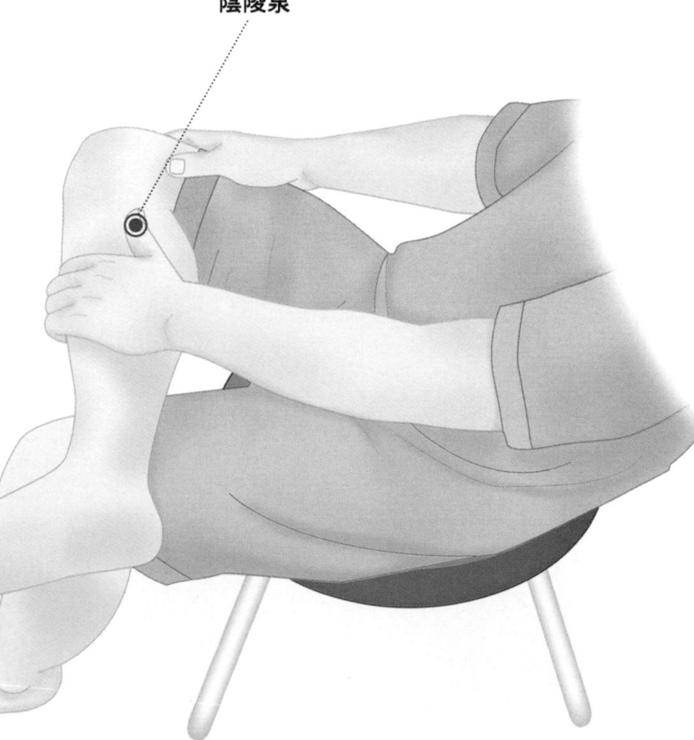

按摩方式

大拇指彎曲，用拇指指尖從下往上用力揉按，會有刺痛和微痠的感覺。每天早晚各一次，每次左右穴各1～3分鐘。

按摩小錦囊	
力道	重
時間	1～3分鐘
拇指壓法	

水腫

疾病配穴

◇臨床表徵

意指身體水分及鈉出現代謝異常，使體內水分分佈改變，為一種組織間液異常滯留的狀態。而引起水腫的原因除了如肝硬化、腎臟等疾病導致外，甚至藥物服用、個人體質也會造成水腫，其中以女性最為多見。

圖解配穴

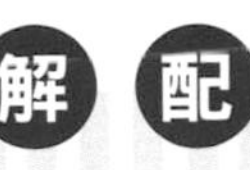

◇保健配穴

【陰陵泉穴】【水分穴】

◇按摩技法

首先，按摩膝外側的陰陵泉穴3分鐘；最後再推揉位於上腹部，前正中線上，於臍中上1寸的水分穴3分鐘即可。

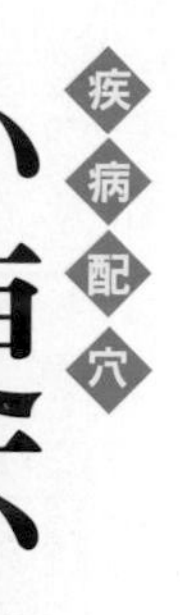

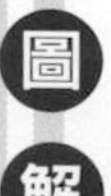
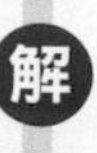
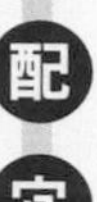
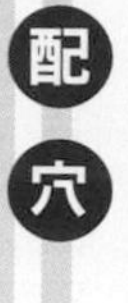

疾病配穴

小便不利

◇臨床表徵

指小便量減少，或出現排尿困難、小便完全閉塞不通等情形。

◇保健配穴

【中極穴】【陰陵泉穴】【膀胱俞穴】【氣穴】

◇按摩技法

首先按摩位於前正中線，臍下4寸的中極穴3分鐘；接著按壓陰陵泉穴和膀胱俞穴各3分鐘；最後點按氣穴3分鐘即可。

圖解配穴

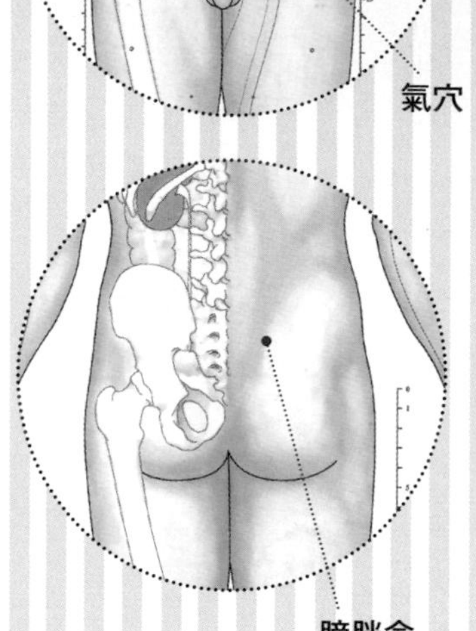

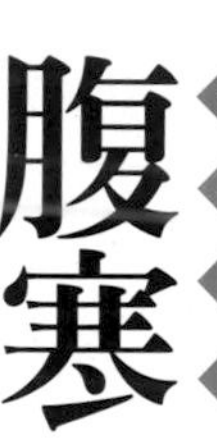

疾病配穴

腹寒

◇臨床表徵

指陰寒停留在胃腑所表現的症狀，多因過食生冷所致。主要表現為胃脘疼痛，輕則微疼不適，重則出現抽痛感，遇冷尤甚，得溫痛減。

◇保健配穴

【陰陵泉穴】【三陰交穴】

◇按摩技法

首先，以大拇指按摩陰陵泉穴3分鐘；最後，再點揉三陰交穴5分鐘即可。

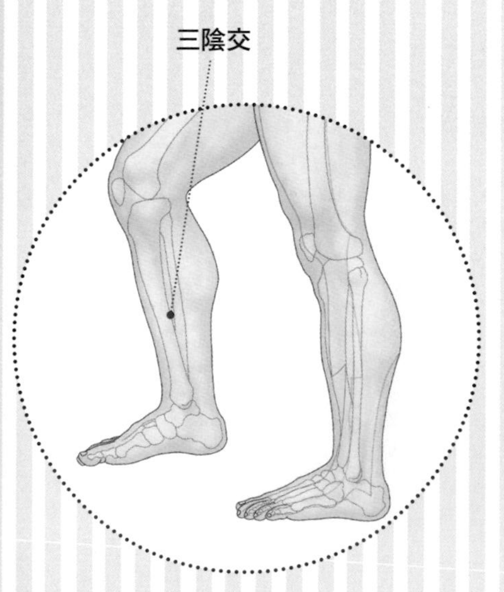

下肢
特效穴

血海穴

清血利濕 血海行

◇**別名**

百蟲窩穴、血郄穴。

◇**經絡部位**

足太陰脾經經穴。

◇**保健特效**

可調理子宮脫垂、月經不順、產後惡露不盡、睪丸炎、風疹、皮膚搔癢等不適。

人體穴位剖析

屈膝，在大腿內側，髕底內側端上2寸，股四頭肌肉內側頭的隆起處。

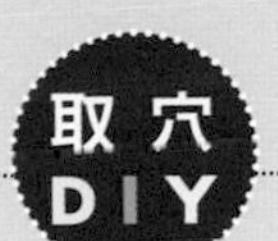

正坐，翹左足置放在右膝上，將右手拇指以外的四指併攏，小指尖置於左腿膝蓋骨內側上角，則中指所在位置即是。

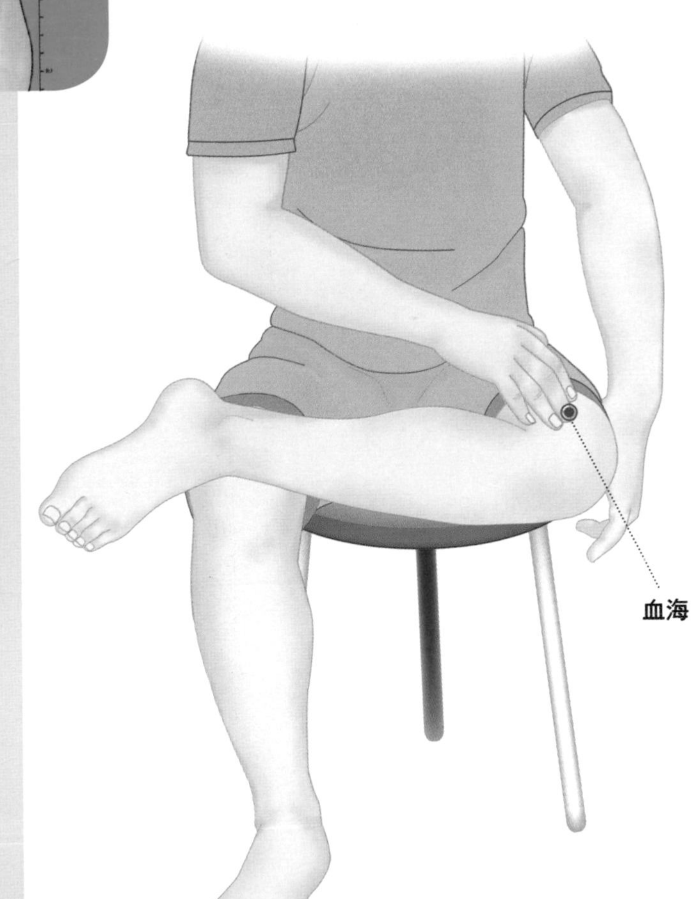

疾病配穴

陰部搔癢

◇ **臨床表徵**

外陰搔癢是婦科病中的常見症狀，外陰搔癢常發生在陰蒂和小陰唇區域，嚴重者可涉及大陰唇，甚至整個陰道口、會陰部、肛門，甚至大腿內側。患處皮膚因反覆刺激和搔抓損傷，將引起外陰乾癢、皮膚變白，陰道外口縮小致使性交困難等。

按摩方式

大拇指彎曲，用其指尖按揉穴位。會出現酸痛感，每天早晚各一次，每次左右腳各3～5分鐘。

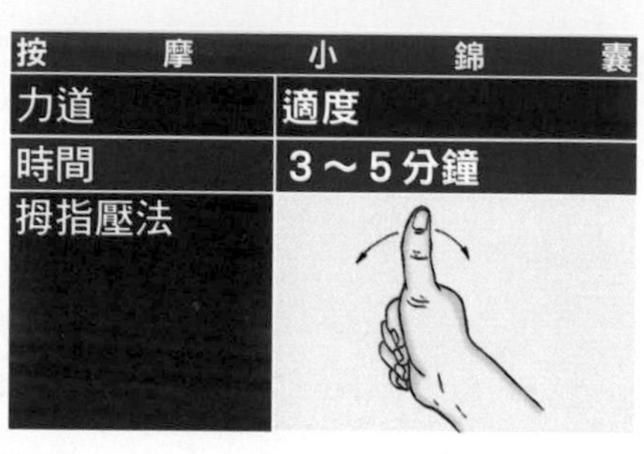

按摩小錦囊	
力道	適度
時間	3～5分鐘
拇指壓法	

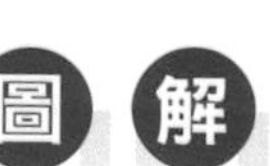
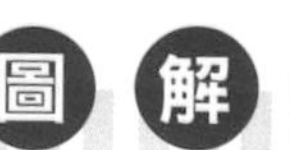
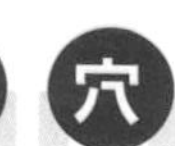

圖解配穴

◇ **保健配穴**

【曲池穴】【血海穴】【會陽穴】

◇ **按摩技法**

首先用一手輕握另一手肘下，彎曲大拇指以指腹垂直掐按曲池穴20次；接著按摩位於大腿內側，髕底內側端上2寸，當股四頭肌內側頭的隆起處之血海穴2分鐘；最後按摩會陽穴3分鐘即可。

曲池

會陽

疾病配穴

貧血

◇臨床表徵

指血紅素或血紅蛋白低於正常的病症。患者容易出現疲倦頭暈、手腳冰冷等不適。

◇保健配穴

【膈俞穴】【足三里穴】【血海穴】【膏肓穴】

◇按摩技法

首先，大拇指按壓膈俞穴3分鐘；再推揉足三里穴5分鐘；將手移到大腿內側的血海穴，按壓3分鐘後；點按肩胛骨的膏肓穴3分鐘即可。

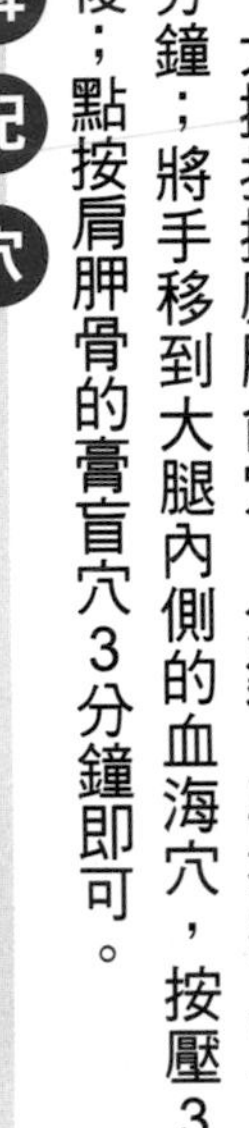

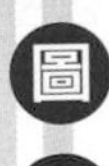
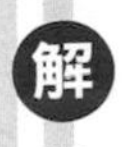
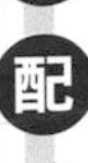
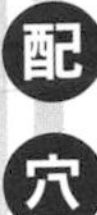

圖解配穴

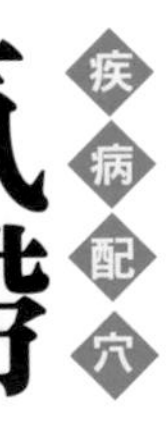
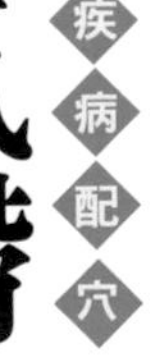
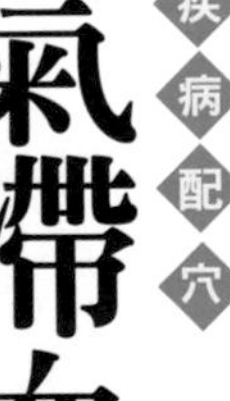

疾病配穴

氣滯血瘀

◇臨床表徵

長久的情緒壓力將導致氣滯，喜歡食用冰冷且無運動者則導致血瘀，兩者交互影響下便形成氣血循環不良。

◇保健配穴

【膈俞穴】【肺俞穴】【列缺穴】【血海穴】

◇按摩技法

先以大拇指點按膈俞穴3分鐘；接著，按壓肺俞穴3分鐘後；再點按列缺、血海各5分鐘即可。

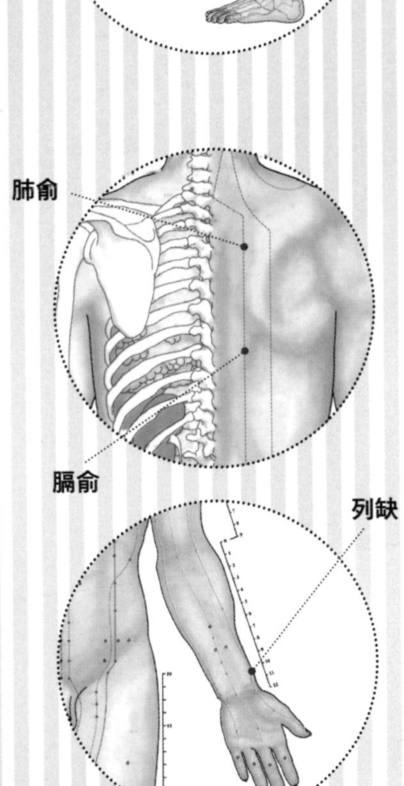

委中穴

下肢痺痛求委中

◇**別名**

膕中穴、郄中穴、血郄穴。

◇**經絡部位**

足太陽膀胱經經穴。

◇**保健特效**

可改善腰痛、四肢發熱、中暑、急性胃腸炎、坐骨神經痛、小腿疲勞等不適。

人體穴位剖析

位於膝蓋後方菱形凹陷區的橫紋中點，於股二頭肌腱與平肌腱的中點即是。

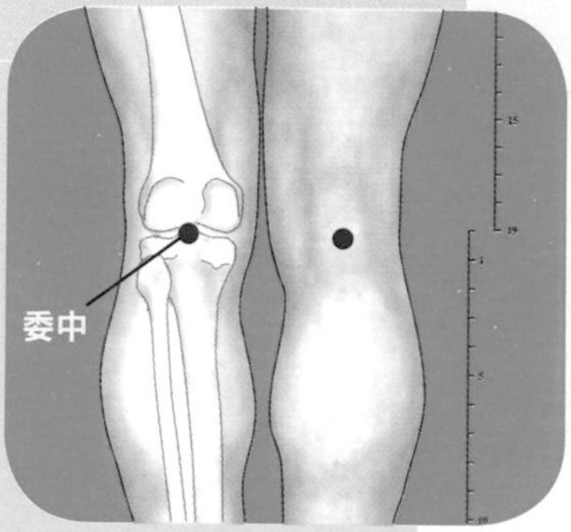

取穴DIY

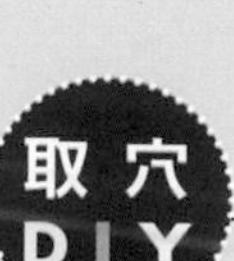

端坐垂足，雙手輕握大腿兩側，大拇指在上，其餘四指在下。食指放在膝蓋後側，即腿彎的中央，則食指所在處即是。

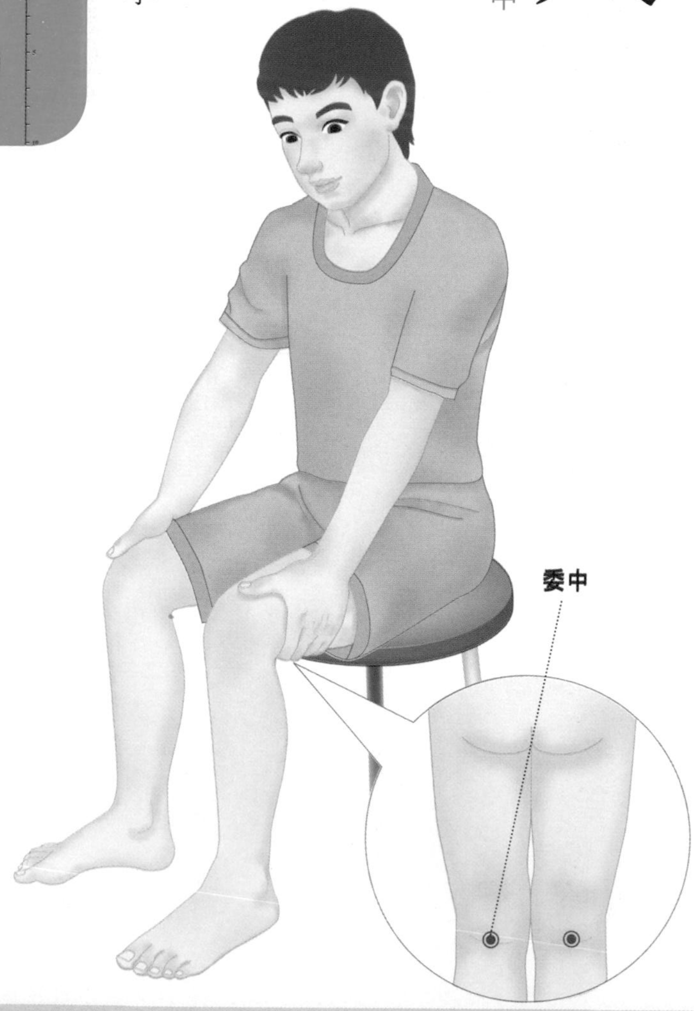

按摩方式

食指放在膝蓋後側，即腿彎中央，用食指指腹向內用力按揉，每次左右（或雙側同時）各1～3分鐘。

按摩小錦囊	
力道	適度
時間	1～3分鐘
拇指壓法	

便血

疾病配穴

◇臨床表徵

為多種肛門直腸疾病所出現的症狀。可依其糞便型態區分病變部位，如糞便呈柏油狀或黑色，出血部位則多在上消化道；若為血色紫紅，混有黏液，並伴有惡臭，則可能罹患腸道腫瘤。

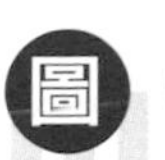

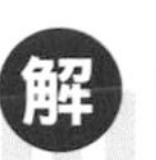

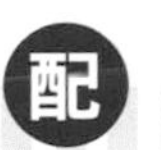

◇保健配穴

【委中穴】【長強穴】【次髎穴】【上巨虛穴】【承山穴】

◇按摩技法

首先，以大拇指點按委中穴3分鐘；接著，推揉尾椎處的長強穴30次；再上移到次髎穴點按20次；最後按摩上巨虛穴、承山穴各3分鐘即可。

次髎

長強

承山

上巨虛

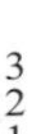

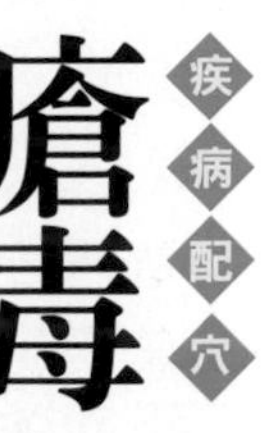

疾病配穴

瘡毒

◇**臨床表徵**

身體出現瘡，甚至還有膿包流血的現象，此類患者多因體內上火導致。

◇**保健配穴**

【合谷穴】【委中穴】【身柱穴】

◇**按摩技法**

首先按壓合谷穴30次；接著，按摩膝後的委中穴3分鐘；最後再按壓身柱穴5分鐘即可。

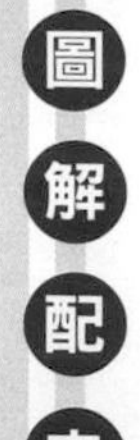
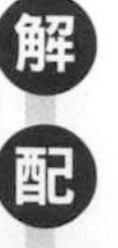
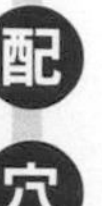
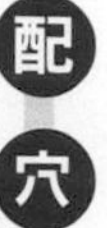

圖解配穴

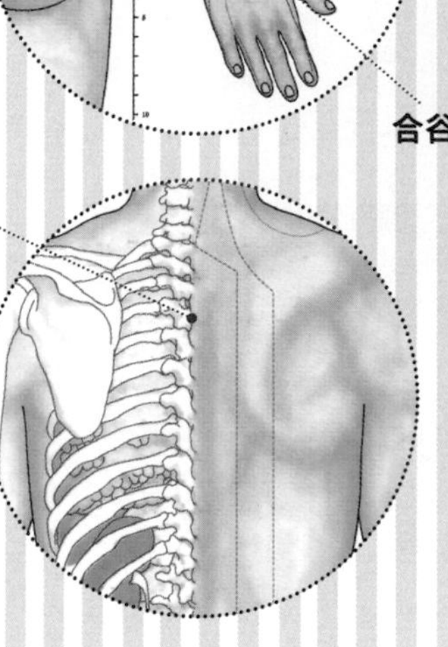

疾病配穴

下肢痹痛

◇**臨床表徵**

以下肢末端出現劇痛而導致活動受限的情形。

◇**保健配穴**

【環跳穴】【殷門穴】【委中穴】【陽陵泉穴】【崑崙穴】

◇**按摩技法**

依次從臀部到腳部按壓環跳穴、殷門穴、委中穴、陽陵泉穴和崑崙穴各3分鐘。每天早晚持續兩次，能有效改善下肢痺痛的症狀。

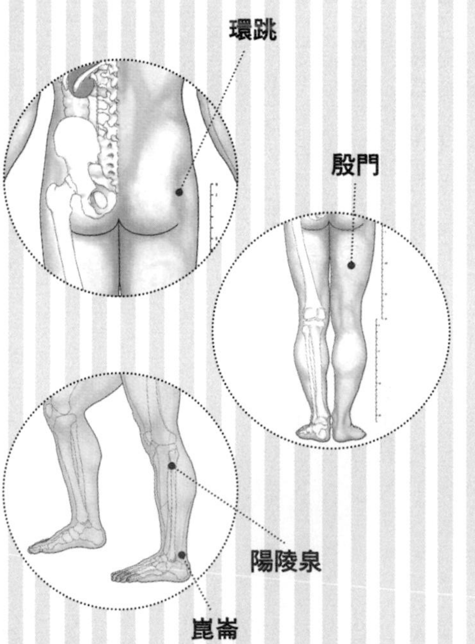

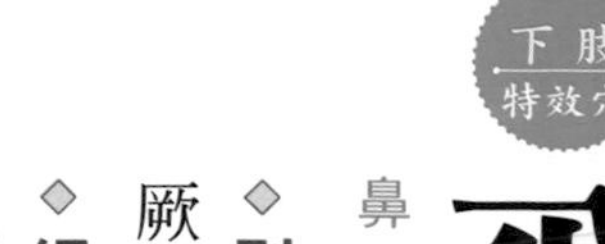

下肢特效穴

飛揚穴

鼻疾腿疼找飛揚

◇**別名**

厥陽穴、厥陰穴、厥揚穴。

◇**經絡部位**

足太陽膀胱經經穴。

◇**保健特效**

針對頭痛、目眩、腰腿疼痛、痔疾、風濕性關節炎、癲癇等有改善功效。

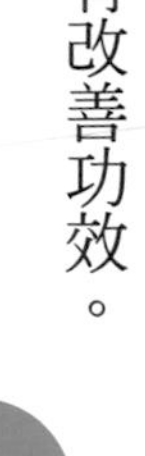

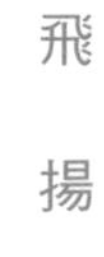

人體穴位剖析

位於小腿側，外踝後的崑崙穴直上7寸，承山穴外下方1寸處。

飛揚

7寸

崑崙

取穴DIY

正坐垂足，稍稍將膝蓋向內傾斜，一手食、中兩指併攏，其他手指彎曲，以食、中兩指指腹順著跟腱外側的骨頭向上摸，則小腿肌的邊緣即是。

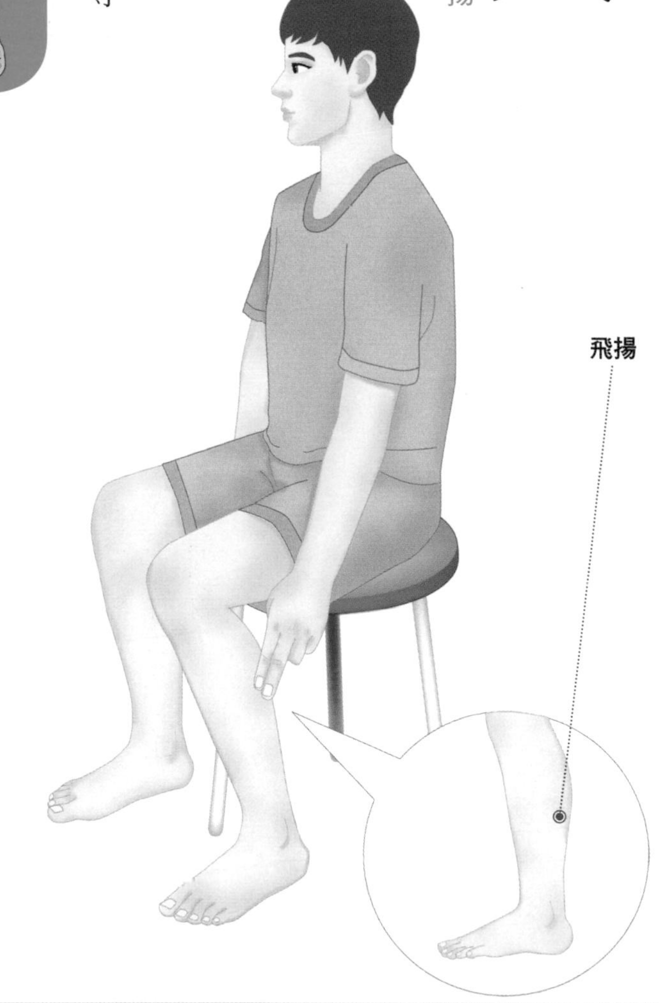

按摩方式

正坐垂足，稍稍將膝蓋向內傾斜，分別用食指和中指指腹按揉左右兩側穴位，會出現酸、脹、痛感。每次各1～3分鐘。

按摩小錦囊	
力道	適度
時間	1～3分鐘
二指壓法	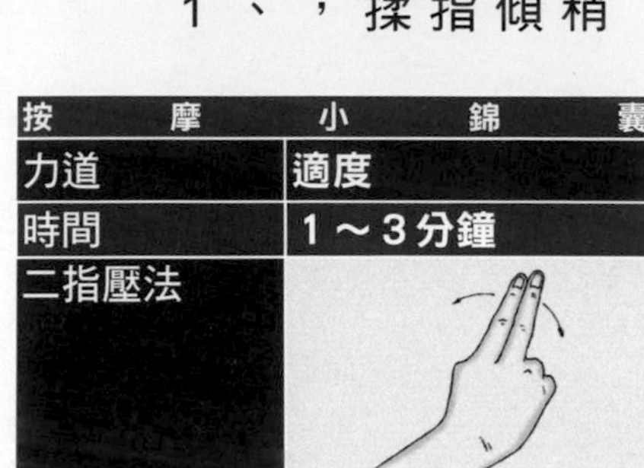

疾病配穴

鼻腔阻塞

◇臨床表徵

凡是影響到鼻腔呼吸通道的寬狹、病變都能引起鼻腔阻塞。常見病變為鼻腔腫瘤及息肉阻塞鼻腔呼吸通道；鼻咽部腫瘤及增殖體肥大；外傷導致鼻中隔偏曲等。

圖解配穴

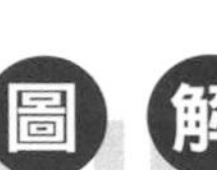

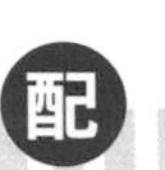

◇保健配穴

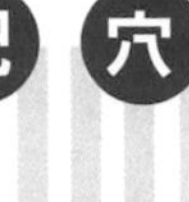
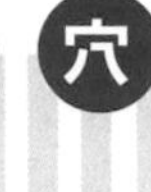
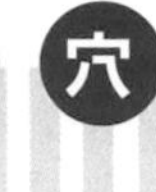

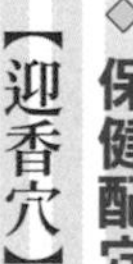

【迎香穴】【眉衝穴】【飛揚穴】

◇按摩技法

按壓「迎香」，對消除鼻腔阻塞有良效。「迎香」位於鼻翼左右1公分處，按壓時須同時進行，先深吸一口氣，將食指置於其上，在吐氣時按迎香6秒鐘，而吸氣時須慢慢卸除指力，如此重複10次；接著再按摩眉衝穴、飛揚穴各3分鐘即可。

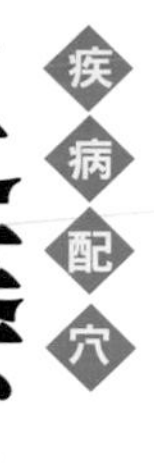

足痿失履不收

◇**臨床表徵**

指下肢萎廢軟弱，足跟痛到無法行走。

◇**保健配穴**

【衝陽穴】【足三里穴】【僕參穴】【飛揚穴】

【復溜穴】【完骨穴】

◇**按摩技法**

先按壓足背的衝陽穴3分鐘；再以拇指推揉足三里穴5分鐘後；接著，依次按壓僕參穴、飛揚穴、復溜穴、完骨穴各20次即可。

圖解配穴

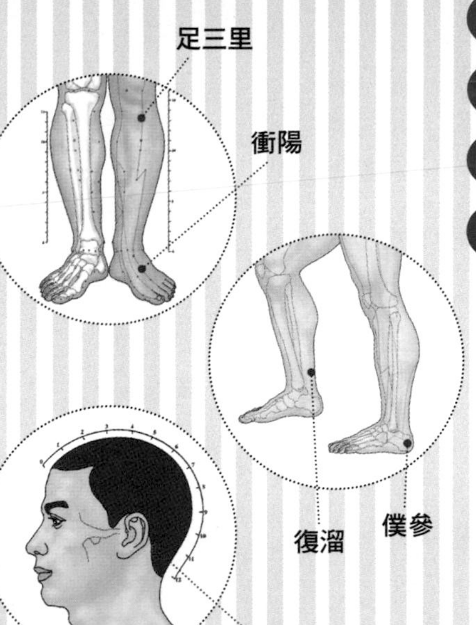

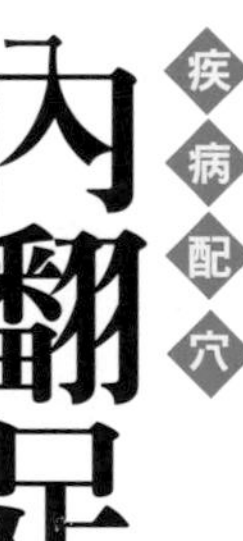

內翻足

◇**臨床表徵**

內翻足是中風偏癱後，恢復期或後遺症所出現的臨床表現之一。

◇**保健配穴**

【陽輔穴】【飛揚穴】【金門穴】

◇**按摩技法**

陽輔穴位於小腿外側，首先以大拇指推揉3分鐘；接著，再以食、中二指按壓飛揚穴5分鐘；最後點按足外側的金門穴2分鐘即可。

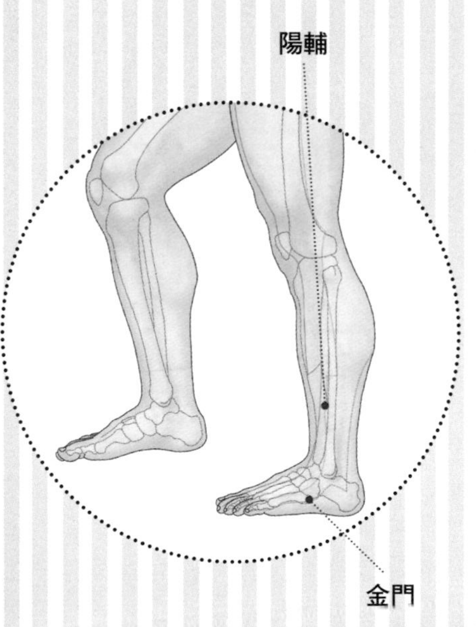

下肢特效穴

太谿穴

腎虛足寒按太谿

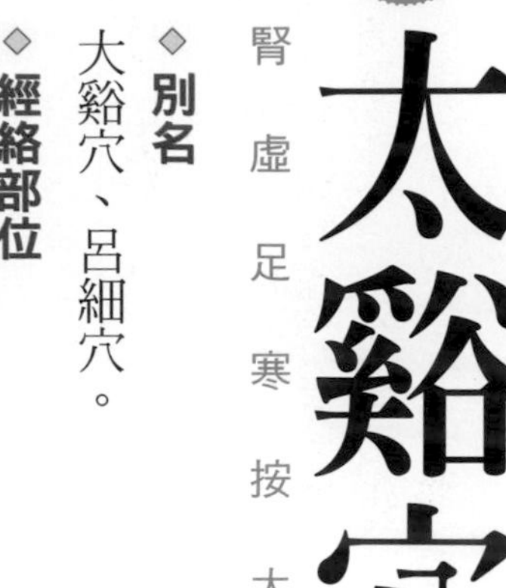

◇**別名**

大谿穴、呂細穴。

◇**經絡部位**

足少陰腎經經穴。

◇**保健特效**

可調理腎炎、尿道炎、月經不調、小兒遺尿、遺精、神經衰弱、腰痛等症。

人體穴位剖析

在人體足內側，內踝後方和腳跟骨筋腱之間的凹陷處。

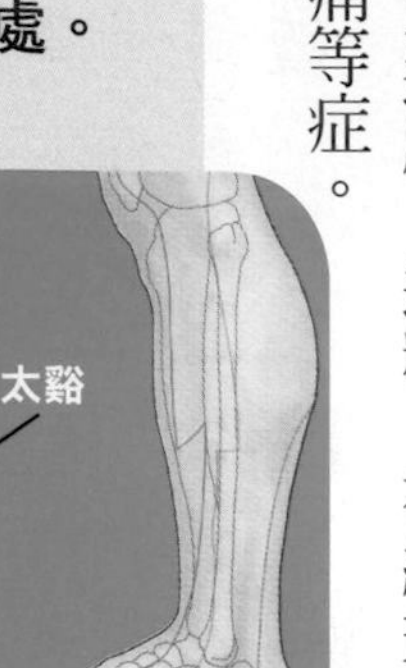

取穴DIY

抬一足置於另一腳膝蓋上，用另一手輕握腳踝，四指置放小腿前，彎曲大拇指，則所按之處即是。

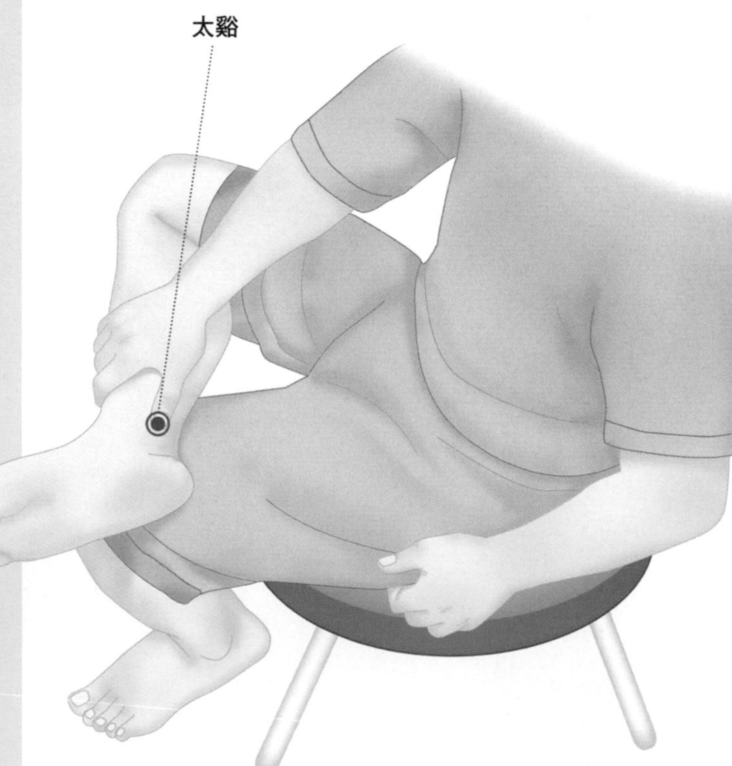

腎虛

疾病配穴

◇臨床表徵

腎虛可分為腎陽虛與腎陰虛，前者會出現腰痛陽萎、頻尿多尿、四肢冰冷、水腫、膝蓋酸軟乏力；後者則有腰酸遺精、身形消瘦、月經不順等表現。

按摩方式

彎曲大拇指，以其指腹從上往下刮按，會有酸、脹、痛感。每天早晚，左右穴位各1～3分鐘。

按摩小錦囊	
力道	輕
時間	1～3分鐘
拇指壓法	

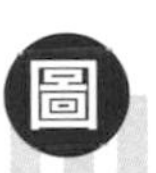
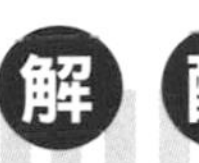
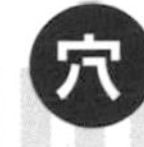

圖解配穴

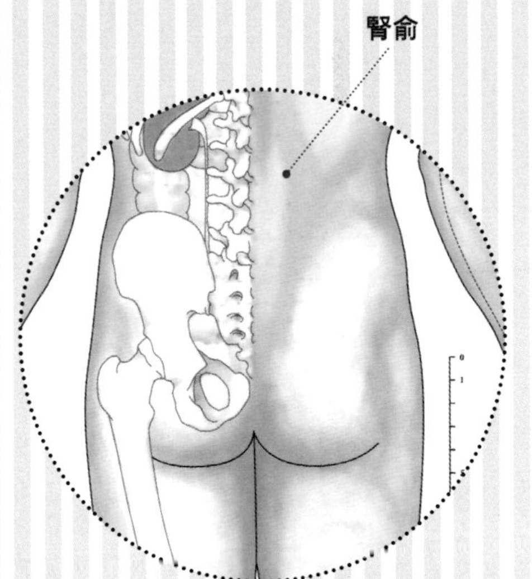

◇保健配穴

【腎俞穴】【太谿穴】

◇按摩技法

首先，患者以俯臥姿勢躺在床上，施按者站在其旁，先找到第二腰椎旁5公分的腎俞穴，左右各一，按揉3分鐘；接著，推壓其足內踝的太谿穴3分鐘即可。

疾病配穴

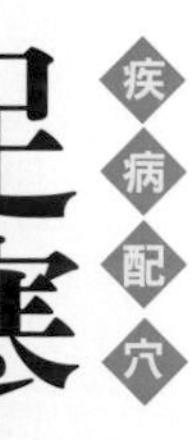

足寒

◇ **臨床表徵**

指腳部的末梢血液循環不良，致使腳底出現冰冷感。

◇ **保健配穴**

【然谷穴】【太谿穴】

◇ **按摩技法**

首先按摩足內側的然谷穴3分鐘；接著，推揉足內踝的太谿穴5分鐘即可。長期按摩，可改善足寒症狀。

圖解配穴

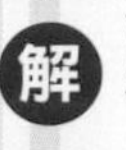

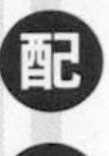

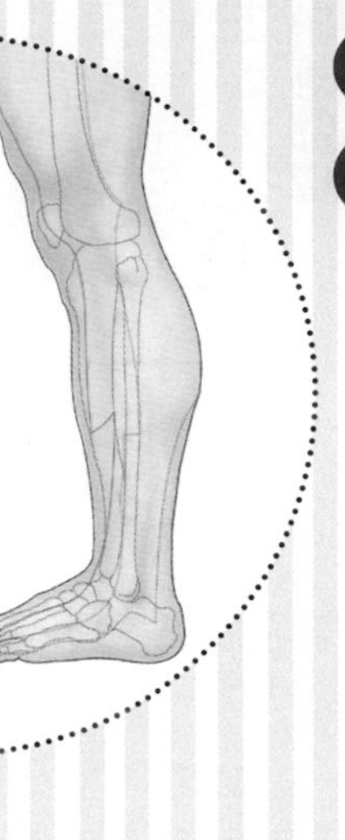

疾病配穴

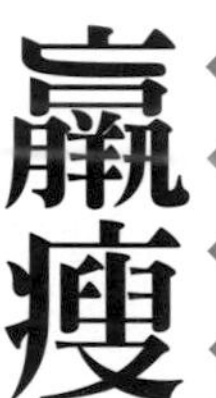

羸瘦

◇ **臨床表徵**

意指面容瘦弱。由於脾胃不和，故影響進食，導致血氣衰弱，無法榮潤肌膚。

◇ **保健配穴**

【太衝穴】【肝俞穴】【膈俞穴】【太谿穴】【血海穴】

◇ **按摩技法**

大拇指指腹先按壓太衝穴3分鐘；再輕刮肝俞、膈俞30次；按壓太谿1分鐘、血海2分鐘即可。

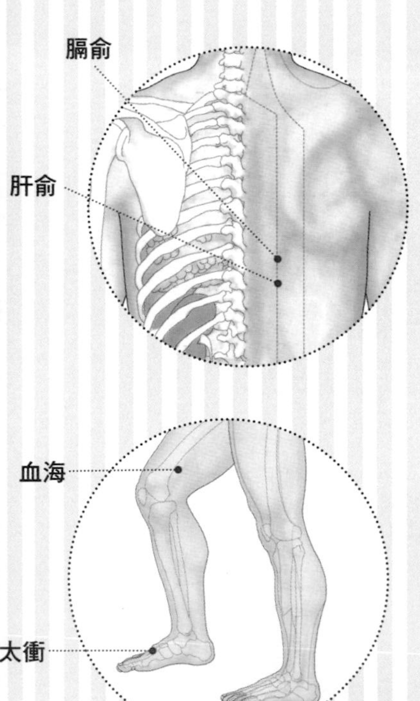

下肢
特效穴

復溜穴

調理婦科特效穴

◇**別名**

伏白穴、昌陽穴。

◇**經絡部位**

足少陰腎經經穴。

◇**保健特效**

可改善尿道炎、腹脹、腿腫、盜汗、身熱無汗、更年期綜合症。

人體穴位剖析

在人體小腿裡側，腳踝內側中央上二指寬處，脛骨與跟腱間。

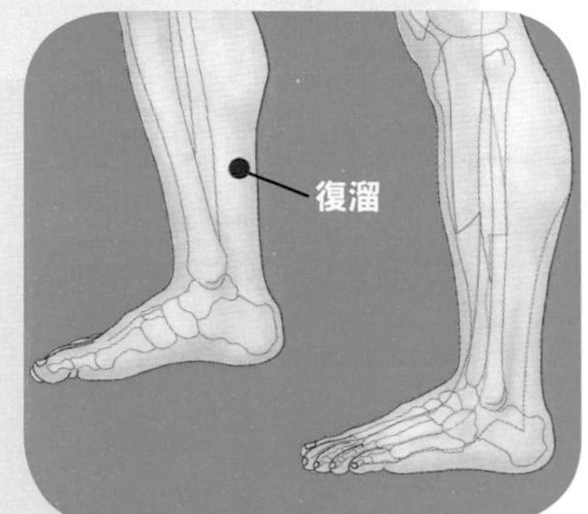

取穴DIY

正坐垂足，抬起一足翹放在另一膝蓋上。再以另一側手輕握，四指放腳背，大拇指指腹所按之處即是。

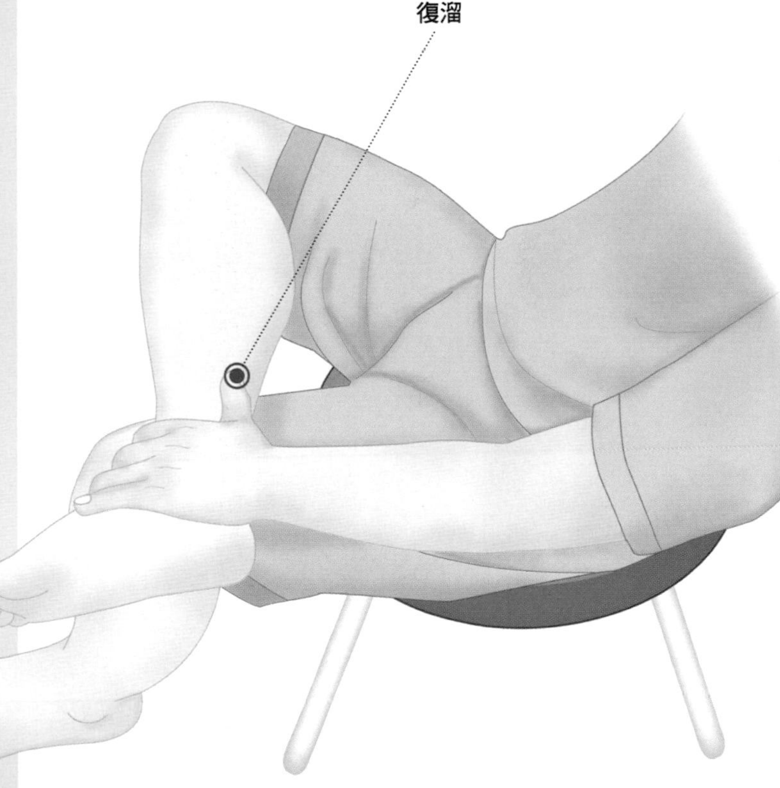

按摩方式

用大拇指指腹從下往上推揉，有酸痛感；左右兩腳上的穴位，每天早晚各按1～3分鐘。

按摩小錦囊	
力道	輕
時間	1～3分鐘
拇指壓法	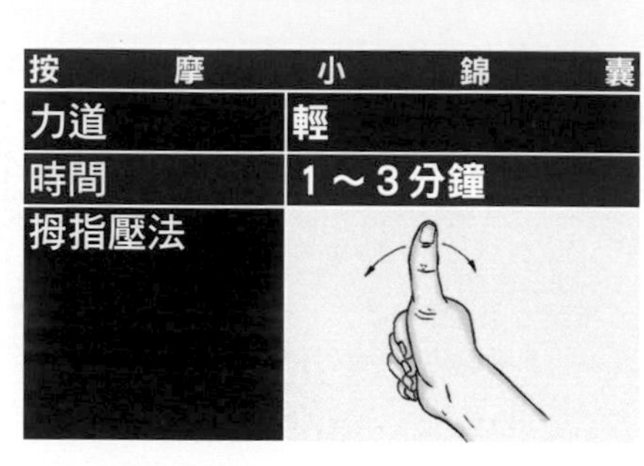

肺癆

疾病配穴

◇ **臨床表徵**

中醫認為，肺癆主要以咳嗽、咯血、潮熱、盜汗、身體消瘦為主要特徵的傳染性、慢性疾患，又稱「癆瘵」、「屍注」、「鬼注」。多因體質虛弱，氣血不足，癆蟲傳染所致。

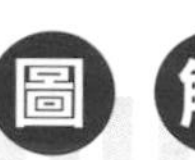
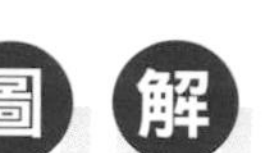
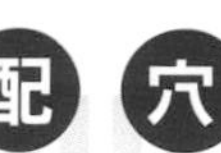

圖解配穴

◇ **保健配穴**

【復溜穴】【中府穴】

◇ **按摩技法**

復溜穴位於小腿內側，腳踝內側中央上二指寬處，脛骨與跟腱間，可採取推法按摩3分鐘；最後再以大拇指或食、中二指推按中府穴3分鐘即可。每天早晚各一次，可改善肺癆症狀。

疾病配穴

淋菌性尿道炎

◇ **臨床表徵**

以排出膿性分泌物為主要特徵。患者將反覆發作或出現頻尿、尿急、尿痛等。

◇ **保健配穴**

【肓俞穴】【復溜穴】【太谿穴】

◇ **按摩技法**

首先按摩腹部的肓俞穴3分鐘；接著再推揉復溜穴，以及足內踝的太谿穴各3分鐘即可。

疾病配穴

更年期盜汗

◇ **臨床表徵**

盜汗為更年期症狀之一。而中醫認為，此為陰虛內熱，致使虛陽上亢，津液不固而成。

◇ **保健配穴**

【至陰穴】【腎俞穴】【三陰交穴】【神門穴】【足三里穴】【復溜穴】

◇ **按摩技法**

除了依次按摩上述穴道各1分鐘外。煩躁易怒者可加按太衝穴；精神疲乏者則加按關元穴。

圖解配穴

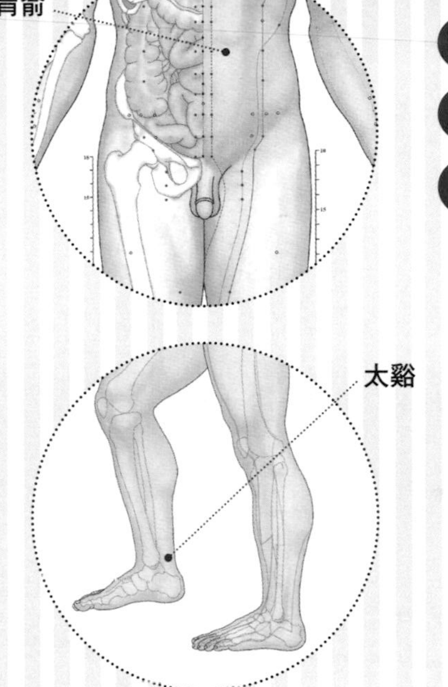

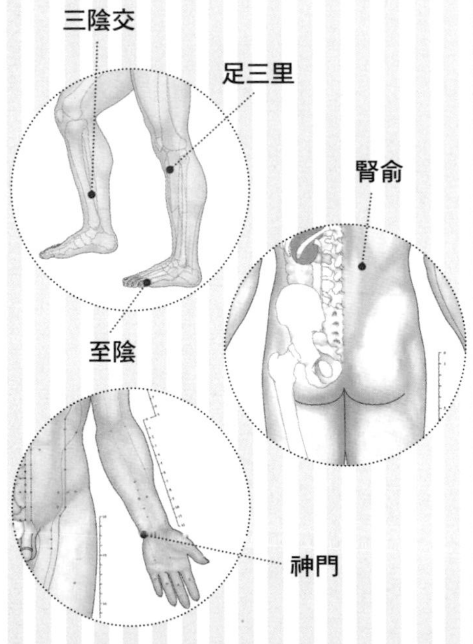

我們改寫了書的定義

創辦人暨名譽董事長　王擎天
總經理暨總編輯　歐綾纖　　印製者　和楹印刷公司
出版總監　王寶玲

法人股東　華鴻創投、華利創投、和通國際、利通創投、創意創投、中國電視、中租迪和、仁寶電腦、台北富邦銀行、台灣工業銀行、國寶人壽、東元電機、凌陽科技(創投)、力麗集團、東捷資訊

◆台灣出版事業群　新北市中和區中山路2段366巷10號10樓
TEL：02-2248-7896
FAX：02-2248-7758

◆北京出版事業群　北京市東城區東直門東中街40號元嘉國際公寓A座820
TEL：86-10-64172733
FAX：86-10-64173011

◆北美出版事業群　4th Floor Harbour Centre P.O.Box613
GT George Town, Grand Cayman,
Cayman Island

◆倉儲及物流中心　新北市中和區中山路2段366巷10號3樓
TEL：02-8245-8786
FAX：02-8245-8718

國家圖書館出版品預行編目資料

百病一指除！特效百穴祛病全圖解 ／賴鎮源 編著
初版一新北市中和區：活泉書坊 2013.01
面；公分；一(健康新亮點19)
ISBN 978-986-271-303-7(平裝)

1.穴位療法 2.經穴 3.按摩

413.915　　　101024572

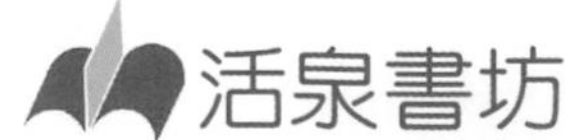

百病一指除！特效百穴祛病全圖解

出版者■活泉書坊

編　著■賴鎮源　　文字編輯■黃纓婷

總編輯■歐綾纖　　美術設計■李家宜

郵撥帳號■50017206 采舍國際有限公司（郵撥購買，請另付一成郵資）

台灣出版中心■新北市中和區中山路2段366巷10號10樓

電話■（02）2248-7896　　傳真■（02）2248-7758

物流中心■新北市中和區中山路2段366巷10號3樓

電話■（02）8245-8786　　傳真■（02）8245-8718

ISBN■978-986-271-303-7　　內文排版■新鑫電腦排版

出版日期■2013年1月　　插　畫■黃建中

全球華文市場總代理／采舍國際

地址■新北市中和區中山路2段366巷10號3樓

電話■（02）8245-8786　　傳真■（02）8245-8718

新絲路網路書店

地址■新北市中和區中山路2段366巷10號10樓

網址■www.silkbook.com

電話■（02）8245-9896

傳真■（02）8245-8819

本書採減碳印製流程並使用優質中性紙（Acid & Alkali Free）最符環保需求。

線上總代理■全球華文聯合出版平台

主題討論區■http://www.silkbook.com/bookclub　◎新絲路讀書會

紙本書平台■http://www.silkbook.com　◎新絲路網路書店

電子書下載■http://www.book4u.com.tw　◎電子書中心(Acrobat Reader)